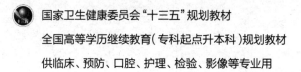

国家卫生健康委员会"十三五"规划教材

全国高等学历继续教育（专科起点升本科）规划教材

供临床、预防、口腔、护理、检验、影像等专业用

病理生理学

第 3 版

主　编　姜志胜　王万铁
副主编　王　雯　商战平

人民卫生出版社

图书在版编目（CIP）数据

病理生理学／姜志胜，王万铁主编. —3 版. —北京：人民卫生出版社，2019

全国高等学历继续教育"十三五"（临床专升本）规划教材

ISBN 978-7-117-27086-1

Ⅰ.①病…　Ⅱ.①姜…　②王…　Ⅲ.①病理生理学-成人高等教育-教材　Ⅳ.①R363

中国版本图书馆 CIP 数据核字（2019）第 023026 号

| 人卫智网 | www. ipmph. com | 医学教育、学术、考试、健康，购书智慧智能综合服务平台 |
| 人卫官网 | www. pmph. com | 人卫官方资讯发布平台 |

病理生理学
第 3 版

主　　编：姜志胜　王万铁
出版发行：人民卫生出版社（中继线 010-59780011）
地　　址：北京市朝阳区潘家园南里 19 号
邮　　编：100021
E - mail：pmph @ pmph. com
购书热线：010-59787592　010-59787584　010-65264830
印　　刷：河北新华第一印刷有限责任公司
经　　销：新华书店
开　　本：850×1168　1/16　　印张：19
字　　数：561 千字
版　　次：2007 年 8 月第 1 版　2019 年 4 月第 3 版
　　　　　2021 年 8 月第 3 版第 2 次印刷（总第 17 次印刷）
标准书号：ISBN 978-7-117-27086-1
定　　价：50.00 元
打击盗版举报电话：**010-59787491**　**E-mail**：**WQ @ pmph. com**
（凡属印装质量问题请与本社市场营销中心联系退换）

纸质版编者名单

数字负责人 姜志胜

编　者（按姓氏笔画排序）

于艳秋/中国医科大学　　　　　　孟　艳/吉林大学基础医学院

王　雯/首都医科大学　　　　　　郝　雷/内蒙古医科大学

王万铁/温州医科大学　　　　　　姜志胜/南华大学衡阳医学院

韦　星/南华大学衡阳医学院　　　姜怡邓/宁夏医科大学

冯　华/牡丹江医学院　　　　　　姚素艳/锦州医科大学

李　凡/昆明医科大学　　　　　　贾玉杰/大连医科大学

杨力明/哈尔滨医科大学　　　　　商战平/山东第一医科大学

陆　丽/广州医科大学　　　　　　魏　蕾/武汉大学基础医学院

编写秘书 韦　星/南华大学衡阳医学院

数字秘书 韦　星/南华大学衡阳医学院

在线课程编者名单

在线课程负责人 王　雯

编　者（按姓氏笔画排序）

王　雯/首都医科大学　　　　　　陈立岩/首都医科大学

王万铁/温州医科大学　　　　　　武　烨/首都医科大学

韦　星/南华大学衡阳医学院　　　高　慧/温州医科大学

刘　艳/山东第一医科大学　　　　蒋东桥/首都医科大学

张苏丽/首都医科大学

在线课程秘书 武　烨/首都医科大学

第四轮修订说明

随着我国医疗卫生体制改革和医学教育改革的深入推进，我国高等学历继续教育迎来了前所未有的发展和机遇。为了全面贯彻党的十九大报告中提到的"健康中国战略""人才强国战略"和中共中央、国务院发布的《"健康中国2030"规划纲要》，深入实施《国家中长期教育改革和发展规划纲要（2010—2020年）》《中共中央国务院关于深化医药卫生体制改革的意见》，落实教育部等六部门联合印发《关于医教协同深化临床医学人才培养改革的意见》等相关文件精神，推进高等学历继续教育的专业课程体系及教材体系的改革和创新，探索高等学历继续教育教材建设新模式，经全国高等学历继续教育规划教材评审委员会、人民卫生出版社共同决定，于2017年3月正式启动本套教材临床医学专业（专科起点升本科）第四轮修订工作，确定修订原则和要求。

为了深入解读《国家教育事业发展"十三五"规划》中"大力发展继续教育"的精神，创新教学课程、教材编写方法，并贯彻教育部印发《高等学历继续教育专业设置管理办法》文件，经评审委员会讨论决定，将"成人学历教育"的名称更替为"高等学历继续教育"，并且就相关联盟的更新和定位、多渠道教学模式、融合教材的具体制作和实施等重要问题进行了探讨并达成共识。

本次修订和编写的特点如下：

1. 坚持国家级规划教材顶层设计、全程规划、全程质控和"三基、五性、三特定"的编写原则。

2. 教材体现了高等学历继续教育的专业培养目标和专业特点。坚持了高等学历继续教育的非零起点性、学历需求性、职业需求性、模式多样性的特点，教材的编写贴近了高等学历继续教育的教学实际，适应了高等学历继续教育的社会需要，满足了高等学历继续教育的岗位胜任力需求，达到了教师好教、学生好学、实践好用的"三好"教材目标。

3. 本轮教材从内容和形式上进行了创新。内容上增加案例及解析，突出临床思维及技能的培养。形式上采用纸数一体的融合编写模式，在传统纸质版教材的基础上配数字化内容，以一书一码的形式展现，包括在线课程、PPT、同步练习、图片等。

4. 整体优化。注意不同教材内容的联系与衔接，避免遗漏、矛盾和不必要的重复。

本次修订全国高等学历继续教育"十三五"规划教材临床医学专业专科起点升本科教材29种，于2018年出版。

第四轮教材目录

序号	教材品种	主编		副主编				
1	人体解剖学（第4版）	黄文华 徐 飞		孙 俊	潘爱华	高洪泉		
2	生物化学（第4版）	孔 英		王 杰	李存保	宋高臣		
3	生理学（第4版）	管茶香 武宇明		林默君	邹 原	薛明明		
4	病原生物学（第4版）	景 涛 吴移谋		肖纯凌	张玉妥	强 华		
5	医学免疫学（第4版）	沈关心 赵富玺		钱中清	宋文刚			
6	病理学（第4版）	陶仪声		申丽娟	张 忠	柳雅玲		
7	病理生理学（第3版）	姜志胜 王万铁		王 雯	商战平			
8	药理学（第2版）	刘克辛		魏敏杰	陈 霞	王垣芳		
9	诊断学（第4版）	周汉建 谷 秀		陈明伟	李 强	粟 军		
10	医学影像学（第4版）	郑可国 王绍武		张雪君	黄建强	邱士军		
11	内科学（第4版）	杨 涛 曲 鹏		沈 洁	焦军东	杨 萍	汤建平	李 岩
12	外科学（第4版）	兰 平 吴德全		李军民	胡三元	赵国庆		
13	妇产科学（第4版）	王建六 漆洪波		刘彩霞	孙丽洲	王沂峰	薛凤霞	
14	儿科学（第4版）	薛辛东 赵晓东		周国平	黄东生	岳少杰		
15	神经病学（第4版）	肖 波		秦新月	李国忠			
16	医学心理学与精神病学（第4版）	马存根 朱金富		张丽芳	唐峥华			
17	传染病学（第3版）	李 刚		王 凯	周 智			
18*	医用化学（第3版）	陈莲惠		徐 红	尚京川			
19*	组织学与胚胎学（第3版）	郝立宏		龙双涟	王世鄂			
20*	皮肤性病学（第4版）	邓丹琪		于春水				
21*	预防医学（第4版）	肖 荣		龙鼎新	白亚娜	王建明	王学梅	
22*	医学计算机应用（第3版）	胡志敏		时松和	肖 峰			
23*	医学遗传学（第4版）	傅松滨		杨保胜	何永蜀			
24*	循证医学（第3版）	杨克虎		许能锋	李晓枫			
25*	医学文献检索（第3版）	赵玉虹		韩玲革				
26*	卫生法学概论（第4版）	杨淑娟		卫学莉				
27*	临床医学概要（第2版）	闻德亮		刘晓民	刘向玲			
28*	全科医学概论（第4版）	王家骥		初 炜	何 颖			
29*	急诊医学（第4版）	黄子通		刘 志	唐子人	李培武		
30*	医学伦理学	王丽宇		刘俊荣	曹永福	兰礼吉		

注：1. *为临床医学专业专科、专科起点升本科共用教材

　　2. 本套书部分配有在线课程，激活教材增值服务，通过内附的人卫慕课平台课程链接或二维码免费观看学习

　　3.《医学伦理学》本轮未修订

评审委员会名单

前　言

病理生理学是一门研究疾病发生、发展和转归规律的学科，是由基础医学过渡到临床医学的"桥梁"学科，是临床医学专业的必修课之一。为适应我国医疗卫生体制改革和高等学历继续教育的改革与发展，特启动了国家卫生健康委员会全国高等学历继续教育"十三五"规划教材第四轮的编写工作，其中《病理生理学》进行了第3版修订。在来自全国15所医学院校的病理生理学专家的共同努力下，历经10个月时间，顺利完成。

本次修订以高等学历继续教育为目标，以提高在职卫生技术人员学历层次和病理生理学理论水平为根本任务，以"三基"（基本理论、基本知识、基本技能）、"五性"（思想性、科学性、先进性、启发性、实用性）为原则，考虑大、中专医学生毕业后继续学习和职业实践的需求，突出案例与应用；并在传承前两版的传统优势和基本框架的基础上，对整体结构进一步优化，对章、节的设计及内容做出部分调整，补充一些现代医学新进展，如增加"糖代谢紊乱""脂代谢紊乱"和"脑功能不全"三个新章节；在表述上力求做到语言简练、条理清晰，以方便老师讲授和学生理解记忆。

此外，按照本轮修订的编写要求，增加了数字内容，如教学课件、习题、富媒体资源等，综合利用数字化技术，在纸数融合的新型立体化教材建设方面进行了尝试，以使教材立体、生动、有趣起来，让学习事半功倍。为了启发读者阅读和提高临床分析思维能力，特将案例解析放置于融合部分。以上内容扫描二维码即可查看。

在编写上保留第2版的写作风格：①将本科阶段需要掌握的内容重点描述。②编写形式方面设置"问题与思考""相关链接""案例"等模块，介绍本学科一些研究进展、发展历史、新技术、临床案例等，为学有余力的同学提供拓展知识的空间，更好地将基础理论与临床实践相结合。③结构方面在每章内容之前提出各章的学习目标，并在章末以小节的形式概括主要内容，从而与开篇介绍的学习目标相呼应；每章之后还列出了复习参考题，以便学生自学、复习及检测学习效果；为了提高学生专业英语水平，本教材列出了部分病理生理学英语专业词汇，并将其汇总于书后以供查阅。

本书可作为高等学历继续教育专科起点升本科层次的教材，也可作为住院医师规范化培训、专科医师规范化培训的参考书，对教师进行教学辅导也有帮助。

本版教材编者均是多年工作在教学第一线的骨干教师。编写过程中得到了所在院校的大力支持，在此谨表谢意。尽管我们高度重视教材的编写质量，但因水平有限，本书难免存在缺点和错误，敬请使用本教材的教师、学生和其他同行批评指正。

姜志胜　王万铁

2018 年 8 月

目 录

第一章　绪论与疾病概论

学习目标	
掌握	病理过程、疾病、病因、条件、诱因、脑死亡的概念。
熟悉	病因的种类及其致病特点；疾病发生发展的一般规律及机制。
了解	病理生理学的任务、内容、研究方法、学科性质和疾病的转归形式。

病理生理学（pathophysiology）是研究疾病发生、发展和转归规律及其机制的科学，着重从功能和代谢的角度探讨患病机体的生命活动规律，其任务是揭示疾病的本质，为疾病的防治提供理论和实验依据。

第一节　绪论

一、病理生理学的性质、内容和地位

病理生理学属于医学基础课，是多学科相互渗透而形成的独立学科。由于病理生理学的任务是揭示疾病的本质，它需要应用正常人体中形态、功能、代谢、基因、细胞、组织以及环境、心理等各方面的相关知识加以综合、分析，再通过科学思维应用到患病的机体，从而正确地认识疾病中出现的各种变化。因此，它与分子生物学、医学遗传学、人体解剖学、生物化学、微生物学、病理学、生理学、免疫学、药理学、生物学等多种医学基础学科的关系非常密切。这些基础学科的每一个重大进展，都有力地促进了病理生理学的发展。病理生理学又是联系基础医学与临床医学的"桥梁课"。病理生理学的研究对象是疾病，它有责任把学生从学习正常人体的有关知识，逐渐引向对患病机体的认识。鉴于病理生理学在基础与临床各学科间架起联系的"桥梁"，发挥承前启后的作用，因此它又是一门沟通基础医学与临床医学的桥梁学科。

病理生理学所涉及的研究范围非常广泛。临床上任何疾病以及在实验动物身上复制的各种模型，都存在病理生理学问题。但作为一门基础课程，病理生理学不可能也没有必要囊括所有疾病的病理生理学问题，针对各种具体疾病的病理生理学问题将在临床相关学科中学习。本课程侧重讨论在多种疾病发生、发展过程中出现的一些普遍性、规律性的问题，主要包括以下三部分内容：①病理生理学总论，又称疾病概论（general concept of disease）。主要讨论疾病的概念、疾病发生发展的原因、基本机制和转归。②基本病理过程（fundamenatal pathological process），简称病理过程（pathological process）。主要是指多种疾病中可能出现共同的、成套的功能和代谢变化。例如水电解质代谢紊乱、酸碱平衡紊乱、缺氧、发热、应激、缺血-再灌注

损伤、弥散性血管内凝血、休克、全身炎症反应综合征等。③病理生理学各论，又称系统病理生理学（systemic pathophysiology）。主要论述体内几个主要系统的某些疾病在发生、发展过程中可能出现一些常见而共同的病理过程。如心血管系统疾病的心力衰竭、呼吸系统疾病的呼吸衰竭、严重肝脏疾病的肝功能衰竭、泌尿系统疾病的肾衰竭等。

病理生理学在整个医学学科中占据十分重要的地位。这种地位体现在：①掌握疾病病理生理学知识是正确诊治疾病的基本前提。医师的主要任务是通过密切观察和正确分析患者的症状、体征和实验室检查指标的变化推断其背后的真正原因，并对疾病的发展有一定的预判性，而联系现象与内在原因的正是病理生理学。一个临床医师诊疗水平的高低，与其对疾病发生机制的理解和对病理生理学基础理论知识掌握的程度密切相关。②病理生理学的进展往往不断地推动临床医学的发展。③对疾病发生机制的认识也是创新药物研发的重要前提条件。只有深入认识疾病的发生机制，才有可能获得针对具体疾病的药物靶标，并通过这些靶标研发出新药。

二、病理生理学的主要研究方法

病理生理学是理论性及实践性都很强的学科。要揭示人体疾病中隐藏的规律，必须从事科学研究。病理生理学常用的研究方法如下：

（一）流行病学调查

流行病学调查（epidemiology survey）主要用于病因学研究，从宏观探索疾病发生的原因和条件，阐明疾病发生、发展的规律和趋势，并为疾病的预防、控制和治疗提供重要依据。流行病学调查属于群体水平的研究，只能为深入研究病因学提供定向性的依据，而病因的真正确立有赖于实验研究，尤其是动物实验研究。

（二）临床研究

临床研究（clinical study）的主要对象是患者，在不损害患者健康和耽误疾病诊治的前提下，对患者进行周密细致的临床观察以及必要的临床实验，例如用 B 超、心电图、CT、内窥镜等无创性仪器进行检查，或收集血、尿、脑脊液、活检组织等样品进行化验测定，从而了解疾病过程中的功能、代谢、形态、结构的改变，为揭示疾病的本质提供最直接的资料。很多临床研究不仅需要对患者作急性发病期时的临床观察，还需要对患者进行长期的随访，以探索疾病动态发展规律。

（三）动物实验

动物实验（animal experiment）基于医学伦理和人道主义原则，不能在人体进行破坏性或创伤性实验，因此动物实验在病理生理学研究中占有重要地位，是病理生理学最主要的研究方法。动物实验指在动物身上复制人类疾病的模型，人为地控制各种条件，对其功能、代谢变化进行动态观察。随着分子生物学和细胞分子遗传学的发展，以定位转移外源基因为原理的转基因动物模型（transgenic animal model）和以基因同源重组为原理的基因敲除动物模型（gene knockout animal model）得到广泛的应用。如 *apoB*100 转基因鼠、*apoE* 基因敲除鼠和 LDL 受体基因敲除鼠都可发生明显的动脉粥样硬化（atherosclerosis, As）病变，且具有人类粥样瘤的典型特征。

动物实验一方面具有能从整体水平（神经-体液-器官-分子）较全面地体现临床疾病特征的优点；另一方面，也存在种属差异、主观感觉难以了解等局限性。所以动物实验的结果不能不经分析机械地、简单地用于临床。只有把动物实验结果和临床资料相互比较、分析和综合后，才能作为临床医学借鉴和参考，并为探讨临床疾病的病因、发病机制及防治提供实验依据。

此外，病理生理学常用的研究方法还有离体器官实验、细胞实验和分子生物学实验等多种研究方法与手段，综合分析从群体和整体水平、器官系统水平、细胞水平和分子水平上获得的研究结果，为揭示人类疾病的发生发展规律与机制提供坚实的理论依据。

三、病理生理学的发展简史和未来趋势

病理生理学是一门年轻的学科，它的创立和发展是与人类对疾病本质的认识过程密切联系的，是随着整个医学实践的需要逐渐发展起来的。

19世纪法国生理学家伯纳德（Claude Bernard）等开始在动物身上复制人类疾病的模型，研究疾病发生的原因和条件以及疾病过程中功能、代谢的动态变化，从而形成了病理生理学的前身——实验病理学（experimental pathology）。随后，在俄国及其他东欧国家相继成立病理生理学教研室，开设病理生理学课程。西欧及北美国家各医学院也开设了病理生理学课程，出版了多种病理生理学教材。我国各医学院校在20世纪50年代相继成立了病理生理学教研室，开始了病理生理学的教学和科学研究。1985年成立国家一级学会——中国病理生理学会，1991年成为国际病理生理学会（International Society for Pathophysiology，ISP）成员国，开展了活跃的国内外学术交流。半个多世纪以来，我国几代病理生理学工作者在教学、科研、学科建设、人才培养等方面付出了艰辛的努力，取得了可喜的成果。

21世纪是生命科学占主导的时代。疾病谱的变化、医学模式的转变、循证医学的兴起、社区及全科医学实践等对病理生理学提出了新的要求。因此，病理生理学的教学中应该重视和追踪疾病谱改变的问题；更多体现新医学模式（生物-心理-社会医学模式）对心理、社会、环境等因素在疾病发生发展、转归及防治中作用的关注；要运用循证医学的基本原则及方法进行教研教改。同时，随着转化医学（translational medicine）、精准医学（precision medicine）的兴起以及各种交叉学科的建立，病理生理学作为基础医学与临床医学的联系桥梁，在教学中要进一步加强与临床的结合，掌握临床对相关疾病诊治的最新进展，促进基础研究结果的临床应用；要接纳并整合生命科学及其他自然科学、社会科学的最新成果，开展分子、细胞、器官、整体乃至人群相结合的高水平科学研究，不断提高对疾病的诊治和预防水平。

第二节　疾病概论

一、疾病的相关概念

（一）疾病

疾病（disease）是指机体在一定病因作用下，自稳调节（homeostasis control）紊乱而导致的异常生命活动过程。在此过程中，躯体、精神及社会适应上的完好状态被破坏，机体进入内环境稳态失衡、与环境或社会不相适应的状态。

疾病种类繁多，不同的疾病也表现各异。但是，所有疾病都存在一些共同特点：①疾病的发生都有其原因，没有原因的疾病是不存在的；②疾病的发生是机体自稳调节紊乱而引起内环境稳态失衡和生命活动障碍；③疾病的发生常可引起体内生理功能、代谢和形态结构的改变，临床表现为相应的症状（是指患者主观的异常感觉，如疼痛、乏力、恶心等）、体征（是指由疾病引起的并通过对患者检查获得的客观征象）和综合征（是指由疾病引起的一组具有内在联系的症状和体征的总和）；④疾病的演变是一个动态过程，具有发生、发展和转归的一般规律。

（二）健康

长期以来人们认为"不生病""无病痛"就是健康，这种认识是很不全面的。世界卫生组织（World Health Organization，WHO）指出："健康不仅是没有疾病和衰弱（infirmity），而且是一种躯体上、精神上和社会适应上的完好状态（state of complete well-being）"。这一概念也体现了生物医学模式向生物-心理-社会医学模式的转变。

躯体上的完好状态指躯体的结构、功能和代谢正常，采用当今的科技手段未发现任何异常现象。精神

上的完好状态指人的情绪、心理、学习、记忆及思维处于正常状态,表现为精神饱满、乐观向上、愉快地从事工作和学习,能应对紧急的事件,处理复杂的问题。社会适应上的完好状态指人的行为与社会道德规范相吻合,能保持良好的人际关系,能在社会中承担合适的角色。

(三)亚健康

20世纪80年代,前苏联学者布赫曼提出了亚健康(sub-health)的概念。亚健康是指非健康、非患病的中间状态。世界卫生组织的一项调查表明,人群中真正健康者约占5%,患疾病者约占20%,而处于亚健康状态者约占75%,中年人是亚健康的高发人群。

亚健康的表现错综复杂,可有下述多种表现形式:①躯体性亚健康状态:主要表现为疲乏无力,精神不振;②心理性亚健康状态:主要表现为焦虑、烦躁、易怒、睡眠不佳等,严重时可伴有胃痛、心悸等表现。这些问题的持续存在可诱发心血管疾病及肿瘤等的发生;③人际交往性亚健康状态:主要表现为社会成员的关系不稳定,心理距离变大,产生被社会抛弃和遗忘的孤独感。

亚健康可由多种原因引起。如工作、学习负荷过重导致身心疲惫;家庭、社会及个人的事情烦琐导致烦躁、忧虑;环境污染导致体质下降;生活及工作方式不科学破坏人体正常的平衡;某些遗传因素亦在亚健康的发生中起作用。

亚健康处于动态变化之中。若加强自我保健,调整饮食结构,减轻工作负荷,积极开展体育锻炼,并配合心理治疗、音乐或生物反馈疗法,亚健康可向健康转化。若长期忽视亚健康的存在,不予处理,则亚健康可向疾病转化。

二、病因学

病因学(etiology)是研究疾病发生的原因和条件及其作用机制的科学。

(一)疾病发生的原因

疾病发生的原因简称病因,又可称为致病因素。它是指作用于机体引起疾病并赋予该疾病特征的因素。病因的种类很多,大致可分为以下几类:

1. **生物因素** 主要包括病原微生物(细菌、螺旋体、真菌、立克次体、支原体、病毒等)和寄生虫(原虫、蠕虫等)。这类病因的致病性取决于病原体侵入的数量、侵袭力(invasiveness)、毒力以及机体的抵抗能力。

这类病因常常引起各种感染性疾病,并呈现如下致病特点:①病原体有一定的入侵门户和体内定位。例如甲型肝炎病毒,可从消化道入血,经门静脉到肝,在肝细胞内寄生和繁殖。②病原体必须与机体相互作用才能引起疾病。只有机体对病原体具有感受性时它们才能发挥致病作用。例如鸡瘟病毒对人无致病作用,因为人对它无感受性。③病原体作用于机体后,既改变了机体,也改变了病原体。如病原体可引起机体的免疫反应,同时病原体也可能发生变异,产生抗药性。

2. **理化因素** 物理性因素主要有机械力、高温、低温、电流、电离辐射、气压、噪音等。它们的致病性主要取决于作用强度、部位、持续时间,很少与机体的反应性有关。例如环境温度接近于体温时,会影响机体散热,人感到不舒服。环境温度更高可发生过热,当高温物体直接作用于人体时可引起烧伤。大多数物理性因素所引起的疾病可无潜伏期(紫外线、电离辐射引起的机体损害例外),也无组织器官特异性;而且大多数物理性致病因素引发疾病后,在疾病的后续演变中它们本身不再继续起作用。

化学性因素有强酸、强碱、各种化学毒物(如汞、砷、氰化物、有机磷农药等),动植物毒性物质、化学毒气和药物中毒也属此类。根据发病缓急,化学性因素的致病作用有急性和慢性之分。前者一般无潜伏期或很短,后者有一个机体内蓄积过程。多数化学性因素的致病作用具有一定的组织、器官选择性,如CCl_4主要损害肝细胞,其致病作用的强弱主要取决于毒物本身的性质和剂量,但也与机体代谢解毒及排泄毒物的功能有关。如果机体的解毒排泄功能发生障碍,可使体内的毒物停留时间较长,机体损害更加严重。

3. **营养因素** 是指机体必需物质的缺乏或过多。机体的正常生命活动有赖于氧、水、糖、脂肪、蛋白质、维生素、无机盐、纤维素以及微量元素等必需物质的支持,但这些物质的缺乏或过多都可能导致疾病的发生。氧缺乏可导致机体能量生成障碍,引发以中枢神经系统为主的一系列功能损害;而氧过多可导致活性氧产生增加,引起组织、细胞损伤。糖、脂肪、蛋白质等摄入不足可引起营养不良,导致患者消瘦、免疫力下降;过量摄入可引起肥胖,诱发高脂血症、心血管疾病等。维生素 D 摄入不足可引起佝偻病,摄入过多又可引起中毒。铁摄入不足可引起缺铁性贫血,吸收过量又可导致肝纤维化。

4. 遗传因素　指染色体畸变或基因突变等遗传物质缺陷。染色体畸变包括染色体数目异常和染色体结构畸变两类。染色体异常引起的疾病已达到数百种,如性染色体畸变(47,XXY)导致 Klinefelters 综合征(两性畸形)。基因突变包括基因缺失、点突变、插入和融合。由基因突变导致蛋白质分子性质和含量异常,从而引起机体功能障碍的一类疾病,称为分子病。分子病可简单地分为单基因病和多基因病。前者指某单一基因的突变足以引起相应的疾病,如位于 X 染色体的凝血因子Ⅷ基因突变可引起血友病。但更多的疾病如高血压病、精神分裂症、糖尿病、癌症等是多基因病,是多个基因变异的综合结果,这种综合常常决定患病机体的遗传易感性(genetic predisposition),即由遗传决定的易于罹患某种疾病的倾向性。

5. 先天因素　先天因素并非指遗传物质的改变,而是指那些损害正常胚胎发育的因素,其结果是婴儿出生时就已患病,该类疾病称为先天性疾病。如怀孕头三个月母亲感染风疹病毒、巨细胞病毒、弓形体等所引起的胎儿先天性心脏病、先天性白内障等。

6. 免疫因素　免疫功能的异常可表现为免疫缺陷、变态反应(超敏反应)和自身免疫反应。其中,免疫缺陷有先天性和获得性两类,这类患者易发生致病微生物感染和恶性肿瘤,如获得性免疫缺陷综合征(acquired immune deficiency syndrome,AIDS)患者。变态反应是机体的免疫系统对某些抗原刺激发生异常强烈的反应,导致组织、细胞的损伤和生理功能障碍。如异种血清蛋白(破伤风抗毒素等)、某些药物(青霉素等)可引起某些个体的过敏性休克;某些花粉、食物(虾、牛乳等)可引起支气管哮喘、麻疹等变态反应性疾病。当机体对自身抗原发生免疫反应时,可引起自身组织损害或自身免疫性疾病,如全身性红斑狼疮、类风湿性关节炎和溃疡性结肠炎等。

7. 精神、心理和社会因素　随着医学模式的转变,精神、心理和社会因素在疾病发生、发展中的作用日益受到重视。这类因素包括长期处于精神紧张状态,不良的人际关系,恐惧、悲伤、愤怒等情绪反应,以及自然灾害、生活事件的突然打击等。高血压、冠心病、消化道溃疡、神经官能症及某些肿瘤的发生发展都与精神、心理和社会因素密切相关。

病因是引起疾病必不可少的、决定疾病特异性的因素,没有病因,就不可能发生相应的疾病。受到人们认识水平的限制,目前还有相当多疾病的病因尚未完全明了,医学上暂称这些原因未明的疾病为"原发性"或"特发性"疾病,随着医学科学的发展,这些疾病的病因迟早会得到阐明。

相关链接

分子病(molecular disease)是 1949 年美国化学家 L.C.波林在研究镰刀型细胞贫血症时提出的,是指由于基因上 DNA 分子的缺陷,致使细胞内 RNA 及蛋白质合成出现异常,人体结构与功能随之发生变异的疾病。DNA 分子的此种异常,有些可随个体繁殖而传给后代。例如镰状红细胞性贫血,是由于合成血红蛋白的基因异常,致使血红蛋白 β 亚基的第 6 位氨基酸由谷氨酸变成了缬氨酸,使原为水溶性的血红蛋白聚集成丝,相互黏着,导致红细胞变形成为镰刀状而极易破碎,产生贫血。分子病除了血红蛋白病以外,还有各种血浆蛋白病、受体蛋白病、膜转运蛋白病、胶原蛋白病、免疫蛋白缺陷病、蛋白质构象病等。

(二)疾病发生的条件

疾病发生的条件(condition)是指在病因作用于机体的前提下,影响疾病发生、发展的各种体内外因素。条件本身并不直接导致疾病,但它的存在可促进或阻碍疾病的发生、发展。例如结核分枝杆菌是结核病的病因,但并非与结核分枝杆菌有接触者都患结核病。在居住环境恶劣、过度疲劳、营养不良等导致机体免疫功能低下时,少量的结核分枝杆菌入侵即可引起结核病;与此相反,充足的营养、良好的生活条件、适量的体育活动等,都能增强机体对病原微生物的抵抗力,此时即使有结核分枝杆菌的侵入,也可以不发生结核病。因此在有些疾病的病因学预防中,考虑条件的作用是很重要的。

疾病发生的条件可以是多方面的。有自然环境的因素,如天气炎热可增加消化道传染病发生率,而寒冷季节又容易引发呼吸道传染病。有年龄、性别的因素,如婴幼儿在发生呕吐、腹泻时易引起脱水,老年人容易发生心血管疾病,妇女易患甲状腺功能亢进症、癔症,男性易患动脉粥样硬化。另外,社会、环境因素也可能成为疾病发生的条件。例如,生活习惯、卫生状况、社会医疗体系的健全与否都可影响疾病的发生和发展。

那些能够加强病因作用或促进疾病发生的条件因素,通常称为诱发因素(precipitating factor),简称诱因。如肝硬化患者因食管静脉曲张破裂而发生上消化道出血时可致血氨突然增高而诱发肝性脑病;妊娠、体力活动、过多过快输液及情绪激动等可诱发心力衰竭。与病因相比,诱因往往更易于防止或消除,因而在疾病防治中具有较大意义。

需要强调的是,原因和条件在不同疾病中可互相转化。例如,营养不足使机体抵抗力下降,可以是多种感染疾病发生的条件,而长期营养不足又是营养不良症发生的原因。还应当注意,并非任何疾病的发生都需要原因和条件同时存在,有的疾病在没有条件存在的情况下同样可以发生,如机械暴力、剧毒剂(如氰化物等)作用于人体时,并不需要条件即可引起机体创伤、中毒。

当某些疾病的原因、条件还分不清楚时,可笼统地将促发该疾病的因素称为危险因素(risk factor)。如吸烟、高脂血症、高血压、糖尿病等被认为是动脉粥样硬化的危险因素。

三、发病学

发病学(pathogenesis)是研究疾病发生发展的规律和机制的科学。任何疾病的发生发展都有规律和机制可循。本章仅就疾病发生的一般规律和基本机制进行阐述。

(一)疾病发生发展的一般规律

疾病发生发展的一般规律是指各种疾病过程中普遍存在的共同的基本规律。这些规律主要体现在以下四个方面:

1. **稳态的失衡与调节** 正常状态下,机体通过神经、体液的精细调节,各系统、器官、组织、细胞之间的活动互相协调,机体与自然及社会环境亦保持适应关系,这种状态称为稳态(homeostasis)。稳态不是一成不变的,而是一种动态过程。疾病发生时,稳态调节的某一方面发生紊乱,原有的平衡被打破,机体通过反馈调节(特别是负反馈调节)在病理状态下建立新的平衡。各种新平衡的建立对疾病的发生发展发挥某些代偿作用,同时也形成了各种疾病不同的病理特点。

2. **损伤与抗损伤** 对各种损伤做出抗损伤反应是生物机体的重要特征,也是生物机体维持生存的必要条件。损伤与抗损伤反应自始至终贯穿于疾病过程中,它们各自构成矛盾的两个方面,相互依赖,又相互斗争,推动疾病的发展和转归,成为疾病发展的基本动力。如果疾病过程中抗损伤反应占优势,则疾病向有利于机体的方向发展,直至痊愈;反之,如果损伤反应占优势,则导致病情恶化。例如,器械暴力作用于机体,造成组织破坏、血管破裂、出血、组织缺氧等损伤性反应,而动脉血压下降和疼痛引起机体反射性交感神经兴奋,使血管收缩,减少出血以维持一定水平的动脉血压,有利于心、脑等重要器官的动脉血液供应;同时发生心率加快,心肌收缩加强以增加心输出量;血凝加速以利止血等抗损伤反应。如果损伤较轻,则通过上述抗损伤反应和及时有效的治疗,机体便可恢复健康;反之,如果损伤较重,抗损伤的各种措施不足以抗衡损伤反应,又未进行恰当治疗,则病情恶化,出现创伤性或失血性休克甚至危及生命。

应当注意的是,有的损伤与抗损伤反应之间并无严格的界限,二者之间可以互相转化。如前所述创伤时的血管收缩有抗损伤作用,但同时它又可引起组织缺血缺氧,持续缺氧可导致微循环淤血,回心血量减少和动脉血压下降,这就说明原本为抗损伤的血管收缩此时已转化为损伤反应。

因此,在临床对疾病的处治中,应正确区分疾病过程中损伤和抗损伤的变化,尽量支持和加强抗损伤反应而消除或减轻损伤反应,一旦发现抗损伤反应转化为损伤反应,应及时消除或减轻这种变化,以使病情好转。

3. 因果转化　是指疾病发生发展过程中,原始病因作用于机体所产生的结果又可作为新的病因引起新的结果。由于因果转化,即使原始病因已不存在,疾病仍能不断发展。因果转化是疾病发展的重要形式。在因果转化过程中,有些环节的相互作用可形成良性循环(virtuous cycle),有利于机体的康复;但也有某些环节以互为因果的方式强化损伤反应,形成恶性循环(vicious cycle),如不及时有效地加以阻断,将使病情不断恶化,直至死亡。

以外伤导致大出血为例说明因果转化规律(图1-1)。外伤引起血管破裂而导致大出血时,虽然作为原始病因的外伤作用已经消除,但大出血作为新的发病原因,可引起系列变化,其中血压下降、组织缺血缺氧、毛细血管和微静脉大量淤血、回心血量减少等可互为因果,形成恶性循环,而每一次因果转化都将加重病情的发展。

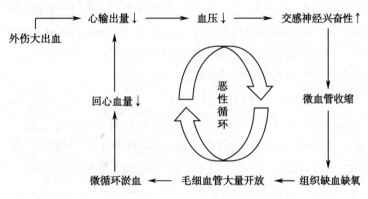

图1-1　外伤大出血过程中可能出现的恶性循环

因此临床实践中,必须仔细观察病情变化,认真分析,采取有效措施及早预防或阻断发病过程中的恶性循环,使疾病朝着有利于机体康复的方向发展。

4. 局部与整体　在疾病过程中,病灶局部和整体相互依存、相互影响、相互制约。局部的病变可通过神经-体液机制影响整体,而机体的全身功能状态也可通过这些机制影响局部病变的发生、发展。例如,肺结核病的病变主要在肺,表现为咳嗽、咳痰、咯血等,但同时它会引起发热、盗汗、消瘦、乏力和血沉加快等全身反应;另一方面,全身状态又影响着肺部病变的发展方向,当全身抵抗力下降时,肺结核病变可进一步发展,甚至扩散到全身,形成新的病灶;当全身抵抗力增强时,肺部病变则可逐渐缩小直至痊愈。

实际上,一些疾病的全身反应常常最初表现在某一局部病变,如疖肿常常表现为局部充血、水肿等炎症反应,但它可以是全身性代谢障碍性疾病—糖尿病的局部表现。在这种情况下,单纯的局部处理不可能取得明显的治疗效果。因此,临床上必须注意疾病整体和局部的关系,并明确在疾病发生、发展过程中起主导作用的是局部还是全身性因素。只有这样,才能制订正确的治疗方案。

(二)疾病发生发展的基本机制

尽管各种疾病错综复杂,不同疾病的发病机制(mechanism)各不相同,但各种病因无一例外均通过影响神经、体液、细胞及分子而致病。因此,各种疾病发生发展过程中又存在着共同的基本机制。

1. 神经机制　机体的许多生命活动是在神经系统的调节下完成的。许多致病因素亦是通过影响神经系统的功能而导致疾病发生发展。如腹部钝击伤引起迷走反射,导致心跳暂停;失血性休克时由于动脉血压降低,减少对颈动脉窦及主动脉弓处压力感受器的刺激,使抑制性传入冲动减少,导致交感神经系统强烈兴奋及组织缺血缺氧。此外,各种心理、社会因素亦可通过影响中枢神经系统而导致躯体的功能、代谢紊乱,称为身心疾病(psychosomatic disease)。

2. 体液机制 疾病发生的体液机制可源于体液容量和渗透压的改变(如脱水、出血可引起血液循环障碍,导致休克发生),但更多的是源于体液因子的改变。体液因子通常通过内分泌、旁分泌和自分泌三种方式作用于其靶细胞上的受体而发挥调节作用。值得指出的是神经机制和体液机制密切相关,往往同时发生,共同参与疾病过程,所以常称神经体液机制。如各种休克引起交感神经强烈兴奋,后者刺激肾上腺髓质释放大量儿茶酚胺。交感神经兴奋与血液中儿茶酚胺增多共同导致微血管痉挛和组织缺血缺氧。

3. 细胞机制 细胞是生物体的基本单位。细胞的正常形态结构、功能和代谢是维系机体正常生命活动的重要前提。各种致病因素作用于机体后,常常直接或间接地造成组织细胞形态结构和(或)功能、代谢异常,并引起一系列病理过程。有的病因如高温、强酸、强碱、寄生虫等可造成组织细胞的直接损害,有的病因则通过作用于亚细胞水平,引起细胞膜的异常、线粒体功能障碍和溶酶体破坏等。

4. 分子机制 细胞的全部生命活动都是由分子(尤其是生物大分子)完成的。从这个意义上说,任何病因引起的细胞损害都源于生物大分子结构和功能的破坏。近年来,从分子(如蛋白质、核酸、糖类、脂类及其复合体等)水平探讨疾病发生发展的机制受到了广泛的关注,主要集中在基因结构和基因表达的异常、蛋白质结构和功能异常、细胞之间的信息传递紊乱、细胞识别功能障碍等方面,形成了分子生物学(molecular biology)、分子病理学(molecular pathology)、分子医学(molecular medicine)等新兴研究领域。生命科学研究正向着"功能基因组学""功能蛋白质组学"等方向深入发展,医疗大数据的建立和应用方兴未艾,所有这些使我们对疾病的认识和防治水平不断提升至新的阶段。

四、疾病的转归

疾病的转归(prognosis)是指疾病过程的发展趋向和结局,可表现为康复和死亡两种形式。它主要取决于致病因素作用于机体后发生的损伤与抗损伤反应的力量对比,正确而及时的治疗可影响疾病的转归。

(一)康复

康复(rehabilitation)分为完全康复和不完全康复两种。完全康复也称痊愈(complete recovery),是指疾病所致的损伤性变化完全消失,机体的功能、代谢、形态结构及自稳态调节完全恢复正常。有些感染性疾病痊愈后还可使机体获得特异的免疫力。不完全康复(incomplete recovery)是指疾病所致的损伤性变化已得到控制,主要症状消失,机体通过代偿机制维持相对正常的生命活动,但机体内仍存在病理变化(如心内膜炎治愈后留下的心瓣膜粘连、烧伤愈合留下的瘢痕等),可能为疾病的复发留下隐患。

(二)死亡

死亡(death)是生命活动的终止,也是生命过程的必然规律,作为疾病的转归则是疾病发生发展的最不幸的结局。传统概念认为死亡是一个渐进的过程,可包括濒死期(agonal stage)、临床死亡期(stage of clinical death)、生物学死亡期(stage of biological death)三个阶段。濒死期的重要特点是脑干以上的神经中枢功能丧失或深度抑制,主要表现为意识模糊或丧失,反应迟钝或减弱,呼吸和循环功能进行性下降,能量生成减少,酸性产物增多等。临床死亡期的主要特点是延髓处于深度抑制和功能丧失状态,表现为各种反射消失,呼吸和心跳停止,但是组织器官仍在进行着微弱的代谢活动;如能采取紧急抢救措施,有可能使之复苏(resuscitation)或复活。生物学死亡期是死亡过程的最后阶段。此时,机体各重要器官的新陈代谢相继停止,并发生了不可逆转的功能和形态改变;但是,某些对缺氧耐受性较高的器官、组织,如皮肤、毛发、结缔组织等,在一定的时间内仍维持较低水平的代谢过程。随着生物学死亡期的发展,代谢完全停止,则出现尸斑、尸僵和尸冷,最终腐烂分解。

很显然,上述传统概念不利于准确地认定死亡时间。20世纪60年代末至70年代初以来,随着技术的进步及社会的需要,提出了新的死亡概念,即死亡是机体作为一个整体的功能永久性的停止,而整体的死亡并不意味着各器官、组织同时都发生死亡。脑作为机体重要的器官起着联系、整合、调节机体的整体功能。根据对死亡的全新认识,1968年美国哈佛大学死亡定义审查特别委员会提出将脑死亡(brain death)作为人类个体死亡的判断标准。脑死亡是全脑(包括大脑、间脑和脑干)功能不可逆的永久性丧失,使得机体作为一个整体的功能永久性停止。脑死亡概念的提出,对以心跳、呼吸停止确定死亡的传统观念及其相关的哲学、伦理学、法律、宗教等都是一次挑战。现在越来越多的学者接受了脑死亡的概念,一些国家已先后制定了脑死亡法并在临床将脑死亡作为宣布死亡的依据。我国也在1999年审定通过了《脑死亡判断标准(成人)》和《脑死亡判断技术规范》,但我国尚未完成脑死亡立法。判断脑死亡的标准包括:①不可逆的昏迷和大脑无反应性;②脑神经反射(如瞳孔反射、角膜反射、咳嗽反射、吞咽反射等)消失;③无自主呼吸;④脑电波及诱发电位消失;⑤脑血管造影证明脑血液循环停止。一般认为,后两项指标是判断脑死亡的最可靠指标。宣告脑死亡必须十分慎重。上述指标需在12~24小时内多次测定,并应排除体温低于32℃及大剂量使用中枢抑制剂两种情况。目前大多数国家规定,脑死亡至少要两位医生确认,一位是患者的主管医生,另一位是神经科医生、麻醉科医生或急诊科医生。

需要注意的是,植物状态(vegetative state)或植物人(vegetative patient)不同于脑死亡。植物状态时脑干的功能是正常的,昏迷是由于大脑皮质受到严重损害或处于抑制状态,因此患者可以有自主呼吸、心跳和脑干反应。

脑死亡概念的确立和实施脑死亡法,使法律上有界定死亡的合法依据;并可协助医务人员判断对患者进行复苏抢救的界限,可以适时地终止无效的医疗救治,减少无意义的卫生资源消耗;有助于器官移植,确诊脑死亡的患者借助呼吸、循环辅助装置,可在一定时间内维持器官组织的血液灌注,有利于局部器官移植后的功能复苏,为更多的人提供生存和健康生活的机会。

近年来,临终关怀(hospice care)和安乐死(euthanasia)受到社会广泛关注。临终关怀是指为临终患者及其家属提供医疗、护理、心理、社会等方面的全方位服务和照顾,使患者在较为安详、平静中接纳死亡。我国最近也已出现一些临终关怀医院。安乐死一词原于希腊文,意指"快乐的死亡或有尊严的死亡",是指对患有不治之症的患者在濒死状态时,为了免除其精神和躯体上的极端痛苦,用医学方法结束其生命的一种措施。由于存在伦理道德、法律和适应证等问题,目前对这种"无痛苦的仁慈助死"尚有争论,多数国家(包括我国)尚未通过立法实施。

(姜志胜)

学习小结

病理生理学是一门研究疾病发生发展规律和机制的科学,包括疾病概论、病理过程和各系统病理生理学。病理过程主要讨论在多种疾病中出现的共同的成套的功能、代谢和结构变化。疾病是在病因作用下机体自稳调节紊乱而发生的异常生命活动过程。疾病发生的原因有生物因素,理化因素,营养因素,遗传因素,先天因素,免疫因素及精神、心理和社会因素。疾病发生的条件是指能够影响疾病发生的机体内外因素。发病学主要研究疾病发生、发展过程中的一般规律,包括稳态的失衡与调节、损伤与抗损伤斗争、因果转化规律、局部与整体的关系。疾病的转归分为康复和死亡。死亡是指机体作为一个整体的功能永久性的停止,其判定标志是脑死亡,即全脑功能不可逆的永久性丧失。

复习参考题

1. 什么是病理生理学?它的研究内容是什么?

2. 什么是病理过程?病理过程与疾病有何不同?

3. 如何判断一个人是否健康?

4. 举例说明病因和条件在疾病发生发展中的不同作用。

5. 举例说明疾病过程中的因果转化规律。

6. 什么是脑死亡?它有哪些判断标准?

水、电解质代谢紊乱

学习目标	
掌握	水、电解质代谢紊乱的概念；各型水钠代谢障碍和钾代谢障碍的原因、发生机制及对机体的影响。
熟悉	水中毒的概念、原因和对机体的影响。
了解	镁、钙磷代谢障碍的病理生理机制。

机体内的水和溶解于其中的电解质、低分子有机物等构成体液，机体的各种代谢活动是在体液中进行的，因此体液容量、分布和所含物质的含量是否正常对于细胞代谢活动和器官功能的正常进行至关重要。机体通过神经-体液机制调节水、电解质在体液中的平衡，当体内水、电解质的变化超出机体的调节能力和（或）调节系统本身功能障碍时，都可导致水、电解质代谢紊乱。水、电解质代谢紊乱是临床上常见的病理过程，常可造成体液失调，引起机体各系统器官功能障碍，甚至威胁生命。

第一节　水钠代谢紊乱

一、正常水钠平衡

（一）体液的容量和分布

成人体液总量约占体重的 60%，体液的含量可因年龄、性别和体型胖瘦而存在个体差异（表 2-1）。细胞膜将体液分隔为细胞内液（intracellular fluid，ICF）和细胞外液（extracellular fluid，ECF）两部分，后者又分为位于血管内的细胞外液即血浆和位于血管外的细胞外液即组织间液（interstitial fluid）。还有一小部分细胞外液由上皮细胞分泌，分布在密闭的腔隙中，如关节液、脑脊液和病理状态下的炎性渗出液及胸腔积液和腹腔积液等，称透细胞液（transcellular fluid），也叫第三间隙液，这部分液体虽衍生于细胞外液，但却不再与第一、二间隙液有直接的联系。在一定条件下，细胞内、外及血管内、外的体液成分可互相转移（图 2-1）。

表 2-1　不同年龄、性别、体型的体液含量

	体液占体重（%）		
	成年女性	成年男性	婴幼儿
正常	50	60	70
消瘦	60	70	80
肥胖	40	50	60

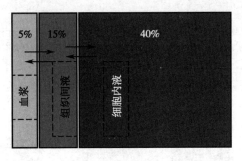

图2-1 体液的分布

相关链接

间隙液体的分布情况

一般而言,第一间隙液是指组织间液,第二间隙液是指快速循环的血浆水。第一间隙液和第二间隙液在毛细血管壁侧相互交换成分,处于动态平衡状态,都属于功能性ECF。手术创伤、局部炎症可使ECF转移分布到损伤区域或感染组织中,引起局部水肿;或因疾病、麻醉、手术影响致内脏血管床扩张淤血;或体液淤滞于腔体内(如肠麻痹、肠梗阻时大量体液积聚于胃肠道内),这部分液体虽均衍生于ECF,但功能上却不再与第一间隙和第二间隙有直接的联系,故称这部分被隔绝的体液所在的区域或部位为第三间隙。这种细胞外液的移位就是所谓第三间隙效应。第三间隙效应可见于肠梗阻、急性弥漫性腹膜炎等,表现为肠腔和腹腔积液。

(二)体液的电解质成分及渗透压

体液中的电解质一般以离子形式存在,主要有 Na^+、K^+、Ca^{2+}、Mg^{2+}、Cl^-、HCO_3^-、HPO_4^{2-}、SO_4^{2-}、有机酸根和蛋白质阴离子等,电解质的含量分布各不相同(表2-2)。细胞外液阳离子以 Na^+ 为主,阴离子以 Cl^- 和 HCO_3^- 为主;细胞内液阳离子以 K^+ 为主,阴离子以 HPO_4^{2-} 和蛋白质为主。细胞内、外液各区域内阴、阳离子所带的电荷总数相等,即体液呈电中性(图2-2)。

溶液的渗透压取决于溶质的分子或离子数目,体液内起渗透作用的溶质主要是电解质。细胞内、外液间的渗透压基本相等。血浆和组织间液中起主要渗透作用的是 Na^+、Cl^- 及 HCO_3^- 等单价离子(占总渗透压的 $90\% \sim 95\%$),所以这些离子的浓度改变会影响血浆渗透压。血浆和组织间液的电解质组成与含量非常接近,仅蛋白质含量有较大差别。血浆蛋白质含量为 $60 \sim 80g/L$,细胞间液蛋白质含量则极低,仅为 $0.5 \sim 3.5g/L$ 。血浆蛋白质不能自由透过毛细血管壁,由其所形成的血浆胶体渗透压对于维持血容量恒定、保证血液与组织间液之间水分的正常交换具有重要生理意义。血浆中晶体物质(主要是电解质离子)产生的晶

表2-2 体液中重要的电解质含量(mmol/L)

		血浆	组织间液	细胞内液
阳离子	Na^+	142	145	10
	K^+	4	4	160
	Ca^{2+}	2.5	1.5	微量
	Mg^{2+}	1.5	1	17.5
阴离子	Cl^-	103	115	2
	HCO_3^-	27	30	8
	HPO_4^{2-}	1	1	70
	SO_4^{2-}	0.5	0.5	

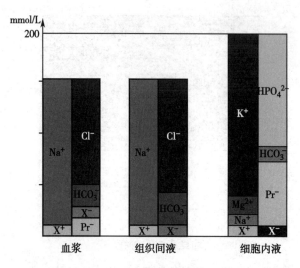

图 2-2　体液中主要的电解质

体渗透压占血浆渗透压的绝大部分。由于晶体物质不能自由透过细胞膜,因此晶体渗透压在维持细胞内外水的平衡中起决定性作用。正常血浆渗透压范围为 280~310mmol/L,在此范围内为等渗,低于 280mmol/L 为低渗,高于 310mmol/L 为高渗。

问题与思考

0.9%NaCl(生理盐水)和 5%葡萄糖液均是等渗的,为提高细胞外液容量应选择输入何种溶液?

(三)体内水的交换

各部位体液中的水总是在不停地交换,其动力主要有两种,即渗透压和静水压(hydrostatic pressure)。

1. 细胞内外水的运动　正常情况下,细胞内外的渗透压是相等的,当出现压差时,水将由渗透压低处移向渗透压高处,正是由于水的移动维持了细胞内、外液渗透压平衡。

2. 血管内外水的运动　由于毛细血管管壁允许 Na^+、K^+、Cl^- 等电解质自由通过,故由此产生的晶体渗透压对血管内外水的运动不起作用,而动力主要来源于由血浆蛋白形成的血浆胶体渗透压和心脏泵血形成的毛细血管内静水压(毛细血管血压)。当毛细血管内静水压增高或血浆胶体渗透压降低时,血管内水流向组织间隙增多,反之则减少。

(四)水与电解质的生理功能

1. 水的生理功能

(1)促进物质代谢:体内一切代谢都在水中进行,水是最好的溶剂,也是最好的载体,溶解在水中的物质生化反应速度加快,易于运输。

(2)调节体温:水的比热大、蒸发热大和流动性大,故水在均衡及调节体温上起重要作用。

(3)润滑作用:水是最好的润滑剂,可减少脏器之间的摩擦。

2. 钠和钾的生理功能

(1)维持体液渗透压:K^+ 是细胞内液中最主要的阳离子,Na^+ 是细胞外液中最主要的阳离子,在维持细胞内外液渗透压上起重要作用。

(2)维持神经、肌肉、心肌的兴奋性:静息电位是 K^+ 的平衡电位,动作电位的去极化是由 Na^+ 内流构成。故 Na^+、K^+ 对维持神经、肌肉、心肌的兴奋性起重要作用。

(3)参与新陈代谢和生理功能活动:K^+ 参与多种物质代谢,如蛋白质的合成、糖原的合成等,维持某些酶活性;Na^+ 在维持细胞外液容量中发挥重要作用,可因细胞外液容量改变继发影响多器官系统功能障碍,如循环衰竭、钠水潴留等。

（4）调节酸碱平衡：细胞膜两侧 Na^+ 与 K^+ 和 H^+ 的交换还参与酸碱平衡的调节。

（五）水、钠平衡及调节

正常人每天水的摄入和排出处于动态平衡中，机体水的来源有饮水、食物水和代谢产生水。机体排出水的途径有消化道（粪便）、肾脏（尿）、皮肤（显性出汗和非显性出汗）和肺（呼吸不感蒸发）（表2-3）。水的排出量基本等于水的摄入量。

正常人体内钠的来源主要是摄入的食盐，钠主要经肾脏排出，肾脏排钠的特点是多吃多排，少吃少排。此外，随粪便和汗液也可排出少量钠，大量出汗或严重腹泻时可导致钠排出过多。

表2-3　正常成年人每日水的出入量

	入量（ml）		出量（ml）
饮水	1000~1300	肾脏	1000~1500
代谢水	300	皮肤	500
食物水	700~900	呼吸道	400
		消化道	100
总量	2000~2500	总量	2000~2500

问题与思考

一位术后禁食水的成年患者每天最少需要补充多少液体？

机体内水和钠的平衡密切相关，共同影响着细胞外液的渗透压和容量。水平衡主要受渴感和抗利尿激素的调节，主要通过对水的调节以维持细胞外液的渗透压平衡；钠平衡主要受醛固酮和心房钠尿肽的调节，主要通过对钠浓度的调节以维持体液容量和组织灌流的恒定。

1. 渴感的调节作用　渴感机制是机体调节体液容量和渗透压相对稳定的重要机制之一，控制着水的摄入。渴感中枢位于下丘脑视上核侧面。血浆晶体渗透压升高，可刺激渴感中枢兴奋，引起渴感，产生饮水行为；此外有效循环血量降低和血浆血管紧张素Ⅱ水平增高也可引起渴感。抑制渴感的因素是血浆渗透压降低和血容量升高。

2. 抗利尿激素的调节作用　抗利尿激素（antidiuretic hormone，ADH）控制着水的排出，是由下丘脑视上核或室旁核神经元合成的八肽，存储于神经垂体血管周围神经末梢内。ADH 作用于肾远曲小管和集合管，使小管上皮细胞对水的通透性增加，从而增加水的重吸收。ADH 又有使血管收缩的作用，故又称为血管加压素（vasopressin，VP）。

使 ADH 释放的主要刺激是血浆晶体渗透压的升高和循环血量的降低或血压的下降。在视上核和颈内动脉附近存在渗透压感受器，该感受器的阈值为 280mmol/L，细胞外液渗透压变动 1%~2% 即可影响 ADH 的释放。血浆晶体渗透压增高，ADH 释放增加，增加肾小管对水的重吸收，使体内水增多，血浆渗透压会有所降低。血容量减少或血压降低时，通过左心房与胸腹大静脉处的容量感受器和颈动脉窦与主动脉弓的压力感受器刺激 ADH 的释放。同样使体内水分增多，使血容量和血压有所升高。

血浆渗透压改变对 ADH 的调节非常灵敏，但当机体血容量显著降低时，尽管可能有晶体渗透压降低的情况存在，ADH 分泌仍增多，表明机体会优先保证细胞外液容量的恒定。

其他因素如精神紧张、疼痛、恶心、血管紧张素Ⅱ（AngⅡ）增高等也能促进 ADH 分泌（图2-3）。

水通道蛋白（aquaporin，AQP）是一组与水通透有关的细胞膜转运蛋白，广泛存在于动物、植物及微生

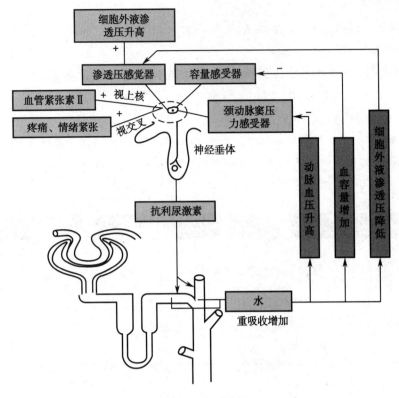

图2-3 ADH 的调节

物界。迄今为止，在不同物种中已发现有200余种，在哺乳动物中至少有13种，每种AQP有其特异性的组织分布，现了解到ADH对水平衡的调节作用与AQP有关。当ADH释放入血后，随血液循环到达肾脏，与集合管主细胞管周膜上的 V_2R 结合，通过G蛋白激活腺苷酸环化酶(adenylate cyclase，AC)催化ATP生成cAMP，后者再激活cAMP依赖的蛋白激酶A(protein kinase A，PKA)，PKA使主细胞管腔膜下胞质囊泡里所含的AQP2发生磷酸化，并触发囊泡嵌入管腔膜，通过胞饮作用将水输入胞质(图2-4)。进入到胞质的水再经过管周膜上的AQP3和AQP4(流出水通道)，顺着渗透梯度被转运到肾间质，再由直小血管带走。当AQP2发生功能缺陷时，将导致肾性尿崩症。

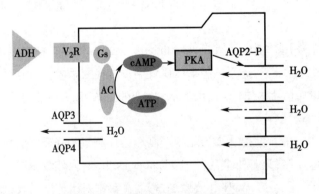

图2-4 ADH 与 AQP 对水重吸收的影响

水通道蛋白的发现

水通过细胞膜的机制一直是个谜,所有组织细胞膜都允许水以简单扩散的方式通过,如红细胞允许水分子以10亿个分子/秒的速度进出细胞,这不能以水穿越膜脂质双分子层弥散来解释,故推测可能存在功能性水通道。1988年,美国学者彼得·阿格雷在鉴定人类Rh血型抗原时,偶然在红细胞膜上发现了一种新的分子量为28 000的跨膜蛋白。若将这种蛋白置于非洲爪蟾卵母细胞,可对水表现出极高的通透性。将其构建于蛋白磷脂体内,也显示同样效应。1997年被正式命名为水通道蛋白。2000年,阿格雷公布了世界第一张水通道蛋白的高清晰度立体照片,并证实狭窄的水通道可选择性地允许单个水分子通过,通道内壁带有正电,呈静电极性分布,通道内部通行的水分子无法形成氢键,阻断了正电氢离子靠氢键进行通道内传递的另一种途径。彼得·阿格雷和罗德里克·麦金农因此而获2003年诺贝尔化学奖。

3. 肾素-血管紧张素-醛固酮系统(renin-angiotensin-aldosterone system,RAAS) 循环血量减少和血压降低是激活RAAS的有效因素,这种刺激使肾脏产生肾素增多,进而激活血液中的血管紧张素原,生成血管紧张素Ⅰ(AngⅠ),后者相继转化为血管紧张素Ⅱ(AngⅡ)和血管紧张素Ⅲ(AngⅢ),AngⅡ和AngⅢ刺激肾上腺皮质球状带分泌和释放醛固酮。醛固酮作用于肾远曲小管和集合管,增加其对Na^+的主动重吸收,提高细胞外液晶体渗透压,渗透压的升高可促进ADH的释放,因此又可增加水的重吸收,从而使减少的血容量得以恢复。如前所述,AGTⅡ也有促进ADH分泌的作用。

血清Na^+浓度降低和K^+浓度增高也能直接刺激醛固酮的分泌。醛固酮使肾小管对Na^+重吸收增加,同时Cl^-的重吸收也增加,而且同时又促进K^+和(或)H^+的分泌排出(所谓Na^+-K^+交换和Na^+-H^+交换)(图2-5)。

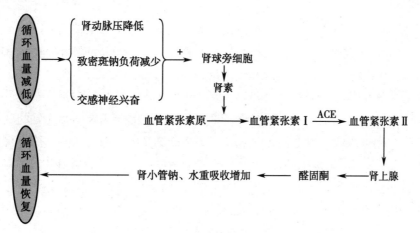

图2-5 醛固酮的调节

4. 心房钠尿肽(atrial natriuretic peptide,ANP) 血容量和血压增高可刺激心房肌细胞分泌ANP。ANP具有利钠、利尿、扩血管和降低血压的生理作用,其机制为:①抑制肾近曲小管对钠、水的重吸收,增加肾小球滤过率(GFR),改变肾内血流分布;②抑制醛固酮分泌和肾素活性;③减轻血容量降低后引起的ADH升高的水平。因此ANP是血容量的负调节因素。

醛固酮和ANP主要通过对钠、水的正、负调节作用维持细胞外液的容量平衡。

二、水钠代谢紊乱的分类

水、钠代谢障碍往往同时或相继发生,并且相互影响,关系密切,所以临床上常将两者同时考虑。在分类时,一般根据渗透压或血钠浓度及体液容量来分,常见的分类方法有以下两种:

（一）根据体液的渗透压变化

根据体液的渗透压变化,水钠代谢紊乱可分为低渗性脱水、高渗性脱水、等渗性脱水;低渗性水过多(水中毒)、高渗性水过多(盐中毒)和等渗性水过多(水肿)。

（二）根据血钠浓度和体液容量变化

1. 低钠血症　根据体液容量变化又可分为:低容量性低钠血症、高容量性低钠血症和等容量性低钠血症。

2. 高钠血症　根据体液容量变化又可分为:低容量性高钠血症、高容量性高钠血症和等容量性高钠血症。

3. 正常血钠性水紊乱　根据体液容量变化可分为:等渗性脱水与水肿。

本章将水、钠代谢障碍按照体液渗透压的分类方法进行讲述。分别讲述低渗性脱水、高渗性脱水、等渗性脱水、水中毒、盐中毒和水肿(表2-4)。

表 2-4　水、钠代谢紊乱的分类

ECG 量　　　血钠浓度	低容量	高容量	正常容量
低钠血症	低渗性脱水	水中毒	等容量性低钠血症
高钠血症	高渗性脱水	盐中毒	等容量性高钠血症
血钠正常	等渗性脱水	水肿	正常

三、脱水

（一）低渗性脱水

低渗性脱水(hypotonic dehydration)的特点是失钠多于失水,血清钠浓度<130mmol/L,血浆渗透压<280mmol/L,伴 ECF 容量减少,又称为低容量性低钠血症(hypovolemic hyponatremia)。

1. 原因和机制

(1) 经肾脏丢失钠后,只补充水分:①长期连续利尿治疗。水肿患者需长期、大量使用排钠利尿药(如氢氯噻嗪、呋塞米、利尿酸等)治疗时,因排钠利尿药的作用是抑制髓袢升支对氯化钠的重吸收,使钠随尿液排出过多,故常常有钠的丢失。再加上水肿患者常须限制钠盐摄入,则钠的缺乏更为明显。②肾脏疾病。如慢性间质性肾疾病,髓质结构破坏,不能维持正常的浓度梯度,以及髓袢升支功能障碍,均可导致钠随尿丢失增多。再如失盐性肾炎,因肾小管上皮细胞病变,对醛固酮反应性降低,钠的重吸收减少,肾排钠过多。③肾上腺皮质功能不全。如 Addison 病,因醛固酮分泌不足,使肾小管重吸收钠减少。④肾小管性酸中毒(renal tubular acidosis,RTA)。是一种以肾小管排酸障碍为主的疾病,主要发病环节是集合管分泌 H^+ 功能降低,H^+-Na^+ 交换减少,导致 Na^+ 随尿排出增加。

(2) 肾外丢失,只补充水分:①经消化道丢失大量消化液。这是最常见的导致低渗性脱水的原因。如剧烈呕吐、腹泻以及胃肠吸引术、肠瘘丢失体液后,只补充水分。②经皮肤丢失大量汗液。汗液虽为低渗液,但大量出汗也可伴有明显的钠丢失,若只补充水分,可造成细胞外液低渗。大面积烧伤,微血管通透性增高是烧伤患者最显著的病理生理变化之一,常导致血管内液外渗,皮肤创面有大量血浆渗出,使机体丢失体液。补液时若只补充水,可发生低渗性脱水。③液体在第三间隙积聚。如胸膜炎形成大量胸腔积液,腹膜炎、胰腺炎形成大量腹水等。

由此可见,低渗性脱水的发生,往往与体液丢失后只补水而未补钠有关。但也必须指出,即使补液措施得当,大量体液丢失本身也可以使一些患者发生低渗性脱水。这是因为大量体液丢失导致细胞外液量显著减少,可通过对容量感受器的刺激引起 ADH 的分泌增多,从而导致肾小管重吸收水增加,因而引起低渗性脱水。

2. 对机体的影响

（1）细胞外液减少，易发生休克：低渗性脱水主要是细胞外液的减少，由于细胞外液低渗，水分子可从细胞外向渗透压相对较高的细胞内转移，从而使细胞外液进一步减少，血容量明显降低，因此非常容易发生低血容量性休克，出现外周循环衰竭症状，表现为直立性眩晕、血压下降、四肢厥冷、脉搏细数等症状。

（2）出现明显的脱水征：低渗性脱水时体液的丢失主要是细胞外液的减少。由于细胞外液减少，血液被浓缩，血浆胶体渗透压升高，一部分组织间液会移向渗透压高的血管内。因此，低渗性脱水时，组织间液减少最明显（图2-6）。患者会因组织间液的减少而出现明显的脱水征，如皮肤弹性下降、眼窝凹陷，婴儿表现为囟门凹陷等。

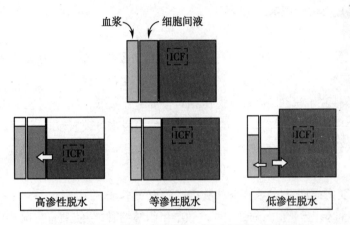

图2-6 高渗、等渗、低渗性脱水各区域体液变化示意图

（3）主动饮水减少，无明显口渴感：低渗性脱水时，由于细胞外液的渗透压降低，抑制了下丘脑的渴感中枢和渗透压感受器。一方面患者不会主动饮水，摄入的水减少；另一方面无明显的口渴感觉。

（4）中枢系统的变化：由于细胞外液低渗，水向细胞内转移，出现细胞水肿。脑细胞水肿出现颅内压增高，表现为头痛、惊厥、意识模糊甚至昏迷。

（5）尿量及尿钠变化：①尿量的变化。细胞外液低渗，ADH分泌减少，肾小管对水的重吸收减少，因此尿量并不减少。但严重脱水，血容量显著降低时，口渴中枢和渗透压感受器ADH的调控作用可被激活，因此，机体内水分会有所恢复，同时会有尿量减少。②尿钠的变化。如果是肾外因素导致机体丢失钠，则因低容量时肾血流量减少，激活肾素-血管紧张素-醛固酮系统，肾小管对钠的重吸收增加，尿钠减少；如果是肾脏因素导致钠的丢失，则尿钠增多。

3. 特点 低渗性脱水的主要发病环节是ECF低渗，主要脱水部位是ECF，对患者的主要威胁是循环衰竭。低渗性脱水有明显的脱水征表现。

4. 防治的病理生理基础

（1）去除病因：积极防治原发病，避免不适当的医疗措施。

（2）适当补液：原则上应补充等渗或高渗盐水，以恢复细胞外液容量和渗透压，以补盐为主，先盐后糖。具体处理方法，视缺水程度不同而异。如患者已发生休克，须按照休克的治疗原则进行抢救。

（二）高渗性脱水

高渗性脱水（hypertonic dehydration），其特征是失水多于失钠，血清钠浓度>150mmol/L，血浆渗透压>310mmol/L，ICF和ECF容量均减少，又称为低容量性高钠血症（hypovolemic hypernatremia）。

1. 原因和机制

（1）水摄入不足：多见于水源缺乏、进食或饮水困难等情况；某些中枢神经系统损害的患者、严重疾病或年老体弱的患者也因渴感障碍而造成摄水量减少。一日不饮水，丢失水约1200ml（约占体重2%）。婴儿一日不饮水,丢失水可达体重的10%,对水的丢失更敏感,故临床上更应特别注意。

(2)水丢失过多:①经呼吸道失水。见于各种原因引起的过度通气,呼吸道不感蒸发加强,导致大量不含电解质的水分丢失,可引起高钠血症;②经皮肤失水。见于发热或甲状腺功能亢进时,经皮肤不感蒸发水分增多。发热时,体温每升高1.5℃,每天经皮肤不感蒸发丢失水分约增加500ml。一次大汗可经皮肤丢失水分多达800ml;③经肾失水。见于中枢性尿崩症(ADH产生和释放不足)及肾性尿崩症(肾远曲小管和集合管对ADH缺乏反应),肾小管重吸收水减少,排出大量低渗性尿液。④经胃肠道丢失。呕吐、腹泻及消化道引流等可导致等渗或低渗液的丢失,也会引起高渗性脱水。

在渴感正常时,能够得到水分补充,血浆渗透压稍有升高就会刺激口渴中枢,饮水后,血浆渗透压很快恢复,高渗性脱水很少发生。但如果没有及时得到水分的补充,再加上通过皮肤和呼吸道的不感蒸发丧失的水分增多,就容易造成高渗性脱水。

2. 对机体的影响

(1)口渴感明显:除渴感障碍者外,高渗性脱水可因血浆渗透压增高而刺激口渴中枢引起强烈的口渴感。血容量减少使唾液分泌减少引起口腔咽喉部干燥也会产生口渴感。

(2)脱水热:高渗性脱水时细胞内液渗透压相对较细胞外液低,细胞内水分向细胞外转移,形成细胞脱水,使细胞内液丢失更显著(图2-5)。在婴幼儿,由于细胞脱水可致脱水热,因汗腺细胞脱水,汗液分泌减少,经皮肤蒸发的水分减少,以至散热功能降低,再加上体温调节中枢神经细胞脱水,使其功能障碍,导致体温升高。

(3)中枢系统的变化:当细胞外液高渗使脑细胞严重脱水时,可引起一系列中枢神经系统功能障碍,包括嗜睡、肌肉抽搐、昏迷甚至死亡。脑细胞脱水致脑组织皱缩时,会使颅骨与脑皮质之间的血管被牵拉,导致静脉破裂,出现脑出血和蛛网膜下腔出血。

(4)无明显的休克表现:高渗性脱水可因血浆渗透压增高,刺激口渴中枢产生口渴,使患者饮水;细胞内液渗透压相对较细胞外液低,细胞内水分向细胞外转移;细胞外液渗透压增高,ADH分泌增多,肾小管重吸收水增多,尿量减少。以上三种因素的作用可使细胞外液渗透压有所回降,使脱水早期血容量不容易降低,因此相比低渗性脱水来说,高渗性脱水不容易出现休克,周围循环衰竭的表现。

(5)尿量和尿钠的变化:①尿量的变化。细胞外液渗透压增高,通过刺激渗透压感受器引起ADH分泌增多,肾小管重吸收水增多,因而尿量减少,尿比重增高(尿崩症患者除外)。②尿钠改变。轻度高渗性脱水(早期),细胞外液渗透压增高而血容量减少不明显,故醛固酮分泌无明显增加,ADH则增多。结果肾小管重吸收水大于钠,尿钠浓度偏高。中、重度脱水,血容量和肾血流量明显降低时,醛固酮分泌增加,肾小管重吸收钠增多,则尿钠浓度减低。

3. 特点　高渗性脱水的主要发病环节是ECF高渗,主要脱水部位是ICF减少,患者的特征表现是口渴、脱水热。

4. 防治的病理生理基础

(1)防治原发病,去除病因。

(2)补液:视病情分别采取饮水和补液,静脉滴注5%葡萄糖溶液和适量生理盐水进行治疗。

(3)补钠:待缺水情况得到一定程度纠正后,适当补钠可根据临床缺钠程度估计需补给的液体量,即按轻、中、重度缺钠计算出总缺钠量。

(4)适当补钾:细胞脱水,细胞内钾浓度增高,与胞外钾浓度差增大,部分细胞内钾释出,引起血钾升高,肾排钾增多。若肾素-血管紧张素-醛固酮系统被激活,还可导致肾小管排钾增多,因此,当患者尿量逐渐恢复后,可适当补钾。

(三)等渗性脱水

等渗性脱水(isotonic dehydration)的特征是水和钠按正常比例丢失,血清钠浓度为130~150mmol/L,血浆渗透压为280~310mmol/L,伴ECF容量减少。在临床上,等渗性脱水较为常见。

1. 原因和机制　所有等渗液体大量丢失所造成的脱水,短时间内均属等渗性脱水,常见病因有:

(1) 胃肠道失液:呕吐、腹泻、胃肠引流等大量丢失接近等渗的消化液。

(2) 第三间隙液聚集:胸膜炎形成的大量胸腔积液,腹膜炎、胰腺炎形成的大量腹水等。

(3) 皮肤丢失:大面积烧伤和严重创伤使血浆丢失等。

2. 对机体的影响　等渗性脱水常兼有低渗性及高渗性脱水的临床表现。

(1) 出现周围循环衰竭:大量丢失等渗性体液首先引起细胞外液和血容量的减少,容易发生血压降低和外周循环衰竭,休克的表现。

(2) 细胞内液无明显变化:由于细胞外液渗透压在正常,因此,细胞内液容量无明显变化。

(3) 尿量减少和尿钠降低:血容量减少可刺激醛固酮和ADH分泌增多,使肾小管对钠、水的重吸收增加,尿量减少。同时醛固酮的增加,排钠减少,尿钠含量降低,尿比重增高。

如血容量在短时间内大量丢失,患者也可发生休克。如不予及时处置,则可通过不感蒸发继续丧失水分而转变为高渗性脱水;如只补充水分而不注意补钠盐,又可使之转变为低渗性脱水(图2-7)。

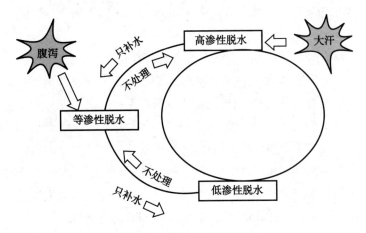

图2-7　三种脱水间的相互关系

3. 特点 ECF渗透压正常,血钠正常。ECF减少导致血容量降低,组织液量降低。而ICF变化不明显。

4. 防治的病理生理基础

(1) 治疗原发病。

(2) 补液疗法:以补充偏低渗液为宜,其渗透压以等渗溶液渗透压的1/2~2/3为宜。

相关链接

等渗液与等张液

等渗液是指渗透压与血浆渗透压相等的液体,而等张液是指与红细胞张力相等的液体,即能使细胞功能和结构保持正常的液体。如1.9%的尿素溶液是等渗液,但是它能透过细胞膜导致溶血,故不属于等张液。

四、水中毒

水中毒(water intoxication)其特征是机体由于水潴留,导致细胞内、外低渗液容量扩大,血清钠浓度<130mmol/L,血浆渗透压<280mmol/L。又称为低渗性水过多(hypotonic water excess)或高容量性低钠血症(hypervolemic hyponatremia)。

1. 原因和机制

（1）水的摄入过多：水摄入过多见于用无盐水灌肠、精神性过量饮水，或静脉输入含盐少或不含盐的液体过快，超出了肾脏的排水能力。尤其是婴幼儿，由于其对水、电解质的调节功能尚未成熟，过多给予不含电解质的液体更易发生水中毒。

（2）肾排水功能障碍：肾功能不全时，肾脏的排水能力降低，容易发生水中毒，特别是急性肾衰竭少尿期和慢性肾衰竭晚期，有功能的肾单位数量减少，肾小球滤过率降低，不能排出每日的水负荷，因此即使摄入正常水量也可引起水中毒的发生。

（3）ADH 分泌异常增多：①各种应激情况，如手术、创伤及强烈精神刺激等。应激时交感神经兴奋而副交感神经受抑制，从而解除了副交感神经对 ADH 分泌的抑制，结果使 ADH 分泌增多。②药物。异丙肾上腺素、吗啡、丙磺酰胺、长春新碱以及多黏菌素、三环类抗抑郁药等能够促进 ADH 释放和（或）使其作用增强。③ADH 分泌异常综合征（syndrome of inappropriate ADH secretion，SIADH）。生理情况下，ADH 的分泌受血浆渗透压或血容量调节，但某些肺部疾患、脑部疾患和恶性肿瘤，特别是肺部疾患（如肺炎、肺结核、肺脓肿、肺不张等）、脑部疾患（如脑部损伤、脑血管意外、脑炎、脑肿瘤、脑脓肿等）和恶性肿瘤等（如胰腺癌、前列腺癌、胸腺瘤、淋巴瘤等），可产生释放类似 ADH 作用的多肽类物质，或某些病变直接刺激下丘脑分泌 ADH，称 SIADH。

2. 对机体的影响　细胞内液容量增大或细胞水肿是水中毒的突出表现。细胞外液因水过多而被稀释，故血钠浓度降低，渗透压下降。肾脏不能及时排出过多的水分，水分向渗透压相对高的细胞内转移，引起细胞水肿。导致细胞内、外液容量均增多，渗透压均降低。由于细胞内液大于细胞外液，所以潴留的水分大部分积聚在细胞内。

由于细胞外液低渗，水由细胞外向细胞内转移，过多的水进入细胞内，造成脑细胞水肿。脑细胞水肿对中枢神经系统产生严重后果，由于颅骨的限制，脑细胞的肿胀和脑组织水肿使颅内压增高，严重时可发生枕骨大孔疝或小脑幕裂孔疝。轻度脑水肿出现乏力、头晕、嗜睡、记忆力减退等症状，重度脑水肿可出现头痛、恶心、呕吐、精神错乱、昏睡、昏迷等症状，甚至可出现呼吸、心搏骤停。

水潴留使细胞外液容量增加，使血液稀释，血浆蛋白、血红蛋白浓度和血细胞比容降低。此外，水中毒还可因循环血量增加，心血管系统负荷增大，引起肺水肿或心力衰竭等临床表现。

3. 特点　细胞内外液量均增高，细胞内外渗透压均降低。水潴留的主要部位是细胞内。对机体危害最大的是脑水肿。

4. 防治的病理生理基础

（1）防治原发疾患。

（2）对于轻症患者在暂停给水后即可自行恢复。

（3）对于重症急性水中毒患者，则应立即静脉输注甘露醇、山梨醇等渗透性利尿剂或呋塞米等强利尿剂以减轻脑细胞水肿和促进体内水分的排出。3%～5%高渗氯化钠溶液静脉滴注可迅速缓解体液的低渗状态，但需密切关注心脏功能，因钠离子过多可使细胞外液容量增大而加重心脏负荷。

五、水肿

水肿（edema）又称为等渗性水过多（isotonic water excess），表现为体液在组织间隙过多积聚。它是一种常见的病理过程。其中过多液体在体腔内的积聚也称为积水（hydrops），如脑积水、心包积水、胸腔积水等，均属于水肿的范畴。在上述腔隙中积聚的液体称水肿液（edema fluid），其实质为组织间液，有渗出液（exudate）和漏出液（transudate）之分。

（一）水肿的分类

1. 按照水肿波及范围可分为全身性水肿（anasarca）和局部性水肿（local edema）。

2. 按照水肿发生部位所在的器官可分为脑水肿、肺水肿、皮下水肿及视盘水肿等。

3. 按照水肿的发病原因可分为心源性水肿、肾性水肿、肝性水肿、炎性水肿及营养不良性水肿等。

4. 按照按压皮肤有无凹陷分为显性水肿(frank edema)和隐性水肿(recessive edema)。

(二)水肿的发生机制

维持正常机体体液容量与组织液容量相对恒定,依赖于机体对体内外和血管内外液体交换平衡的完善、精密调节。任何使这种调节破坏,导致平衡失调的因素,均可引发水肿。

1. 毛细血管内外液体交换失衡致组织液生成大于回流　血管内外液体交换即组织液生成和回流的过程。在毛细血管处存在着两对性质相同、作用方向相反的力量,即流体静压和胶体渗透压。平均有效流体静压=平均毛细血管血压(23mmHg)-组织静水压(2mmHg)=21mmHg,为驱使血管内液体向外滤出的力量;有效胶体渗透压=血浆胶体渗透压(25mmHg)-组织胶体渗透压(8mmHg)=17mmHg,为吸引组织液回流的力量。平均实际滤过压=平均有效流体静压(21mmHg)-有效胶体渗透压(17mmHg)=4mmHg。平均实际滤过压的存在说明正常情况下动脉端滤出的组织液大于静脉端回流量,剩余部分则经淋巴系统再进入血液循环,从而维持组织液生成与回流的动态平衡(图2-8)。

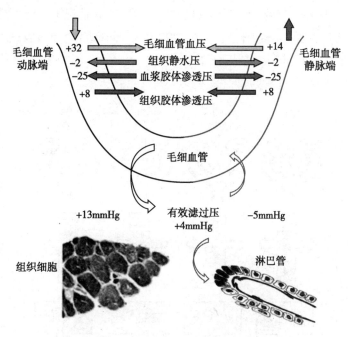

图2-8　组织液生成与回流的动态平衡

若组织液生成大于回流,即可引起水肿的发生。其基本机制有:

(1)毛细血管流体静压增高:毛细血管血压增高可致有效流体静压增高,组织液生成增多。当后者超过淋巴回流的代偿能力时,便引起水肿。毛细血管流体静压增高常见于静脉回流受阻,如充血性心力衰竭、肿瘤压迫静脉或静脉血栓形成等。也可见于动脉充血,如炎性水肿。充血性心力衰竭是静脉压增高引起全身性水肿的重要原因。动脉充血、肿瘤压迫静脉或静脉血栓形成可使毛细血管的流体静压增高引起局部水肿的原因。

(2)血浆胶体渗透压降低:血浆胶体渗透压主要取决于血浆蛋白特别是白蛋白的浓度。当血浆白蛋白浓度降低时,血浆胶体渗透压下降,组织液生成增加,超过淋巴代偿能力时,可发生水肿。

引起血浆白蛋白浓度下降的原因有:①蛋白质摄入不足,见于严重的营养不良;②蛋白质合成障碍,见于肝硬化和严重营养不良;③蛋白质丢失过多,见于肾病综合征时大量蛋白质从尿中丢失;④蛋白质消耗增加,见于慢性消耗性疾病,如慢性感染、恶性肿瘤等;⑤血浆被稀释,如短时间内大量输入生理盐水或严重钠水潴留。总之,血浆白蛋白减少,导致血浆胶体渗透压降低,有效滤过压增高,组织液生成过多,促成水肿的发生。

（3）微血管壁通透性增大：正常毛细血管只容许微量血浆蛋白滤出。当毛细血管受到各种致炎因素（感染、烧伤、冻伤、化学伤和蚊虫叮咬等）直接损害，或经它们致炎时所产生的炎性介质（组胺、激肽类）作用时，则可使其管壁通透性增大，血浆蛋白滤出明显增多，不仅可迅速降低毛细血管内的血浆胶体渗透压，而且可明显升高组织液胶体渗透压，结果使有效胶体渗透压降低，组织液生成显著大于回流，超过淋巴回流代偿而引发水肿。此型水肿其水肿液中所含蛋白量较高，可高达（30%~60%）/L。

（4）淋巴回流受阻：淋巴回流不仅能将静脉回流余下的组织液带回血液循环，同时也能将血管壁滤出的少量蛋白质带回血液循环。而且在组织液生成增多时，其回流量还能代偿性增加，在维持组织液生成与回流动态平衡中发挥重要的作用。若淋巴回流受阻，即可发生水肿，主要见于：①恶性肿瘤细胞侵入并堵塞淋巴管；②乳腺癌根治术淋巴组织被大量的破坏；③丝虫病的成虫阻塞淋巴管均可使淋巴回流受阻，形成淋巴性水肿。淋巴性水肿的水肿液中蛋白含量也很高。可高达40%~50%/L，其原因是水和晶体物质透过血管壁重吸收到血管内，导致蛋白浓缩。

2. 体内外液体交换失衡致钠水潴留　人体水、钠的摄入量和排出量总是处于动态平衡中，从而能够保持体液量的相对恒定。肾脏在调节钠、水平衡中起重要的作用，正常情况下，每天从肾小球滤过的原尿约99%被肾小管重吸收，仅1%左右被排出体外。60%~70%由近曲小管主动重吸收，远曲小管和集合管小管对钠水的吸收受激素调节，这些调节因素保证了球-管平衡。当肾小球滤过减少和（或）肾小管重吸收增强可导致球-管失衡，成为水肿发生的重要原因(图2-9)。

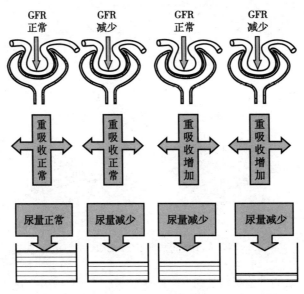

图2-9　球管失衡类型

（1）肾小球滤过率（GFR）下降：肾小球滤过率（GFR）是指单位时间内经肾小球滤过的原尿量，正常情况约为125ml/min，主要取决于肾小球的有效滤过压（肾小球的有效滤过压＝肾小球毛细血管血压-血浆胶体渗透压-肾小球囊内压）、滤过膜的面积和滤过膜的通透性。引起GFR降低的主要原因有：①肾小球滤过面积减少。见于广泛肾小球病变，如急性肾小球肾炎时内皮细胞肿胀、炎症细胞渗出或慢性肾小球肾炎时有功能的肾单位大量减少；②肾小球的有效滤过压降低。常见于充血性心力衰竭、肾病综合征、肝硬化伴腹水等使有效循环血量减少，还见于尿路梗阻或肾小管阻塞使肾小球囊内压增高。肾小球滤过面积减少和有效滤过压降低，均导致GFR降低，钠、水潴留。

（2）近曲小管重吸收钠水增多：正常情况下，近曲小管重吸收原尿中钠水的60%~70%。有效循环血量减少时近曲小管对钠水的重吸收增加使肾排水排钠减少，是全身性水肿发病的重要原因。其机制为：

1) 肾小球滤过分数(filtration fraction,FF)增加:FF是GFR(125ml/min)与肾血浆流量(660ml/min)比值,正常情况约为19%。常见于充血性心力衰竭或肾病综合征等有效循环血量减少的情况。有效循环血量减少时,交感神经兴奋,肾小动脉收缩,肾血浆流量和GFR均减少,但由于出球小动脉比入球小动脉收缩更明显,肾小球滤过压增高,GFR相对较高。肾小球滤过率下降的程度小于肾血浆流量下降的程度,因此FF增加。由于肾小球滤过率相对增加,血浆经过肾小球过滤后,流入肾近端小管周围的毛细血管内的血液被浓缩,蛋白浓度较高,胶体渗透压升高,有利于近端小管内的钠水顺着渗透压差重吸收到血管内,因此近端小管重吸收增强。

2) 心房钠尿肽(ANP)分泌减少:当有效循环血量减少,心房的牵张感受器兴奋性降低,ANP分泌减少,近曲小管重吸收钠的抑制作用减弱,近曲小管重吸收钠水增加。

(3) 髓袢小管重吸收钠水增多:髓袢小管对钠水重吸收的功效取决于是否能深入到髓质高渗区。肾单位分为皮质肾单位和近髓肾单位,两种肾单位的组织学特点有所不同,皮质肾单位髓袢短,不能到达内髓,钠水重吸收能力较弱;近髓肾单位髓袢较长,可以深入到内髓高渗区,钠水重吸收的能力较强。正常时,肾血流90%分布于皮质肾单位,10%分布于近髓肾单位。皮质肾单位约占肾单位的85%,其髓袢短,不能进入髓质区高渗区,对钠水的吸收功能较弱。近髓肾单位占15%,髓袢较长,能深入髓质高渗区,对钠水的吸收功能强。皮质肾单位和近髓肾单位,两种肾单位的组织学特点的不同,在病理情况下,如有效循环血量减少时,交感神经兴奋,因皮质肾单位交感神经末梢丰富,局部肾素含量高,故皮质肾单位血管强烈收缩,使更多的血流分布到近髓肾单位,髓袢小管重吸收钠水增加。

(4) 远曲小管和集合管重吸收钠水增多:远端小管、集合管重吸收钠水功能受激素水平的调节。①醛固酮分泌增多:醛固酮的作用在于促使远曲小管和集合管重吸收Na^+,因而是引发钠、水潴留的一个重要因素。有效循环血量下降或其他原因使肾血流减少时,可通过入球小动脉壁牵张感受器及致密斑的刺激,使球旁细胞分泌肾素增加,RAAS系统被激活,醛固酮增多。另外,当肝细胞功能障碍使醛固酮灭活减少,也可引起醛固酮分泌增多,促进机体保钠保水。②ADH分泌增加:ADH具有促远曲小管和集合管重吸收水的作用。ADH分泌增多,有利于钠、水潴留形成。当有效循环血量减少、血管紧张素Ⅱ生成增多或血浆渗透压增高时,促进ADH分泌增加。此外,肝功能障碍对其灭活作用减弱也可使ADH增高。

在水肿发生的两大机制中,血管内外液体交换失衡是水肿发生的基本机制,而钠水潴留可引起全身性水肿。虽然单一因素会导致水肿的发生,但通常是多种因素同时或先后起作用。如心功能障碍时,既有因肾血供减少引起GFR下降和肾小管、集合管重吸收增强引起的钠水潴留,也有因静脉回流受阻引起毛细血管流体静压升高和因肝淤血白蛋白合成减少引起的组织液生成增多。

总之,不同病因引起的水肿是上述因素先后或同时协同作用的结果,必须依据不同的病情,认真分析,对因治疗。

（三）水肿的特点及其对机体的影响

1. 水肿的特点

（1）水肿液的性状:水肿液来自血浆液体成分,其所含蛋白质的量,主要取决于微血管通透性是否增高。通透性越高,蛋白质渗出越多,含量就越多,故水肿液的比重也越大。临床上习惯把比重低于1.015的水肿液称漏出液,比重高于1.018的称渗出液,后者即指炎症性渗出液(表2-5)。但也有例外,淋巴水肿时虽微血管通透性不增高,水肿液比重可不低于渗出液,原因已如上述。

（2）水肿器官和组织的特点:水肿器官的体积增大,重量增加,包膜被牵引而紧张发亮。此外,在组织学上水肿部位的间质纤维可被分隔而稀疏。

（3）体重变化:全身水肿时,体重能敏感地反映细胞外液容量的变化。因而动态检测体重的增减,是观察水肿消长的最有价值的指标,它比观察皮肤凹陷体征更敏感。

表2-5　渗出液与漏出液的区别

	渗出液	漏出液
发病环节	炎症	非炎症
蛋白（g/L）	高，30~50	低，<25
外观	淡黄，透明水样	混浊、血性、脓性
细胞数（个/100ml）	多，>500	少，<500
相对密度	大，>1.018	小，<1.015

（4）皮下水肿的皮肤特征：皮下水肿是全身或躯体局部水肿的重要体征。当皮下组织有过多体液积聚时，皮肤肿胀，皱纹变浅，平滑而松软。临床上为验证有无水肿，常用手指按压内踝或胫前区皮肤，观察解压后有无留下凹陷，如留下压痕，表明已有显性水肿，也称凹陷性水肿。但此法不敏感，因显性水肿出现前已有隐性水肿。

（5）全身水肿的分布特点：常见的全身水肿是心性、肾性和肝性水肿，它们的分布各有特点，后者有助于鉴别诊断。心源性水肿，水肿先出现于低垂部位；肾性水肿先出现于组织疏松的面部，尤以眼睑部明显；肝性水肿多以腹水最显著。这些特点与下列因素有关：①组织结构特点是水肿液易聚集在结构疏松处。肾功能不全时，钠水排出减少，钠水潴留是主要机制，虽然增加的组织液可遍布全身，但眼睑结构疏松，更易收纳组织液，故肾性水肿首先发生在眼睑部。②重力效应。心功能不全时，全身毛细血管血压增高，受重力影响，距心脏水平面垂直距离越远的部位，流体静压越高，故心源性水肿首先出现在下垂部位。因此右心衰时，体静脉回流障碍，首先表现在下垂部位的流体静脉压增高和水肿。立位时以下肢尤其足踝部最早出现水肿；肝硬化导致肝内结构改变使肝静脉和门静脉回流受阻，继而肝窦（肝内毛细血管）内压和肠系膜区毛细血管血压明显高于其他部位，故水肿液首先集聚在腹腔。

2. 水肿对机体的影响

（1）有利方面：①减轻心脏负荷。如全身性水肿时，过多的体液聚积于组织间隙，直接避免了因血容量过度增大，容量（前）负荷增加对心功能产生的不利影响。②有助于机体抗损伤。如炎性水肿时，所产生的渗出液可发挥稀释毒素，吸附有害物质，输送抗体或药物，防止病原菌和有利于吞噬细胞游走等综合作用，来增强机体的抗损伤能力。

（2）不利方面：①细胞营养障碍。水肿形成后，组织间液增多，使细胞与毛细血管间的距离增大，而且还直接压迫微血管，影响细胞和血液间的物质交换，减少组织血供。营养物质在细胞之间的弥散效率降低，不利于组织细胞的正常营养。②器官功能障碍。主要取决于水肿发生的速度、程度和部位。见于急速发展的重度水肿和重要生命器官的水肿。如急性重度脑水肿可使颅内压增高，甚至形成脑疝危及生命。急性喉头水肿可导致气道阻塞，严重时出现窒息死亡等。而双下肢水肿影响机体走路，尚未危及生命。

（四）防治的病理生理基础

1. 治疗原发病，消除病因

2. 运用不同药物加强利尿，同时注意维持钠与其他电解质平衡和酸碱平衡。

第二节　钾代谢紊乱

一、正常钾代谢

钾是体内重要的阳离子之一。正常成人体内的含钾量为50~55mmol/kg体重，其中90%存在于细胞内（$[K^+]_i$），骨钾约占7.6%，跨细胞液约占1%。约1.4%的钾分布在细胞外（$[K^+]_e$），正常血清钾浓度为

$3.5 \sim 5.5 mmol/L$。细胞内、外 K^+ 浓度比 $[K^+]_i/[K^+]_e$ 和细胞膜对钾的通透性是影响可兴奋组织(心肌、骨骼肌)细胞膜电位的主要因素。因此,钾具有维持细胞新陈代谢、保持细胞膜静息电位和调节细胞内外渗透压与酸碱平衡等多种生理功能。保持进出平衡是维持正常钾代谢的基本条件,如健康成人每日饮食摄入钾量约为 $50 \sim 120 mmol/d$,约 90% 的钾经肾脏排出体外,约 10% 的钾则由汗液和粪便排出。机体排钾的主要器官是肾脏,钾的排出特点是:多吃多排,少吃少排,不吃也排。即使无钾摄入,每天排出钾的量约为 $20 \sim 40 mmol$。机体可通过以下途径维持钾的平衡:①可通过"泵-漏机制"调节细胞内外钾的平衡,泵即 Na^+-K^+-ATP 酶,可通过主动转运的方式将钾泵入细胞内,漏即细胞膜上顺浓度差转运钾离子的通道;②可通过细胞内外的 H^+-K^+ 交换,影响细胞内外液钾的交换;③可通过肾小管上皮细胞内外跨膜电位的改变影响钾的排出;④可通过醛固酮和远端肾小管液的流速,调节肾钾的排出量;⑤可通过结肠的粪便和汗腺排汗调节钾。

钾代谢紊乱主要是指 ECF 中 K^+ 浓度,尤其是血清钾浓度的异常变化,包括低钾血症和高钾血症。

二、低钾血症

低钾血症(hypokalemia)是指血清钾浓度低于 $3.5 mmol/L$。而缺钾是指细胞内钾的缺失或体内钾的总量减少。但低钾血症并非一定有体钾总量减少,两者常可同时发生,但有时也可分别出现。

(一)原因和机制

1. **钾摄入不足** 正常饮食条件下,一般不会发生低钾血症。主要见于不能进食(消化道梗阻、昏迷、神经畏食)、禁食(胃肠道手术后)及静脉补液未给予补钾者或补钾不够者。

2. **钾丢失过多** 是低钾血症的最主要原因。钾可以通过消化道、肾脏或经皮肤丢失。其中,通过消化道和肾脏丢失是临床上最常见和最重要的失钾原因。

(1) 经消化道失钾:消化液中含钾丰富,在严重呕吐、腹泻、肠瘘或胃肠减压等情况下,可发生低钾血症。其机制:①消化液中含钾量较血浆高,所以消化液的丢失,必然引起大量失钾;②大量消化液丢失,可引起血容量降低,继发性醛固酮分泌增加,使肾排钾增多。

(2) 经肾失钾:这是成人失钾的最重要的原因。①长期大量使用利尿剂,如呋塞米、利尿酸等利尿剂。一方面,使肾小管远端尿液流速加快,冲刷作用加速肾小管分泌钾。另一方面,利尿剂抑制近端小管及髓袢重吸收 Na^+,导致流至远端小管的 Na^+ 量增多,使 Na^+-K^+ 交换增强,促进钾的排泌。②各种肾脏疾患,如急性肾功能衰竭多尿期排出尿素增多,通过渗透性利尿作用或远端原尿流速加快,排钾增加。间质性肾疾患如慢性肾炎或肾盂肾炎,因近曲小管和髓袢对钠、水重吸收障碍,使远端流速增加,排钾增多。③盐皮质激素过多见于原发性和继发性醛固酮增多,通过刺激肾小管上皮细胞上的 Na^+-K^+-ATP 酶,促进钠的重吸收和钾、氢的分泌,可引起钾的丢失增加。此外,库欣综合征或长期大量使用皮质激素患者,也可发生低钾血症。④肾小管性酸中毒:Ⅰ型酸中毒(远曲小管性酸中毒),肾小管上皮细胞泌 H^+ 障碍(机制不清),使得 Na^+-K^+ 交换增强,排 K^+ 增多。Ⅱ型酸中毒(近曲小管性酸中毒),近曲小管重吸收 HCO_3^-、K^+ 和磷等物质障碍。导致低钾血症、代谢酸中毒和低磷血症。还因近曲小管中过多的 HCO_3^- 到达远曲小管,增加管腔中负电荷,促进远曲小管泌 K^+ 增加。⑤镁缺失:低镁血症引起的失钾。机体缺镁时,肾小管上皮细胞的 Na^+-K^+-ATP 酶失活,引起钾重吸收障碍,导致钾丢失过多。

(3) 经皮肤失钾:汗液含钾约为 $5 \sim 10 mmol/L$,一般情况下出汗不易引起低钾血症,但在高温环境下进行强体力劳动,引起大量出汗,如未及时充分补充电解质,可引起低钾血症。

3. **细胞外钾转入细胞内过多**

(1) 碱中毒:碱中毒时,可使钾离子进入细胞。其机制是:①血浆 H^+ 浓度降低,细胞内外 H^+ 浓度差促使 H^+-K^+ 交换增强,H^+ 出细胞,K^+ 入细胞,使血钾浓度降低;②细胞外碱中毒时,肾小管上皮细胞排 H^+ 减少,H^+-Na^+ 交换减弱,K^+-Na^+ 交换增加,排 K^+ 增多,也会造成低钾血症。

（2）过量使用胰岛素：一方面胰岛素可直接激活细胞膜上 Na^+-K^+-ATP 酶泵的活性，使细胞外的钾向细胞内转运；另一方面胰岛素可促进细胞利用葡萄糖合成糖原，由于合成糖原需要适量的 K^+ 进入细胞。故应用大剂量胰岛素治疗糖尿病时，糖原合成时，可将大量的 K^+ 动员入细胞，引起低钾血症。

（3）β 肾上腺素能受体激动剂：如肾上腺素、沙丁胺醇等，可通过激活细胞膜上的 cAMP 机制，激活 Na^+-K^+-ATP 酶，促进 K^+ 转入细胞内。

（4）某些毒物中毒：钡中毒、粗制棉籽油（棉酚）中毒时，通过 Na^+-K^+-ATP 酶的作用不断将钾泵入细胞内，而向胞外转运钾离子的钾通道被钡或棉酚所阻断，钾外流减少，导致低钾血症。

（5）低钾性周期性瘫痪症：是一种常染色体显性遗传病，发作时钾大量向细胞内转移被认为是本症的发生机制（详细机制不明），患者可出现一过性肢体瘫痪。骨骼肌瘫痪除血钾降低使肌肉兴奋性降低外，还与骨骼肌膜上电压依赖型钙通道的基因位点突变使钙内流受阻，肌肉的兴奋-收缩耦联障碍有关。部分甲状腺毒症患者可出现与家族性低钾性周期性瘫痪相似的临床表现，此系甲状腺素过度激活 Na^+-K^+-ATP 酶，使细胞摄钾过多而发生低钾血症所致。

（二）对机体的影响

低钾血症对机体的影响，在不同的个体有很大的差别。低钾血症的临床表现也常被原发病和钠水代谢紊乱所掩盖。低钾血症的症状取决于失钾的快慢和血钾降低的程度。血钾降低速度越快，血钾浓度越低，对机体影响越大。一般当血清钾低于 3.0mmol/L 或 2.5mmol/L 时，才出现较为明显的临床表现。慢性失钾者，尽管血钾浓度较低，临床症状也不很明显。

低钾血症的临床症状主要是神经肌肉和心脏的影响。神经肌肉方面主要表现为肌无力、肌麻痹、腹胀和麻痹性肠梗阻。心脏方面主要表现为心律失常、诱发洋地黄中毒和心电图异常。此外，低钾血症可引起酸碱平衡紊乱、肾损害和细胞代谢障碍。

1. 对神经肌肉的影响

（1）引起神经肌肉组织兴奋性降低：低钾血症对神经、肌肉组织的兴奋性和传导性有显著影响。按照 Nernst 方程式，膜静息电位应为：$Em = -59.5\log([K^+]_i/[K^+]_e)$，故血钾异常可使 Em 发生变动。

1）急性低钾血症：$[K^+]_e$ 降低，$[K^+]_i$ 在短时间内变化不明显，结果 $[K^+]_i/[K^+]_e$ 比值增大，细胞内钾外流增多，Em 的绝对值增大，其与阈电位（Et）的距离（Em-Et）加大，故引起神经肌肉细胞的兴奋性降低，严重时兴奋性甚至消失，这也称为超极化阻滞状态（hyperpolarized blocking）（图 2-10）。

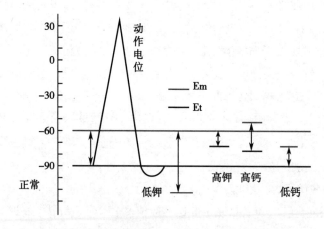

图 2-10　细胞外钾浓度正常和异常时骨骼肌 Em 和 Et 的变化关系

低钾血症最突出的表现：①骨骼肌受累表现。肌肉酸痛或感觉异常、骨骼肌松弛无力、肌张力降低、腱反射减弱或消失，甚至出现弛缓性麻痹。轻症：一般当血清钾低于 3.0mmol/L 时，可有四肢无力的症状，常首先累及下肢，以后可影响上肢及躯干的肌群。重症：低于 2.5mmol/L 时可出现软瘫，严重时可累及呼吸肌,呼吸肌麻痹引起呼吸衰竭是低钾血症的主要致死原因。②平滑肌受累的表现。平滑肌分布在胃肠道、膀胱和血管。平滑肌受累,轻者表现为食欲缺乏、肠鸣音减少或消失,腹胀和便秘,严重者可发生肠麻痹。此外,还可表现为尿潴留、血压轻度降低等表现。③中枢神经系统受累的表现。中枢神经系统则表现为抑制。轻症低钾血症患者常有精神萎靡、表情淡漠和倦怠,重症患者可出现反应迟钝、定向力减弱、嗜睡甚至昏迷等中枢神经系统症状和体征。其机制除脑细胞静息电位负值增大使兴奋性下降外,还与低钾影响糖代谢,使 ATP 生成减少及血清钾降低使脑细胞 Na^+-K^+-ATP 酶活性降低有关。

2) 慢性低钾血症:由于细胞外液钾浓度降低缓慢,细胞外钾能通过细胞内钾逸出得到补充,所以 $[K^+]_i / [K^+]_o$ 比值变化较小,临床上肌肉兴奋性降低的症状也不明显。慢性低钾血症使细胞内明显缺钾,导致细胞代谢障碍,肌细胞肿胀。

(2) 引起横纹肌溶解:机体运动时,参与运动的骨骼肌释放钾增多,使局部血管中的钾浓度升高,从而刺激局部血管扩张,血流量增加,这是一种正常生理反应。严重钾缺乏时(血钾浓度低于 2.5mmol/L),运动的骨骼肌释放钾减少,局部血管扩张和血流量增加不充分,导致局部肌肉组织因血流量减少而发生缺血、缺氧改变,轻则肌痉挛,严重时发生缺血性坏死和横纹肌溶解,进而可引起肾衰竭。此外,严重低钾血症时发生的横纹肌溶解还与肌肉代谢障碍有关。

2. 对心脏的影响

低钾血症对心脏的影响主要是引起心律失常,严重者发生心室纤维颤动,导致心功能衰竭。这与血钾明显降低引起心肌电生理异常改变有关。

(1) 对心肌兴奋性的影响:理论上如果 $[K^+]_o$ 降低,细胞内、外钾离子浓度差增高,有利于钾的外流,静息电位绝对值增大,但实验显示当细胞外液钾浓度明显降低时,心肌细胞静息电位负值反而变小,这可能是由于细胞外液钾浓度降低时,心肌细胞膜的钾离子通道开放减少,从而使细胞内钾外流减少所致。静息电位负值的变小使静息电位与阈电位的距离缩短(Em-Et 间距离缩短),因而引起兴奋所需的刺激也小,所以心肌的兴奋性增高。

(2) 对心肌传导性的影响:心肌传导性快慢主要取决于动作电位 0 期去极化的速度和幅度。低钾血症时,心肌细胞 Em 绝对值减少,Em-Et 间距变小,使 0 期去极化速度减慢、幅度降低,兴奋位点与周边的电位差缩小,因而兴奋扩布减慢,导致心肌传导性降低。

(3) 对心肌自律性的影响:自律性取决于自律性细胞动作电位 4 期自动去极化的速度。低钾血症时 $[K^+]_o$ 降低,心肌细胞膜对 K^+ 的通透性降低,自律性细胞 4 期自动去极化过程中的 K^+ 外流减少,Na^+ 内流相对增加,使快反应自律细胞自动去极化加速,心肌自律性增高。

(4) 对心肌收缩性的影响:轻度低钾血症时细胞外液钾浓度降低时,心肌细胞膜对钾的通透性降低,因此,钾外流减少,故在心肌动作电位 2 期复极化时对钙内流的抑制作用减弱,使钙内流加速,心肌细胞内 Ca^{2+} 浓度增高,兴奋-收缩耦联过程加强,心肌收缩性增强。但在严重或慢性低钾血症时,因细胞内缺钾,影响细胞代谢,使心肌结构破坏,所以心肌收缩性降低。

(5) 心电图的变化:①T 波低平。T 波反映心肌的 3 期复极化,3 期复极化的主要离子电流是 K^+ 外流,低钾血症导致膜对 K^+ 的通透性下降,反映 3 期复极的 T 波压低和增宽,即 T 波低、平坦。②U 波增高。U 波是浦肯野(Purkinje)纤维的 3 期复极化波,一般被强大的心室肌的复极化波掩盖而不明显。低钾血症对浦肯野纤维的影响大于对心室肌的影响,使浦肯野纤维的复极化过程长于心室肌的复极化过程,使 U 波凸显出来。U 波是低钾血症较具特征性的心电图改变。③ST 段下降。ST 段与动作电位 2 期相对应。低钾血症使膜对 K^+ 的通透性下降,钾外流减慢,Ca^{2+} 内流加快,故 2 期平台期缩短或消失,在心电图上反映 2 期复极的 ST 段压低,使 ST 段不能回到基线。④心率增快和异位心律。系由于自律性升高所致。⑤P-R 间期延长,QRS 波增宽,Q-T 间期延长。P-R 间期反映兴奋由心房传到心室所用的时间,QRS 波反映兴奋在心室内传播所用的时间,低血钾使传导性降低,故表现出 P-R 间期延长,QRS 波增宽。反映心室动作电位时间的 Q-T 间期延长,这也是室内传导阻滞的表现。

(6) 低钾血症时心律失常的表现:低钾血症时,心肌兴奋性增高,超常期延长,异位起搏点自律性增高,同时又有传导性降低,使传导减慢及有效不应期缩短,易引起兴奋折返。所以,低钾血症易发生期前收缩、房室传导阻滞、心室纤维颤动等各种心律失常。

(7) 心肌对洋地黄类强心药物的敏感性增加:低钾血症时,洋地黄与 Na^+-K^+-ATP 酶的亲和力增高而增强了洋地黄的毒性作用,并显著降低治疗效果。

3. 对酸碱平衡的影响

低钾血症可引起代谢性碱中毒,其发生机制是:①除因钾分布异常引起的低钾血症外,低钾时因细胞内、外的 H^+-K^+ 交换,细胞内 K^+ 出细胞,细胞外 H^+ 进细胞,使细胞内液呈酸中毒,细胞外液呈碱中毒;②血钾降低时,肾小管上皮细胞内 K^+ 降低,分泌 K^+ 减少,为 K^+-Na^+ 交换减弱,H^+-Na^+ 交换加强,肾小管分泌 H^+ 增加,加重碱中毒。由低血钾作为原因引起的碱中毒,由于尿液 H^+ 增加,尿呈酸性,与一般碱中毒时尿呈碱性不同,故又被称为"反常性酸性尿(paradoxical acidic urine)"。

4. 对肾脏的影响

(1) 对肾形态的影响:慢性缺钾主要引起近曲小管上皮细胞的空泡形成,也可发生间质瘢痕形成、间质淋巴细胞浸润和肾小管萎缩等变化。

(2) 对肾功能的影响:在慢性缺钾伴有低钾血症时,常出现尿浓缩功能障碍。临床表现为多尿和低比重尿。尿浓缩功能障碍的发生机制:①远曲小管和集合管上皮细胞受损,cAMP 生成不足,对 ADH 的反应性降低;②低钾血症时髓袢升支 NaCl 的重吸收不足,导致髓质渗透压梯度的形成发生障碍,影响水的吸收。

(三)防治的病理生理基础

1. 积极治疗原发病,尽快恢复饮食和肾功能。

2. 补钾　如果低钾血症严重或出现明显的临床症状如心律失常或肌肉瘫痪等,应及时补钾。

补钾最好口服,不能口服者或病情严重时,才考虑静脉滴注补钾。静脉补钾一般应遵循以下原则:①见尿补钾,即当每日尿量大于 500ml 时,才可静脉补钾,以免因肾排钾障碍而产生高钾血症;②不宜过快,每小时滴入量以 10~20mmol 为宜;③不宜过多,每天滴入量不宜超过 120mmol;④不宜过浓,输入液钾浓度不得超过 40mmol/L。密切观察心率、心律,定时测定血钾浓度。

补血清钾容易,补细胞内钾难。细胞内钾恢复较慢,有时需补钾 4~6 天后细胞内外的钾才能达到平衡,严重病例需补 10~15 天以上。因此,治疗缺钾勿操之过急。

3. 纠正水电解质代谢紊乱　低钾同时多伴发低镁血症,故补钾同时也需补镁,方才有效。

三、高钾血症

高钾血症(hyperkalemia)是指血清 K^+ 浓度大于 5.5mmol/L。

(一)原因和机制

1. 钾摄入过多　口服过多含钾溶液一般不会发生高钾血症。主要是肠道对钾的吸收有限,但过高浓度的钾会引起呕吐、腹泻,甚至会失钾。静脉输入钾过快、浓度过高则可引起高钾血症。

2. 钾排出减少　这是引起高钾血症的主要原因。肾排钾减少可见于:①肾衰竭。急性肾衰竭的少尿期、慢性肾衰竭晚期、失血性休克等原因引起的肾小球滤过率降低,肾排钾减少,发生高钾血症。无尿的患者,每天血清钾浓度可增高 0.7mmol/L。②盐皮质激素缺乏。包括绝对和相对缺乏。前者见于肾上腺皮质功能减退(Addison 病)、双侧肾上腺切除等引起醛固酮分泌绝对不足;后者见于肾小管疾病(糖尿病肾病、间质性肾炎、醛固酮抵抗等),肾小管对醛固酮的反应性降低。肾远曲小管和集合管泌钾主要受醛固酮的调节,各种疾病导致的醛固酮分泌不足,或肾小管对醛固酮的反应不足,均导致钾排泌减少,血钾升高。③长期使用保钾利尿剂。如氨苯蝶啶和螺内酯等具有拮抗醛固酮保钠排钾的作用。慢性肾功能不全时,长期大量使用这类利尿药易发生高钾血症。

3. 细胞内钾转移到细胞外　下列情况下可使 K^+ 由细胞内释出增多引起高钾血症：

（1）酸中毒：酸中毒时，易发生高钾血症。其机制是：①细胞外液 H^+ 增高，H^+ 进入细胞，由细胞内液缓冲系统缓冲，同时细胞内 K^+ 转移到细胞外以维持电荷平衡，导致细胞外液 K^+ 浓度增高；②另外，在肾小管上皮细胞内，也发生上述 H^+-K^+ 交换，使肾小管管腔侧排泌 H^+ 增多，排泌 K^+ 减少，引起高钾血症。

（2）高血糖合并胰岛素不足：见于糖尿病。其发生机制是：一方面胰岛素缺乏妨碍了钾进入细胞内，另一方面高血糖造成细胞外液高渗，细胞内水转向细胞外，导致细胞内钾浓度增高，有利于钾顺浓度差，由细胞内释出至细胞外。

（3）某些药物：β 受体阻滞剂、洋地黄类药物等可通过干扰 Na^+-K^+-ATP 酶的功能妨碍细胞摄钾。肌肉松弛药氯化胆碱可增大骨骼肌细胞膜的 K^+ 通透性，钾外漏过多。

（4）组织细胞分解：溶血或组织损伤、坏死，包括淋巴瘤和白血病放疗或化疗后，使组织细胞释出大量 K^+。

（5）各种原因缺氧：由于细胞 ATP 生成不足，细胞膜 Na^+-K^+-ATP 酶功能障碍，使细胞内外钠钾交换受阻，导致细胞内钠浓度增高，细胞外钾浓度增高。

（6）高钾性周期性瘫痪：是一种常染色体显性遗传病。发作时细胞内 K^+ 转移至细胞外，引起高钾血症。

4. 假性高钾血症　指测得的血钾浓度增高而实际体内血钾浓度并未升高的情况。最常见的为采集血样时发生溶血，红细胞内 K^+ 大量释出。另外，白细胞增多、血小板增多的患者也可出现假性高钾血症。

（二）对机体的影响

高钾血症对机体的影响主要表现为细胞膜电位异常引发的一系列障碍和酸碱平衡异常。

1. 对神经肌肉的影响　急性轻度高钾血症（5.5～7.0mmol/L）常表现为神经肌肉兴奋性增加，临床上有手足感觉异常，震颤、肌刺痛或肠绞痛与腹泻，但常被原发病症状所掩盖。其发生机制是：轻度细胞外液 K^+ 增高时，$[K^+]_i/[K^+]_e$ 比值减小，因细胞内外 K^+ 的浓度梯度缩小使钾外流减少，故 Em 绝对值变小，Em-Et 间距缩小，使兴奋性升高。急性重度高钾血症（7.0～9.0mmol/L）时，表现为肌肉软弱无力乃至迟缓性麻痹。其发生机制：细胞外液钾浓度急剧升高，$[K^+]_i/[K^+]_e$ 比值更小，Em-Et 间距过小，细胞膜上快 Na^+ 通道失活，使肌细胞失去兴奋性，出现去极化阻滞状态（depolarized），引起肌麻痹。

慢性高钾血症很少出现神经-肌肉方面的症状，主要是细胞内外钾浓度梯度变化不大，$[K^+]_i/[K^+]_e$ 比值变化不明显之故。

2. 对心脏的影响　高钾血症对心肌的毒性作用极强，可发生致命性心室颤动和心搏骤停。与低钾血症不同的是，细胞外液高钾时，心肌细胞膜上的钾离子通道开放效率增强，即心肌细胞膜对钾离子的通透性增强，对心肌电生理的影响相应发生改变。

（1）对心肌兴奋性的影响：与骨骼肌相似，急性高钾血症时，心肌兴奋性的改变随血钾浓度升高的程度不同而有所不同。急性轻度高钾血症时，细胞外液钾浓度增高，心肌细胞受浓度差的影响，细胞内的钾向细胞外转减少，Em 负值减小，Em-Et 间距缩小，因此在急性轻度高钾时兴奋性增高。急性重度高钾时，心肌兴奋性降低。因静息电位接近阈电位水平，出现去极化阻滞，心肌兴奋性降低。

（2）对心肌传导性的影响：轻度高钾血症时，Em 绝对值变小，0 期去极化速度减慢、幅度降低，钠通道不易开发，所以心肌传导性降低。重度高钾血症时，Em 与 Et 接近，可出现严重传导阻滞。加之兴奋性降低可发生心搏骤停。

（3）对心肌自律性的影响：高钾血症时，心肌细胞膜对钾离子的通透性增高，自律细胞复极化 4 期 K^+ 外流增加，钠内流相对较慢，自动去极化减慢，因而自律性降低。

（4）对心肌收缩性的影响：钾外流增强，可以抑制复极 2 期钙内流，使心肌细胞内钙离子浓度降低，影响兴奋-收缩耦联,使心肌收缩性减弱。

（5）心电图的变化:①T波高尖。高钾血症时,膜对 K^+ 的通透性升高,钾外向电流加速,复极 3 期缩短,心电图上与动作电位中 3 期相对应的 T 波表现出高尖。这是高钾血症的特征性心电图改变;②P 波压低、增宽或消失。高钾血症时心肌传导性降低,反映心房去极化的 P 波因传导延缓而变得压低、增宽或消失;③Q-T 间期缩短。高钾血症时心肌细胞膜对钾的通透性增加,复极化 3 期钾外流加速。由于 3 期复极化时间缩短,故反映心室动作电位时间的 Q-T 间期轻度缩短;④P-R 间期延长、QRS 波变低变宽,S 波增深。主要与传导性下降和去极化障碍有关。严重高血钾时,增宽压低的 QRS 波群、增深的 S 波与后面高尖 T 波连成正弦状波,此时,心室停搏或室颤即将出现。

（6）多种类型的心律失常:由于自律性降低,可出现窦性心动过缓、窦性停搏;由于传导性降低,引起单向传导阻滞,且心肌细胞有效不应期缩短,因而容易引起兴奋折返,故常发生包括心室颤动在内的各种心律失常。血钾升高的速度影响心律失常的类型,血钾缓慢升高多出现自律性降低和广泛性传导阻滞,而快速输入钾溶液则可引起室性异位心律、室颤。严重高钾血症可因自律性降低、传导阻滞和兴奋性丧失而发生心搏骤停(图 2-11)。

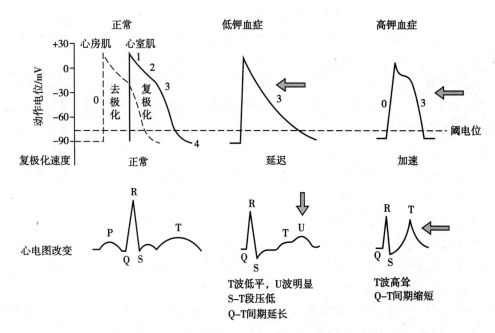

图 2-11　血钾浓度对心肌细胞膜电位及心电图的影响

3. 对酸碱平衡的影响　高钾血症可引起酸中毒,其机制为:①高血钾时,因细胞内、外的 H^+-K^+ 交换,细胞外 K^+ 进入细胞,为保持体液电位中性,细胞内 H^+ 向细胞外转移,使细胞外呈酸中毒;②高血钾时,肾小管上皮细胞内 K^+ 浓度升高,排泌 K^+ 增多,相应导致肾小管分泌 H^+ 减少,一方面可造成机体酸中毒,另一方面排出的尿液却呈碱性,与酸中毒时尿液呈酸性不同,故又被称为"反常性碱性尿(paradoxical alkaline urine)"。

（三）防治的病理生理基础

1. 防治原发病去除引起高钾血症的原因。

2. 降低体内含钾量减少钾的摄入,用透析疗法或其他方法促进肾脏和肠道排钾。

3. 使细胞外 K^+ 转入细胞内　葡萄糖和胰岛素静脉输注,促进糖原合成;输入碳酸氢钠提高细胞外液 pH,促使 K^+ 进入细胞内。

4. 对抗高钾的心肌毒性　应用钙剂或钠盐拮抗高钾对心肌的影响。一方面 Ca^{2+} 能促使 Et 上移,使 Em-Et 间距离增加甚至恢复正常,恢复心肌的兴奋性;另一方面使复极化 2 期 Ca^{2+} 竞争性内流增加,提高心肌的收缩性。应用钠盐,使细胞外液钠浓度增加,0期去极化时钠内流增加,0期上升的速度加快,幅度增大,心肌传导性得以改善。

5. 纠正其他电解质代谢紊乱 如伴高镁血症,应及时检查处理

第三节 其他电解质代谢紊乱

一、镁代谢障碍

(一)镁的生理代谢及主要功能

镁是人类生存不可缺少的元素,是人体细胞内的主要阳离子,镁是体内仅次于钠、钾和钙的阳离子。人体含镁量20~28g,骨骼的镁占总镁的60%,其余在细胞内、外液镁不超过总量的1%。正常人血清镁浓度为0.75~1.25mmol/L,其中32%与血浆蛋白(主要是白蛋白)结合,少部分与磷酸、柠檬酸等结合成不易解离的化合物,而55%以 Mg^{2+} 形式存在。正常镁的摄入和排出处于动态平衡。镁的来源主要是天然食物,其中约1/3在小肠内吸收,镁在肠道吸收是主动过程,钙和镁在肠道吸收有竞争作用。氨基酸可增加难溶性镁盐的溶解度而促进吸收,纤维则降低镁的吸收。血浆中的镁从肾小球滤出后,大部分被肾小管重吸收,正常时仅肾小球滤过量的3%~5%随尿排出。显性汗液中亦含少量镁。肾是调节体内镁平衡的主要器官,肾阈值高低决定于血清镁的浓度。高血钙、甲状腺素、降钙素(calcition,CT)以及高活性维生素 D[1,25-(OH)₂D₃]是抑制肾小管重吸收镁,增加肾脏排镁;甲状旁腺素(parathyroid hormone,PTH)则与之相反。镁的生理功能主要有:①维持酶的活性,参与细胞新陈代谢;②维持神经-肌肉兴奋性(Mg^{2+}是抑制因子);③调节细胞 DNA 合成;④是骨盐的组成成分。

(二)低镁血症

低镁血症(hypomagnesemia)是指血清镁浓度低于0.75mmol/L。

1. 原因和机制

(1)镁摄入不足或镁吸收障碍:一般膳食含镁较多,所以正常进食不至于缺镁。但长期禁食、节食、畏食、经静脉输注无镁的肠外营养液,可引起镁摄入不足。广泛小肠切除、吸收不良综合征、急性胰腺炎、胃肠道瘘等可导致镁吸收不良,可发生低镁血症。

(2)镁排出过多

1)经胃肠道排出过多:严重呕吐、腹泻和持续胃肠引流可使镁从肠道排出增多。

2)经肾脏排出过多:①大量应用利尿剂。因镁与钠的成比例重吸收,长期应用髓袢利尿剂,如呋塞米、依他尼酸等抑制髓袢对钠的重吸收,也抑制镁的重吸收;洋地黄类强心苷、促肾上腺皮质激素(ACTH)和糖皮质激素可促进肾排镁;庆大霉素可造成肾小管损害,使肾脏保镁功能发生降低;顺铂可因其肾毒性而导致肾脏排镁增多。②高钙血症。钙与镁在肾小管中重吸收呈竞争作用,故任何原因所致高钙血症(如甲状旁腺功能亢进、维生素 D 中毒等)均可使肾小管重吸收镁减少。PTH 有促进肾小管镁重吸收的作用,但这种作用可被高钙血症所抵消。③内分泌影响。严重甲状旁腺功能减退,PTH 减少使肾小管镁重吸收减少;原发性和继发性醛固酮增多症时,醛固酮能抑制肾小管重吸收镁;甲状腺功能亢进时甲状腺素可抑制肾小管重吸收镁。④糖尿病酮症酸中毒。酸中毒可妨碍肾小管重吸收镁,高血糖可产生渗透性利尿作用。⑤乙醇中毒。乙醇能抑制肾小管对镁的重吸收。⑥肾脏疾病。急性肾衰竭多尿期、慢性肾衰竭、肾小管性酸中毒、肾积水和硬化等,可产生渗透性利尿和肾小管功能受损,肾脏重吸收镁障碍。

(3)镁的异常重分布:胰岛素治疗糖尿病酮症酸中毒时,因糖原合成需要镁,可使细胞外镁转入细胞内过多;高浓度的儿茶酚胺可引起镁向细胞内转移,常见于心脏手术和充血性心力衰竭后;弥散性骨肿瘤转移时,镁大量积聚于骨骼;低镁血症还见于20%的急性胰腺炎患者,可能与镁沉积在坏死区域有关。

2. 对机体的影响

（1）对神经-肌肉和中枢神经系统的影响：低镁血症时，神经-肌肉和中枢神经系统应激性增高，表现为肌肉震颤、手足搐搦、Chvostek 征和 Trousseau 征阳性、反射亢进、共济失调、有时听觉过敏、幻觉、严重时会出现癫痫发作、谵妄、精神错乱、定向力失常，甚至惊厥、昏迷等。低镁血症导致神经-肌肉和中枢神经系统应激性增高的机制包括：

1）对神经-肌肉的影响：正常情况下，运动神经末梢在去极化时，钙离子通道开放，Ca^{2+} 进入轴突促进乙酰胆碱（acetylcholine，ACh）释放，ACh 与终板膜上受体结合，引起肌肉收缩。低镁血症可导致：①Mg^{2+} 与 Ca^{2+} 竞争性进入轴突。低镁血症时，Ca^{2+} 的进入增多，故乙酰胆碱的释放量也增多。②Mg^{2+} 还能抑制终板膜上乙酰胆碱受体对乙酰胆碱的敏感性。低镁血症时，这种抑制减弱，因此，神经-肌肉接头处兴奋传递加强。③Mg^{2+} 还能抑制神经纤维和骨骼肌的应激性。低镁血症时，神经纤维和骨骼肌的应激性增高，故在临床上可出现一系列神经-肌肉应激性增高的表现。④Mg^{2+} 对平滑肌也有抑制作用，故低镁血症时平滑肌兴奋，可导致呕吐或腹泻。

2）对中枢神经系统的影响：Mg^{2+} 还有抑制中枢神经系统的作用。低镁血症可出现焦虑、易激动等，严重时引起癫痫发作、精神错乱、惊厥。

（2）对心血管系统的影响

1）心律失常：低镁血症时，常出现快速型心律失常，以室性心律失常为主，严重者发生室颤。其可能机制有：①细胞外液镁浓度降低时，心肌细胞 Em 负值变小，心肌兴奋性增高；②低镁血症时，镁对快反应自律细胞如浦肯野纤维细胞钠内流阻断作用减弱，导致钠内流相对加速，心肌快反应自律细胞的自动去极化加速，自律性增高；③低镁血症时，Na^+-K^+-ATP 酶活性下降，导致心肌细胞内缺钾而发生心律失常。

2）高血压：低镁血症患者，半数血压升高，手足搐搦发作时尤其明显。流行病学和实验研究证实，镁和血压高低呈负相关。其可能机制为：低镁血症时离子泵失灵，细胞内钠、钙增加，使血管收缩，外周阻力增大。另外，低镁可增强血管对儿茶酚胺等缩血管物质的敏感性。

3）冠心病：镁是许多酶系必需的辅助因子，严重缺镁可引起心肌细胞代谢障碍和冠状血管痉挛，从而导致心肌坏死。

（3）对代谢的影响

1）低钙血症：中度至重度低镁血症，常伴低钙血症。其机制：镁缺乏使腺苷酸环化酶活性下降，导致甲状旁腺腺体细胞分泌 PTH 减少，同时靶器官对 PTH 的反应也减弱，肠道吸收钙、肾小管重吸收钙和骨钙动员均发生障碍。

2）低钾血症：镁缺乏时 Na^+-K^+-ATP 酶活性下降，肾重吸收钾功能减退，故常伴低钾血症。

3. 防治的病理生理基础

（1）防治原发疾病：去除引起低镁血症的原因。

（2）补镁：多采用硫酸镁制剂，轻者可口服或肌注硫酸镁；严重低镁血症者，特别是伴发各种类型的心律失常者，必须及时补镁。对于缺镁引起的严重心律失常，其他疗法往往都无效果。只有静脉内缓慢注射或滴注镁盐（一般是用硫酸镁）才能奏效。同时要注意血压和肾功能变化。在补镁过程中要经常测定血清镁浓度，防止因补镁过快而转变为高镁血症。补镁的剂量须视缺镁的程度和症状的轻重而定。纠正水和其他电解质代谢紊乱包括补水，特别是补钾和补钙，因为低镁血症常伴有失水、低钾血症和低钙血症。

（三）高镁血症

血清镁浓度高于 1.25mmol/L 时为高镁血症（hypermagnesemia）。

1. 原因和发生机制

（1）镁摄入过多：静脉内补镁过快过多，尤其肾功能受损患者更易发生。如子痫前期患者常有肾功能损害，硫酸镁解痉治疗，需检测血清镁的浓度。

（2）镁排出过少：正常时肾排镁功能很强，故口服或注射较多的镁盐在肾功能正常者不至于引起高镁血症。肾排镁减少是高镁血症最重要的原因，见于：①肾衰竭。这是高镁血症最常见的原因。急性或慢性肾衰竭伴有少尿或无尿时，由于肾小球滤过功能减弱等原因，肾排镁减少，故易发生高镁血症。此时如果再给患者应用含镁药物，将促进和加重高镁血症。②严重脱水伴有少尿。严重脱水，有效循环血量减少，肾小球滤过率降低，随尿排镁减少，故易发生高镁血症。③甲状腺功能减退。甲状腺素有抑制肾小管重吸收镁，促进尿镁排出的作用，故某些甲低的患者可能发生高镁血症。④肾上腺皮质功能减退。醛固酮也有抑制肾小管重吸收镁，促进尿镁排出的作用，故某些 Addison 病患者可发生高镁血症。

（3）细胞内镁外移至细胞外：高钾血症的同时，易出现高镁血症。如糖尿病酮症酸中毒，细胞内镁向细胞外释出。另外胰岛素治疗前患者因多尿、呕吐、摄水减少，发生严重的脱水，因而血清镁升高。

2. 对机体的影响

血清镁浓度不超过 2mmol/L 时，临床上很难觉察高镁血症对机体的影响。只有当血清镁浓度升至 3mmol/L 或更高时，才可看到高镁血症所引起的临床症状：

（1）对神经-肌肉和中枢神经系统的影响：镁能抑制神经-肌肉接头处的兴奋传递和中枢神经系统的突触传递。故高镁血症患者可发生显著的肌无力甚至弛缓性麻痹，膝腱反射减弱或消失，嗜睡或昏迷，有类似箭毒所造成的现象，严重者可因呼吸肌麻痹而死亡。镁能抑制中枢神经系统的突触传递，抑制中枢神经系统的功能活动。高镁血症因而也可以引起深腱反射减弱或消失，有的患者还可发生嗜睡或昏迷。

（2）对心脏的影响：高浓度的镁能抑制房室和心室内传导，并降低心肌兴奋性，故可引起传导阻滞和心动过缓，严重者出现心搏骤停。心电图上可见 P-R 间期延长，QRS 波增宽，T 波增高。

（3）对平滑肌的影响：镁对平滑肌有抑制作用。高镁血症时血管平滑肌的抑制，小动脉、微动脉等扩张，导致外周阻力降低，动脉血压下降。高镁血症时内脏平滑肌抑制，可引起恶心、呕吐、嗳气、便秘、尿潴留等症状。

3. 防治的病理生理基础

（1）防治原发疾病：尽可能改善肾功能等。

（2）对抗镁的毒性作用：静脉内注射葡萄糖酸钙，因为 Ca^{2+} 在某些方面能与 Mg^{2+} 相拮抗。

（3）使镁排出体外：可用透析疗法，以去除体内过多的镁。如肾功能尚好，也可以适当使用利尿药使肾排镁增多。

（4）人工呼吸：用于抢救呼吸肌麻痹患者。

（5）纠正水和其他电解质紊乱：引起高镁血症的原因往往也会引起高钾血症，因此应当及时检查血清钾，发现高钾血症后应积极治疗。

二、钙、磷代谢紊乱

（一）钙磷的正常代谢及主要功能

1. 钙磷的正常代谢

（1）钙磷的含量与分布：正常成人男性体内钙总量为 1000~1400g，磷总量为 700~800g。体内约 99% 以上的钙和 86% 左右的磷以羟基磷灰石形式存在于骨骼及牙齿中，其余部分存在于体液及软组织中。在细胞外液中有 3 种存在形式，40% 与血浆白蛋白结合，15% 与柠檬酸或其他有机酸结合，45% 为离子钙。血浆中离子钙与结合钙不断交换，其动态平衡受血浆 pH 的影响，当 pH 下降时，结合钙解离，使血浆游离 Ca^{2+} 浓度升高；反之则降低。

正常成人血钙总浓度为 21~26mmol/L，血清 Ca^{2+} 浓度为 1.1~1.3mmol/L。血磷通常是指血浆无机磷酸盐中所含的磷，正常成人血磷浓度约为 8~16mmol/L，新生婴儿为 1.3~2.3mmol/L。

血磷不如血钙稳定，其浓度可受生理因素影响而变动，如体内糖代谢增强时，血中无机磷进入细胞，使血磷浓度下降。血浆中钙磷浓度保持着一定的数量关系，以 mg/dl 表示时，钙磷乘积为一常数，为 35~40。故两者其一浓度异常，另一个必受牵连。当常数大于 40 时，两者以骨盐形式沉积于骨组织，若常数小于 35时，骨盐溶解。

（2）钙磷的吸收与排泄：正常成人每日摄取钙约 1g、磷约 0.8g。儿童孕妇需要加量。钙主要含于牛奶、乳制品、蔬菜及水果中。体内钙磷均由食物供给。食物中的钙大部分以难溶的钙盐形式存在，需在消化道转变成 Ca^{2+} 才能被吸收。钙的吸收部位在小肠。吸收率约为 30%；磷在空肠吸收最快，吸收率达70%。Ca^{2+} 由肠腔进入黏膜细胞内，顺浓度梯度的被动扩散或易化转运，因微绒毛对钙的通透性极低，故需钙结合蛋白作为特殊转运载体。磷伴随钠的吸收进入黏膜细胞内，又随钠的泵出而至细胞外，成为继发性主动转运。食物中的有机磷酸酯，在肠管内被磷酸酶分解为无机磷酸盐后被肠道吸收。食物中的磷含量丰富，易于吸收，临床上缺磷极为罕见。影响磷吸收的因素大致与钙相似。

钙的吸收受下列因素的影响：①高活性维生素 D。②年龄：钙的吸收率与年龄成反比。③食物成分及肠道 pH：钙盐在酸性环境中易溶解，在碱性环境中易于沉淀。因此，凡能使肠道 pH 降低的因素均能促进钙的吸收。此外，食物中的钙磷比例对钙的吸收也有一定影响，一般钙磷比例为 1：1~1：2 时，有利于钙的吸收。④血中钙磷浓度：血中钙、磷浓度升高时，小肠对钙、磷的吸收减少；反之，则吸收加强。

人体钙约 80% 由肠道排出，20% 由肾脏排出。每日从肾小球滤出的钙 95% 被肾小管重吸收。尿钙排出量受血钙水平调节，血钙高则尿钙排出增多；反之，则尿钙排出减少。磷主要由肾排出，尿磷排出量占总排出量的 60%~80%。当血磷浓度降低时，肾小管对磷的重吸收增强。

（3）钙磷代谢的调节：钙磷代谢的调节主要包括机体内外调节和细胞内外的调节。体内外钙磷代谢主要受 PTH、降钙素（CT）和 1,25-$(OH)_2D_3$ 调节，它们通过影响肾、肠、骨三个靶器官的功能来调节钙磷代谢。

1）甲状旁腺素（parathyroid hormone，PTH）的调节作用：①对骨的作用。PTH 具有成骨和溶骨的双重作用。小剂量刺激骨细胞分泌胰岛素样生长因子，促进胶原和基质合成，有助于成骨，使血钙、血磷降低；大剂量时，使骨组织中破骨细胞数量增多，活性增强，骨组织向血中输送钙和磷，使血钙、血磷升高。②对肾的作用。PTH 能促进肾远曲小管对钙的重吸收，抑制对磷的重吸收，使血钙升高，血磷降低。③对小肠的作用。PTH 能激活肾中 1α-羟化酶，使 25-羟维生素 D 转变为活性强的 1,25-$(OH)_2D_3$，因而间接促进小肠对钙磷的吸收。

2）降钙素的调节作用：①对骨的作用。CT 能抑制破骨细胞的生成和活性，阻止骨盐溶解及骨基质分解，同时能促进破骨细胞转化为成骨细胞，并增强其活性。因此，对血钙、血磷及骨代谢的调节，降钙素（CT）与 PTH 有显著的拮抗作用。②对肾、小肠的作用。抑制近曲小管对钙、磷的重吸收，使尿钙、尿磷排出增加；抑制 1,25-$(OH)_2D_3$ 的生成，降低小肠对钙的吸收。

3）1,25-$(OH)_2D_3$ 的调节作用：是一种具有生物活性的激素。其调节作用包括：①对小肠的作用。1,25-$(OH)_2D_3$ 能促进小肠黏膜上皮细胞内钙结合蛋白的合成，增加小肠黏膜对钙的通透性，促进钙的吸收。②对骨的作用。既能加速破骨细胞生成，又能刺激成骨细胞分泌胶原，故具有溶骨和成骨双重作用。当钙磷供应充足时，主要促进成骨；当血钙降低，肠道钙吸收不足时，主要促进溶骨，使血钙提高。③对肾的作用。促进肾近曲小管对钙和磷的重吸收，减少尿钙、尿磷的排出。

4）细胞内钙稳态调节：正常情况下，细胞内钙浓度为 10^{-8}~10^{-7}mol/L，细胞外钙浓度为 10^{-3}~10^{-2}mol/L。约 40% 左右细胞内的钙存在于胞内内质网和肌浆网（又称细胞钙库），细胞内游离钙仅为细胞内钙的0.005%。由于这种电化学梯度，调节生物膜对钙的自由通透和转运。①钙进入细胞质的途径：细胞内钙增加主要取决于内钙释放，即通过质膜钙通道或胞内钙库通道释放钙。②钙离开细胞质的途径：包括通过钙泵、钠-钙交换与钙-氢交换 3 种方式。

2. 钙磷的主要功能

（1）Ca^{2+} 的主要功能：①构成骨骼、牙齿；②降低神经-肌肉的应激性；③降低毛细血管的通透性；④是凝血因子之一,参与血液凝固过程;⑤是体内许多酶(如脂肪酶、ATP 酶等)的激活剂,同时也是体内某些酶(如 1α-羟化酶等)的抑制剂,对物质代谢起调节作用;⑥作为第二信使,参与调节细胞增殖、分化、运动、肌肉收缩、激素分泌和体温调控等多种生命过程。

（2）磷的主要功能:①是体内许多重要化合物如核酸、磷蛋白、磷脂及多种辅酶的重要组成成分;②参与机体能量代谢的核心反应;③通过蛋白质的可逆磷酸化,调控生物大分子的活性;④血小板第Ⅲ因子、凝血因子Ⅲ的主要成分是磷脂,为凝血的多个环节提供反应场所;⑤磷酸盐参与体内酸碱平衡的调节。

（二）低钙血症

血清蛋白浓度正常时,血清钙(包括结合钙和游离钙)低于 2.2mmol/L,或血清游离钙低于 1mmol/L,称为低钙血症(hypocalcemia)。因为只有游离钙具有生理功能,游离钙水平受血清白蛋白和血液 pH 影响,当血清钙减少合并低蛋白血症或酸中毒时,减少的主要是结合钙,游离钙变化不大,症状不明显;而高蛋白血症或碱中毒时,即使血清钙正常,但因游离钙减少,症状仍很明显。

1. 原因

（1）维生素 D 代谢异常:①维生素 D 缺乏。见于食物中缺乏维生素 D 或紫外线照射不足。②肠道吸收不良。见于梗阻性黄疸、慢性腹泻、脂肪泻等。③维生素 D 的羟化障碍。见于肝硬化、肾衰竭、遗传性 1α-羟化酶缺乏等疾病。活性维生素 D 减少,引起肠道钙吸收减少、尿钙增多,导致血钙降低。

（2）甲状旁腺功能减退:①PTH 缺乏。见于原发性甲状旁腺功能减退症或放射性碘治疗以及因手术切除致甲状腺损伤者。②PTH 抵抗。假性甲状旁腺功能低下患者,PTH 的靶器官受体异常。此时破骨减少,成骨增加,造成一时性低钙血症。

（3）慢性肾衰竭:①GFR 降低,磷酸盐排出受阻,导致血磷升高,因为血液钙磷乘积为一常数,故血钙降低;②消化道代偿性排磷增加,磷与钙在消化道结合成难溶的磷酸盐,影响钙吸收;③肾实质受损使维生素 D 的羟化障碍,肠道对钙的吸收减少;④慢性肾衰时骨骼对 PTH 的敏感性降低,骨钙动员入血受阻;⑤肾毒素损伤肠黏膜,影响钙吸收。

（4）急性胰腺炎:①胰腺炎症、坏死,释放的脂肪酸与钙结合形成钙皂;②胰高血糖素分泌过多,刺激 CT 分泌增加,引起低血钙的发生。

（5）低镁血症:可使 PTH 分泌减少,PTH 靶器官对 PTH 反应性降低,骨盐 Mg^{2+}-Ca^{2+} 交换障碍。

（6）其他:低白蛋白血症(肾病综合征)、妊娠、大量输血等。

2. 对机体的影响

（1）对神经肌肉的影响:低血钙时神经-肌肉兴奋性增加,可出现肌肉痉挛、手足搐搦、喉鸣与惊厥。其发生机制:低血钙时,钙对 Na 内流的竞争性抑制作用("膜屏障作用")减弱,阈电位绝对值变大,与静息电位的距离缩短,兴奋性增高(图 2-10)。与心肌所不同的是骨骼肌肌浆网非常发达,兴奋时肌浆网钙释放,可以迅速提高胞质内钙浓度,故兴奋-收缩耦联过程一般不受细胞外钙浓度的影响,所以,低钙时,一方面因膜屏障作用减弱而使细胞容易兴奋,而另一方面,兴奋-收缩耦联未受影响,所以表现为肌肉抽搐。

（2）对骨骼的影响:维生素 D 缺乏引起的佝偻病,可导致骨骼钙化障碍。幼儿可表现为囟门闭合推迟、方头、鸡胸、X 型腿等;成人可表现为骨质软化、骨质疏松和纤维性骨炎等。

（3）对心肌的影响:低血钙对 Na^+ 内流的膜屏障作用减弱,心肌兴奋性和传导性升高。但因膜内外 Ca^{2+} 的浓度差减少,Ca^{2+} 内流减慢,一方面致动作电位平台期延长,不应期亦延长,心电图表现为 Q-T 间期和 ST 段延长,T 波低平或倒置;另一方面因胞质钙浓度降低(心肌肌浆网不发达,肌浆网内贮存的钙比较少,因而胞质钙浓度对细胞外的钙离子有明显的依赖性),影响兴奋-收缩耦联,收缩性降低。

（4）其他:婴幼儿缺钙时,免疫力低下,易发生感染。慢性缺钙可致皮肤干燥、脱屑、指甲易脆和毛发稀疏等。

3. 防治的病理生理基础 去除病因,在补充钙的基础上,给予维生素 D。

一慢性肾小球肾炎患者,血钙降低,尿蛋白阳性,因合并代谢性酸中毒,临床采取静脉快速补碱予以纠正,随后发生手足搐搦。

试分析:

1. 该患者血钙降低的原因是什么?

2. 为什么治疗前没发生搐搦,而治疗后发生搐搦?

3. 该患者低钙,维生素 D 治疗是否有效?

(三)高钙血症

当血清蛋白浓度正常时,血清钙高于 2.75mmol/L,或血清游离钙高于 1.25mmol/L,称为高钙血症(hypercalcemia)。

1. 原因

(1) 甲状旁腺功能亢进:原发性常见于甲状旁腺腺瘤、增生或腺癌,是高血钙的主要原因。继发性见于维生素 D 缺乏或慢性肾衰等所致的长期低血钙,刺激甲状旁腺代偿性增生。PTH 过多,促进溶骨、增加肾重吸收钙和刺激维生素 D 活化,引起高钙血症。

(2) 恶性肿瘤:恶性肿瘤(如白血病、多发性骨髓瘤等,肿瘤细胞可分泌破骨细胞激活因子)和恶性肿瘤骨转移是引起血钙升高的最常见原因。这些情况可导致溶骨作用,增加骨钙释放。

(3) 维生素 D 中毒:治疗甲状旁腺功能低下或预防佝偻病而长期服用大量维生素 D 可造成维生素 D 中毒,引起高钙高磷血症及软组织和肾的钙化。

(4) 甲状腺功能亢进:甲状腺素具有溶骨作用,中度甲亢患者约20%伴高钙血症。

(5) 其他:肾上腺功能不全、维生素 A 摄入过量、类肉瘤病、应用噻嗪类药物(促进肾对钙的重吸收)等。

2. 对机体的影响

(1) 对神经肌肉的影响:高钙血症时,膜屏障作用增强,E_m 负值减小,与 E_t 的距离拉大,可使神经-肌肉兴奋性降低(图 2-10),表现为乏力、表情淡漠、腱反射减弱,严重者可出现精神障碍、木僵或昏迷。

(2) 对心肌的影响:与低血钙相反,高血钙时对 Na 内流的膜屏障作用增强,心肌兴奋性和传导性降低。Ca^{2+} 内流加速,致动作电位平台期缩短,复极加速。心电图表现为 Q-T 间期缩短,房室传导阻滞。

(3) 肾损伤:肾对高钙血症敏感,主要损伤肾小管,表现为肾小管水肿、坏死、基底膜钙化,晚期可见肾小管纤维化、肾钙化、肾结石。早期表现为浓缩功能障碍,晚期发展为肾衰竭。

(4) 其他:多处异位钙化灶的形成,例如血管壁、关节、肾、软骨、胰腺、鼓膜等,引起相应组织器官功能损害。血清钙高于 4.5mmol/L 可出现高钙危象,如严重脱水、高热、心律失常、意识不清等。患者易死于心搏骤停、坏死性胰腺炎和肾衰等。

3. 防治的病理生理基础 病因治疗,支持治疗和降钙治疗。

(四)低磷血症

血清磷浓度低于 0.8mmol/L 称为低磷血症(hypophosphatemia)。

1. 原因

(1) 摄入减少:见于饥饿、禁食未及时补磷者。

(2) 消化道排磷增加:见于长期腹泻、呕吐、维生素 D 缺乏等。

(3) 经肾脏丢失增多:见于甲状旁腺功能亢进、Fanconi(范科尼)综合征(近曲小管重吸收包括磷在内的多种物质障碍)、肾小管性酸中毒、代谢性酸中毒、糖尿病、糖皮质激素和大量利尿剂使用等。

(4) 磷向细胞内转移:见于合成代谢增强,如大量使用胰岛素、雄性激素及呼吸性碱中毒(磷酸果糖激酶激活,糖酵解增强,大量葡萄糖和果糖磷酸化,使磷酸盐进入细胞内)等。

2. 对机体的影响　通常无特异症状。低磷血症主要引起 ATP 合成不足和红细胞内 2,3-DPG(2,3-二磷酸甘油酸)减少。轻者无症状,重者可有肌无力、感觉异常、鸭态步、骨痛、佝偻病、病理性骨折等,极重度者出现神经精神症状,如易激惹、精神错乱、抽搐、昏迷等。

3. 防治的病理生理基础　治疗原发病,及时诊断,适当补磷。

(五)高磷血症

血清磷成年人大于 1.6mmol/L,儿童大于 1.9mmol/L,称为高磷血症(hyperphosphatemia)。

1. 原因

(1) 摄入增加:服用含磷药物如含磷缓泻剂及磷酸盐静脉注射等。

(2) 排磷减少:①急、慢性肾功能不全:GFR 在 20~30ml/min 以下时,磷酸盐滤出减少,血磷升高,同时使血钙下降,继而引起 PTH 分泌增多,后者促进骨盐释放,进一步加重血磷的升高;②甲状旁腺功能低下:原发性或继发性 PTH 分泌不足,肾小管重吸收磷增多,尿磷排出减少,导致血磷增高;③维生素 D 中毒:促进小肠及肾对磷的重吸收。

(3) 磷从细胞内大量溢出:见于急性酸中毒、骨骼肌破坏、恶性肿瘤化疗、淋巴性白血病等。

(4) 其他:甲状腺功能亢进,促进溶骨。

2. 对机体的影响　高磷血症可诱导低钙血症和异位钙化,肾钙化致肾功能进行性损害,皮肤钙化引起瘙痒。另外,高磷血症还可抑制肾脏 1α-羟化酶,影响维生素 D 的活化。

3. 防治的病理生理基础　治疗原发病,降低肠吸收磷,葡萄糖可促进磷转移进细胞而快速降低血磷,必要时使用透析疗法。

案例 2-2

患儿 8 岁,频繁腹泻 4 天。就诊时,表情淡漠,反应迟钝,皮肤弹性下降,眼窝下陷,脉搏 114 次/min,血压 90/60mmHg,呼吸深快,26 次/min,血球容积比积 58%,两肺正常,腹软无压痛,血浆 pH 7.13,[HCO_3^-] 6mmol/L,$PaCO_2$ 18mmHg,[K^+]5.8mmol/L。入院后静脉滴注 5% 葡萄糖 700ml,内含 10mmol/L $KHCO_3$ 和 110mmol/L $NaHCO_3$,一小时后呼吸停止,脉搏消失,心前区可闻弱而快的心音,复苏未成功。

试分析:

1. 该患儿发生了哪些水、电解质平衡紊乱?

2. 依据有哪些?

3. 试分析其死亡的可能原因。

案例 2-3

患儿,男性,2 岁,因呕吐、腹泻 2 天入院。发病以来,每天腹泻 6~7 次,水样便,呕吐 4 次,不能进食,患儿口渴,能进水,院外每日给予口服 5% 葡萄糖溶液 100ml,尿量减少,腹胀。

体格检查:T:37.5℃,P:140 次/min,R:28 次/min,BP:86/50mmHg,精神萎靡,脉搏速弱,皮肤弹性差,四肢发凉。眼窝凹陷,双肺呼吸音清,心律规整,腹部膨隆,肠鸣音减弱,腹壁反射减弱,膝反射迟钝。

实验室检查:血清[Na^+]126mmol/L,血清[K^+]3.2mmol/L。

试分析:

1. 该患儿发生了何种水、电解质代谢紊乱?

2. 该患儿水、电解质代谢紊乱的原因是什么?

3. 该患儿水、电解质代谢紊乱对机体有什么影响?

案例2-4

男,41岁,呕吐、不能进食及饮水4天。既往有胃溃疡病史,曾服用抗酸药治疗。

体格检查:重病容。血压100/60mmHg,心率90次/min,皮肤干燥、弹性差,腱反射减弱。抽出3升胃内容物。

ECG:T波低平,ST段降低。

实验室检查:血清$[Na^+]$ 145mmol/L,$[Cl^-]$ 92mmol/L,$[K^+]$ 2.6mmol/L,$[HCO_3^-]$ 34mmol/L,BUN 7.8mmol/L。

入院诊断:幽门梗阻。

试分析:

1. 患者存在哪些基本病理过程?依据是什么?

2. 这些病理过程对机体产生了什么影响?

案例2-5

某腹泻患者在大量滴注葡萄糖液后出现腹胀。

试分析腹胀发生的可能原因。

(商战平)

学习小结

机体内水、钠的相对比例决定细胞外液渗透压,而水、钠的绝对量决定细胞外液容量。水的平衡主要受渴感和ADH调节;钠的平衡主要受醛固酮调节。体液容量减少称为脱水。失水大于失钠时细胞外液高渗,机体经增加饮水、减少尿量和细胞内液外移等代偿,不易出现循环衰竭;失钠大于失水时细胞外液低渗,ADH分泌减少,尿量增多,细胞外液内移,早期就可发生休克,脱水症明显。低渗液大量聚集引起水中毒,细胞内外液均增加,以细胞内液增多更明显,主要威胁是脑水肿引起的神经功能障碍。等渗液在组织间隙聚集称为水肿,主要机制是组织液生成大于回流和钠水潴留。血清钾低于3.5mmol/L称为低钾血症,骨骼肌因超极化阻滞出现肌无力。心肌细胞因膜对钾的通透性降低使Em负值减小,导致心肌兴奋性增高、传导性降低、自律性增高等,易发生心律失常。血清钾高于5.5mmol/L称为高钾血症。对心脏的影响较明显,心肌细胞因细胞内外钾浓度差变小使Em负值减小,严重时可因兴奋性降低甚至消失以及传导性阻滞发生心搏骤停。此外,电解质的摄入、吸收、排泄和分布异常还可引起低镁血症、高镁血症;低钙血症、高钙血症;低磷血症、高磷血症等水、电解质紊乱。

复习参考题

1. 为什么早期或轻症的高渗性脱水患者不易发生休克?

2. 哪种类型脱水易发生脑出血?为什么?

3. 为什么说低渗性脱水时对患者的主要危险是循环衰竭?

4. 三型脱水的细胞内、外液容量和渗透压的变化各有何特点?

5. 急性低钾血症时患者为什么会出现肌肉无力?

6. 低钾血症和轻度高钾血症均可导致心肌兴奋性升高的机制是什么?

7. 高镁血症对心肌的影响?与高钾血症有何不同?

第三章 酸碱平衡紊乱

学习目标	
掌握	反映酸碱平衡状况的常用指标的含义及正常值；各种单纯性酸碱平衡紊乱的概念、原因、发病机制及对机体的影响。
熟悉	酸碱物质的来源、机体对酸碱平衡的调节；各种单纯性酸碱平衡紊乱时机体的代偿调节；混合性酸碱平衡紊乱的概念及分类。
了解	酸碱平衡紊乱类型的判断方法；各型酸碱平衡紊乱防治的病理生理基础。

体液适宜的酸碱度,是机体维持内环境稳定和正常功能代谢的重要基础。生命活动过程中,机体会不断地产生、排出大量的酸性和碱性代谢产物,每天摄取的食物中,也含有一定量的酸性或碱性物质。但是,依靠体液的缓冲作用及肺、肾及组织细胞等的调节作用,人体体液的酸碱度波动范围很窄,正常动脉血 pH 为 7.35~7.45,平均值 7.40,呈弱碱性。生理情况下机体维持体液酸碱度的相对稳定性,即维持 pH 在恒定范围内的过程称为酸碱平衡(acid-base balance)。当多种原因导致机体酸或碱超量负荷、严重不足或调节机制障碍,而出现机体内环境酸碱度的稳定性破坏,称为酸碱平衡紊乱(acid-base disturbance,ABD)或酸碱失衡(acid-base imbalance)。临床上,酸碱平衡紊乱多是某些疾病或病理过程的继发性变化,是临床常见的基本病理过程。对酸碱失衡的及时发现和正确处理,常常是许多疾病治疗成功与否的关键。临床上随着自动化血气分析仪的广泛使用,酸碱平衡的判断和处理作为日常诊疗的基本手段而受到普遍重视。

第一节 酸碱物质的来源及平衡调节

一、体液酸碱物质的来源

凡能释放出 H^+ 的化学物质称为酸(acid),如 HCl、H_2SO_4、H_2CO_3 和 NH_4^+ 等;反之,凡能接受 H^+ 的化学物质称为碱(base),如 OH^-、HCO_3^- 和蛋白质(Pr^-)等。

体液中的酸性或碱性物质主要是细胞在代谢过程中产生的,少数来自食物(表 3-1)。在普通膳食条件下,酸性物质的产生量远多于碱性物质。

表 3-1　体内酸碱物质的来源

酸碱	分类	来源	产生量	代谢特点
酸	挥发酸（碳酸）	体内代谢产生的 $CO_2+H_2O \rightleftharpoons H_2CO_3$	每天产生约 15mol 的 H^+	经肺脏以 CO_2 形式排出
	固定酸	除碳酸以外，体内其他的酸性代谢物质（乳酸、三羧酸、酮酸、硫酸、磷酸、尿酸等）。	每天产生约 $50\sim100$mmol 的 H^+	经肾脏排出
碱		主要来源于食物中的蔬菜、瓜果，少量来自体内氨基酸脱氨基等。	产生量远少于酸	主要由肾脏调节

（一）酸的来源

1. 挥发酸（volatile acid）　糖、脂肪和蛋白质在体内分解代谢，经氧化后生成大量的 CO_2 和 H_2O，两者在碳酸酐酶的催化作用下生成碳酸（H_2CO_3）。碳酸可释出 H^+，也可形成 CO_2 以气体形式从肺排出体外，故称之为挥发酸。H_2CO_3 是机体在代谢过程中产生最多的酸性物质。成人在安静状态下每天可产生 $300\sim400$L 的 CO_2，如果产生的 CO_2 全部都生成 H_2CO_3，并释放 H^+，则每天约产生 15mol 的 H^+，成为体内酸性物质的主要来源。运动和代谢率增加时，CO_2 和 H^+ 的生成量还会增加。由于 H_2CO_3 可转变成 CO_2 经肺排出体外，故通常将肺对 H_2CO_3 排出量的调节，称为酸碱平衡的呼吸性调节。

$$CO_2+H_2O \rightleftharpoons H_2CO_3 \rightleftharpoons H^+ + HCO_3^-$$

2. 固定酸（fixed acid）　此类酸性物质需经肾随尿排出，不能经肺呼出，故称为固定酸或非挥发酸（non-volatile acid）。正常成人每日由固定酸释放出的 H^+ 约为 $50\sim100$mmol，与挥发性酸相比少得多。固定酸因其通过肾脏的排泄进行调节，故称为酸碱平衡的肾性调节。体内的固定酸主要产生丁糖、蛋白质和脂肪的分解代谢过程。如糖酵解产生丙酮酸和乳酸；含硫氨基酸（蛋氨酸、胱氨酸）代谢产生硫酸；磷蛋白、核酸分解产生磷酸；脂肪代谢产生 β-羟丁酸和乙酰乙酸；嘌呤代谢产生尿酸等。除代谢产酸外，体内固定酸的另一来源是从外界直接摄入的，如一些酸性食物或药物（氯化铵、水杨酸等）。

（二）碱的来源

体液中的碱性物质主要来源于食物中的蔬菜、瓜果。这类食物含有苹果酸盐、柠檬酸盐和草酸盐等有机酸盐，均可与 H^+ 发生反应形成相应的有机酸，如苹果酸、柠檬酸和草酸，再经三羧酸循环代谢；而 Na^+ 或 K^+ 则进入体液与 HCO_3^- 形成碱性盐。在体内代谢过程中也可产生碱性物质，如氨基酸脱氨基所产生的氨。正常时体内代谢产生的氨主要经肝脏转变为尿素随尿排出，对体液的酸碱度影响不大。

$$
\begin{array}{l}
\text{COOH} \\
|\\
\text{CHOH}\\
|\qquad \xrightarrow{3O_2} 3CO_2 + 2H_2O + NaHCO_3\\
\text{CH}_2\\
|\\
\text{COONa}
\end{array}
$$

苹果酸钠

相关链接

酸 性 体 质

健康人的血液是呈弱碱性的，pH 是 $7.35\sim7.45$ 之间，一般初生婴儿也都属弱碱性体液。但随着体外环境污染及体内不正常的生活及饮食习惯，使体液 pH 降到 7.35 以下，体质逐渐转为酸性。身体处于健康和疾病之间的亚健康状态,这些人就是"酸性体质"。"酸性体质"者常会感到身体疲乏、记忆力减退、腰酸腿痛、四肢无力、头昏、耳鸣、睡眠不实、失眠、腹泻、便秘等,到医院检查不出具体病症,如不注意改善,继续发展就会形成疾病,而85%的痛风、高血压、癌症、高脂血症患者,都是酸性体质。因此,医学专家提出:人体的酸性化是"百病之源"。而根据统计,国内70%的人具有酸性体质。

怎样将体质由酸性变成弱碱性呢? 酸性体质的产生是体内碱性物质不足所造成,自我预防和改善酸性体质可先从饮食下手。首先调整饮食结构,保持营养摄入的平衡。可以多吃些偏碱性的食物,如水果、蔬菜、苏打饼干等。其中海带呈强碱性,被称为碱性食品之王。多喝碱性离子水,少喝酸性水,如纯净水、可乐等。其次,必须保证适量的运动以及杜绝抽烟、酗酒等不良习惯。最后,情绪对体液酸化的影响很大,所以保持良好的心情也很重要。

附:常见食物的酸碱性

强酸性:蛋黄、乳酪、白糖做的点心或柿子、乌鱼子、柴鱼等。

中酸性:火腿、鸡肉、猪肉、鳗鱼、牛肉、面包、小麦、奶油等。

弱酸性:白米、落花生、酒、油炸豆腐、海苔、泥鳅。

弱碱性:红豆、萝卜、苹果、甘蓝菜、洋葱、豆腐等。

中碱性:大豆、红萝卜、番茄、香蕉、橘子、草莓、蛋白、柠檬、菠菜等。

强碱性:葡萄、茶叶、葡萄酒、海带等。

二、机体对酸碱平衡的调节

在正常生命活动中机体不断地摄取和生成酸性、碱性物质,但血液的pH仍在一个很窄的范围内维持相对恒定,动脉血pH在$7.35\sim7.45$,平均7.40。这是因为机体存在有维持酸碱平衡的调节功能。机体主要依赖体液中的缓冲系统以及肺脏和肾脏对酸碱平衡进行调节(图3-1)。

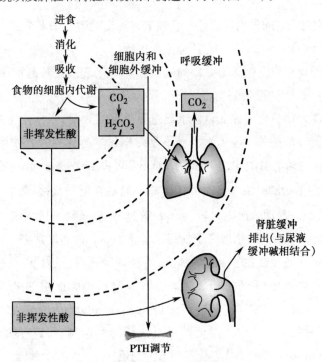

图3-1 酸碱的生成及缓冲

(一)血液的缓冲作用

缓冲系统是由一种弱酸(缓冲酸)和对应的共轭碱(缓冲碱)组成,具有缓冲酸或碱能力的混合溶液。当体液酸性或碱性物质发生变化时,缓冲系统通过释放或接受H^+,减轻体液pH变化的程度。

血液中主要有碳酸氢盐缓冲系统、磷酸盐缓冲系统、蛋白质缓冲系统、血红蛋白和氧合血红蛋白等缓冲系统(表 3-2)。其中碳酸氢盐缓冲系统(存在于血浆和红细胞内)是最重要的缓冲系统,缓冲能力最强,其特点:①含量大,占血液缓冲总量的 1/2 以上;②该系统可进行开放性调节,通过肺脏对 CO_2 和肾脏对 HCO_3^- 浓度的调节,使缓冲物质易于排出和补充,缓冲能力大大增加,远远强于单纯化学反应达到的程度;③决定血液 pH 的高低(详见本章第二节常用检测指标及其意义)。但是碳酸氢盐缓冲系统只能缓冲固定酸和碱,不能缓冲挥发酸,挥发酸的缓冲主要依赖非碳酸氢盐缓冲系统,主要是 $HHbO_2/HbO_2^-$ 和 Hb^-/HHb 进行缓冲。

表 3-2　全血中各缓冲系统的组成与分布

缓冲体系	缓冲体系的组成	占全血缓冲系统的比例
HCO_3^- 缓冲对	$H_2CO_3 \rightleftharpoons HCO_3^- + H^+$	53%(血浆 35%,红细胞 18%)
HbO_2 及 Hb	$HHbO_2/HHb \rightleftharpoons HbO_2^-/Hb^- + H^+$	35%
血浆蛋白	$HPr \rightleftharpoons Pr^- + H^+$	7%
磷酸盐	$H_2PO_4^- \rightleftharpoons HPO_4^{2-} + H^+$	5%

磷酸盐缓冲系统存在于细胞内、外液,主要在细胞内发挥缓冲作用。蛋白质缓冲系统存在于血浆及细胞内,其缓冲作用显现于其他缓冲系统调动之后。血红蛋白和氧合血红蛋白缓冲系统在机体缓冲挥发酸中发挥重要作用。

血液缓冲系统中缓冲酸碱物质的作用是通过化学反应进行的,作用迅速,但由于是一种消耗式的缓冲方式,因此缓冲能力有一定限度。

（二）肺的调节作用

肺脏在维持酸碱度相对恒定的作用是通过呼吸频率和幅度的改变来调节二氧化碳的排出量,以调节体内碳酸的含量,使血浆 HCO_3^-/H_2CO_3 的浓度比值维持正常。

呼吸中枢接受来自外周和中枢化学感受器的刺激。外周化学感受器是指颈动脉体和主动脉体,动脉血中 PCO_2 升高、PO_2 降低、H^+ 浓度增高均可兴奋外周化学感受器,神经冲动经窦神经和迷走神经传入延髓,引起呼吸加快、加深。中枢化学感受器位于延髓腹外侧浅表部,中枢化学感受器的有效刺激物是脑脊液和局部脑组织细胞外液中的 H^+。CO_2 本身不是中枢化学感受器的有效刺激物,但血液中的 CO_2 可迅速透过血-脑屏障,与脑内的 H_2O 结合生成 H_2CO_3,后者再解离成 H^+ 和 HCO_3^-,从而使脑脊液中的 H^+ 浓度升高。由于脑脊液中碳酸酐酶含量很少,CO_2 与水的缩合反应很慢,所以对 CO_2 的反应有一定的时间延迟,反应潜伏期较长。而动脉血中的 H^+ 则不易透过血-脑屏障,因而对中枢化学感受器的直接作用不大。中枢化学感受器对 CO_2 的敏感性高于外周化学感受器。适当增加吸入气中 CO_2 含量,可通过刺激中枢和外周化学感受器两条途径使呼吸加深加快,增加肺通气量,但以前一途径为主,约占总效应的 80%。由于肺通气的加大可增加 CO_2 的排出,结果使肺泡气和动脉血中的 PCO_2 得以维持正常水平。但当吸入气中的 CO_2 含量超过一定水平(如>7%)时,肺通气量不再相应增加,使肺泡气和动脉血 CO_2 显著升高,导致包括呼吸中枢在内的中枢神经系统活动的抑制,引起呼吸困难、头痛、头昏,甚至昏迷等 CO_2 麻醉(carbon dioxide narcosis)症状。对 CO_2 的反应,不仅有个体差异,还受疾病或药物等多种因素影响。

（三）肾的调节作用

在正常代谢过程中,机体所产生的大量酸性产物,会不断消耗碳酸氢盐和其他碱性物质来中和。肾脏主要调节固定酸,通过排酸或保碱的作用来维持血液中 HCO_3^- 的含量,维持血液正常 pH。正常饮食下,人体内酸性物质产生量远远超过碱性物质,因此,肾脏主要行使"排酸保碱"功能,排出 H^+,重吸收原尿滤出的 HCO_3^-。"排酸保碱"作用主要有以下 3 种方式:

1. 近曲肾小管泌 H^+ 和重吸收 HCO_3^-　肾小球滤出的 HCO_3^- 有 80% ~ 85% 在近曲小管被重吸收。肾小管上皮细胞富含碳酸酐酶,催化 CO_2 和 H_2O 结合生成 H_2CO_3,H_2CO_3 部分解离为 H^+ 和 HCO_3^-,H^+ 由肾小管上皮细胞管腔膜 Na^+-H^+ 载体分泌到肾小管管腔内并与 Na^+ 交换,并与经肾小球滤过的 HCO_3^- 结合成 H_2CO_3,再迅速分解为 CO_2 和 H_2O,CO_2 又弥散回肾小管上皮细胞,进一步参与完成上述的"氢循环",而 H_2O 则随尿排出。Na^+ 进入细胞后经基侧膜钠泵主动转运入血,肾小管上皮细胞内低钠有利于管腔钠弥散入肾小管上皮细胞,同时促进泌 H^+。而肾小管上皮细胞内的 HCO_3^- 经基侧膜 Na^+-HCO_3^- 转运体进入血液循环(图 3-2)。

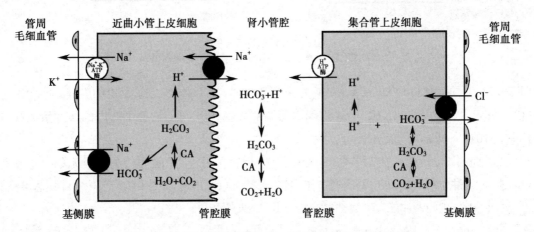

图 3-2　近曲小管和集合管泌 H^+、重吸收 HCO_3^- 过程示意图
○:表示主动转运;●:表示继发性主动转运;CA:碳酸酐酶

2. 远曲小管和集合管泌 H^+ 和重吸收 HCO_3^-　远曲小管和集合管的闰细胞也可分泌 H^+,此细胞又称泌氢细胞。闰细胞借助于管腔膜 H^+-ATP 酶向管腔中分泌 H^+,同时在基膜侧以 Cl^--HCO_3^- 交换的方式重吸收 HCO_3^-(图 3-2)。闰细胞泌 H^+ 到集合管管腔后,可将管腔液中的碱性 HPO_4^{2-} 变成可滴定酸 $H_2PO_4^-$,使尿液酸化,这是肾脏排 H^+ 的一个重要方式,称为肾小管的远端酸化作用(distal acidification)(图 3-2),但这种缓冲是有限的。随着 H^+ 的不断分泌,小管液中的几乎所有的 HPO_4^{2-} 已变成 $H_2PO_4^-$,两者的比值由原来的 4 : 1 变为 1 : 99,尿液 pH 可降至 4.8 左右,已不能进一步发挥缓冲作用。

3. NH_4^+ 的分泌　NH_4^+ 的生成和排出是 pH 依赖性的,酸中毒越重,尿排 NH_4^+ 量越多。近曲小管上皮细胞是产 NH_4^+ 的主要场所。在近曲小管上皮细胞内,谷氨酰胺在谷氨酰胺酶的作用下产生 NH_3 和 α-酮戊二酸,后者进一步生成 HCO_3^- 进入血液。而 NH_3 不带电荷,脂溶性,容易通过细胞膜进入管腔。NH_3 与碳酸解离的 H^+ 结合成 NH_4^+,经载体与 Na^+ 交换进入小管腔,由尿排出。Na^+ 又与 HCO_3^- 同向转运进入血液循环。NH_3 扩散量取决于小管周围组织间液和小管液的 pH。小管液的 pH 越低,NH_3 越容易向小管液中扩散(图 3-3)。酸中毒严重时,不仅近曲小管 NH_4^+ 的分泌增加,远曲小管和集合管也可泌 NH_3,在肾小管管腔与小管上皮细胞排泌的 H^+ 结合成 NH_4^+ 由尿排出。

(四)细胞的调节作用

细胞内液约占体重的 40%,含量很大,是一个巨大的缓冲池,对酸碱平衡的调节也发挥了重要作用。细胞对酸碱平衡的调节作用,首先是通过细胞内外的离子交换来实现的,如 H^+-K^+、H^+-Na^+、Na^+-K^+ 交换等。当细胞外液 H^+ 增加时,H^+ 可顺浓度梯度差弥散进入细胞内,细胞内 K^+ 则移出至细胞外以维持电中性,所以酸中毒时往往会伴有高血钾;当细胞外液 H^+ 减少时,H^+ 由细胞内移出,而细胞外 K^+ 则进入细胞内,所以碱中毒时往往会伴有低血钾。Cl^--HCO_3^- 的交换也相当重要,因为 Cl^- 是可以自由穿过细胞膜的阴离子。当原

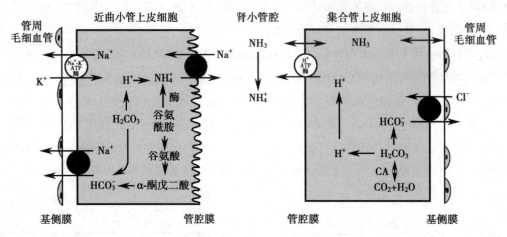

图3-3 尿胺形成示意图
○:表示主动转运;●:表示继发性主动转运;CA:碳酸酐酶

尿中 Cl^- 升高时,可通过 $Cl^--HCO_3^-$ 交换使 HCO_3^- 从肾脏排出。红细胞、肾小管上皮细胞等都能发挥这种作用,在 Cl^- 浓度变化的驱动下,使 HCO_3^- 进出细胞而调节酸碱平衡。此外,红细胞内的缓冲系统如 $HbO_2^-/HHbO_2$、Hb^-/HHb 可对细胞内的 H^+ 进行缓冲。

上述四方面的调节因素共同维持体内的酸碱平衡,但在作用时间和强度上是有差别的。血液缓冲系统反应迅速,但缓冲作用不能持久;肺的调节作用效能最大,也很迅速,缓冲作用于 30 分钟时达最高峰,但不能缓冲固定酸;细胞的缓冲能力较强,但 3~4 小时后才发挥作用;

肾脏的调节作用效率高,但也更慢,常在酸碱平衡紊乱发生后 12~24 小时才发挥作用,3~5 天达高峰,作用持久,对排出固定酸及保留 HCO_3^- 有重要作用。此外,肝脏可以通过合成尿素清除 NH_3 参与调节酸碱平衡;在持续时间较长的代谢性酸中毒时,骨骼的钙盐分解有利于对 H^+ 的缓冲,也参与酸碱平衡的调节。如:

$$Ca_3(PO_4)_2+4H^+ \longrightarrow 3Ca^{2+}+2H_2PO_4^-$$

第二节　反映酸碱平衡的常用指标及酸碱平衡紊乱的分类

一、反映酸碱平衡的常用指标及其意义

(一)酸碱度(pH)

pH 和 H^+ 是酸碱度的指标。由于血液中 H^+ 很少,因此目前广泛采用 H^+ 浓度的负对数即 pH 来表示血液的酸碱度。

正常人动脉血 pH 为 7.35~7.45,pH<7.35 为酸中毒(acidosis);pH>7.45 为碱中毒(alkalosis)。但 pH 本身不能区分酸碱平衡紊乱的类型。

根据 Henderson-Hassalbalch 方程式,血液 pH:

$$pH = pKa+lg[HCO_3^-]/[H_2CO_3]$$

按照该公式,pKa 为常量(6.1),pH 主要取决于血液中 $[HCO_3^-]/[H_2CO_3]$ 的比值,即使两者绝对值发生变化,只要比值维持 20:1,$lg[HCO_3^-]/[H_2CO_3]=1.3$,pH 即可维持在正常范围(7.35~7.45,平均7.4)(图 3-4)。

pH 正常有 3 种可能:①没有酸碱平衡紊乱;②代偿性酸中毒或碱中毒时;③同时存在酸中毒和碱中毒,且程度大体相当时,pH 也可以在正常范围。

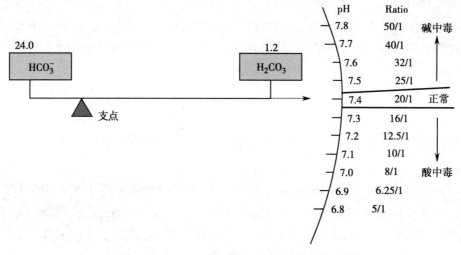

图 3-4　Henderson-Hassalbalch 方程式与 pH 的关系

相关链接

Henderson-Hasselbalch 方程式

1908 年,劳伦斯·约瑟夫·亨德森(L J Henderson)在研究碳酸的缓冲能力时提出亨德森方程。1916 年,卡尔·阿尔伯特·哈塞尔巴尔赫(K A Hasselbalch)将其写为对数形式,并用于研究血液中碳酸引起的代谢性酸中毒。该方程使用 pKa(酸解离常数)描述 pH 的变化。它可以用来估算缓冲体系的 pH。

Henderson-Hasselbalch 方程式显示了血液的 pH 取决于血液中[HCO_3^-]与[H_2CO_3]的比值。不论[HCO_3^-]或[H_2CO_3]发生了什么变化,只要其比值保持 20∶1 不变,pH 即可维持在正常范围(7.35~7.45,平均 7.40)。这就揭示了临床上何以有的病例存在有代谢性酸中毒,或代谢性碱中毒,或呼吸性酸中毒,或呼吸性碱中毒时,pH 仍可维持在正常范围的道理。

公式中的分子部分[HCO_3^-]反映的是代谢性酸碱平衡及其失常的情况,称为代谢性因素,其主要通过肾脏进行调节;公式中的分母部分是[H_2CO_3],反映呼吸性酸碱平衡及其失常的情况,称为呼吸性因素,主要通过肺进行调节。因此,pH 受到代谢和呼吸双因素的共同影响,即与肾和肺的功能密切相关。

在公式中,pH、HCO_3^-、$PaCO_2$ 三量相关。只要测出其中两个数值,就可根据该公式计算出第三个数值。举例如下:假设患者的血 pH=7.40,$PaCO_2$=40mmHg,试计算出[HCO_3^-]值。按照 Henderson-Hassalbalch 公式,则 7.4=6.1+lg[HCO_3^-]/[H_2CO_3],[HCO_3^-]应等于 24mmol/L。

(二)动脉血 CO_2 分压

动脉血 CO_2 分压(arterial partial pressure of carbon dioxide,$PaCO_2$)指以物理状态溶解在动脉血中的 CO_2 分子产生的张力。正常值为 33~46mmHg,平均 40mmHg。$PaCO_2$ 是反映酸碱平衡呼吸状态的主要指标。$PaCO_2$ 增高,表示有 CO_2 潴留,见于呼吸性酸中毒或肺对代谢性碱中毒的代偿调节;$PaCO_2$ 降低,表示有 CO_2 呼出过多,见于呼吸性碱中毒或肺对代谢性酸中毒的代偿调节。

(三)标准碳酸氢盐和实际碳酸氢盐

标准碳酸氢盐(standard bicarbonate,SB)指全血在标准条件下(温度 38℃,Hb 氧饱和度 100%,用 PCO_2 为 40mmHg 的气体平衡)测得的血浆 HCO_3^- 浓度。由于排除了呼吸的影响,所以 SB 是反映酸碱平衡代谢因素的指标。SB 正常值为 22~27mmol/L,平均 24mmol/L。SB 升高,见于代谢性碱中毒或者肾脏对慢性呼吸性酸中毒的代偿调节;SB 降低,见于代谢性酸中毒或者肾脏对慢性呼吸性碱中毒的代偿调节。

实际碳酸氢盐(actual bicarbonate,AB)是指在隔绝空气的条件下,在实际体温、血氧饱和度和 $PaCO_2$ 条

件下测得的血浆 HCO_3^- 浓度。因而 AB 既受呼吸因素的影响,也受代谢因素的影响。在正常情况下 AB = SB。两者数值均高表明有代谢性碱中毒,两者数值均低表明有代谢性酸中毒。如果 AB ≠ SB,则两者的差值反映呼吸对酸碱平衡的影响:AB>SB,提示有 CO_2 潴留;AB<SB,提示有 CO_2 呼出过多。

(四)缓冲碱

缓冲碱(buffer base,BB)指血液中一切具有缓冲作用的负离子碱的总和,包括 HCO_3^-、HbO_2^-、Hb^- 和 Pr^- 等,通常以氧饱和的全血在标准状态下测定,正常值为 45~52mmol/L(平均 48mmol/L)。缓冲碱数值是反映代谢性因素的指标。代谢性酸中毒时 BB 减少,而代谢性碱中毒时 BB 升高。

(五)碱剩余

碱剩余(base excess,BE)是指在标准条件下(37~38℃,PCO_2 40mmHg,氧饱和度 100%),将 1L 全血或血浆滴定到 pH 7.4 所需的酸或碱的量。若需用酸滴定,则表示被测血液的碱过多,BE 用正值表示;如需用碱滴定,说明被测血液的碱缺失,BE 用负值来表示。全血 BE 正常值范围为(0±3)mmol/L,BE 不受呼吸因素的影响,是反映代谢因素的指标,代谢性酸中毒时 BE 负值增加,代谢性碱中毒时 BE 正值增加。

(六)阴离子间隙

阴离子间隙(anion gap,AG)是指血浆未测定阴离子(UA)与未测定阳离子(UC)的差值(AG=UA-UC)。UA 包括体内各种有机酸(如:乳酸、β-羟丁酸、乙酰乙酸等)和无机酸(如:Pr^-、HPO_4^{2-}、SO_4^{2-} 等)酸根阴离子。细胞外液中阴阳离子总数相等,从而维持电中性。阳离子=已测定阳离子(Na^+、K^+)+UC=Na^++K^++UC(图 3-5),由于细胞外液 K^+ 较少,可以忽略不计。总阴离子=已测定阴离子(Cl^-、HCO_3^-)+UA,即 Cl^-+HCO_3^-+UA。可得出 Na^++UC= Cl^-+HCO_3^-+UA,因而:AG = UA - UC = Na^+ - (Cl^- + HCO_3^-) = 140 - (104 + 24)= 12

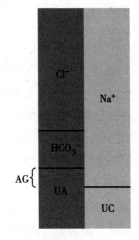

图 3-5 血浆阴离子间隙图解

AG 正常值为(12±2)(10~14)mmol/L。

AG 反映血浆固定酸含量。AG 降低在酸碱平衡紊乱分析中意义不大,而 AG 增大,多是由有机酸或无机酸阴离子体内蓄积引起,可以用于区分代谢性酸中毒的类型和混合型酸碱平衡紊乱。目前一般以 AG>16mmol/L 作为判断 AG 增高型代谢性酸中毒的标准。

理论与实践

动脉血气分析的临床应用

血气分析是指对各种气体、液体中不同类型的气体和酸碱性物质进行分析的技术过程。其标本可以来自血液、尿液、脑脊液及各种混合气体等,但临床应用最多的还是血液。血液标本包括动脉血、静脉血和混合静脉血等,其中又以动脉血气分析的应用最为普遍。

过去因为医院条件所限,判断缺氧只能靠临床症状估计,而酸碱失衡亦仅仅根据症状和二氧化碳结合力(CO_2CP)来判断。由于临床症状和 CO_2 CP 受很多因素影响,可靠性较差,其临床价值有限,自从开展血气分析以后已基本弃用。目前,动脉血气分析在临床各科低氧血症和酸碱失衡的诊断、救治中,已经成为了必不可少的医疗设备。低氧血症是常见并随时可危及患者生命的并发症,许多疾病均可引起。然而,单凭临床症状和体征,无法对低氧血症及其程度作出准确的判断和估价。动脉血气分析是唯一可靠的诊断低氧血症和判断其程度的指标。在危重病救治过程中,酸碱失衡也是继低氧血症之后较常见的临床并发症,及时诊断和纠正酸碱失衡对危重病的救治有着相当重要的意义。动脉血气分析也是唯一可靠的判断和衡量人体酸碱平衡状况的指标。

动脉血气分析临床应用范围：

1. 医生根据患者病情初步判断有缺氧和(或)酸碱平衡失调者,需查血气分析。

2. 临床各科的急危重症一般都伴有程度不等的缺氧和(或)酸碱失衡,原则上均需查血气分析跟踪病情变化。

3. 各种诊断不明的疑难杂症,查血气分析可提示氧供和酸碱平衡状态的信息,从而可拓展思路,有助于明确诊断。

注意事项：

1. 采血量不宜过多,单查血气分析约需 1ml,如血气分析加电解质、肾功能、血糖等项目约需 2ml。若血量过多、抗凝不足,将影响检验的准确性。

2. 采血后需立即排空气泡,再将针尖刺入橡皮塞封闭针孔,以免接触空气造成检验结果失真,并尽快送检。

3. 标本送检时需附上患者实时的体温、吸氧浓度或吸氧流量(L/min)及最近的血红蛋白量等参数。

二、酸碱平衡紊乱的分类

酸碱平衡紊乱可分为单纯型酸碱平衡紊乱和混合型酸碱平衡紊乱。如果患者体内只有一种酸碱平衡紊乱存在,为单纯型酸碱平衡紊乱(simple acid-base disturbance),如是两种或两种以上的酸碱平衡紊乱同时存在,则为混合型酸碱平衡紊乱(mixed acid-base disturbance)。根据血液 pH 的高低,可以把酸碱平衡紊乱分为两种:pH 降低称为酸中毒,pH 升高称为碱中毒。根据引起酸碱平衡紊乱的原因不同,可以把单纯型酸碱平衡紊乱分为四种:呼吸性酸中毒、呼吸性碱中毒、代谢性酸中毒和代谢性碱中毒。

在单纯型酸中毒或碱中毒时,由于机体的调节,虽然体内酸性或碱性物质的含量已经发生改变,但通过机体的代偿,使得 $[HCO_3^-]/[H_2CO_3]$ 比值保持在 20:1,则血液 pH 仍可维持在正常范围之内,此为代偿性酸中毒或代偿性碱中毒;如果血液 pH 低于或高于正常范围,则为失代偿性酸中毒或失代偿性碱中毒。

问题与思考

pH 偏离正常范围,表示有酸碱平衡紊乱;如 pH 正常,能否排除酸碱平衡紊乱的可能性？ 为什么？

第三节　单纯型酸碱平衡紊乱

一、代谢性酸中毒

代谢性酸中毒(metabolic acidosis)是以血浆 H^+ 增多和(或)HCO_3^- 浓度原发性减少、pH 降低为特征的酸碱平衡紊乱。根据 AG 的变化又可将其分为两类:AG 增大型(血氯正常型)代谢性酸中毒与 AG 正常型(高血氯型)代谢性酸中毒(图 3-6)。

（一）原因与机制

1. AG 增大型代谢性酸中毒

其特点是血中固定酸增加,AG 增大,血氯含量不变。

（1）固定酸摄入过多:如水杨酸中毒。因大量摄入阿司匹林(乙酰水杨酸),经缓冲致 HCO_3^- 浓度下降,水杨酸根潴留,可引起酸中毒。

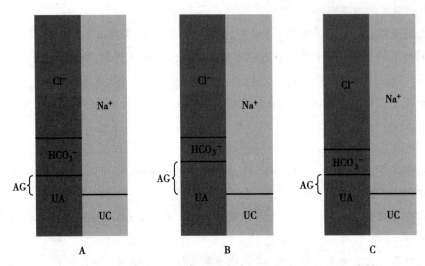

图3-6 正常和代谢性酸中毒时血浆阴离子间隙的变化
A. 正常情况下 AG；B. AG 增大型代谢性酸中毒；C. AG 正常型代谢性酸中毒

（2）固定酸产生过多：①乳酸酸中毒（lactic acidosis）：组织缺氧使细胞内糖的无氧酵解增强、乳酸增加，是产生乳酸酸中毒的主要原因。常见于休克、心力衰竭、各种类型的缺氧等。此外，严重的肝脏疾病使乳酸利用障碍也可引起血浆乳酸过高，导致乳酸酸中毒；②酮症酸中毒（keto acidosis）：多发生于糖尿病、严重饥饿及乙醇中毒时。因葡萄糖利用减少或糖原储备不足，使脂肪分解加速，产生过多的酮体（其中 β-羟丁酸和乙酰乙酸为酸性物质），超过外周组织的氧化能力及肾排泄能力时，便可发生酮症酸中毒。

（3）固定酸排出减少：急性和慢性肾衰竭晚期，肾小球滤过率降低到正常的25%以下，机体在代谢过程中生成的 HPO_4^{2-}、SO_4^{2-} 等酸根阴离子不能充分由尿中排出，使血中固定酸增加。

2. AG 正常型代谢性酸中毒

其特点是 AG 正常，血氯含量增加。

（1）消化道丢失 HCO_3^-：胰液、肠液和胆汁中碳酸氢盐的含量均高于血浆，严重腹泻、小肠及胆道瘘管、肠吸引术等均可引起 $NaHCO_3$ 大量丢失。血浆和原尿中 $NaHCO_3$ 减少，使肾小管 H^+-Na^+ 交换减少，Na^+ 更多地与 Cl^- 一起被重吸收，使血氯浓度升高。

（2）肾脏泌 H^+ 功能障碍：①肾功能障碍：当肾小球滤过率在正常值的25%以上时，HPO_4^{2-}、SO_4^{2-} 等酸根阴离子尚不致发生潴留，此时因肾小管泌 H^+ 和重吸收 HCO_3^- 减少而引起 AG 正常型代谢性酸中毒。②肾小管性酸中毒（renal tubular acidosis，RTA）：是一类肾小管排酸障碍性疾病。由于遗传性缺陷或汞、铅等重金属及磺胺类药物等的影响，使肾小管排酸障碍，尿液呈碱性，出现反常性碱性尿，而肾小球功能一般正常。Ⅰ型 RTA（远端肾小管性酸中毒）的发病环节是远曲小管泌 H^+ 障碍，尿液不能被酸化，H^+ 在体内潴留，血浆 HCO_3^- 浓度降低。Ⅱ型 RTA（近端肾小管性酸中毒）是由于近曲小管上皮细胞重吸收 HCO_3^- 的功能降低，使肾小管滤出的 HCO_3^- 不能被充分重吸收而随尿排出，导致血浆 HCO_3^- 浓度降低。③应用碳酸酐酶抑制剂：大量使用碳酸酐酶抑制剂如乙酰唑胺可抑制肾小管上皮细胞内碳酸酐酶活性，使 H_2CO_3 生成减少，泌 H^+ 和重吸收 HCO_3^- 减少。

（3）氯酸性药物摄入过多：长期或大量服用氯化铵、盐酸精氨酸等含氯酸性药物，可引起 AG 正常型代谢性酸中毒。其机制是：①此类药物在代谢过程中在体内可生成 H^+ 和 Cl^-；②Cl^- 增多可促进近曲小管以 $NaCl$ 的形式重吸收 Na^+ 增加，远曲小管内 Na^+ 含量减少，使 H^+-Na^+ 交换减少，$NaHCO_3$ 重吸收也相应减少。大量输入生理盐水，除可造成 HCO_3^- 稀释外，亦可因生理盐水中 Cl^- 浓度高于血浆，引起 AG 正常型代谢性酸中毒。

（4）高钾血症：细胞外液 K^+ 增多时，K^+ 与细胞内 H^+ 交换，引起细胞外 H^+ 增加，导致代谢性酸中毒。

H^+从细胞内逸出,造成细胞内 H^+ 下降,故细胞内呈碱中毒。在远曲小管由于小管上皮细胞泌 K^+ 增多、泌 H^+ 减少,尿液呈碱性,引起反常性碱性尿(参见钾代谢紊乱章节)。

(二)机体的代偿调节

1. 血液的缓冲作用　代谢性酸中毒时,血浆 H^+ 浓度增加,可以立即与血液中碳酸氢盐和非碳酸氢盐缓冲系统发生中和反应,消耗 HCO_3^- 和其他缓冲碱,导致血浆 HCO_3^- 浓度下降。其中 $H^+ + HCO_3^- \rightarrow H_2CO_3$, H_2CO_3 可以进一步解离形成 CO_2 和 H_2O,其中 CO_2 从肺排出。

2. 肺的代偿调节　血液中增多的 H^+ 刺激外周化学感受器,反射性兴奋呼吸中枢,呼吸的幅度和频率都增加,使 CO_2 呼出增多,血浆碳酸浓度降低。呼吸系统的代偿作用非常迅速,数分钟即可出现深大呼吸,这是代谢性酸中毒重要的临床表现。其代偿意义是使血液中 H_2CO_3 浓度继发性降低,维持 $[HCO_3^-]/[H_2CO_3]$ 的比值接近 20:1,使血液 pH 趋向正常。

3. 细胞内外离子交换　代谢性酸中毒时,细胞外增多的 H^+ 进入细胞,细胞内 K^+ 外移,可导致高钾血症。进入细胞的 H^+ 与细胞内的缓冲系统发生缓冲反应。

4. 肾脏的代偿调节　除因肾功能障碍引起的代谢性酸中毒外,其他原因引起的代谢性酸中毒,肾脏都可以发挥重要的代偿作用。但肾的代偿作用较慢,一般要 3~5 天才能发挥最大效应。代谢性酸中毒时,肾小管上皮细胞中谷氨酰胺酶和碳酸酐酶活性增强,肾脏泌 H^+、泌 NH_4^+ 增加,HCO_3^- 重吸收增多。由于从尿中排出的 H^+ 增多,尿液呈酸性。

5. 血气分析的参数变化　代谢性酸中毒时,HCO_3^- 浓度原发性降低,SB、AB、BB 均降低,AB<SB,BE 负值增大,失代偿时 pH 降低;肺脏发挥代偿作用后,CO_2 呼出增多,$PaCO_2$ 可代偿性降低。

(三)对机体的影响

急性代谢性酸中毒主要引起心血管系统、中枢神经系统功能障碍,而慢性代谢性酸中毒还可以导致骨骼改变等。

1. 心血管系统改变　严重的代谢性酸中毒导致心律失常,心肌收缩力降低以及血管对儿茶酚胺的反应性降低。

(1)心律失常:酸中毒与高钾血症互为因果,严重酸中毒伴发的重度高钾血症可以导致传导阻滞,甚至心室纤颤和心脏停搏。

(2)心肌收缩力减弱:严重酸中毒抑制心肌的收缩力,此作用可能是通过以下几个方面抑制了心肌细胞的兴奋-收缩耦联过程:①H^+ 抑制心肌细胞肌浆网对 Ca^{2+} 的摄取、储存和释放;②H^+ 可以竞争性的抑制 Ca^{2+} 与肌钙蛋白结合;③H^+ 抑制 Ca^{2+} 内流。

(3)心血管系统对儿茶酚胺的反应性降低:酸中毒可以使血管平滑肌对儿茶酚胺的反应性降低,引起血管扩张、血压下降。血管扩张,尤其是毛细血管前括约肌扩张可以使真毛细血管网大量开放,微循环淤血,回心血量减少,血压降低。因此休克时首先应纠正酸中毒,才能减轻血流动力学的障碍。

2. 中枢神经系统的影响　代谢性酸中毒可以造成中枢神经系统功能抑制,出现倦怠、乏力,严重时可引起嗜睡甚至昏迷。其可能机制为:①酸中毒使脑组织中谷氨酸脱羧酶活性增强,引起抑制性神经递质 γ-氨基丁酸生成增高;②酸中毒抑制了生物氧化酶类的活性,使氧化磷酸化减弱,ATP 生成减少,脑组织能量供应不足。

3. 骨骼系统的影响　慢性代谢性酸中毒,尤其是在慢性肾衰竭患者中,由于骨骼中的钙盐反复溶解释放而影响了骨骼的发育,延迟小儿生长,甚至造成纤维性骨炎、肾性佝偻病;在成人则可引起骨软化症、骨质疏松等。

4. 高钾血症　由于细胞内外 K^+-H^+ 交换(H^+ 进入细胞,细胞内 K^+ 外移)和肾脏泌 H^+ 增加,泌 K^+ 减少,可导致高钾血症。

（四）防治的病理生理基础

1. 预防和治疗原发病 去除引起代谢性酸中毒的原发病变,是治疗代谢性酸中毒的基本原则和主要措施。同时应注意纠正高钾血症,恢复有效循环血量和改善肾功能。

2. 碱性药物的应用 严重代谢性酸中毒患者可给予一定量的碱性药物。碳酸氢钠因可直接补充血浆缓冲碱,作用迅速,为临床治疗所常用。补碱的剂量和方法,应根据酸中毒的严重程度区别对待,一般主张在血气监护下分次补碱,补碱量宜小不宜大,一般当 HCO_3^- 浓度高于 16mmol/L 时可以少补甚至不补,因为肾本身有排酸保碱的能力,并有约 50% 的酸要靠非碳酸氢盐缓冲系统来调节。乳酸钠经肝脏代谢生成 HCO_3^-,是作用较为缓慢的碱性药物,但对肝脏疾患和乳酸性酸中毒患者应慎用。

3. 纠正水、电解质代谢紊乱,恢复有效循环血量和改善肾功能等。

问题与思考

1. 某糖尿病患者,血气分析结果如下:pH 7.30,$PaCO_2$ 34mmHg,$[HCO_3^-]$ 16mmol/L,血 Na^+ 140mmol/L,Cl^- 104mmol/L,初步诊断患者发生了何种酸碱平衡紊乱?

2. 代谢性酸中毒时,经过肾脏的代偿,从尿中排出的 H^+ 增多,尿液一般呈酸性。为何高血钾引起的代谢性酸中毒却出现碱性尿?（参见钾代谢紊乱章节）

二、呼吸性酸中毒

呼吸性酸中毒(respiratory acidosis)是指由于 CO_2 呼出减少或吸入过多而引起的以血浆 H_2CO_3（或 $PaCO_2$）原发性增高、pH 降低为特征的酸碱平衡紊乱。

（一）原因和机制

1. 通气障碍 各种原因引起的肺通气功能障碍而造成的体内 CO_2 潴留是引起呼吸性酸中毒最主要的原因。

（1）呼吸中枢抑制:颅脑外伤、脑炎、脑血管意外、镇静剂及麻醉药用量过大或酒精中毒等都可以抑制呼吸中枢而导致肺通气功能降低。

（2）呼吸道阻塞:溺水窒息、呼吸道异物、喉头痉挛或水肿等可引起急性呼吸性酸中毒;慢性阻塞性肺疾患可引起慢性呼吸性酸中毒。

（3）呼吸肌麻痹:急性脊髓灰质炎、脊神经根炎、重症肌无力、有机磷中毒、重症低钾血症、家族性周期性瘫痪、呼吸肌疲劳等均可导致 CO_2 呼出减少。

（4）胸廓病变:胸腔积液、胸部创伤、严重气胸和胸廓畸形等,均可限制肺通气功能,使 CO_2 排出受阻。

（5）肺部疾患:重度肺气肿、肺水肿、肺纤维化、肺炎等广泛的肺组织病变可引起肺通气功能障碍而导致呼吸性酸中毒。

（6）人工呼吸机使用不当:呼吸机通气量过小,引起肺 CO_2 排出困难。

2. CO_2 吸入过多 较为少见。由于 CO_2 密度比空气重,在通气不良的矿井、坑道或山洞内可引起 CO_2 高浓度沉积,如吸入 CO_2 过多,使血液中 H_2CO_3 浓度升高,可引起呼吸性酸中毒。

（二）分类

按病程发展速度,可将呼吸性酸中毒分为两类:

1. 急性呼吸性酸中毒 起病急,常见于急性呼吸道阻塞、呼吸中枢病变或呼吸肌麻痹引起的呼吸暂停等。

2. 慢性呼吸性酸中毒 一般指 CO_2 高浓度潴留持续 24 小时以上。

（三）机体的代偿调节

呼吸性酸中毒是肺通气功能障碍或 CO_2 吸入过多引起的,因此呼吸系统不能发挥代偿调节作用。另外,由于碳酸氢盐缓冲系统不能缓冲 H_2CO_3 的升高,细胞外液的缓冲作用也非常有限。呼吸性酸中毒时机体主要的代偿调节方式是:

1. 细胞内外离子交换和细胞内缓冲　这是急性呼吸性酸中毒最主要的代偿方式。CO_2 潴留使血浆 H_2CO_3 浓度升高,H_2CO_3 解离为 HCO_3^- 和 H^+。H^+ 迅速与细胞内 K^+ 进行交换,进入细胞的 H^+ 可被蛋白质缓冲系统所缓冲,但同时引起高钾血症。此外,血浆中的 CO_2 迅速弥散进入红细胞,在碳酸酐酶的催化下与 H_2O 生成 H_2CO_3,H_2CO_3 进一步解离为 H^+ 和 HCO_3^-。增加的 H^+ 被血红蛋白缓冲系统缓冲,而红细胞中的 HCO_3^- 与血浆中 Cl^- 进行交换,Cl^- 进入红细胞,导致血浆 Cl^- 降低,HCO_3^- 浓度增加。血浆中 H_2CO_3 降低,HCO_3^- 浓度增加,有利于维持 $[HCO_3^-]$ 与 $[H_2CO_3]$ 的正常比值(图3-7)。由于这种代偿调节方式能力非常有限,因此,急性呼吸性酸中毒往往表现为代偿不足或失代偿状态。

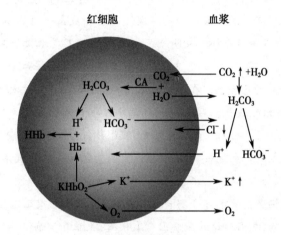

图3-7　呼吸性酸中毒细胞内外离子交换和细胞内的缓冲作用
CA:碳酸酐酶

2. 肾脏代偿　肾脏充分发挥代偿调节能力需要的时间较长,因此在急性呼吸性酸中毒时来不及发挥有效的代偿调节作用,而在慢性呼吸性酸中毒时是主要的代偿调节方式。肾脏对慢性呼吸性酸中毒的代偿调节方式与代谢性酸中毒类似,肾小管上皮细胞碳酸酐酶和谷氨酰胺酶的活性增强,促进肾小管泌 H^+、泌 NH_4^+ 和重吸收 HCO_3^-。由于血浆其他缓冲碱含量较低,缓冲 H_2CO_3 的能力有限,肾脏的代偿作用又较慢,因此急性呼吸性酸中毒时,常表现为代偿不足或失代偿状态。而在轻度和中度慢性呼吸性酸中毒时则可以呈代偿性。

3. 血气分析的参数变化　呼吸性酸中毒时,$PaCO_2$ 升高,失代偿后 pH 降低,通过肾脏等代偿后代谢性指标 AB、SB、BB 均继发性增高,BE 正值增大,AB>SB。

（四）对机体的影响

呼吸性酸中毒与代谢性酸中毒都引起体液 H^+ 浓度升高,因此对机体的影响是类似的。但呼吸性酸中毒尤其是急性发作者,因肾脏来不及发挥代偿调节作用而常表现为代偿不足或失代偿状态,故而对机体产生更为严重的影响。

1. 对心血管系统的影响　与代谢性酸中毒相似,呼吸性酸中毒也可以引起血浆 H^+ 浓度增高和高钾血症,进而造成心肌收缩力降低、血管扩张和心律失常。

2. 对中枢神经系统的影响　CO_2 为脂溶性,能迅速弥散通过血脑屏障,而 HCO_3^- 为水溶性,通过血脑屏障速度很慢,造成脑脊液 pH 的下降比血浆更显著,因此呼吸性酸中毒时中枢神经系统的功能紊乱要比代谢性酸中毒时更为严重。另外,高浓度 CO_2 可直接扩张脑血管,使脑血流量增加、颅内压升高,因此常引起持续性头痛,尤以夜间和晨起时为甚。患者还可出现精神错乱、震颤、谵妄或嗜睡,甚至昏迷,称为肺性脑病或"CO_2麻醉",其机制详见"呼吸功能不全"一章。

相关链接

"狗死洞"的奥秘

意大利那不勒斯附近山上有个奇异的山洞,当地人称为"狗死洞"。洞里遍布各种奇形怪状的钟乳石和石笋,岩石缝隙里还不断地冒出气泡。成年人进洞安然无恙,若猫狗进洞则难以生还,而猫狗尸体上没有任何伤口。曾有人抱着猫狗站在洞内。当他把猫狗放在地上时,初时猫狗奔走呼叫,不一会就开始哀鸣,垂死挣扎。此时,他将猫狗抱起,慢慢的猫狗又安定下来。围观者无不感到惊奇。类似情况在许多岩洞和深井中也时有出现。

早在西晋时期,我国文学家长华所著的《博物志》一书中就有记载"烧白石作白灰有气体产生"。1755年英国科学家 Black 曾发现,往石灰里加酸或灼烧石灰石时都会放出一种气体,这种气体被石灰水吸收生成白色固体,此固体与原先的石灰石一样。表明空气中的气体与石灰水接触时二者结合生成石灰石。由于当时人们将所有的气体都看作是空气,而它又是被固定在石头中,所以称此气体为"固定空气"。后面人们证实了"固定空气"是碳和氧的化合物。在麦类及葡萄等发酵制酒等地方都发现有类似的气体产生。因它的水溶液呈酸性,人们称它为碳酸气。后来进一步证实它每个分子是由一个碳原子和两个氧原子构成的,所以学名为二氧化碳,分子式为CO_2。它无色无味,来无影去无踪。空气中,它按体积算只占0.03%,却是空气中最早被发现的一个成员。大自然中,不少地区出现景色奇异的钟乳石,就是由于大气中二氧化碳这一"雕刻师"与水协作,经千万年,在一些石灰岩中"雕刻"而成的。

石灰岩的主要成分碳酸钙遇地下水可分解产生二氧化碳,二氧化碳比空气重。在山洞或深井中总是沉到较底层。洞中狗死人无恙,就因为该洞底喷出二氧化碳,深积在洞底$20\sim25cm$处。狗比人矮,狗在低处走,吸入高浓度的二氧化碳气体而造成了死亡。人个子高,直立在较高处,有较多的空气,所以安然无恙。

(五)防治的病理生理基础

1. 治疗原发病,改善肺通气功能 应积极治疗引起呼吸性酸中毒的原发疾病,并尽快改善肺通气功能,以利于CO_2的排出。必要时可作气管插管或气管切开术,并辅助以人工呼吸机改善通气。使用人工呼吸机时,应使增高的$PaCO_2$逐步下降,因肾对HCO_3^-升高的代偿功能还来不及作出反应,结果又会出现代谢性碱中毒。更应避免过度人工通气,引起呼吸性碱中毒。

2. 慎重补碱 呼吸性酸中毒时,由于有肾脏保碱的代偿作用,HCO_3^-会继发性升高,故应该慎用碱性药物,特别是通气尚未改善前,错误地使用$NaHCO_3$类碱性药物,可引起代谢性碱中毒,并可使呼吸性酸中毒病情加重。严重呼吸性酸中毒患者,在保证足够通气的前提下可少量补碱。

三、代谢性碱中毒

代谢性碱中毒(metabolic alkalosis)是指由于细胞外液 H^+ 丢失和(或)HCO_3^- 增多而引起的,以血浆 HCO_3^- 浓度原发性增高、pH 升高为特征的酸碱平衡紊乱。

(一)原因与机制

1. H^+丢失过多

(1)经胃丢失:常见于剧烈频繁呕吐和胃液引流等引起富含 HCl 的胃液大量丢失。正常情况下胃黏膜壁细胞富含碳酸酐酶,能催化 CO_2 和水生成 H_2CO_3。H_2CO_3解离为 H^+ 和 HCO_3^-,H^+ 与来自血浆中的 Cl^- 形成 HCl,分泌入胃腔中,而 HCO_3^- 则返回血液,造成血浆中 HCO_3^- 一过性增高,称为"餐后碱潮"。当酸性食糜进入十二指肠后,在十二指肠上皮细胞中 H^+ 与胰腺分泌的 HCO_3^- 中和生成 H_2CO_3。H_2CO_3 解离形成的 H^+ 返回血液,中和血液中的 HCO_3^-,而所产生的 HCO_3^- 则分泌入肠腔,由胃液中所含的 HCl 中和。剧烈呕吐和胃液引流,使胃腔内 HCl 丢失,肠液中 HCO_3^- 得不到中和即被吸收入血,造成血浆 HCO_3^- 浓度升高,发生代谢性碱中毒。胃液中 Cl^- 的大量丢失,可引起低氯性碱中毒;K^+ 的大量丢失,可引起低钾性碱中毒。另外,胃液大量丢失引起有效循环血量减少,可通过继发性醛固酮增多进一步加重代谢性碱中毒。

(2) 经肾丢失:

1) 使用利尿药:肾小管上皮细胞富含碳酸酐酶。呋塞米、依他尼酸等利尿剂通过抑制髓袢升支 Cl^- 的主动重吸收进而抑制 Na^+ 的被动重吸收,使 H_2O、Na^+ 和 Cl^- 的重吸收减少,远端流速增加而起到利尿的作用。由于远曲小管 Na^+ 浓度升高,使 H^+-Na^+ 和 K^+-Na^+ 交换增强,肾小管重吸收 HCO_3^- 增加,使血浆 HCO_3^- 浓度升高,长期使用可发生低钾、低氯性碱中毒。另外,由于肾小管远端流速增加所起的冲洗作用,使肾小管内 H^+ 浓度急剧降低,也促进了 H^+ 的排泌。H^+ 经肾大量丢失使 HCO_3^- 大量被重吸收,以及因丧失大量含 Cl^- 的细胞外液形成低氯性碱中毒。

2) 肾上腺皮质激素过多:肾上腺皮质激素中糖皮质激素和盐皮质激素(醛固酮)都能促进远曲小管和集合管对 K^+ 和 H^+ 的分泌和对 HCO_3^- 的重吸收,而引起低钾性碱中毒。

2. HCO_3^- 过量负荷 常为医源性。见于溃疡病治疗或酸中毒治疗中,口服或输入 $NaHCO_3$ 过量;大量输入用柠檬酸盐抗凝的库存血时,由于柠檬酸盐体内代谢可产生 HCO_3^-,使血浆 HCO_3^- 浓度升高,引起碱中毒。另外,脱水时由于水和 NaCl 的丢失,也可使血中 HCO_3^- 浓度升高,造成浓缩性碱中毒(contraction alkalosis)。但由于肾具有较强的排泄 HCO_3^- 的能力,通常不会引起 HCO_3^- 的明显升高,只有当肾功能受损后服用大量碱性药物时才会发生代谢性碱中毒。

3. H^+ 向细胞内移动 低钾血症时,细胞内 K^+ 向细胞外转移,细胞外 H^+ 向细胞内转移,引起细胞外碱中毒;同时,肾小管上皮细胞内 K^+ 浓度降低造成 K^+-Na^+ 减弱而 H^+-Na^+ 交换增强,使得 H^+ 排泌增加、HCO_3^- 重吸收加强,而发生代谢性碱中毒。此时尿液呈酸性,称为反常性酸性尿(paradoxical acidic urine)。

(二) 分类

根据对生理盐水治疗的效果,代谢性碱中毒可分为两类:

1. 盐水反应性碱中毒(saline-responsive alkalosis) 又称为对氯反应性碱中毒。常见于呕吐、胃液吸引以及利尿剂长期应用时,其发病机制中均有低氯血症、低循环血量的特点。给予等张或半张的盐水来扩充循环血量、补充 Cl^-,能促进过多的 HCO_3^- 经肾排出,从而使代谢性碱中毒得以纠正。

2. 盐水抵抗性碱中毒(saline-resistant alkalosis) 又称为对氯无反应性碱中毒。常见于全身性水肿、原发性醛固酮增多症、严重低钾血症及 Cushing 综合征等,此类患者碱中毒的维持因素是由于盐皮质激素的直接作用和低 K^+。由于没有低氯血症参与且多伴有体液负荷过度,因此单纯用生理盐水治疗不但无效甚至会加重水钠负荷。

(三) 机体的代偿调节

1. 血液的缓冲作用 血液各缓冲系统的组成成分中,碱性成分都远远多于酸性成分(如碳酸氢盐缓冲系统中 $[HCO_3^-]/[H_2CO_3]$ 的比值为 20∶1),因此血液对碱中毒的缓冲调节能力比较弱。代谢性碱中毒时,细胞外 H^+ 浓度降低,OH^- 浓度升高,被缓冲系统中的弱酸(H_2CO_3、$HHbO_2$、HHb、HPr、$H_2PO_4^-$ 等)所缓冲,使 HCO_3^- 和其他缓冲碱浓度增高。

2. 肺的代偿调节 由于 H^+ 浓度降低,呼吸中枢受抑制,呼吸变浅变慢,肺泡通气量减少,$PaCO_2$ 或血浆 H_2CO_3 继发性升高,以维持 $[HCO_3^-]/[H_2CO_3]$ 的比值接近正常,使 pH 有所降低。但此种代偿是有限度的,因为随着肺泡通气量减少,不但有 $PaCO_2$ 升高,还有 PaO_2 降低。$PaCO_2$ 升高和 PaO_2 降低均具有兴奋呼吸的作用,引起肺通气量增大,CO_2排出增加。因而即使在严重的代谢性碱中毒时,$PaCO_2$也极少能超过55mmHg,即很少能达到完全代偿。

3. 细胞的缓冲作用 代谢性碱中毒时,由于细胞外液 H^+ 浓度降低,细胞内液 H^+ 外移,而细胞外液 K^+ 则进入细胞内,所以碱中毒常伴有低钾血症。

4. 肾的代偿调节 血浆 H^+ 减少和 pH 升高使肾小管上皮细胞的碳酸酐酶和谷氨酰胺酶活性受到抑制,故肾泌 H^+、泌 NH_4^+ 及 HCO_3^- 重吸收减少,使血浆 HCO_3^- 浓度有所下降。由于肾脏代偿增加 HCO_3^- 排出的过程往往需要 3~5 天,所以在急性代谢性碱中毒时,肾脏代偿不起主要作用。

5. 血气分析的参数变化 代谢性碱中毒时,HCO_3^- 浓度原发性升高,AB、SB、BB 增高,BE 正值加大;通过肺代偿调节引起呼吸抑制,使 $PaCO_2$ 继发性升高,AB>SB。

(四)对机体的影响

轻度代谢性碱中毒患者除呼吸变浅变慢,一般无明显症状,但严重代谢性碱中毒则可引起机体多种功能代谢变化。

1. 中枢神经系统功能改变 碱中毒时,因 pH 增高,γ-氨基丁酸转氨酶活性增强,而谷氨酸脱羧酶活性降低,γ-氨基丁酸生成减少、分解加强,γ-氨基丁酸对中枢神经系统抑制作用减弱,因而患者可出现烦躁不安、精神错乱、谵妄、意识障碍等中枢神经系统兴奋症状。

2. 血红蛋白氧离曲线左移 血浆 pH 升高,使血红蛋白与 O_2 的亲和力增强,血红蛋白氧离曲线左移,以致相同氧分压下血氧饱和度增加。血红蛋白不易将结合的 O_2 释出,造成组织供氧不足。

3. 对神经肌肉的影响 血浆 pH 升高,使钙盐沉积增加,而游离钙浓度降低,引起患者神经肌肉兴奋性增高,如四肢麻木、腱反射亢进、手足搐搦及震颤等症状。但如果代谢性碱中毒患者同时伴有严重的低钾血症,可能掩盖碱中毒兴奋神经肌肉的影响,出现肌肉软弱无力、麻痹等症状。另外,碱中毒时血红蛋白与氧亲和力增强,氧离曲线左移,氧合血红蛋白释放氧量减少,造成脑组织缺氧。缺氧可引起脑细胞 ATP 生成减少,脑细胞膜 Na^+-K^+-ATP 酶功能障碍而引起脑细胞渗透压增高,进一步引起脑水肿、颅内高压,甚至脑疝等严重后果。

4. 低钾血症 碱中毒往往伴有低钾血症。这是由于:①细胞外 H^+ 浓度降低,细胞内 H^+ 外移,而细胞外 K^+ 向细胞内转移;②肾小管上皮细胞内 H^+ 减少,H^+-Na^+ 交换减弱而 K^+-Na^+ 交换增强,K^+ 大量从尿中丢失,导致低钾血症。

(五)防治的病理生理基础

1. 预防和治疗原发病

2. 给予生理盐水 对盐水反应性碱中毒患者,给予等张或 1/2 张的盐水即可恢复血浆 HCO_3^- 浓度。其机制是:①通过扩充细胞外液容量,消除"浓缩性碱中毒"成分的作用;②由于有效循环血量得以恢复,则增强肾小管重吸收 HCO_3^- 的因素已不存在,血浆中过多的 HCO_3^- 得以从尿中排出;③由于远端肾单位小管液中 Cl^- 含量增加,则使皮质集合管分泌 HCO_3^- 增强。

3. 给予醛固酮拮抗剂和碳酸酐酶抑制剂 盐水抵抗性碱中毒的维持因素是醛固醇增多和低血钾,因此,需用抗醛固酮药物和补 K^+ 以去除代谢性碱中毒的维持因素。使用碳酸酐酶抑制剂乙酰唑胺可抑制肾小管上皮细胞内的碳酸酐酶活性,因而减少 H^+ 的排泌和 HCO_3^- 的重吸收,增加 HCO_3^- 的排出。

4. 给予含氯酸性药物 严重的代谢性碱中毒可给予弱酸性或酸性药物,如盐酸稀释液(0.1mmol/L HCl)静脉缓注。亦可给予 NaCl、KCl、盐酸精氨酸和盐酸赖氨酸等,通过补氯加速 HCO_3^- 的排出。

5. 纠正水、电解质紊乱 虽然盐水可以恢复血浆 HCO_3^- 浓度和补充 Cl^-,但并不能改善缺钾状态。伴有重度缺钾患者,应注意补充 K^+。对游离钙减少的患者也可补充 $CaCl_2$。

1. 某溃疡病并发幽门梗阻患者,因反复呕吐入院,血气分析结果如下:pH 7.49,$PaCO_2$ 48mmHg,$[HCO_3^-]$ 36mmol/L,初步诊断患者发生了何种酸碱平衡紊乱?

2. 代谢性碱中毒时,经过肾脏的代偿,从尿中排出的 H^+ 减少,尿液一般呈碱性。为何低血钾引起的代谢性碱中毒却出现酸性尿?(参见钾代谢紊乱章节)

四、呼吸性碱中毒

呼吸性碱中毒(respiratory alkalosis)是指由于肺通气过度引起的以血浆 H_2CO_3 浓度(或 $PaCO_2$)原发性减少、pH 升高为特征的酸碱平衡紊乱。

(一)原因与机制

1. 低氧血症和肺疾病 吸入气氧分压过低以及以换气功能障碍为主的肺疾患如急性呼吸窘迫综合征、间质性肺疾病、肺水肿、肺炎等,都通过 PaO_2 降低而反射性刺激呼吸中枢,引起通气过度。除了低氧血症,其发生机制还与牵张感受器及肺毛细血管旁感受器兴奋有关。

2. 呼吸中枢受到刺激 中枢神经系统疾病如脑血管障碍、脑炎、脑外伤及脑肿瘤等均可刺激呼吸中枢引起过度通气;癔症发作时也可引起精神性通气过度;某些药物如水杨酸、氨可直接兴奋呼吸中枢致通气增强。革兰氏阴性杆菌败血症也是引起过度通气的常见原因。

3. 机体代谢旺盛 高热、甲状腺功能亢进等因体温增高和机体分解代谢旺盛,刺激呼吸中枢兴奋,使得通气过度。

4. 人工呼吸机使用不当 通气幅度和频率调节过度造成通气量过大,可引起医源性呼吸性碱中毒。

相关链接

呼吸机的发展史

呼吸机是一种能够起到预防和治疗呼吸衰竭,减少并发症,挽救及延长患者生命的至关重要的医疗设备。

呼吸机的发展,最早始于 1915 年丹麦哥本哈根的 Mol-gaard 和 Lund,以及 1916 年瑞典斯德哥尔摩的外科医师 Giertz。可惜他们的成就缺乏翔实的资料记载,仅见于科学通信报道。呼吸机的进化经历了三个阶段:①人工通气理论的建立阶段;②负压通气阶段;③正压通气阶段。1934 年 Frenkner 研制出第一台气动限压呼吸机——"spiropulsator",它的气源来自钢筒,气体经两只减压阀,产生 50cm 水柱的压力。呼气时通过平衡器取得足够的气流,吸气时间由开关来控制,气流经吸入管入肺,当内压力升至预计要求时,阀门关闭,呼吸停止。1940 年,Frenkner 和 Crafoord 合作,在"spiropulsator"的基础上进行改进,使之能与环丙烷同时使用,成为第一台麻醉呼吸机,成功应用于胸外科手术患者和战伤 ARDS 的抢救中。1964 年 Emerson 的术后呼吸机,各种功能均由电子调节,根本改变了过去呼吸机纯属简单的机械运动的时代。进入 20 世纪 90 年代,呼吸机不断向智能化发展,计算机技术的应用使呼吸机的性能更臻完善。我国呼吸机的研制起步较晚,1958 年在上海制成钟罩式正负压呼吸机。1971 年制成电动时间切换定容呼吸机。

在现代临床医学中,呼吸机作为一项能人工替代自主通气功能的有效手段,临床应用日趋广泛,已普遍用于各种原因所致的呼吸衰竭、大手术期间的麻醉呼吸管理、呼吸支持治疗和急救复苏中,在现代医学领域内占有十分重要的位置。

（二）分类

呼吸性碱中毒可按发病时间分为急性呼吸性碱中毒和慢性呼吸性碱中毒两类。

1. 急性呼吸性碱中毒　常见于人工呼吸机过度通气、癔症、低氧血症和高热时，$PaCO_2$ 在 24 小时内急剧下降而引起 pH 升高。

2. 慢性呼吸性碱中毒　常见于肝脏疾患、慢性颅脑疾病、肺部疾患等持续的 $PaCO_2$ 下降（>24 小时）而引起的 pH 升高。

（三）机体的代偿调节

呼吸性碱中毒是由于肺泡过度通气引起的，所以肺不能发挥代偿调节作用。类似于呼吸性酸中毒，呼吸性碱中毒也主要通过细胞内外离子交换和细胞内缓冲以及肾脏进行代偿调节。

1. 细胞内外离子交换及细胞内缓冲作用　急性呼吸性碱中毒时，血浆 H_2CO_3 浓度迅速降低，故 HCO_3^- 浓度相对增高。H^+ 从细胞内移出至细胞外并与 HCO_3^- 结合，因而血浆 HCO_3^- 浓度下降，H_2CO_3 浓度有所回升。进入血浆的 H^+ 来自细胞内的非碳酸氢盐缓冲物，也来自细胞代谢产生的乳酸。细胞内 H^+ 外移的同时，细胞外的 K^+ 进入细胞，使血 K^+ 降低。此外，部分血浆 HCO_3^- 进入红细胞与红细胞内 Cl^- 交换，进入红细胞内的 HCO_3^- 可与 H^+ 结合，并进一步生成 CO_2。CO_2 自红细胞进入血浆形成 H_2CO_3，使血浆 H_2CO_3 浓度有所回升（图 3-8）。一般 $PaCO_2$ 每下降 10mmHg，血浆 HCO_3^- 浓度降低 2mmol/L。这种缓冲作用十分有限，因此急性呼吸性碱中毒往往是失代偿的。

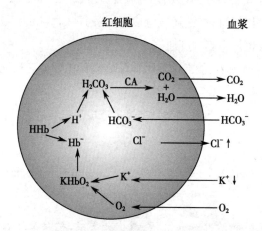

图 3-8　呼吸性碱中毒细胞内外离子交换和细胞内的缓冲作用
CA：碳酸酐酶

2. 肾的代偿调节　肾脏的代偿调节能力虽然强大，但代偿过程相对缓慢，急性呼吸性碱中毒肾脏往往来不及发挥代偿作用。在慢性呼吸性碱中毒持续存在的情况下，肾小管上皮细胞碳酸酐酶和谷氨酰胺酶活性降低，泌 H^+、泌 NH_4^+ 和重吸收 HCO_3^- 减少，HCO_3^- 随尿排出增多，因此血浆 HCO_3^- 浓度代偿性降低。

3. 血气分析的参数变化　$PaCO_2$ 原发性降低，pH 升高，AB<SB；由于肾脏代偿性排出 HCO_3^-，代谢性指标 AB、SB、BB 均继发性降低，BE 负值加大。

（四）对机体的影响

急性失代偿型呼吸性碱中毒对神经系统和肌肉的影响与代谢性碱中毒类似，但临床症状往往更为明显，患者容易出现眩晕、意识障碍等，易引起明显的手足搐搦，甚至全身抽搐。此时神经系统功能障碍除与碱中毒对脑功能的损伤有关外，还与脑血流量减少有关，因为低碳酸血症可引起脑血管收缩。

此外，呼吸性碱中毒时，也可因肾排钾增加和细胞内外离子交换而发生低钾血症；也可因血红蛋白与氧亲和力增强，氧离曲线左移，使组织供氧不足。

（五）防治的病理生理基础

1. 防治原发病　积极治疗原发疾病和降低通气过度，如精神性通气过度的患者可以使用镇静剂。必须以病因治疗为主,否则难以奏效。

2. 吸入含 CO_2 的混合气体　急性呼吸性碱中毒患者可吸入含 3%~5% CO_2 的混合气体。或用一纸袋罩于患者口鼻处,使其将呼出的气体再吸入以维持血浆 H_2CO_3 浓度。

3. 对症治疗　有手足抽搐的患者,可使用葡萄糖酸钙静脉注射。

表 3-3　单纯型酸碱平衡紊乱

	原因与机制	机体的代偿调节	指标变化	
			代谢指标	呼吸指标
代谢性酸中毒	固定酸蓄积 HCO_3^- 丢失	血液缓冲 呼吸兴奋 高钾血症 肾脏排酸保碱增强	原发性升高	继发性升高
呼吸性酸中毒	肺通气不足	高钾血症 肾脏排酸保碱增强	继发性降低	原发性升高
代谢性碱中毒	HCO_3^- 过度负荷 H^+ 丢失	血液缓冲 呼吸抑制 低钾血症 肾脏排酸保碱减弱	原发性降低	继发性降低
呼吸性碱中毒	肺通气过度	低钾血症 肾脏排酸保碱减弱	继发性升高	原发性降低

第四节　混合型酸碱平衡紊乱

混合型酸碱平衡紊乱(mixed acid-base disturbance)指同一患者有两种或两种以上的单纯型酸碱平衡紊乱同时存在。由于呼吸性酸中毒和呼吸性碱中毒不可能同时发生,因此混合型酸碱平衡紊乱只有双重和三重混合型酸碱平衡紊乱,而不会出现四重混合型酸碱平衡紊乱。

一、双重性混合型酸碱平衡紊乱

双重性酸碱平衡紊乱(double acid-base disturbance)可有不同组合方式:①酸碱一致型或相加型。两种酸中毒或两种碱中毒同时存在,使 pH 向同方向移动,如呼吸性酸中毒合并代谢性酸中毒、呼吸性碱中毒合并代谢性碱中毒;此类酸碱平衡紊乱的特点是 pH 显著偏离正常。②酸碱混合型或相消型。一种酸中毒与一种碱中毒同时存在,使 pH 向相反方向移动,如呼吸性酸中毒合并代谢性碱中毒、代谢性酸中毒合并呼吸性碱中毒、代谢性酸中毒合并代谢性碱中毒;此类酸碱平衡紊乱 pH 的变化取决于主要的紊乱,如果两种原发紊乱对 pH 的效应刚好互相抵消,则 pH 可以正常。

（一）酸碱一致型

1. 呼吸性酸中毒合并代谢性酸中毒

（1）原因:常见于严重的肺通气障碍合并固定酸增多。例如,心跳和呼吸骤停、糖尿病酮症酸中毒患者合并肺部感染引起呼吸衰竭、慢性阻塞性肺疾患导致严重缺氧和 CO_2 潴留。

（2）特点:由于呼吸性和代谢性因素均使 H^+ 增多,故血液 pH 明显降低。患者 $PaCO_2$ 升高,HCO_3^- 浓度降低,SB、AB 及 BB 均降低,AB>SB、BE 负值增大。

2. 代谢性碱中毒合并呼吸性碱中毒

（1）原因：常见于过度通气伴有 HCO_3^- 负荷过度或 H^+ 丢失的危重患者。例如,高热伴呕吐患者,可因高热引起通气过度而出现呼吸性碱中毒,而大量胃液丢失可导致代谢性碱中毒;肝功能衰竭使用利尿剂治疗时,因高血氨刺激呼吸中枢可发生通气过度,而利尿剂应用不当可发生代谢性碱中毒。

（2）特点：因呼吸性和代谢性因素均使 H^+ 减少,故血液 pH 明显升高。患者 $PaCO_2$ 降低, HCO_3^- 浓度升高,SB、AB 及 BB 均升高,AB<SB,BE 正值增大。

（二）酸碱混合型

同一患者体内不可能同时发生呼吸性酸中毒和呼吸性碱中毒,所以酸碱混合型酸碱平衡紊乱只有三种类型:呼吸性酸中毒合并代谢性碱中毒、代谢性酸中毒合并呼吸性碱中毒、代谢性酸中毒合并代谢性碱中毒。

1. 呼吸性酸中毒合并代谢性碱中毒

（1）原因：常见于通气障碍伴有 HCO_3^- 负荷过度或 H^+ 丢失的危重患者,如慢性阻塞性肺病的患者发生严重呕吐,此时不仅因通气障碍而存在呼吸性酸中毒,还可因呕吐导致 H^+、K^+、Cl^- 及体液的丢失,引起代谢性碱中毒。

（2）特点：$PaCO_2$ 和血浆 HCO_3^- 浓度均升高,且升高的程度均已超出彼此正常的代偿范围,SB、AB 及 BB 均升高,BE 正值加大。因呼吸性和代谢性因素的作用分别使 H^+ 浓度升高和降低,故血液 pH 变动不大,略偏高或偏低,也可以在正常范围内。

2. 代谢性酸中毒合并呼吸性碱中毒

（1）原因：见于固定酸增多合并通气过度者。例如,感染性休克患者伴有发热时,因微循环严重障碍导致组织缺氧而产生代谢性酸中毒,发热时通气过度则可引发呼吸性碱中毒;慢性肝病、高血氨合并肾衰竭时,高血氨刺激呼吸中枢兴奋发生通气过度,引发呼吸性碱中毒,肾排固定酸减少则产生代谢性酸中毒。

（2）特点：血浆 HCO_3^- 浓度和 $PaCO_2$ 均降低,两者不能相互代偿,均小于代偿的最低值,pH 变动不大,甚至可在正常范围。SB、AB 及 BB 均降低,BE 负值增大。

3. 代谢性酸中毒合并代谢性碱中毒

（1）原因：常见于尿毒症或糖尿病患者因频繁呕吐而大量丢失 Cl^- 和 H^+;严重胃肠炎时呕吐合并腹泻并伴有低钾和脱水的患者。

（2）特点：由于导致血浆 HCO_3^- 浓度升高和降低的原因同时存在,彼此相互抵消,常使 HCO_3^- 浓度及血液 pH 在正常范围内,$PaCO_2$ 也常在正常范围内或小幅度变动。单纯 AG 增高型代谢性酸中毒时,AG 增高部分与 HCO_3^- 减少部分相等,而合并代谢性碱中毒使 HCO_3^- 增加,致使实测 HCO_3^- 浓度不降低,甚至还增高。因此测量 AG 值对于诊断 AG 增高型代谢性酸中毒合并代谢性碱中毒有重要意义。但 AG 正常型代谢性酸中毒合并代谢性碱中毒则无法用 AG 及血气分析来诊断,需结合病史全面分析。

二、三重性混合型酸碱平衡紊乱

同一患者体内不可能同时发生呼吸性酸中毒和呼吸性碱中毒,所以三重混合型酸碱平衡紊乱(triple acid-base disturbance)只有两种类型:呼吸性酸中毒合并代谢性碱中毒和 AG 增高型代谢性酸中毒、呼吸性碱中毒合并代谢性碱中毒和 AG 增高型代谢性酸中毒。

1. 呼吸性酸中毒合并代谢性碱中毒和 AG 增高型代谢性酸中毒　该型的特点是 $PaCO_2$ 明显增高,AG>16mmol/L,血浆 HCO_3^- 一般也升高,血 Cl^- 明显降低。

2. 呼吸性碱中毒合并代谢性碱中毒和 AG 增高型代谢性酸中毒　该型的特点是 $PaCO_2$ 降低,AG>16mmol/L,血浆 HCO_3^- 可高可低,血 Cl^- 一般低于正常。

三重性混合型酸碱失衡比较复杂,必须在充分了解原发病情的基础上,结合实验室检查进行综合分析后才能得出正确结论。

问题与思考

在混合型酸碱平衡紊乱中何种组合形式不可能出现?为什么?

第五节 判断酸碱平衡紊乱的病理生理基础

熟悉、掌握分析判断酸碱失衡的基本思路和方法,及时、正确地分析判断酸碱平衡紊乱的类型,有利于制订正确有效的治疗方案,采取有效的护理措施。目前,分析判断酸碱失衡,主要依靠血气分析诊断。在诸多的血气分析指标中,pH、HCO_3^- 浓度和 $PaCO_2$ 是三个最重要的变量,可据此协助判断有无酸碱平衡紊乱以及紊乱的类型。一般应遵循以下规律:

1. 根据 pH 变化确定是酸中毒还是碱中毒 pH<7.35 为酸中毒,pH>7.45 则为碱中毒。

2. 根据病史和原发性失衡判断是呼吸性还是代谢性酸碱平衡紊乱 根据病史和(或)Henderson-Hassalbalch 方程式中 pH、$PaCO_2$、HCO_3^- 浓度三个变量之间的关系,综合判断 $PaCO_2$ 和 HCO_3^- 哪个是原发改变,哪个是继发改变。病史中如有通气障碍或通气过度的情况,$PaCO_2$ 的变化为原发性改变,该患者可能出现呼吸性酸碱平衡紊乱;如病史中存在固定酸增多/减少或 HCO_3^- 减少/增多的情况时,则 HCO_3^- 浓度的变化为原发性改变,该患者可能出现代谢性酸碱平衡紊乱。各种单纯型酸碱平衡紊乱的发病环节和检测指标的变化见表 3-4。

表 3-4 单纯型酸碱平衡紊乱发病环节和检测指标的变化

	代谢性酸中毒	呼吸性酸中毒	代谢性碱中毒	呼吸性碱中毒
发病原因	酸潴留或碱丢失	通气不足	碱潴留或酸丢失	通气过度
原发环节	血浆[HCO_3^-]↓	P_aCO_2↑	血浆[HCO_3^-]↑	P_aCO_2↓
P_aCO_2	↓	↑↑	↑	↓↓
[HCO_3^-]	↓↓	↑	↑↑	↓
血浆 pH	正常或↓		正常或↑	
尿液 pH	↓*		↑**	

*高钾血症所致代谢性酸中毒时尿液 pH↑;**低钾血症所致代谢性碱中毒时尿液 pH↓

3. 根据代偿情况判断是单纯型还是混合型酸碱平衡紊乱 $PaCO_2$ 和 HCO_3^- 浓度变化方向相反者为酸碱一致型混合型酸碱平衡紊乱;$PaCO_2$ 和 HCO_3^- 浓度变化方向一致者可能为酸碱混合型酸碱平衡紊乱或某种单纯型酸碱平衡紊乱。单纯型酸碱平衡紊乱的继发性代偿变化与原发性变化同向,但继发性代偿变化是有一定限度的。机体对单纯型酸碱平衡紊乱的代偿能力受到多种因素的综合制约。例如,代谢性碱中毒时,通过代偿,肺通气量下降,使 $PaCO_2$ 升高,但其升高有一定限度,到 55mmHg 就不再上升。这是因为 $PaCO_2$ 升高和缺氧会兴奋呼吸中枢,使肺通气量维持于一定水平,不会无限下降。因此在单纯型酸碱平衡紊乱时,机体的代偿变化不会超过代偿预计值。如果代偿变化超过了代偿预计值则为混合型酸碱平衡紊乱。各种单纯型酸碱失衡的代偿计算公式见表 3-5。

表 3-5 单纯型酸碱失衡的预计代偿公式

原发紊乱	原发性变化	代偿性变化	代偿预测值	代偿时限	代偿极限
代谢性酸中毒	$[HCO_3^-]\downarrow\downarrow$	$P_aCO_2\downarrow$	$\Delta P_aCO_2\downarrow=1.2\times\Delta[HCO_3^-]\pm2$	12~24 小时	10mmHg
代谢性碱中毒	$[HCO_3^-]\uparrow\uparrow$	$P_aCO_2\uparrow$	$\Delta P_aCO_2\uparrow=0.7\times\Delta[HCO_3^-]\pm5$	12~24 小时	55mmHg
呼吸性酸中毒	$P_aCO_2\uparrow\uparrow$	$[HCO_3^-]\uparrow$	急性：$\Delta[HCO_3^-]\uparrow=0.1\times\Delta P_aCO_2\pm1.5$	几分钟	30mmol/L
			慢性：$\Delta[HCO_3^-]\uparrow=0.35\times\Delta P_aCO_2\pm3$	3~5 天	42~45mmol/L
呼吸性碱中毒	$P_aCO_2\downarrow\downarrow$	$[HCO_3^-]\downarrow$	急性：$\Delta[HCO_3^-]=0.2\times\Delta P_aCO_2\pm2.5$	几分钟	18mmol/L
			慢性：$\Delta[HCO_3^-]=0.5\times\Delta P_aCO_2\pm2.5$	3~5 天	12~15mmol/L

注：① "Δ"为变化值；②代偿极限：指单纯型酸碱失衡所能达到的最小值或最大值；③代偿时限：指体内达到最大代偿反应所需的时间

4. 根据 AG 值判断有无潜在的代谢性酸碱平衡紊乱及其类型　　AG 值是区别代谢性酸中毒的标志，也是判断单纯型或混合型酸碱平衡紊乱的重要指标。AG 大于正常值提示存在有 AG 增高型代谢性酸中毒。目前多以 AG>16mmol/L，作为判断是否有 AG 增高型代谢性酸中毒的界限。单纯的 AG 增高型代谢性酸中毒，AG 增高部分与血浆 HCO_3^- 浓度减少部分相等，即 $\Delta AG=\Delta[HCO_3^-]$。混合有代谢性碱中毒时，因有血浆 HCO_3^- 浓度增加，使得实测的血浆 HCO_3^- 浓度减少不明显。出现 $\Delta AG>\Delta[HCO_3^-]$，提示合并有代谢性碱中毒。

根据血气报告，比照酸碱图，可以快速、准确地判断酸碱失衡的类型。酸碱图是各种不同酸碱平衡紊乱时动脉血 pH（或 H^+ 浓度）、$PaCO_2$ 和 HCO_3^- 浓度三个变量关系的相关坐标图，为临床上酸碱失衡的正确诊断提供简便手段。图 3-9 纵坐标代表 $PaCO_2$，横坐标代表 pH（或 H^+ 浓度），根据这两项参数及其与斜形等位线的交汇点，可查出中线的血浆 HCO_3^- 浓度值和左上角的 BE 值，从而判断单纯型或双重混合型酸碱失衡。各参数交汇点落在相应线区内时，为图示的单纯型酸碱平衡紊乱；如果落在线区外，则为相邻两个图示的单纯型酸碱失衡的并发，即呼吸性和代谢性混合型酸碱失衡。

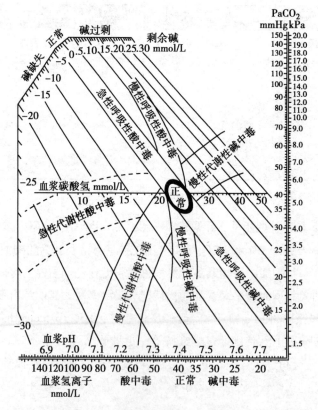

图 3-9　各种类型酸碱平衡紊乱时血浆 pH、$PaCO_2$ 及 HCO_3^- 变化

酸碱平衡紊乱的分析判断

试用所学知识及判断酸碱平衡紊乱的基本思路,分析以下病例:

病例1:某慢性心力衰竭患者,因下肢水肿服用利尿剂治疗2周,血pH 7.52,$PaCO_2$ 58mmHg,SB 46mmol/L。该患者发生何种酸碱平衡紊乱?

分析:①该患者pH升高,表明为失代偿性碱中毒;②患者因水肿服用利尿剂治疗,利尿剂常因肾失H^+过多以及缺K^+等因素导致代谢性碱中毒,根据血pH和病史考虑为代谢性碱中毒,血浆HCO_3^-增高为原发性的,$PaCO_2$增高为继发性的变化;③根据代偿预计公式,计算$PaCO_2$代偿预计值应为(55.4±5)mmHg,实测值为58mmHg,实测值在代偿预计值范围内,故为单纯性代谢性碱中毒,$PaCO_2$的增高是代偿性的。

病例2:某肝性脑病患者,血pH 7.47,$PaCO_2$ 26.6mmHg,$[HCO_3^-]$ 19.3mmol/L。该患者发生何种酸碱平衡紊乱?

分析:①该患者pH升高,表明为失代偿性碱中毒;②根据病史,患者患肝性脑病,可考虑为呼吸性碱中毒,$PaCO_2$下降为原发性的,$[HCO_3^-]$下降为继发性变化;③根据代偿预计公式,计算$[HCO_3^-]$代偿预计值应为(17.3±2.5)mmol/L,实测值为19.3mmol/L,实测值在代偿预计值范围内,故为单纯性呼吸性碱中毒,$[HCO_3^-]$的下降是代偿性的。

病例3:某糖尿病患者呼吸深快,pH 7.20,AB 4mmol/L,$PaCO_2$ 16mmHg。该患者发生何种酸碱平衡紊乱?为何会出现呼吸深快?

分析:①该患者pH 7.20,低于正常,表明为失代偿性酸中毒;②AB降低,仅为4mmol/L,$PaCO_2$ 16mmHg,低于正常。根据病史,患者患糖尿病,因葡萄糖利用障碍使脂肪分解加速,产生大量酮体,血中固定酸增加,血浆中HCO_3^-因缓冲固定酸而被消耗,故AB降低为原发性变化,$PaCO_2$降低为代偿性变化,符合代谢性酸中毒的特征;③根据代偿预计公式,计算$PaCO_2$代偿预计值在代偿范围内,故患者为单纯型代谢性酸中毒;④呼吸深快的机制和意义:血浆H^+浓度升高,刺激外周化学感受器反射性兴奋呼吸中枢,引起呼吸加深加快,肺通气量增加,CO_2排出增多,使$PaCO_2$代偿性降低,以使$[HCO_3^-]/[H_2CO_3]$比值保持在20:1,维持血pH稳定。

病例4:某肾衰竭患者因无尿放置了导尿管,两天后出现发热,尿常规检查白细胞和细菌阳性。血气检查结果为:pH 7.32,$PaCO_2$ 20mmHg,$[HCO_3^-]$ 10mmol/L。该患者发生何种酸碱平衡紊乱?

分析:①该患者pH7.32,低于正常,表明有酸中毒;②pH、$PaCO_2$和$[HCO_3^-]$均降低,引起pH降低的原发因素可以是$PaCO_2$升高或$[HCO_3^-]$降低,结合病史患者有肾衰竭,故可考虑为代谢性酸中毒;③根据代偿预计公式,患者若是单纯型代谢性酸中毒,其$PaCO_2$应为(23.2±2)mmHg,此患者$PaCO_2$ 20mmHg,低于代偿预计值,表明患者不是单纯型代谢性酸中毒,而是合并呼吸性碱中毒,为二重性酸碱平衡紊乱。

病例5:某肺心病经过治疗的患者,pH 7.4,$PaCO_2$ 57mmHg,$[HCO_3^-]$ 40mmol/L。该患者发生何种酸碱平衡紊乱?

分析:①该患者pH正常,但$PaCO_2$和$[HCO_3^-]$均偏高,提示有单纯型代偿性酸碱平衡紊乱或混合型酸碱平衡紊乱;②根据病史,患者患肺心病,可考虑为呼吸性酸中毒,$PaCO_2$升高为原发性的,$[HCO_3^-]$升高为继发性变化;③根据代偿预计公式,计算$[HCO_3^-]$代偿预计值应为(30.8±3)mmol/L,实测值为40mmol/L,超出了代偿预计值,表示有代谢性碱中毒存在,故患者不是单纯型呼吸性酸中毒,而是合并代谢性碱中毒,为二重性酸碱平衡紊乱。

病例6:某肺心病、呼吸衰竭合并肺性脑病患者,用利尿剂、激素等治疗后,pH 7.43,$PaCO_2$ 61mmHg,$[HCO_3^-]$ 38mmol/L,$[Na^+]$ 140mmol/L,$[Cl^-]$ 74mmol/L,$[K^+]$ 3.5mmol/L。

分析:①该患者pH略高于正常,提示有混合型酸碱平衡紊乱或单纯轻度碱中毒;②根据病史$PaCO_2$为原发性增高,患者存在慢性呼吸性酸中毒;③计算[HCO_3^-]代偿预计值应为(32.4±3)mmol/L,实测值为38mmol/L,表示有代谢性碱中毒存在;④计算 AG 值,AG＝140－38－74＝28mmol/L,明显升高,提示患者还有代谢性酸中毒存在,故该患者为三重性混合型酸碱平衡紊乱,即呼吸性酸中毒合并 AG 增高型代谢性酸中毒和代谢性碱中毒。

(王 雯)

学习小结

生理情况下机体维持体液酸碱度的相对稳定性,即维持 pH 在恒定范围内的过程称为酸碱平衡。 当多种原因导致机体酸或碱超量负荷、严重不足或调节机制障碍,而出现机体内环境酸碱度的稳定性破坏,称为酸碱平衡紊乱或酸碱失衡。 反映酸碱平衡状况的常用指标包括: 酸碱度(pH)、动脉血 CO_2 分压($PaCO_2$)、标准碳酸氢盐(SB)、实际碳酸氢盐(AB)、缓冲碱(BB)、碱剩余(BE)、阴离子间隙(AG)。

酸碱平衡紊乱可分为单纯型酸碱平衡紊乱和混合型酸碱平衡紊乱,血液 pH 降低称为酸中毒,pH 升高称为碱中毒。 单纯型酸碱平衡紊乱分为四种: 呼吸性酸中毒、呼吸性碱中毒、代谢性酸中毒和代谢性碱中毒。 在单纯型酸中毒或碱中毒时,通过机体的代偿,使得[HCO_3^-]/[H_2CO_3]比值保持在 20：1,则血液 pH

仍可维持在正常范围之内,此为代偿性酸碱失衡;如果血液 pH 低于或高于正常范围,则为失代偿性酸碱失衡。 机体对代谢性酸碱失衡的代偿调节包含血液的缓冲作用、肺的代偿调节、细胞内外离子交换和肾脏的代偿调节。 呼吸性酸碱失衡主要靠细胞内缓冲系统的缓冲(急性)和肾脏的代偿调节(慢性)。

急性代谢性酸中毒主要引起心血管系统、中枢神经系统功能障碍、高钾血症,而慢性代谢性酸中毒还可以导致骨骼改变等。 严重代谢性碱中毒则可引起中枢神经系统兴奋症状,伴随氧离曲线左移(缺氧)、神经肌肉兴奋性增高及低钾血症等症状。 呼吸性酸碱失衡与代谢性酸碱失衡对机体的影响是类似的,但因为 CO_2 易透过血脑屏障和对脑血流量的直接干扰作用,呼吸性酸碱失衡时中枢神经系统的功能紊乱要比代谢性酸碱失衡时更为严重。

复习参考题

1. 动脉血 pH 正常,是否表明无酸碱失衡？ 为什么？

2. 长期饥饿可引起何种酸碱平衡紊乱？ 为什么？

3. 剧烈呕吐常引起哪种酸碱平衡紊乱？ 试分析其发生机制。

4. 原发性醛固酮增多症可引起何种酸碱平衡紊乱？ 为什么？

5. 酸中毒对机体有何影响？ 为何呼吸性酸中毒时中枢神经系统的功能紊乱要比代谢性酸中毒时更为严重？

6. 试述代谢性酸中毒时机体的代偿方式。

7. 急、慢性呼吸性酸中毒时机体的代偿方式有何不同？ 为什么？

8. 试分析酸中毒与血钾变化的相互关系及机制。

9. 呼吸性酸中毒在通气尚未改善前,可否直接采用碱性药物治疗？ 为什么？

10. 严重低钾血症患者发生代谢性碱中毒,可否用盐水治疗？ 为什么？

11. 双重性混合型酸碱平衡紊乱有哪几种类型？

12. 三重性混合型酸碱平衡紊乱有哪几种类型？

第四章　糖代谢紊乱

04章

学习目标	
掌握	各型糖代谢紊乱的概念，病因与发病机制；高血糖症对代谢、心血管系统、神经系统和晶状体的影响。
熟悉	低血糖症对机体的影响。
了解	糖代谢紊乱防治的病理生理学基础。

糖是三大营养素之一，为人体主要的能量来源，参与构成人体的重要组成成分的糖蛋白，在人体中具有极重要的生理功能。在正常情况下，机体内在调节系统能够保持糖代谢处于动态平衡状态，使血糖浓度局限在一定的生理范围内（3.89~6.11mmol/L）波动。参与机体糖代谢调节的激素有胰岛素、胰高血糖素、肾上腺素、糖皮质激素和生长激素等。其中胰岛素是体内唯一降低血糖的激素，它能增强靶细胞对葡萄糖的摄取利用，此外也促进糖原、脂肪、蛋白质合成；其他的激素如胰高血糖素、肾上腺素、糖皮质激素和生长激素等均能使血糖水平升高。当机体发生糖代谢紊乱时，可出现高血糖症（血糖浓度过高）或低血糖症（血糖浓度过低）。测定空腹血糖和尿糖是反映体内糖代谢状态的常用指标。

第一节　高血糖症

高血糖症（hyperglycemia）指空腹时血糖水平高于 6.9mmol/L（125mg/dl）。当血糖高于其肾阈值9.0mmol/L（160mg/dl）时，则出现尿糖。

在一些生理情况下，有可能发生暂时性的高血糖及尿糖，如情绪激动致交感神经系统兴奋和肾上腺素分泌增加，血糖浓度升高，出现情感性尿糖；或一次性摄入大量糖，致血糖迅速升高，出现饮食性尿糖。生理情况下的暂时性高血糖及尿糖，空腹血糖均属正常，并无更多的临床意义。糖尿病（diabetes mellitus）是临床上常见的高血糖症，是一组以慢性血糖升高，糖、脂肪和蛋白质代谢紊乱为特征的代谢性疾病，是由于胰岛素分泌和（或）作用缺陷所引起。长期的糖、脂肪和蛋白质代谢紊乱可引发多系统损害，导致眼、肾、神经、心脏、血管等组织器官的慢性进行性病变、功能减退及衰竭；病情严重或应激时可发生急性严重代谢紊乱，如糖尿病酮症酸中毒、高血糖高渗状态等。

一、病因与发病机制

高血糖症的病因和发病机制极为复杂，至今尚未完全阐明。胰岛素分泌障碍、胰岛素抵抗、胰高血糖素分泌失调、遗传因素及环境因素等多种原因单一或共同参与高血糖症的发病过程（图4-1）。

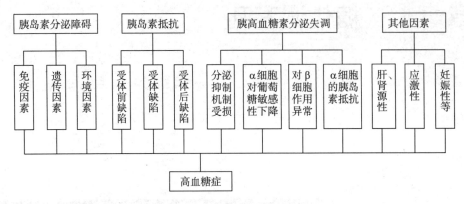

图 4-1　高血糖症的病因和发病机制

（一）胰岛素分泌障碍

胰岛素的量和功能是调控稳定血糖水平的基本条件。胰岛素由胰岛 β 细胞群分泌,临床上任何原因引起胰岛 β 细胞结构和功能破坏,均可导致胰岛素分泌障碍,使血液中胰岛素含量降低,出现高血糖症。目前,已发现自身免疫因素、遗传因素及环境因素均与胰岛 β 细胞的损害有关(图 4-2)。

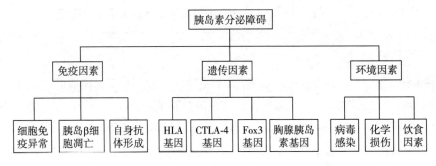

图 4-2　胰岛素分泌障碍

1. 免疫因素　胰岛 β 细胞的进行性损害是胰岛素分泌不足的关键环节,其中 90% 是由细胞免疫介导的。

（1）细胞免疫异常:细胞免疫异常在胰岛自身免疫性损伤过程中更显重要。其可能的作用包括:①介导细胞毒性 T 淋巴细胞针对胰岛 β 细胞特殊抗原产生的破坏作用;②激活的 T 淋巴细胞使辅助性 T 淋巴细胞分泌针对相应抗原的各种抗体;③激活的 T 淋巴细胞、巨噬细胞释放多种细胞因子,在 β 细胞自身免疫损伤中起重要作用。

（2）自身抗体形成:与胰岛 β 细胞的损伤有关的自身抗体主要包括抗胰岛细胞抗体(islet cell antibody,ICA)、胰岛素自身抗体(autoantibody to insulin,IAA)等,这些抗体的产生可作为胰岛 β 细胞自身免疫损伤的标志物。

（3）胰岛 β 细胞凋亡:除自身免疫性损害造成的胰岛 β 细胞坏死外,各种细胞因子或其他介质的直接或间接作用引起 β 细胞凋亡也占有重要地位。如细胞因子 IL-1β、INF-a、IFN-γ 可以通过诱导 β 细胞凋亡而损害胰岛 β 细胞。

相关链接

胰　岛　素

胰岛素是一种蛋白质类激素。体内胰岛素是由胰岛 β 细胞分泌的。1926 年首次从动物胰脏中提取到胰岛素结晶。1955 年阐明胰岛素序列的一级结构。1965 年中国科学家最早将胰岛素全长合成成功。不同种族动物(人、牛、羊、猪等)的胰岛素分子中的氨基酸种类稍有差异,图中为人胰岛素化学结构。胰岛素由A、B两个肽键组成,人胰岛素(Insulin Human)A链有11种21个氨基酸,B链有15种30个氨基酸,共16种51个氨基酸组成。其中A7(Cys)-B7(Cys)、A20(Cys)-B19(Cys)四个半胱氨酸中的巯基形成两个二硫键,使A、B两链连接起来。此外A链中A6(Cys)与A11(Cys)之间也存在一个二硫键(图4-3)。

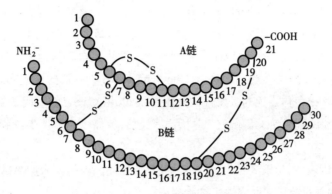

图4-3　胰岛素结构示意图

胰岛素主要作用在肝脏、肌肉及脂肪组织,调节蛋白质、糖、脂肪三大营养物质的代谢和贮存。

(1) 对糖代谢的影响:能加速葡萄糖的利用和抑制葡萄糖的生成,即使血糖的去路增加而来源减少,从而降低血糖。①加速葡萄糖的利用:胰岛素能提高细胞膜对葡萄糖的通透性,促进葡萄糖由细胞外转运到细胞内,为组织利用糖提供有利条件,又能促进葡萄糖激酶(肝内)和己糖激酶(肝外)的活性,促进葡萄糖转变为6-磷酸葡萄糖,从而加速葡萄糖的酵解和氧化。并在糖原合成酶作用下促进肝糖原和肌糖原的合成和贮存。②抑制葡萄糖的生成:抑制肝糖原分解为葡萄糖,以及抑制甘油、乳酸和氨基酸转变为糖原,减少糖原的异生。

(2) 对脂肪代谢的影响:促进脂肪的合成和贮存,抑制脂肪的分解。糖尿病时糖代谢障碍,脂肪大量动员,产生大量游离脂肪酸在肝脏氧化至乙酰辅酶A,然后变为酮体,若酮体产生过多则出现酮血症。胰岛素能抑制脂肪分解,并促进糖的利用,从而抑制酮体产生,纠正酮血症。

(3) 对蛋白质代谢的影响:促进蛋白质的合成,阻止蛋白质的分解。

(4) 胰岛素除了能调节三大营养素的代谢和贮存外,还可以促进钾离子和镁离子穿过细胞膜进入细胞内。

(5) 促进脱氧核糖核酸(DNA)、核糖核酸(RNA)及三磷酸腺苷(ATP)的合成。

胰岛素作用的靶细胞主要有肝细胞、脂肪细胞、肌肉细胞、血细胞、肺脏和肾脏的细胞、睾丸细胞等。另外,葡萄糖在红细胞及脑细胞膜的进出,葡萄糖在肾小管的重吸收以及小肠黏膜上皮细胞对葡萄糖的吸收,都不受胰岛素的影响。

2. 遗传因素　在胰岛素分泌障碍发生中,遗传易感性可能起重要作用,某些相关的基因突变可促发或加重胰岛β细胞自身免疫性损伤过程。

(1) 组织相容性抗原基因:位于6号染色体上的 HLA 基因对胰岛素分泌障碍具有促进作用。HLA-Ⅰ类分子由 HLA-A、HLA-B 和 HLA-C 基因编码。HLA-Ⅱ类分子由 HLA-DP、HLA-DQ 和 IILA-DR 基因编码。现已明确,HLA-DQβ 链和 HLA-DQα 链等位基因对胰岛β细胞免疫损伤的易感性有决定性作用。胰岛β细胞免疫耐受性(immune tolerance)的选择性丧失,可使其易于受到环境因素与特殊细胞膜抗原的相互作用的影响,进而发生自身免疫性损伤。目前认为,最高危性的基因型是 DR3/4 DQβ1 * 0302/DQβ1 * 0201。Ⅰ型糖尿病的患者中大约65%的患者有 DR3/DR4 的表达,而 DQ 基因作为 DR 基因的等位基因表达频率亦有增加。

(2) 细胞毒性 T 淋巴细胞相关性抗原 4 基因(cytotoxic T lymphocyte-associated antigen-4,CTLA-4):该

基因位于人类染色体 2q33,它编码 T 细胞表面的一个受体,参与控制 T 细胞增生和调节 T 细胞凋亡。该受体位于特异性 T 淋巴细胞表面,参与了多种 T 细胞介导的自身免疫紊乱。*CTLA-4* 基因外显子 1 第 49 位存在 A/G 的多态性。*CTLA-4* 49/A 的多态性表达,可以激活各种 T 淋巴细胞,导致胰岛 β 细胞自身免疫反应性破坏。

(3) 叉头蛋白 3 基因:叉头蛋白(forkhead helix box,Fox)是调控多种基因表达的转录因子家族,其中的成员之一 FoxP3 主要表达于 CD4$^+$CD25$^+$ 调节性 T 细胞。CD4$^+$CD25$^+$T 细胞通过对效应细胞的抑制作用,可以诱导自身耐受,在防止发生自身免疫反应中有重要作用。叉头蛋白 3 基因表达异常,CD4$^+$CD25$^+$Treg 细胞减少,不足以维持自身免疫耐受,经由 T 细胞介导可引起胰岛 β 细胞选择性破坏。临床上可见因叉头蛋白 3 基因突变所导致的 X 染色体连锁的多发性内分泌腺疾病,带有该突变基因的新生儿在出生几天内就可发生 1 型糖尿病。外源性刺激使叉头蛋白 3 基因高表达后,胰岛内调节性 T 细胞数目增多,糖尿病的发生延迟。

(4) 胸腺胰岛素基因表达:位于 8 号染色体上的胰岛素启动区内的糖尿病易感基因,影响胸腺中胰岛素基因表达,从而影响胸腺对胰岛素反应性 T 细胞的选择。

3. 环境因素 胰岛 β 细胞破坏的有关环境因素主要有病毒感染、化学因素、饮食因素等,以病毒感染最为重要。

(1) 病毒感染:已发现柯萨奇 B4 病毒、巨细胞病毒、腮腺炎病毒、肝炎病毒、风疹病毒等与胰岛 β 细胞损伤有关。

(2) 化学损伤:已发现四氧嘧啶、喷他脒等化学药物可分别通过对胰岛 β 细胞的直接毒性作用,选择性使胰岛 β 细胞快速破坏;或通过化学物质中的-SH 基团直接导致胰岛 β 细胞溶解,并可诱导胰岛 β 细胞产生自身免疫反应,导致胰岛 β 细胞进一步损伤。

(3) 饮食因素:针对携带 *HLA DQ/DR* 易感基因的敏感个体。例如牛奶蛋白与胰岛 β 细胞表面的某些抗原相似,可以通过"分子模拟机制",即当抗原决定簇相似而又不完全相同时,诱发交叉免疫反应,出现胰岛 β 细胞的自身免疫性损害。

在遗传因素的控制和环境因素的影响下,机体胰岛 β 细胞发生的自身免疫性炎症反应和进行性损害,是导致血液中胰岛素含量绝对降低的中心发病环节。

(二)胰岛素抵抗

胰岛素抵抗(insulin resistance)是指胰岛素作用的靶组织和靶器官(主要是肝脏、肌肉和脂肪组织)对胰岛素生物作用的敏感性降低,可引起高血糖症,而血液中胰岛素含量可正常或高于正常。胰岛素抵抗的发病与遗传缺陷高度相关,根据这种缺陷相对于胰岛素受体的位置,可分为受体前、受体和受体后三个水平。

1. 受体前缺陷 主要指胰岛 β 细胞分泌的胰岛素生物活性下降,失去对受体的正常生物作用。

(1) 胰岛素基因突变:胰岛素基因的特定性表达是通过 5′端的转录启动子、增强子及负性调控元件组成的上游调控序列,以及该基因的 5′端顺式作用元件和细胞内反式作用因子(转录因子)的相互作用来实现的,具有十分复杂的网络式调控体系。其中任何环节出现障碍,如胰岛素基因点突变,可引起一级结构的改变,C 肽裂解点的氨基酸不正常,可使胰岛素原转变成胰岛素不完全。变异胰岛素与受体的结合能力或生物活性降低。

(2) 胰岛素抗体形成:根据抗原的来源分为内源性抗体和外源性抗体。内源性胰岛素抗体(insulin antibody)可能系胰岛 β 细胞破坏所产生,对胰岛素生物活性有抑制作用。外源性胰岛素抗体仅出现于接受过胰岛素治疗的患者,与胰岛素制剂的纯度有关。

2. 受体缺陷 是指细胞膜上的胰岛素受体功能下降,或者数量减少,胰岛素不能与其受体正常结合,使胰岛素不能发挥降低血糖的作用。

（1）胰岛素受体异常：具有高度特异性的胰岛素受体（insulin receptor，IR）的合成很复杂，其异常多由胰岛素受体基因（insulin receptor gene，IRG）突变所致。位于19号染色体末端的胰岛素受体基因可有65种突变位点，包括错义和无义突变、插入和缺失突变以及复合重排等，可导致受体的结构或功能异常，出现受体数量减少或活性下降。可见于特殊类型的胰岛素抵抗综合征的患者。

（2）胰岛素受体抗体形成：1975年Flier等在研究合并黑色棘皮症的胰岛素抵抗综合征患者时发现存在胰岛素受体抗体（insulin receptor antibodies，IRA）。此抗体可与机体细胞膜上的胰岛素受体结合，可竞争性抑制胰岛素与其受体的结合。

3. 受体后缺陷　胰岛素与靶细胞受体结合后，信号向细胞内传递所引起的一系列代谢过程属胰岛素受体的"下游事件"。在胰岛素敏感的组织细胞胞质内存在两种胰岛素受体底物——IRS-1和IRS-2，它们是传递胰岛素各种生物作用的信号蛋白。当胰岛素受体与胰岛素结合后，激活β亚单位上的酪氨酸蛋白激酶，并使酪氨酸残基磷酸化，从而导致β亚单位活化，并与近膜区的ISR-1结合，引起后者多个酪氨酸残基磷酸化，进而ISR-1能与细胞内某些靶蛋白结合，并使之激活，如激活多种蛋白激酶以及与糖、脂肪和蛋白质代谢有关的酶系，调节细胞的代谢与生长。胰岛素信号转导途径的异常在胰岛素抵抗发生中占有主要的地位。例如，2型糖尿病的致病因素是由于受体后缺陷引起，而与胰岛素受基因突变无关。

胰岛素信号转导途径已知至少有两条，其中主要通过磷脂酰肌醇3-激酶（phosphatidylinositol 3-kinase，PI3K）转导途径介导其代谢调节作用，可大致分为4个步骤：①胰岛素经血循环到达相应靶细胞表面，与胰岛素受体的α亚基结合，同时使β亚基在酪氨酸蛋白激酶（protein tyrosine kinase，PTK）的作用下产生受体的磷酸化；②受体磷酸化后，其磷酸激酶可使胰岛素受体底物-1（insulin receptor substrate-1，IRS-1）磷酸化并使其激活；③IRS-I上磷酸化的酪氨酸与含有SH2结构域（Src homology domain 2，SH2）的信号分子PI3K结合，依次激活信号转导通路下游的多个信号分子；④通过蛋白激酶、磷酸酶的级联反应发挥胰岛素的生理学效应，如刺激葡萄糖转运体4（glucose transporter 4，GLUT4）转位，促进细胞对葡萄糖的摄取，刺激糖原合酶，调节糖原合成的一系列反应。目前发现，胰岛素信号转导异常主要发生在其中的IRS家族、PI3K、蛋白激酶B（protein kinase B，PKB）、糖原合酶激酶3（glycogen synthase kinase-3，GSK-3）以及GLUT4水平。

（1）胰岛素受体底物（insulin receptor substrate，IRS）基因变异：IRS属于细胞质中的适配蛋白，是胰岛素信号转导过程中的主要成员。IRS蛋白的不正常降解、磷酸化异常以及在细胞内的分布异常是导致胰岛素信号转导减弱和胰岛素抵抗形成的主要机制之一。

（2）PI3K异常：PI3K是由p85调节亚基和p110催化亚基构成的异源二聚体。PI3K活化后一方面加速含GLUT4的囊泡向膜转运并镶嵌在细胞膜上，调节细胞对葡萄糖的摄取；另一方面抑制磷酸烯醇式丙酮酸羧激酶（phosphoenolpyruvate carboxykinase，PEPCK）和葡萄糖-6-磷酸酶（glucose-6-phosphatase，G-6-Pase）的表达，从而抑制糖异生，增加葡萄糖利用和糖原合成。PI3K的表达和（或）活性降低，会使胰岛素信号无法通过PI3K通路传递，导致葡萄糖摄取和糖原合成受阻，从而出现胰岛素抵抗。IRS基因变异、游离脂肪酸（free fatty acid，FFA）、TNF-α等均可导致PI3K表达和激酶活性降低。

（3）PKB异常：PKB是PI3K直接的靶蛋白，PKB一旦被激活，一方面使GSK-3 N端丝氨酸9（Ser9）处磷酸化，降低GSK3活性，继而促进糖原合成、抑制糖异生；另一方面PKB还能促进CLUT4向质膜转位，增加对葡萄糖的摄取。PKB表达和（或）活性的改变与胰岛素抵抗的形成和发展有密切联系。

（4）GSK-3异常：GSK-3是一种多功能丝氨酸/苏氨酸类激酶，在基础状态下有活性，但在胰岛素、EGF、FGF等信号因子的刺激下，其丝氨酸位点发生磷酸化而失活，引起一系列细胞内效应，即启动糖原合成、促进葡萄糖转运等。在胰岛素抵抗患者的肌肉中CSK-3的表达及活性均显著升高。GSK-3的表达及活性升高与胰岛素抵抗的发生、发展有密切关系。

（5）GLUT4异常：肌肉和脂肪细胞对胰岛素刺激的葡萄糖摄取主要是通过对胰岛素敏感的GLUT4来

进行。GLUT4 的表达减少、易位受阻及含 GLUT4 的囊泡不能与细胞膜融合等因素,均与胰岛素抵抗的发生有密切关系。

综上所述,胰岛素抵抗的发生机制是错综复杂的,涉及多因素的相互作用、相互影响(图 4-4)。胰岛素信号转导障碍则是产生胰岛素抵抗和高血糖症的主要发生机制,也是当今研究的热点。但其中许多机制尚未完全明确,如细胞骨架与胰岛素信号转导关系的研究等。

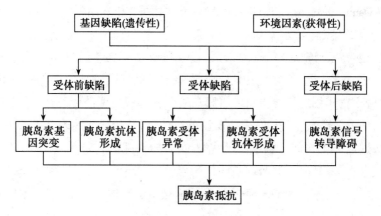

图 4-4　胰岛素抵抗的机制

(三)胰高血糖素分泌失调

胰高血糖素(glucagon)是由胰岛 α 细胞分泌的由 29 个氨基酸残基组成的直链多肽,与胰岛素的作用相拮抗,也是维持血糖稳态的关键性调节激素。血糖浓度是负反馈调节胰高血糖素分泌的主要因素。胰岛素可通过降低血糖而间接促进胰高血糖素分泌,也可通过旁分泌方式,直接作用于邻近 α 细胞,抑制其分泌;交感神经兴奋亦可促进胰高血糖素分泌。高胰高血糖素血症所致的肝葡萄糖生成(糖原分解和糖异生)过多是高血糖发病机制的重要环节。

1. 胰高血糖素分泌的抑制机制受损　胰岛素是抑制胰岛 α 细胞分泌胰高血糖素的主要因素,胰岛素缺乏造成其通过 IRS-1/PI3K 途径对胰高血糖素分泌的抑制作用减弱。

2. 胰岛 α 细胞对葡萄糖的敏感性下降　长时间的高血糖可降低胰岛 α 细胞对血糖的敏感性,导致葡萄糖反馈抑制胰高血糖素分泌的能力下降或丧失。胰高血糖素对进食刺激的反应放大,其水平异常升高。高血糖可以使 α 细胞产生近似于对血糖无反应的状况,原因可能是预先下调葡萄糖敏感点位。

3. 胰高血糖素对 β 细胞的作用异常　胰高血糖素可以调节 β 细胞的 cAMP 生成,cAMP 可进一步激活肝细胞内的磷酸化酶、脂肪酶及与糖异生有关的酶系,加速糖原分解,脂肪分解及糖异生,同时减少胰岛素分泌。胰高血糖素对 β 细胞的这一刺激作用可能是通过胰高血糖素受体和胰高血糖素样肽 1(glucagon like peptide-1,GLP-1)受体的双活化实现的。

4. 胰岛 α 细胞的胰岛素抵抗　糖尿病时高胰岛素血症与高胰高血糖素血症可以同时存在,胰岛素水平的升高并不能抑制胰高血糖素的分泌,提示胰岛 α 细胞存在胰岛素抵抗。α 细胞胰岛素抵抗是由于胰岛素受体后信号转导通路受损所致,其原因可能与血中的游离脂肪酸增加,脂毒性作用导致细胞的氧化应激反应有关。

(四)其他因素

1. 肝源性高血糖　肝硬化、急慢性肝炎、脂肪肝等肝脏疾病,可引起糖耐量减退,血糖升高。其主要机制是:①继发性胰岛功能不全;②胰高血糖素灭活减弱,糖代谢的酶系统破坏、功能结构改变,糖吸收、利用障碍;③胰岛素抵抗;④肝病治疗中使用过多的高糖饮食、大量皮质激素和利尿剂的应用等。

2. 肾源性高血糖　尿毒症、肾小球硬化等肾功能严重障碍时,由于对胰岛素有不同程度的抗拒,肝糖原分解增强,同时肾糖阈的改变,也可引起高血糖。

3. 应激性高血糖　主要与体内儿茶酚胺、皮质激素及胰高血糖素分泌增高有关,可见于外科手术、严重感染、大面积创伤、烧伤、大出血、休克等。

4. 内分泌性高血糖　体内除直接参与血糖调控的胰高血糖素外,肾上腺素、糖皮质激素、生长激素等均属胰岛素的拮抗性激素,这些激素水平升高,可明显提高机体的能量代谢水平,可见于肢端肥大症、嗜铬细胞瘤、甲亢、库欣综合征等疾病。

5. 妊娠性高血糖　妊娠时胎盘可产生雌激素、黄体酮、催乳素和胎盘生长激素等多种拮抗胰岛素的激素,还能分泌胰岛素酶,加速胰岛素的分解。

6. 药物性高血糖　重组人生长激素(recombinant human growth hormone,r-hGH)可明显升高血糖,甚至引起难以控制的高血糖症。使用抗精神病药物治疗的患者,胰岛素抵抗指数上升。免疫抑制剂他克莫司(tacrolimus,FK506)可抑制钙调磷酸酶的活性,驱动蛋白重链的去磷酸化,进而抑制葡萄糖刺激的胰岛素分泌。

7. 其他因素引起的高血糖　肥胖、高脂血症、某些肌病及遗传病、有机磷中毒等,均可引起高血糖。

二、高血糖对机体的影响

高血糖对机体的影响可以分为急性严重代谢紊乱和多系统损害。急性严重代谢紊乱包括糖尿病酮症酸中毒(diabetic ketoacidosis,DKA)和高血糖的高渗状态,多系统损害包括高血糖引起的心血管系统、神经系统、免疫系统、血液系统等影响及感染等并发症的出现。

(一)急性严重代谢紊乱

1. 渗透性脱水和糖尿　①高血糖引起高渗状态,血糖升高引起细胞外液渗透压增高,水从细胞内转移至细胞外,可导致细胞内液减少,引起细胞脱水。脑细胞脱水可引起患者不同程度的意识障碍或昏迷,称为高渗性非酮症糖尿病昏迷。②血糖浓度高于肾糖阈,肾小球滤过的葡萄糖多于肾小管重吸收的葡萄糖,葡萄糖在肾小管液中的浓度升高,小管液中的渗透压明显增高,阻止了肾小管对水的重吸收,丢失大量的细胞外液,从而出现渗透性利尿和脱水,临床表现为糖尿、多尿、口渴。

2. 酮症酸中毒　高血糖症时,由于机体不能很好地利用血糖,导致机体三大营养物质代谢紊乱,不但血糖明显升高,而且脂肪分解增加和蛋白质合成减少,分解增加。脂肪分解加速,血中游离脂肪酸增加,脂肪酸在肝脏经 β 氧化产生大量乙酰辅酶 A,由于糖代谢紊乱,草酰乙酸的供应不足,导致乙酰辅酶 A 不能进入三羧酸循环氧化供能而缩合成酮体。酮体包括 β-羟丁酸、乙酰乙酸和丙酮。蛋白质合成减少,分解增加,导致血液中成糖、成酮的氨基酸增加,进一步升高了血糖和血酮体,发展为酮症酸中毒和高钾血症(图 4-5)。

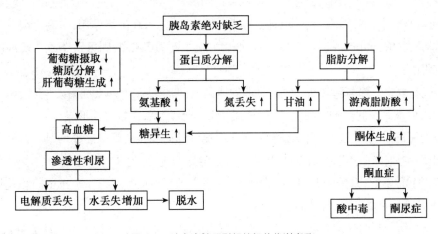

图 4-5　胰岛素缺乏引起的机体代谢紊乱

(二)多系统损害

高血糖时,血红蛋白两条 β 链 N 端的缬氨酸可与葡萄糖化合生成糖化血红蛋白。血糖和血红蛋白的结合生成糖化血红蛋白是不可逆反应,并与血糖浓度成正比,且保持 120 天左右,由于血红蛋白发生糖基化,且组织蛋白也发生非酶糖化,生成糖化终产物。糖化终产物刺激糖、脂及蛋白质,自由基生成增多,导致相应的组织结构变化(图 4-6)。

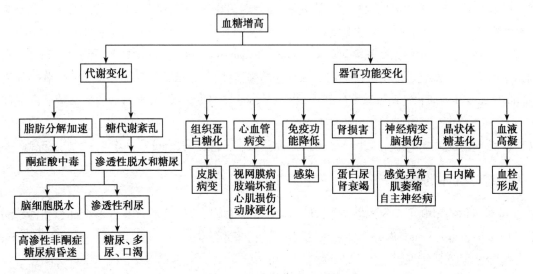

图 4-6　高血糖对机体功能的影响

1. 高血糖对心血管系统的影响　高血糖对心血管系统的影响是多方面的:①急性高血糖可引起心肌细胞凋亡,进而损伤心功能;②高血糖可引起内皮细胞黏附性增加、新血管生成紊乱、血管渗透性增加、炎症反应、血栓形成等;③高血糖可以增加血液黏滞度和血中钠尿肽水平;④高血糖引起血管基底膜增厚。微血管的典型改变是微循环障碍和微血管基底膜增厚,病变主要表现在视网膜、肾、神经和心肌组织,其中尤以高血糖肾病和视网膜病最为重要;而大血管病变可导致动脉粥样硬化的发生,主要侵犯主动脉、冠状动脉、脑动脉、肾动脉和肢体外周动脉等,引起冠心病、缺血性或出血性脑血管病、肾动脉硬化、肢体动脉硬化等。

2. 高血糖对神经系统的影响　高血糖所引起的神经病变包括外周神经病变和自主神经病变,其发生机制可能与高血糖所致的代谢或渗透压张力的改变有关。高血糖是急性脑损伤的促发因素之一,它在导致脑缺血的同时还可继发神经元的损伤、增加脑卒中的概率。

3. 高血糖对免疫系统的影响　高血糖对免疫系统的影响主要表现为使吞噬细胞的功能降低。其发生机制是:①高血糖减弱中性粒细胞和单核细胞的黏附、趋化、吞噬和杀菌等作用;②高血糖可升高血中超氧化物浓度及硝基酪氨酸(nitrotyrosine, NT)水平。血中升高的硝基酪氨酸则可以诱导心肌细胞、内皮细胞、神经元细胞的凋亡。

血糖增高极易发生念珠菌和其他一些罕见菌的感染;长期尿糖阳性的女性易发生阴道炎。

4. 高血糖对血液系统的影响　高血糖可引起血液凝固性增高,导致血栓形成。

5. 高血糖对眼的影响　高血糖可导致视网膜中微循环障碍和微血管基底膜增厚。长期高血糖可引起晶状体肿胀,出现空泡,某些透明蛋白变性、聚合、沉淀,导致白内障。

6. 高血糖对其他器官、系统的影响　高血糖时,由于组织蛋白糖基化(glycosylation)作用增加和血管病变,皮肤出现萎缩性棕色斑、皮疹样黄瘤。

长期血糖增高所引起的代谢紊乱、血管病变,可导致骨和关节的病变,如关节活动障碍、骨质疏松等。

三、高血糖症防治的病理生理基础

（一）饮食疗法

合理的饮食有利于控制高血糖,减轻体重,改善代谢紊乱;同时可以减轻胰岛 β 细胞的负担,使胰岛组织得到适当恢复;并可减少降糖药物的剂量。

（二）运动疗法

长期、合理地运动可降低机体儿茶酚胺的分泌,血浆胰岛素水平降低,上调胰岛素受体数提高肌肉等组织对胰岛素的敏感性和葡萄糖的利用能力。同时,可以增强外周组织的脂蛋白酶活性,提高肌肉利用脂肪酸能力,改善脂质代谢紊乱,降低血脂水平,控制体重。

（三）药物治疗

1. 降糖药物　口服药物包括增加胰岛素敏感性或刺激胰岛素分泌的药物。如磺酰脲类药物格列本脲、格列吡嗪、格列奇特等,主要作用是刺激胰岛 β 细胞分泌胰岛素,使血糖降低。

2. 胰岛素治疗　应用外源性的胰岛素可快速有效的降低血糖浓度,控制高血糖症;或作为体内胰岛素绝对缺乏的终身替代治疗,有可能延缓自身免疫对胰岛 β 细胞的损害。在使用降糖药物尤其是胰岛素时,应密切监测血糖水平,根据血糖水平及时调整降糖药物的剂量。

3. 其他治疗　可进行胰腺移植、胰岛细胞移植、干细胞治疗等,以替代损伤的胰岛 β 细胞分泌胰岛素。

第二节　低血糖症

低血糖症(hypoglycemia)指空腹时血糖水平低于 2.8mmol/L(50mg/dl)。低血糖症可由多种病因引起,是以血糖浓度过低、交感神经兴奋和脑细胞缺氧为主要表现的临床综合征,即:①血糖低于极限;②出现以神经、精神症状为主的综合征;③给予葡萄糖后,症状立即缓解。

一、病因及发病机制

低血糖症的中心发病环节为血糖的来源小于去路,包括机体的葡萄糖摄入减少、肝糖原分解和糖异生减少和(或)机体组织消耗利用葡萄糖增多两个方面。

（一）血糖来源减少

1. 营养不良　①各种原因引起的机体脂肪大量消耗后,肝糖原储备减少,易致低血糖症发生;②严重肌肉萎缩的患者,由于肌肉蛋白含量减低,不能为肝脏的糖异生提供足够的原料,较难维持正常血糖浓度;③神经性畏食症患者病情发展出现严重肝功能损害时,可出现自发性低血糖。

2. 肝功能衰竭　常见于重症肝炎、肝硬化、肝癌晚期。可能由于①肝细胞广泛损害致肝糖原合成储备严重不足,糖原分解减少、糖异生障碍;②肝细胞对胰岛素的分解灭活减少,使血浆胰岛素水平增高;③肝癌或肝硬化时对葡萄糖消耗增多。癌组织产生胰岛素样物质;④肝内雌激素灭活减弱,血中含量增高,拮抗生长激素及胰高血糖素的作用。

3. 肾功能不全　肾脏在正常情况下糖异生能力只有肝脏的 1/20,长期饥饿时肾糖异生能力则可大为增加,成为拮抗低血糖的主要器官之一。肾衰竭时肾糖异生减少,肾廓清胰岛素能力减低而易发生低血糖。慢性肾衰竭时糖代谢紊乱机制是多方面的,主要包括①血丙氨酸水平降低,致糖原异生底物不足;②肝葡萄糖输出增加;③胰岛素分泌异常;④肾脏对胰岛素清除率下降;⑤肾性糖尿病患者由尿路失糖过多。

4. 升高血糖激素缺乏

（1）胰高血糖素缺乏:胰高血糖素对低血糖的反应性下降,负反馈调节机制受损,引起低血糖症。如特发性反应性低血糖,可能与胰高血糖素受体的降解和受体敏感性下降及分泌障碍有关。

（2）糖皮质激素缺乏:肾上腺皮质功能减退,糖皮质激素分泌减少,引起①抑制肌蛋白分解,氨基酸产生减少,肝脏糖异生原料减少,糖异生途径的关键酶——磷酸烯醇式丙酮酸羧激酶的合成减少;②促进肝外组织摄取和利用葡萄糖;③抑制脂肪组织动员,血中游离脂酸减少,也可间接促进周围组织摄取葡萄糖,引起低血糖症。

（3）肾上腺素缺乏:肾上腺素主要在应激状态下发挥其血糖调节作用,可以加速糖原分解,升高血糖水平。肾上腺素减少可以引起应激性低糖血症。

（二）血糖去路增加

1. 血液中胰岛素增高

（1）胰岛素自身抗体和抗胰岛素受体自身抗体形成:①抗胰岛素抗体可与胰岛素结合,形成无生物活性的复合物,使胰岛素的降解减少,当胰岛素与抗体突然解离释放出大量游离胰岛素即可造成低血糖症,如胰岛素自身免疫综合征(insulin autoimmunity syndrome,IAS),可能是继胰岛素瘤和胰腺外巨大肿瘤(分泌异常的胰岛素样生长因子-Ⅱ)之后,引起自发性低血糖的第三大原因;②抗胰岛素受体抗体具有很强的胰岛素活性,其活性比胰岛素强10倍,抗胰岛素受体抗体与胰岛素受体结合产生类胰岛素作用也可引起低血糖。

（2）自主神经功能紊乱:如特发性功能性低血糖症,主要见于情绪不稳定和神经质的中年女性,精神刺激、焦虑常可诱发。其发病可能是由于自主神经功能紊乱时,迷走神经紧张性增高使胃排空加速及胰岛素分泌过多引起。

（3）与饮食相关的反应性低血糖:可能与进食后神经体液对胰岛素分泌或糖代谢调节欠稳定有关。①胃切除术后食物从胃排至小肠速度加快,葡萄糖吸收过快;肝硬化患者营养物质的快速消化吸收,刺激胰岛素大量分泌,其分泌高峰晚于血糖高峰,多于进食后2小时左右出现;②早期2型糖尿病患者胰岛素快速分泌相出现障碍,胰岛素从胰腺β细胞释放延迟,表现为葡萄糖耐量试验(oral glucose tolerance test,OGTT)的早期为高血糖,继之发生迟发性低血糖。

2. 胰岛素-葡萄糖偶联机制缺陷　胰岛β细胞磺酰脲类药物受体或谷氨酸脱氢酶缺乏引起β细胞内的胰岛素-葡萄糖偶联机制缺陷,β细胞的K^+通道由磺酰脲类药物受体(sulfonylurea receptor 1,SUR1)和内向整流钾通道(KIR6·2)二种亚单位组成。SUR1和KIR6·2基因突变后,SUR1对Mg^{2+}-ADP兴奋性反应下降,ADP拮抗ATP对K^+通道的抑制作用减弱,导致K^+通道关闭,细胞处于除极状态,Ca^{2+}通道自动开放,β细胞内Ca^{2+}增加,诱发胰岛素持续分泌,导致低血糖发生。

3. 葡萄糖消耗过多　常见于哺乳期妇女、剧烈运动或长时间重体力劳动后,尤其是自主神经不稳定或糖原储备不足者。临床还见于重度腹泻、高热和重症甲状腺功能亢进者。

二、低血糖对机体的影响

低血糖症对机体的影响以神经系统为主,尤其是交感神经和脑部。

（一）对交感神经的影响

低血糖刺激交感神经受后,儿茶酚胺分泌增多,可刺激胰高血糖素的分泌导致血糖水平增高,又可作用于β肾上腺素受体而影响心血管系统。表现为烦躁不安、面色苍白、大汗淋漓、心动过速和血压升高等交感神经兴奋的症状,伴冠心病者常因低血糖发作而诱发心绞痛甚至心肌梗死。

（二）对中枢神经系统的影响

中枢神经系统对低血糖最为敏感。最初仅表现为心智、精神活动轻度受损,继之出现大脑皮质受抑制症状,随后皮质下中枢和脑干相继受累,最终将累及延髓而致呼吸循环功能障碍。其机制为:①神经细胞本身无能量贮备,其所需能量几乎完全依赖于血糖提供;②脑细胞对葡萄糖的利用无需外周胰岛素参与。

中枢神经每小时约消耗6g葡萄糖,低血糖症时脑细胞能量来源减少,很快出现神经症状,称为神经低血糖(neuroglycopenia)。

(三)低血糖发作的警觉症状不敏感

反复发作的低血糖可减少低血糖发作的警觉症状,促发无察觉性低血糖产生。低血糖昏迷时,分泌物或异物误吸入气管可引发窒息或肺部感染,甚至诱发急性呼吸窘迫综合征。

三、低血糖症防治的病理生理基础

临床上低血糖症常由药物引起,故应加强合理用药。反复严重低血糖发作且持续时间较长者,易引起不可恢复的脑损害,故应及早识别和防治。

(一)病因学防治

1. 积极寻找致病原因　若因药物引起应及时停药或调整用药品种和剂量,特别应注意胰岛素和半衰期较长的口服降糖药的用量。确诊的胰岛素瘤或胰外肿瘤可行肿瘤切除术。营养不良、肝肾疾病等所致的低血糖除对症处理外,应积极治疗原发病。

2. 摄入足够碳水化合物　进餐应"定时、定量",保证每餐摄入足量的复合碳水化合物(各类主食),防止血糖出现剧烈的波动。

3. 避免过度疲劳及剧烈运动　当机体能量消耗急剧增高时,要及时加餐,补充营养;同时应注意适当减少降血糖药物的用量。

(二)低血糖发作时的处理原则

迅速补充葡萄糖,恢复正常血糖水平,维护重要脏器功能是决定预后的关键。因此,在低血糖发作的当时,应立即摄入含糖较高的食物,如糖果、饼干、果汁等。严重时应及时静脉推注50%葡萄糖40~60ml,可迅速升高血糖。

案例4-1

患者刘某某,女,57岁,身高1.62m,体重62kg,以"口渴、多饮、乏力2年余,加重1个月"为主诉。2年前因感口渴、多饮、乏力而到医院体检。查空腹血糖11.5mmol/L,诊断为"糖尿病",予消渴丸5粒,3次/d口服,盐酸二甲双胍250mg,3次/d口服,症状逐渐减轻,血糖下降。后规律服用以上药物,病情控制较平稳。1个月前患者自感口渴、多饮、多尿症状明显加重,于当地医院查空腹血糖较前明显升高(14.1mmol/L),经加用降糖药治疗后,症状无明显改善,血糖下降不明显(11.8mmol/L)。来我院检查,患者食欲较差且饭后腹胀,饮水量为2500~3000ml,小便11~15次/d,每次200~300ml,睡眠较差。体重较前减轻约5kg。且伴有肢体末端麻木,呈针刺样及蚁爬感,双侧对称,偶有视力减退。有家族性糖尿病史。体重指数(BMI)为23.6。空腹血糖:12.5mmol/L,餐后1小时20.6mmol/L,餐后2小时21.9mmol/L,餐后3小时18.8mmol/L。初步诊断为2型糖尿病,周围神经病变及视网膜病变。

试分析:

1. 患者发病的原因与机制?

2. 患者视网膜病变的机制是什么?

3. 患者为什么多尿?

4. 患者周围神经病变的机制是什么?

(姚素艳)

糖是机体的主要能量来源，也是结构物质的重要组成部分。正常的血糖浓度是 3.89~6.11mmoL/L。糖代谢紊乱分为高血糖症和低血糖症。

高血糖症病因和发病机制包括：胰岛素分泌障碍、胰岛素抵抗、胰高血糖素分泌失调和其他因素。高血糖症可引起代谢紊乱、心血管系统损害、神经系统病变和眼晶状体的损伤等多系统的损害。高血糖症防治措施主要包括：消除病因，运动疗法和药物治疗。

低血糖症的病因和发病机制包括：血糖来源减少和血糖去路增加。低血糖症对神经系统影响为主，尤其是交感神经和脑部。低血糖症主要防治措施是消除病因学和发作时的处理。

1. 简述胰岛素抵抗的机制。

2. 胰高血糖素失调引起高血糖症的机制是什么？

3. 高血糖引起酮症酸中毒的机制是什么？

4. 高血糖引起渗透性脱水的机制是什么？

5. 高血糖对心血管系统有哪些影响？

6. 高血糖对眼晶状体有什么影响？为什么？

7. 低血糖发作时的处理原则是什么？

第五章　　脂代谢紊乱

学习目标	
掌握	各型脂代谢紊乱的概念，病因与发病机制。
熟悉	脂代谢紊乱的分型，脂代谢紊乱对机体的影响。
了解	脂代谢紊乱防治的病理生理学基础。

脂质（lipid）是脂肪酸和醇作用生成的酯及其衍生物的总称，是一大类中性的脂溶性化合物。脂质是构成生物膜和参与细胞基础代谢的必需物质。脂质由外源性摄取和内源性合成而来，其在体内不能完全分解，主要是通过构成生物膜、转化为固醇类激素、7-脱氧胆固醇和胆汁酸而参与体内代谢或排出体外。脂代谢紊乱是指因基因突变和（或）环境因素相互作用，影响正常脂代谢造成血液及其他组织器官中脂类及其代谢产物的异常。

血脂是血浆中脂质成分的总称，包括甘油三酯（triglycerides，TG）、磷脂、胆固醇、胆固醇酯（cholesterol ester，CE）和游离脂肪酸（free fatty acid，FFA）等。外源性摄取脂质、内源性合成脂质及脂肪组织贮存的脂肪动员都必须先经血液再到其他组织，因此脂代谢的核心是血脂代谢。脂质不溶于水，必须与载脂蛋白（apolipoprotein，apo）结合形成脂蛋白（lipoprotein）才能溶于血液，被运输至组织细胞。脂蛋白是脂质成分在血液中存在、转运及代谢的形式。血浆脂蛋白代谢紊乱常为血脂代谢紊乱的反映，是指各种因素造成血浆中一种或多种脂质成分增高或降低、脂蛋白量和质发生改变，主要表现为高脂蛋白血症和低脂蛋白血症。脂代谢紊乱可引起一些严重危害人体健康的疾病，如动脉粥样硬化性心血管疾病、肥胖、非酒精性脂肪性肝病等。

第一节　概述

一、脂蛋白的组成、分类和功能

成熟的脂蛋白是球形颗粒，由含 CE 和 TG 的疏水性核和含磷脂、游离胆固醇（free cholesterol，FC）、载脂蛋白的亲水性外壳组成。各类脂蛋白含有的蛋白质、胆固醇、TG、磷脂等成分比例和含量不同，使得脂蛋白的密度、颗粒大小、分子量、带电荷强度各不相同。血浆脂蛋白分为 5 类：乳糜微粒（chylomicrons，CM）、极低密度脂蛋白（very low density lipoprotein，VLDL）、中间密度脂蛋白（intermediate-density lipoprotein，IDL）、低密度脂蛋白（low density lipoprotein，LDL）和高密度脂蛋白（high density lipoprotein，HDL）。此外，还有一种脂蛋白称为脂蛋白（a）[lipoprotein（a），Lp（a）]。各类脂蛋白的组成及功能见表 5-1。

表 5-1　脂蛋白分类、组成与功能

种类	主要成分	主要载脂蛋白	功能
CM	TG	B48、A1、A2	将食物中的 TG 和胆固醇从小肠转运至其他组织
VLDL	TG	B100、E、Cs	转运内源性 TG 至外周组织，经脂酶水解后释放游离脂肪酸
IDL	TG、胆固醇	B100、E	属 LDL 前体，部分经肝脏代谢
LDL	胆固醇	B100	胆固醇的主要载体，经 LDL 受体介导而被外周组织摄取和利用
HDL	磷脂，胆固醇	A1、A2、Cs	促进胆固醇从外周组织移去，转运胆固醇至肝脏或其他组织再分布
Lp(a)	胆固醇	B100、(a)	不明确，与动脉粥样硬化性心血管病正相关

相关链接

脂蛋白（a）

Lp(a)是一种特殊独立的血浆脂蛋白，是动脉粥样硬化性心血管疾病发生的独立危险因素。1963 年挪威遗传学家 Berg 在研究低密度脂蛋白的遗传变异时发现了 Lp(a)的存在，它与纤溶酶原（plasminogen，PLG）的结构具有高度同源性。apo(a)是 Lp(a)的特征性成分。

Lp(a)主要在肝脏合成后分泌入血，其血浆浓度主要取决它的合成速率，而与分解速率基本无关。人群中 Lp(a)血浆浓度个体差异极大，浓度范围可在 0~1000mg/L，这种差异最主要由 apo(a)基因位点决定。目前 Lp(a)的生理功能和致病机理尚未完全清楚，除与动脉粥样硬化有关之外，可能还与血栓性疾病、肾脏疾病和糖尿病等有关。Lp(a)是当今脂蛋白研究热点之一。

Lp(a)不受饮食、运动等的影响，故尚无确切的药物来降低 Lp(a)浓度。但在使用 PCSK9 单克隆抗体进行降脂治疗时，意外地取得了降低 Lp(a)的效果，但其疗效和机制还需进一步研究。

二、脂蛋白的正常代谢

（一）脂蛋白代谢相关的蛋白

脂蛋白颗粒中的蛋白质起到运载脂质的作用而被命名为载脂蛋白，目前已报道有 20 余种，主要在肝脏和小肠黏膜细胞中合成，其中临床意义较为重要且认识比较清楚的有 apoA、apoB、apoC、apoD、apoE 和apo(a)等。由于氨基酸组成的差异，每一型又可分为若干亚型，如 apoA 包括 apoA Ⅰ、apoA Ⅱ、apoA Ⅳ 和apoA Ⅴ 等。载脂蛋白在脂蛋白功能和代谢等方面具有非常重要的作用，主要体现在：①与血浆脂质结合形成水溶性物质，成为转运脂类的载体；②作为配基与脂蛋白受体结合，使脂蛋白被细胞摄取和代谢；③是多种脂蛋白代谢酶的调节因子。

血浆中还存在着能将 TG 和 CE 在脂蛋白间转移的蛋白质，包括：胆固醇酯转运蛋白（cholesteryl ester transfer protein，CETP）、磷脂转运蛋白（phospholipid transfer protein，PLTP）、微粒甘油三酯转运蛋白（micro-somal triglyceride transfer protein，MTP）等。

（二）脂蛋白代谢相关的受体和酶

已知参与脂蛋白代谢的受体包括：LDL 受体（LDL receptor，LDLR）、LDL 受体相关蛋白（LDL receptor related protein，LRP）、apoE 受体、VLDL 受体和清道夫受体（scavenger receptor，SR）等。调节脂代谢的酶包括：卵磷脂-胆固醇酰基转移酶（lecithin cholesterol acyltransferase，LCAT）、脂蛋白脂酶（lipoprotein lipase，LPL）、肝脂酶（hepatic lipase，HL）、3-羟-3-甲基戊二酰辅酶 A 还原酶（3-hydroxy-3-methyl glutaryl coenzyme A reductase，HMG-CoAR）和酰基辅酶 A：胆固醇酰基转移酶（acyl-coenzyme A：cholesterol acyltransferase，ACAT）等。这些受体和酶的缺乏或活性降低都可能影响脂蛋白代谢，导致脂代谢紊乱。

（三）脂蛋白代谢相关的途径

脂蛋白的代谢途径可分为外源性代谢途径、内源性代谢途径和胆固醇逆转运(图5-1)。

1. **外源性代谢途径**　是指饮食摄入的胆固醇和TG在小肠中合成CM及其代谢过程。食物中的脂质在小肠中形成新生的CM，新生CM经淋巴管进入体循环，通过脂蛋白交换成为成熟的CM，后者在LPL的作用下TG被水解，释放出的FFA被外周组织摄取利用，形成CM残粒并被肝细胞摄取代谢。

2. **内源性代谢途径**　是指由肝脏合成VLDL后，VLDL转变为IDL和LDL，LDL被肝脏或其他器官代谢的过程。肝脏合成VLDL并分泌入血，VLDL在LPL水解的作用下转变成VLDL残粒又称为IDL，部分IDL被肝细胞摄取代谢，其余的IDL被LPL和HL进一步水解，转变为LDL，LDL与全身各组织的细胞膜表面的LDLR结合并被细胞摄取和降解。

3. **胆固醇逆转运**　HDL能将肝外组织细胞中的胆固醇转运至肝脏进行分解代谢，即胆固醇逆转运。胆固醇逆转运分为三个步骤：①细胞内FC从肝外组织细胞中移出，三磷酸腺苷结合盒转运子A1(ATP-binding cassette transporter A1，ABCA1)介导FC转运到细胞膜上，HDL中apoAI作为细胞膜胆固醇移出的接受体；②HDL接收的FC在LCAT的作用下生成CE进入HDL的核心，形成成熟的HDL，在CETP作用下，CE由HDL转移到CM、VLDL和LDL颗粒中；③HDL及这些接受了CE的脂蛋白在代谢过程中被肝脏摄取时，其中的CE也就同时被运回肝脏，在肝脏转化为胆汁酸后排出被肝细胞摄取进行分解代谢。胆固醇的这种双向转运既保证了全身组织对胆固醇的需要，又避免了过量的胆固醇在外周组织的蓄积，具有重要的生理意义。

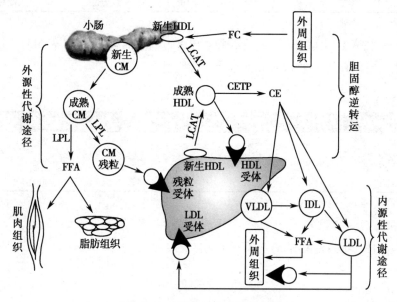

图5-1　正常脂蛋白代谢过程示意图

三、脂代谢紊乱的分型

血脂代谢紊乱是脂代谢紊乱的主要形式，血脂水平高于正常上限即为高脂血症(hyperlipidemia)，我国一般以成人空腹血总胆固醇(total cholesterol，TC)≥6.2mmol/L(240mg/dl)，TG≥2.3mmol/L(200mg/dl)为高脂血症的标准。目前对低脂血症时血脂水平没有统一的标准，一般认为血浆TC低于3.1mmol/L(120mg/dl)为有临床意义的判断标准。

（一）高脂血症

高脂血症的分型较为繁杂，主要有以下几种：

1. **病因分型**　按是否继发于全身系统性疾病进行分型，可分为原发性和继发性高脂血症。

（1）原发性高脂血症：除了环境因素作用外，大部分原发性高脂血症是由于单一基因或多个基因突变所致。由于基因突变所致的高脂血症多具有家族聚集性，有明显的遗传倾向，特别是单一基因突变者，故临床上通常称为家族性高脂血症（familial hypercholesterolemia，FH）。

（2）继发性高脂血症：继发性高脂血症是指由于其他疾病所引起的血脂异常。可引起血脂异常的疾病主要有：肥胖、糖尿病、肾病综合征、甲状腺功能减退症、肾衰竭、肝脏疾病、系统性红斑狼疮、糖原累积症、骨髓瘤、脂肪萎缩症、急性卟啉病、多囊卵巢综合征等。此外，某些药物如利尿剂、非心脏选择性β-受体阻滞剂、糖皮质激素等也可能引起继发性血脂异常。

2. 表型分型　按各种血浆脂蛋白升高的程度不同而进行分型，目前多采用1970年世界卫生组织修订的分类系统，将高脂血症分为 Ⅰ、Ⅱa、Ⅱb、Ⅲ、Ⅳ、Ⅴ共六型，各型特点如表5-2。表型分型有助于高脂血症的诊断和治疗，但过于繁杂。

表5-2　表型分型中各型高脂血症特点

表型	脂质变化	脂蛋白变化	易患疾病	相当于简易分型
Ⅰ	TC↑或正常，TG↑↑↑	CM↑	胰腺炎	高甘油三酯血症
Ⅱa	TC↑↑	LDL↑	冠心病	高胆固醇血症
Ⅱb	TC↑↑，TG↑↑	VLDL↑，LDL↑	冠心病	混合型高脂血症
Ⅲ	TC↑↑，TG↑↑	β-VLDL↑	冠心病	混合型高脂血症
Ⅳ	TG↑↑	VLDL↑	冠心病	高甘油三酯血症
Ⅴ	TC↑，TG↑↑↑	CM↑，VLDL↑	胰腺炎	混合型高脂血症

3. 简易分型　从临床实用角度出发，常将高脂血症进行简易的临床分型（表5-3）。因 HDL 减少引起的临床后果与高脂血症相似，故也将低 HDL-C 血症与高脂血症并列。

表5-3　高脂血症的临床分类

	TC	TG	相当于 WHO 表型
高胆固醇血症	增高		Ⅱa
高甘油三酯血症		增高	Ⅳ、Ⅰ
混合型高脂血症	增高	增高	Ⅱb、Ⅲ、Ⅳ、Ⅴ

（二）低脂血症

低脂血症分原发性和继发性两种，详见第三节。

问题与思考

有人将 LDL-C 称为"坏"胆固醇，HDL-C 称为"好"胆固醇，他们分别"坏"在何处？"好"在何处？这种表述有何不足？

第二节　高脂血症

一、病因及影响因素

高脂血症主要由三方面的因素引起：基因突变、营养、代谢性疾病和其他疾病。此外，年龄增加，女性绝经后雌激素减少，不健康的生活方式如缺乏运动和酗酒等因素也可导致血脂升高。

（一）基因突变

基因突变是导致脂代谢紊乱的最重要的内在影响因素,其中包括单基因突变导致的严重血脂异常和由遗传异质性引起的血脂异常。

1. LDLR 基因突变　LDLR 能识别和结合含 apoB100 和 apoE 的脂蛋白残粒(如 CM 残粒、VLDL 残粒)及 LDL,摄取胆固醇进入细胞内进行代谢。LDLR 基因的各种类型突变引起的受体功能障碍均可导致血浆胆固醇水平明显增加。

2. LPL 基因突变　LPL 是血液中主要的脂解酶,也是清除血浆脂蛋白中 TG 的限速酶。已证实 LPL 基因突变可导致 I 型或 V 型高脂血症。LPL 最大活性的表达依赖于 apoC II 的激活,apoC II 基因突变与 LPL 基因突变一样都可导致 TG 的水解障碍而引起高甘油三酯血症。

3. apoB100 基因突变　apoB 是 LDL 的主要载脂蛋白,也是 LDLR 的配体,其主要功能是结合和转运脂质,介导血浆 LDL 的降解与清除,在体内胆固醇代谢平衡中起重要作用。apoB 基因突变与血脂代谢紊乱关系密切,家族性载脂蛋白 B100 缺乏症(familial defective apoB-100,FDB)是由于 2 号染色体上的 apoB 基因突变造成 apoB100 上 3500 位的精氨酸被谷氨酸所置换,使 LDL 与 LDL 受体结合缺陷,因而影响了 LDL 的分解代谢。

4. apoE 基因突变　apoE 在 CM 和 VLDL 残粒清除的过程中起关键作用。apoE 基因突变可改变 apoE 分子的结构、分泌速率、释放入血及其功能状态,进而影响 CM 和 VLDL 残基的分解代谢,可引起家族性异常 β-脂蛋白血症等。

此外,前蛋白转化酶枯草溶菌素 9(proprotein convertase subtilisin/Kexin type 9,PCSK9)、三磷酸腺苷结合盒转运子 G5(ATP-binding cassette transporter G5,ABCG5)和三磷酸腺苷结合盒转运子 G8(ATP-binding cassette transporter G8,ABCG8)、LCAT、衔接子蛋白、胆固醇 7α-羟化酶 1、脂酶成熟因子 1 等的基因突变均可导致血脂代谢紊乱。

（二）营养性因素

在影响血脂水平的诸多因素中,营养是最重要的环境因素。饮食中的胆固醇和饱和脂肪酸含量高均可导致血浆胆固醇水平升高。血浆 TG 水平也与饮食结构相关,例如,高糖饮食引起血糖升高,刺激胰岛素分泌增加,胰岛素可促进肝脏合成 TG 和 VLDL 增加,因而引起血浆 TG 浓度升高。高糖饮食还可诱导 apoC III 基因的表达,使血浆 apoC III 浓度升高,而 apoC III 是 LPL 的抑制因子,可造成 LPL 的活性降低,从而影响 CM 和 VLDL 中 TG 的水解,引起高甘油三酯血症。

（三）疾病性因素

1. 糖尿病　糖尿病患者尤其是血糖水平控制不良者常有 IV 型高脂血症。1 型糖尿病由于胰岛素缺乏,LPL 活性受到抑制,使 CM 在血浆中聚积,可伴有高 TG 血症。2 型糖尿病常有胰岛素抵抗,内源性胰岛素过多分泌,引起高胰岛素血症,继而减弱胰岛素对 LPL 的激活作用,引起 TG 水平升高。

2. 肾疾病　肾病综合征时发生高脂血症是由于脂蛋白合成增加和降解障碍双重机制引起,主要表现为血浆 VLDL 和 LDL 升高,呈 IIb 或 IV 型高脂血症;而肾衰竭、肾移植术后的患者常出现血浆 TG 升高、HDL 降低。

3. 甲状腺功能减退症　甲状腺激素水平直接影响脂质代谢的各个环节,甲状腺功能减退时,LDL 受体活性和 LPL 活性降低,脂质代谢紊乱主要表现为高胆固醇血症、高甘油三酯血症等。

血脂异常还可见于异型蛋白血症(如系统性红斑狼疮、多发性骨髓瘤)、肝胆系统疾病(如各种原因引起的胆道阻塞、胆汁性肝硬化)、胰腺炎、糖原累积症(I 型)等。

（四）其他因素

1. 酗酒　酗酒是导致血脂升高的危险因素。酒精可增加体内脂质的合成率,降低 LPL 的活性,使 TG 分解代谢减慢,导致高 TG 血症。酗酒还会引起 LDL 和 apoB 显著升高,而 HDL 和 apoA I 显著降低,导致胆固醇代谢紊乱。此外,酗酒还会引起脂蛋白过氧化情况的发生,导致循环中氧化低密度脂蛋白(oxidized low density lipoprotein, oxLDL)浓度升高。

2. 缺乏运动　习惯于久坐不动的人血浆 TG 水平比坚持体育锻炼者要高。体育锻炼可增加 LPL 的活性,使 TG 从血浆中清除增加;升高 HDL 水平特别是 HDL₂的水平,并降低肝脂酶活性。

3. 年龄　年龄也是影响血脂水平的一个重要因素,随着年龄的增加,LPL 活性减退、肝细胞表面的 LDL 受体的活性和数量均降低,使 LDL 分解代谢率降低。老化的肝细胞还降低饮食诱导的 apoB 合成,导致血浆 TG 水平升高。

此外,长期的精神紧张、吸烟、体重增加以及药物等多种因素均可引起血脂升高。

二、发生机制

高脂血症除小部分是由全身性疾病所致外(继发性高脂血症),大部分是脂代谢相关基因突变(表 5-4),和(或)与环境因素相互作用引起(原发性高脂血症)。本文按脂代谢的各个环节异常阐述高脂血症的发病机制(图 5-2)。

表 5-4　常见家族性高胆固醇血症的基因突变类型

疾病	突变基因	主要发生机制
常染色体显性遗传		
家族性高胆固醇血症	*LDLR*	LDL 清除减少伴 LDL 产生增加
家族性载脂蛋白 B100 缺陷症	*apoB*	LDL 清除减少
家族性高胆固醇血症 3	*PCSK9*	LDL 清除减少
常染色体隐性遗传		
常染色体隐性高胆固醇血症	*ARH*	LDL 清除减少
(autosomal reCEssiVe hypercholesterolemia, ARH)		
谷固醇血症	*ABCG5* 或 *ABCG8*	LDL 排泄减少伴 LDL 清除减少

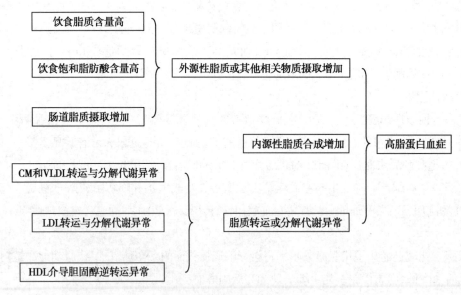

图 5-2　高脂血症的发生机制

(一)外源性脂质或其他相关物质摄取增加导致高脂血症

1. 长期高脂饮食　饮食中脂质主要包括 TG、胆固醇和磷脂,食物源性胆固醇占机体胆固醇来源的三分之一。不同个体对食物源性脂质的摄取差别很大,从 25%~75% 不等。机体可通过调节内源性胆固醇合成减少来平衡外源性胆固醇摄取的增加。长期的高脂饮食可从三方面导致血脂增高：①促使肝脏胆固醇含量增加，LDL 受体合成减少，脂质代谢减少；②饮食中大量 TG 的摄取，使得小肠经外源性途径合成 CM 大量增加；③促使肝脏经内源性途径合成 VLDL 增加。

2. 长期高饱和脂肪酸饮食　一般认为饱和脂肪酸摄入量占摄入能量的百分比每增加一个单位，血液 TC 含量将增加 0.052mmol/L，其中主要为 LDL。饱和脂肪酸摄入增加引起胆固醇增高的机制主要在于：①降低细胞表面 LDL 受体活性；②增加含 apoB 脂蛋白的产生。饮食中胆固醇含量高和 apoE4 基因型有助于饱和脂肪酸的升胆固醇效果。

3. 肠道脂质摄取增加　肠道脂质摄取主要与肠黏膜上皮细胞表达的三种蛋白有关：尼曼-匹克 C1 型类似蛋白 1（niemann-pick C1 like 1，NPC1L1）、ABCG5 和 ABCG8。正常情况下，ABCG5 和 ABCG8 能把吸收的几乎全部植物固醇重新排放回肠腔，使得谷固醇等植物固醇经肠道吸收很少（<5%），并促使肝脏优先分泌植物固醇到胆汁。当 ABCG5 或 ABCG8 发生基因突变时，植物固醇在肠腔的吸收成倍增加，胆固醇吸收中度增加，导致谷固醇血症发生，主要表现就是血液谷固醇含量显著增加，伴有 LDL 的增加。NPC1L1 的作用是参与肠道脂质吸收，抑制肠道 NPC1L1 基因表达能显著降低胆固醇的吸收和血液胆固醇水平。

（二）内源性脂质合成增加导致高脂血症

肝脏是内源性脂质合成的主要部位，占机体三分之二的胆固醇、TG、大部分载脂蛋白如 apoB100、apoC 和 apoE 等均在肝脏合成。肝脏脂蛋白合成增加的机制主要包括：①摄取高糖、高饱和脂肪酸膳食后，肝脏胆固醇合成限速酶 HMGCoAR 活性增加，胆固醇合成增加；②血液中胰岛素及甲状腺素增多时，能诱导肝 HMGCoAR 表达增加，胆固醇合成增加；③血液中胰高血糖素及皮质醇减少时，其对 HMGCoAR 的活性抑制作用减弱，胆固醇合成增加；④肥胖或胰岛素抵抗等因素导致脂肪动员时，大量 FFA 释放进入血液循环，肝脏以其为底物合成 VLDL 增加。

（三）脂质转运或分解代谢能力降低导致高脂血症

血脂代谢的实质就是血液脂蛋白代谢，参与这一代谢过程的主要因素是载脂蛋白、脂蛋白受体和脂酶等。遗传或环境因素对这些蛋白表达或活性的影响最终都将导致脂质转运或分解代谢障碍。脂质转运和分解代谢过程中，CM 和 VLDL 及其受体主要是转运和代谢 TG，LDL 及其受体主要是转运和代谢胆固醇，HDL 则在胆固醇逆转运中起着关键作用。

1. CM 和 VLDL 转运与分解代谢能力降低　虽然 CM 和 VLDL 分别在肠道和肝脏合成，并有不同的转运与代谢途径，但由于两者都富含 TG，所以在转运与分解代谢异常方面有些共同的机制。①LPL 表达与活性异常：LPL 是分解脂蛋白中所含 TG 的限速酶，是富含 TG 的 CM 和 VLDL 代谢的决定性因素。LPL 基因突变可引起 LPL 活性降低或不能表达正常 LPL，引起 CM 代谢障碍，导致高甘油三酯血症出现；同时 CM 和 VLDL 代谢障碍造成磷脂和载脂蛋白向 HDL 转移减少，HDL 生成减少，含量降低。胰岛素是 LPL 的重要调节因素，对脂肪组织 LPL 的活性有激活作用，而对骨骼肌 LPL 的活性有抑制作用。胰岛素抵抗或胰岛素缺陷型糖尿病以及甲状腺功能减低时，LPL 活性降低，CM 和 VLDL 降解减少，血浆 TG 水平升高。②apoC Ⅱ 表达与活性异常：apoC Ⅱ 是 LPL 发挥活性所必需的辅因子，apoC Ⅲ 则对 LPL 活性有一定抑制作用，apoC Ⅱ/apoC Ⅲ 比值对 LPL 活性有着显著影响。基因突变造成 apoC Ⅱ 表达减少或功能异常，LPL 不能被充分激活，CM 和 VLDL 中 TG 分解受阻，使得 CM 和 VLDL 水平上升。肾病综合征时，LCAT 活性降低，使 HDL_3 向 HDL_2 转变减少，HDL_2 作为 apoC Ⅱ 最有效的运输载体，其水平的降低将直接导致 apoC Ⅱ 含量下降。③apoE 基因多态性：apoE 有三个常见的等位基因 E2、E3 和 E4，apoE 结合的受体包括 apoE 受体和 LDL 受体，其中 apoE2 与两个受体的结合力都差，使得含有 apoE 的脂蛋白 CM 和 VLDL 分解代谢障碍。

2. LDL 转运与分解代谢能力降低　①LDL 受体基因突变：LDLR 基因突变通过不同的机制引起 LDL 代谢障碍，突变类型及代谢特点见表 5-5；②apoB 基因突变：apoB 基因外显子 26 中单碱基置换 G→A 引起错义突变 CGG(Arg3500)→CAG(Glu)，此种突变使 apoB100 受体结合域二级结构发生变化，与 LDL 受体的结合能力显著下降，LDL 经 LDL 受体途径降解减少；③LDL 受体表达减少或活性降低：常由高胆固醇和高饱和脂肪酸饮食、肥胖、老年人以及女性绝经后雌激素水平减少等因素引起；④VLDL 向 LDL 转化增加：肾病综合征时 CETP 活性上调催化了富含 CE 的 HDL₂和富含 TG 的 VLDL 残粒的脂质交换，加速了 VLDL 向 LDL 的转换。此外，LDL 受体活性下降，VLDL 经 LDL 受体途径分解代谢减少，使过多的 VLDL 转化为 LDL。

表 5-5 LDLR 基因突变类型与代谢特点

突变类型	特点
Ⅰ型突变	细胞膜上无 LDL 受体存在
Ⅱ型突变	LDLR 合成后不能转运到高尔基体修饰，细胞膜上 LDLR 明显减少
Ⅲ型突变	LDLR 不能与 LDL 结合
Ⅳ型突变	LDLR 与 LDL 结合后不能内移
Ⅴ型突变	LDLR 不能与 LDL 分离而循环使用

相关链接

PCSK9 与 LDL 代谢

PCSK9 是 2003 年在家族性高胆固醇血症患者中确认参与 LDL-C 代谢调控的基因。PCSK9 主要是通过与细胞膜 LDLR 结合，促进 LDLR 在溶酶体降解，阻断 LDLR 再循环到细胞膜上，从而发挥作用。PCSK9 基因突变分为 2 个类型：一个是功能获得型突变，导致 PCSK9 降解 LDLR 能力增强，血脂升高；一个是功能丧失型突变，作用与前者正好相反。

PCSK9 主要功能是调节 LDL-C 代谢，此外，还具有促炎、促凋亡的作用。它除与家族性高胆固醇血症、动脉粥样硬化性心血管疾病密切相关外，还与糖尿病、肿瘤和神经系统疾病有关。

PCSK9 单克隆抗体已经批准在临床使用，在降低 LDL-C 的同时，还可以降低 Lp(a)水平。

3. HDL 介导胆固醇逆转运能力降低　参与胆固醇逆转运的蛋白主要有：ABCA1、LCAT、CETP 和 B 族 Ⅰ型清道夫受体(scavenger receptor class B type Ⅰ,SR-BI) 等。编码这些蛋白的基因突变常导致胆固醇逆转运障碍。比如家族性 CETP 缺陷症，由于基因突变导致 CETP 缺乏，HDL 中 CE 转运到其他脂蛋白发生障碍，造成 HDL 中 CE 积聚，表现为 HDL 浓度明显升高而 LDL 浓度偏低，TC 浓度增加。LCAT 是参与脂质代谢的重要酶之一，主要作用是促进卵磷脂 β 位脂肪酸与胆固醇 3-OH 作用，生成 CE。LCAT 缺乏症时因该酶基因突变导致上述功能异常，FC 不能转变为 CE，HDL 的成熟过程受阻，胆固醇逆转运出现障碍。Tangier 病是由于 ABCA1 基因突变，外周组织胆固醇流出障碍，胆固醇逆转运受阻。

三、高脂血症与疾病

(一)动脉粥样硬化性心血管疾病

高脂血症引起的动脉粥样硬化性心血管疾病位居人类疾病谱死亡率的前列。动脉粥样硬化(atherosclerosis,As)是指在多种危险因素作用下，血管内膜结构或功能受损，导致通透性发生改变，血脂异常沉积到血管壁为主要特征的渐进性病变，伴随有炎性细胞浸润(单核/巨噬细胞、T 淋巴细胞、肥大细胞等)，中膜平滑肌细胞迁移增殖，泡沫细胞形成和细胞外基质合成增加，最终形成 As 斑块，病变中的脂质主要是胆固醇和胆固醇酯。As 危险因素众多，其中高脂血症是 As 发生的最基本的危险因素。

As 斑块从三个方面导致冠心病和脑卒中等动脉粥样硬化性心血管疾病急性临床事件的发生：

①斑块表面出现溃疡、裂隙或斑块破裂,导致斑块部位或其下游血栓形成,即动脉粥样硬化血栓形成(atherothrombosis),部分或完全堵塞血管腔;②斑块体积过大,导致血管腔堵塞,一般认为只有管腔截面积被堵塞达50%以上才出现临床症状;③斑块部位血管痉挛,使得本来因斑块存在而堵塞的血管更加狭窄。

(二)非酒精性脂肪性肝病

非酒精性脂肪性肝病(non-alcholic fatty liver disease,NAFLD)是指明确排除乙醇和其他肝损伤因素外发生的以肝细胞内脂质过度沉积为主要特征的临床病理综合征,主要包括三种:非酒精性脂肪肝、非酒精性脂肪性肝炎、非酒精性脂肪性肝炎相关的肝硬化。肝脏中沉积的脂质主要是TG。高脂血症是NAFLD的主要危险因素之一,反之,NAFLD也将促进高脂血症的发生。目前解释NAFLD发生机制的主要是"二次打击"学说。该学说认为各种致病因素导致肝脏脂代谢紊乱,引起肝细胞TG堆积是对肝脏的"第一次打击"。"第一次打击"之后,由于TG沉积导致了肝细胞脂肪变性,使得肝细胞对内、外源性损害因子的敏感性增强;二次打击主要为反应性氧化代谢产物增多,导致脂质过氧化伴线粒体解偶联蛋白-2和Fas配体被诱导活化,进而引起脂肪变性的肝细胞发生炎症、坏死甚至纤维化。

(三)肥胖

肥胖是指由于食物能量摄入过多或机体代谢异常而导致体内脂质沉积过多,造成以体重过度增长为主要特征并可能引起人体一系列病理、生理改变的一种状态。高脂血症时,脂质摄取或合成持续增加,使得脂肪组织中脂质贮存也相应增加,同时脂肪组织中脂质的动员分解降低,导致了脂质在脂肪组织中的大量沉积,诱发了肥胖发生。

(四)对大脑的影响

大脑是脂质含量最高的器官之一,因为血脑屏障的存在而形成一个相对独立的脂代谢系统。大量的流行病学资料发现,高脂血症是神经退行性疾病如阿尔茨海默氏病的一个重要危险因素,降脂治疗可以降低神经退行性疾病发生的危险性。高脂血症可能通过两种机制影响脑组织脂代谢:①血脑屏障受损,通透性增加,使本来不能通过血脑屏障的血脂进入脑组织异常沉积;②血液中能通过血脑屏障且脂质合成必须的成分(如不饱和脂肪酸)进入脑组织增加,使得脑组织中脂质合成增加。

(五)对肾脏的影响

高脂血症对肾脏的损伤表现在两个方面:肾动脉粥样硬化病变和肾小球损伤。高脂血症导致肾动脉粥样硬化斑块形成,肾血流量减少,导致肾性高血压的发生;若斑块造成肾动脉狭窄进一步加重,肾脏将发生缺血、萎缩、间质纤维增生,甚至肾梗死。高脂血症导致肾小球损伤的机制较为复杂:①脂质可以脂滴的形式存在于肾小球细胞内,或沉积于系膜基质中,并发生氧化修饰,脂质尤其是氧化脂质可导致肾小球上皮细胞的损害和基底膜通透性增加,肾小球通透性增加,蛋白尿发生;②脂质还可导致系膜细胞弥漫性增生,系膜基质合成增加使系膜增宽,趋化成纤维细胞、巨噬细胞等炎症细胞,发生一系列炎症反应、最终造成小管间质纤维化和肾小球硬化。

高脂血症对机体的影响还包括脂质在真皮内沉积形成黄色瘤和在角膜周缘沉积形成角膜弓等。

四、防治的病理生理基础

(一)消除病因学因素

1. 防治原发病　合理应用药物控制原发病临床表现,可极大降低高脂血症的发病风险。

2. 控制其他影响因素　采取健康的生活方式,是防治血脂异常的基本策略,包括:①合理健康饮食,适当减少脂质的摄入,并控制其他能量物质如糖和蛋白质的摄入,促进体内的脂肪动员,避免超重或肥胖的发生;②适度参加体力劳动和体育活动,避免长时间久坐不动;③戒除吸烟、酗酒等不良生活习惯。

（二）降低血脂

进行总体心血管危险评估，依据 As 性心血管疾病发病风险进行危险分层，采取不同强度干预降脂是高脂血症防治的核心策略。

1. 药物降脂　这是临床上防治高脂血症的主要策略之一。针对体内脂质代谢的不同环节，可单独或联合使用药物。需要指出的是，降脂极大地降低了脂代谢紊乱性疾病比如心血管疾病的危险，但过度降脂所引起的低脂血症可能带来的负面影响也必须引起足够重视。

2. 基因治疗　单基因突变是导致家族性高胆固醇血症的重要因素。矫正这些基因的异常表达，从而恢复正常的脂质代谢是家族性高胆固醇血症基因治疗的病理生理学基础。

（三）防止靶器官损伤

包括促进胆固醇逆转运，减少脂质在靶器官的蓄积；以及针对高脂血症造成靶器官损伤的不同机制镜干预，保护靶器官。

问题与思考

降脂药物治疗是高脂血症治疗的主要策略。那么 LDL-C 到底该降到什么水平才能有效防止临床事件发生？是不是血脂水平降得越低越好？

第三节　低脂血症

原发性低脂血症主要是基因突变等遗传因素引起，常为常染色体隐性遗传，纯合子可出现明显的临床表现，而杂合子则一般很少发病。继发性低脂血症影响因素众多，营养不良和消化不良、贫血、恶性肿瘤、感染和慢性炎症、甲状腺功能亢进、慢性严重肝胆和肠道疾病等均可引起低脂血症。需要指出的是，长时间大剂量降脂药物治疗也已成为低脂血症发生的一个重要影响因素。

一、低脂血症主要发生机制

1. 脂质摄入不足　常见于食物短缺、疾病引起的长期营养不良和长期素食，以及各种原因引起的脂质消化与吸收不良，如"吸收不良综合征"。其主要机制是：①小肠黏膜原发性缺陷或异常，影响脂质经黏膜上皮细胞吸收、转运，造成乳糜泻；②胰酶或胆盐缺乏造成的脂质消化不良，如胰腺疾病、胆道梗阻等；③小肠吸收面积不足，如短肠综合征、胃结肠瘘等；④小肠黏膜继发性病变，如小肠炎症、寄生虫病、克隆病等；⑤小肠运动障碍，动力过速如甲状腺功能亢进影响小肠吸收时间，动力过缓如假性小肠梗阻、系统性硬皮病，导致小肠细菌过度生长；⑥淋巴回流障碍，如淋巴管梗阻、淋巴发育不良等，使得乳糜微粒经淋巴进入血液循环受阻。

2. 脂质代谢增强　脂质代谢增强主要包括脂质的利用增加和分解增强。①脂质利用增加，常见于贫血引起的低脂血症。贫血引起红细胞的增殖增加，使得作为细胞膜主要组成成分的胆固醇利用增加，导致血脂降低，而血脂降低又使得红细胞膜脆性增加，红细胞容易破碎，贫血进一步加重，形成恶性循环。②脂质分解增强，常见于甲状腺功能亢进、恶性肿瘤等引起的低脂血症。甲状腺激素具有刺激脂肪合成和促进脂肪分解的双重功能，总的作用是减少脂肪的贮存，降低血脂浓度。甲状腺功能亢进时高甲状腺素从三个方面导致血脂浓度降低：①刺激 LDL 受体表达增加和活性增强，经 LDL 受体途径清除 LDL 增加；②促使胆固醇转化为胆汁酸排泄增加；③脂蛋白脂酶和肝酯酶活性增加，使得血清中 TG 清除率增加和 HDL_2 浓度下降。恶性肿瘤引起低脂血症的机制在于：①肿瘤细胞表面 LDL 受体活性增加；②畏食而导致的营养不良。

3. 脂质合成减少 常见于严重的肝脏疾病,以及各种原因引起的脂质合成所需原料减少。不管何种原因引起的晚期慢性肝病,都会导致 apoA 和 apoB 的合成障碍,血浆中浓度降低。严重创伤或烧伤时,有可能导致胆固醇合成前体羊毛固醇和 7-胆甾烯醇丢失,两者的缺乏将直接导致胆固醇合成不足。

4. 脂蛋白相关基因缺陷 主要包括家族性低 β-脂蛋白血症和无 β-脂蛋白血症。前者由 apoB 和 PCSK9 基因突变所致,后者由 MTP 基因突变所致。apoB 基因突变引起家族性低 β-脂蛋白血症的机制主要有两方面:①apoB 基因突变导致不完整的 apoB 蛋白分子产生,后者与 LDL 受体的结合力较 apoB100 更强,促进了经 LDL 受体清除血浆 LDL;②apoB 分泌速度降低,导致 VLDL 和 LDL 合成降低。PCSK9 功能丧失型突变降低 LDLR 的降解,使肝细胞表面存在更多的 LDLR,从而降低 LDL-C 水平并引起低 β-脂蛋白血症。无 β-脂蛋白血症是 MTP 基因突变引起,导致 apoB 合成分泌缺陷,含 apoB 的脂蛋白如 CM、VLDL 和 LDL 合成代谢障碍,血浆胆固醇和 TG 水平显著降低。

二、低脂血症对机体的影响

1. 对血液系统的影响 血液系统中出现棘形红细胞,正常的磷脂酰胆碱与鞘磷脂比例发生翻转是其主要原因。细胞膜脂质的降低导致红细胞的渗透脆性显著增加,红细胞出现自溶血现象,血小板活力下降,可伴有贫血和凝血机制异常,易引起脑出血。

2. 对消化系统的影响 个体出生后出现脂肪泻导致脂肪吸收不良,小肠肠壁细胞中充满脂滴,少数有肝肿大和转氨酶升高。

3. 对神经系统的影响 个体出生早期即出现精神运动发育迟缓,如出现伸张反射和腱反射减弱,以及定位感觉丧失、步态不稳和语言障碍等。随着中枢和周围神经系统发生慢性退行性脱髓鞘,多数个体出现智力障碍、小脑性震颤、共济失调、肌肉软弱无力、视力减退、视野缩小、夜盲甚至全盲。

此外,低脂血症与结肠癌、子宫内膜癌和肝癌等肿瘤发生呈现明显负相关,但现有证据不能表明低脂血症与肿瘤发生具有因果关系。低脂血症还可导致各种病因造成的患者死亡率明显增加。

低脂血症在临床上比较少见,其主要防治措施是消除病因学因素和补充脂溶性维生素保护靶器官。

(姜志胜)

学习小结

脂代谢紊乱是指因基因突变和(或)环境因素相互作用,影响正常脂代谢造成血液及其他组织器官中脂类及其代谢产物的异常。脂代谢的核心是血脂代谢。脂蛋白是脂质成分在血液中存在、转运及代谢的形式。常分为 5 类:CM、VLDL、IDL、LDL 和 HDL。脂蛋白的代谢途径可分为外源性代谢途径、内源性代谢途径和胆固醇逆转运。脂代谢紊乱分为高脂血症和低脂血症。

高脂血症主要由三方面的因素引起:基因突变、营养、代谢性疾病和其他疾病。其发生机制包括外源性脂质或其他相关物质摄取增加,内源性脂质合成增加和脂质转运或分解代谢能力降低。高脂血症可引起 As 性心血管疾病、非酒精性脂肪性肝病、肥胖,此外对肾脏和大脑也有损伤作用。其防治措施主要包括消除病因学因素,降低血脂和防止靶器官损伤。

低脂血症发生相对较少。原发性低脂血症主要是基因突变等遗传因素引起,继发性低脂血症影响因素众多。低脂血症主要发生机制包括脂质摄入不足,脂质代谢增强,脂质合成减少和脂蛋白相关基因缺陷。低脂血症对血液系统、消化系统和神经系统等都有影响。其主要防治措施是消除病因学因素和补充脂溶性维生素保护靶器官。

1. 简述常见家族性高胆固醇血症的基因突变类型及其作用机制。

2. 简述 HDL 介导胆固醇逆转运异常的主要机制。

3. 简述高脂血症的发生机制。

4. 简述非酒精性脂肪性肝病时肝脏脂代谢紊乱的发生机制。

5. 简述高脂血症对肾脏的损伤。

第六章　缺氧

学习目标	
掌握	缺氧的概念、各类型缺氧的原因、发生机制以及缺氧对机体的影响。
熟悉	不同类型缺氧的血氧指标改变及皮肤、黏膜的变化特征。
了解	影响机体缺氧耐受性的常见因素，氧疗及氧中毒的病理生理基础。

人体生命活动中所需要的能量，主要来自能源物质的有氧氧化过程。正常成年人在静息状态下需氧量约为250ml/min，剧烈运动时可增加数倍，而体内贮存的氧仅有1500ml左右。因此，一旦呼吸、心跳停止，数分钟内就可因缺乏氧而死亡。由于组织供氧不足或用氧障碍，引起机体功能、代谢和形态结构异常变化的病理过程，称为缺氧（hypoxia）。当动脉血氧含量明显降低导致组织供氧减少时，称为低氧血症（hypoxemia）。缺氧是造成细胞损伤的常见原因，也是临床上最常见的基本病理过程之一，常常使用血氧指标来帮助判断缺氧的原因及类型。

第一节　常用的血氧指标

一、血氧分压

血氧分压（partial pressure of oxygen，PO_2）是指以物理状态溶解于血浆中的氧所产生的张力，又称氧张力。空气中的氧通过呼吸道进入肺泡，弥散入血后由血液携带供组织细胞利用，血氧分压由空气到组织细胞是逐渐下降的。动脉血氧分压（arterial partial pressure of oxygen，PaO_2）正常约100mmHg，主要取决于吸入气体的氧分压、肺的呼吸功能；静脉血氧分压（venous partial pressure of oxygen，PvO_2）正常约为40mmHg，主要取决于组织摄取和利用氧的能力。

二、血氧容量

血氧容量（oxygen binding capacity，CO_2max）是指100ml血液中血红蛋白（hemoglobin，Hb）被氧充分饱和时的最大带氧量。在38℃，氧分压150mmHg，二氧化碳分压40mmHg的条件下，Hb可被氧充分饱和。血氧容量取决于血液中Hb的质（带氧能力）和量。若Hb的质是正常的，1g的Hb最多可携带氧1.34ml，正常成年人每 100ml 血液含有 15g Hb 计算,血氧容量正常值约为 20ml/dl(1.34ml/g×15g/dl),反映血液携氧的能力。

三、血氧含量

血氧含量(oxygen content,CO_2)是指 100ml 血液实际的带氧量。包括物理溶解于血浆的氧和与 Hb 结合的氧两部分,血浆中溶解的氧仅 0.3ml/dl,因此常常忽略不计。血氧含量取决于血氧分压和血氧容量。正常动脉血氧含量(CaO_2)通常为 19ml/dl,静脉血氧含量(CvO_2)约为 14ml/dl。

动-静脉血氧含量差(arterial-venous oxygen content)即动脉血氧含量减去静脉血氧含量,约为 5ml/dl。它是反映组织细胞耗氧量的指标。当血红蛋白与氧亲和力增强、组织用氧能力下降、动脉血分流入静脉血等情况时,动-静脉血氧含量差变小;当血液流经组织的速度减慢时,组织可更多地摄取血液中的氧,静脉血氧含量下降,动-静脉血氧含量差则增大。

四、血氧饱和度

血氧饱和度(oxygen saturation,SO_2)指 Hb 与氧结合的百分数。是 Hb 实际结合的氧量与最大结合氧量之间的百分比。

$$SO_2 = (血氧含量-溶解的氧量)/血氧容量×100\%$$

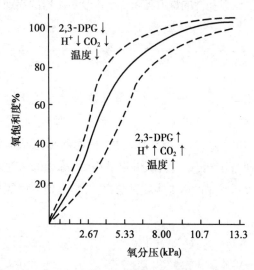

图 6-1 氧合血红蛋白解离曲线及其影响因素

正常动脉血氧饱和度(SaO_2)为 95%~97%,静脉血氧饱和度(SvO_2)为 70%~75%。SO_2 的高低主要取决于 PO_2,PO_2 与 SO_2 的关系曲线称氧合血红蛋白解离曲线,呈"S"型。此外,SO_2 还与血液[H^+]、CO_2 分压、血液温度及红细胞内 2,3-二磷酸甘油酸(2,3-diphosphoglyceric acid,2,3-DPG)的变化有关。

P_{50} 是指 SO_2 为 50% 时的氧分压。它可以反映 Hb 与 O_2 的亲和力及氧解离曲线的位置,正常值为 26~27mmHg。当酸中毒、CO_2 增多、血温增高及红细胞内 2,3-DPG 增多时,Hb 与 O_2 的亲和力降低,氧解离曲线右移,P_{50} 增大,以致在相同氧分压下,氧的释放增多;反之则左移,Hb 与 O_2 的亲和力增强,P_{50} 减小,氧的释放减少(图 6-1)。

问题与思考

上述常用的血氧指标中,哪些有助于判断组织的供氧量? 哪些有助于判断组织的用氧量?

第二节 缺氧的类型、原因和发生机制

氧在体内的代谢环节可概括为"肺部摄取氧-血液携带氧-循环运输氧-组织利用氧",任何一处环节出现障碍都有可能引起缺氧。对应上述环节及原因可把单纯性缺氧分为"乏氧性缺氧、血液性缺氧、循环性缺氧、组织性缺氧"四种类型,每种类型缺氧有着不同的血氧变化和皮肤、黏膜颜色改变。

一、乏氧性缺氧

（一）概念

乏氧性缺氧（hypoxic hypoxia）是以动脉血氧分压（PaO_2）明显降低导致组织供氧不足为主要特征的缺氧，又称低张性缺氧（hypotonic hypoxia）。当 PaO_2 低于 60mmHg 时，动脉血氧饱和度和动脉血氧含量明显减少，因此，低张性缺氧也可称为低张性低氧血症（hypotonic hypoxemia）。

（二）原因与发生机制

1. 吸入气氧分压过低　此原因引起的缺氧，常称为大气性缺氧（atmospheric hypoxia）。随着海拔高度的增加，大气压下降，氧分压也相应降低（表 6-1）；当达海拔 3000m 以上高原或高空时，空气中氧分压明显降低导致肺泡中氧分压下降，弥散进入血液的氧明显减少，氧的摄入严重不足。另外也可发生于通风不良的矿井、坑道中，或吸入被惰性气体或麻醉药过度稀释的空气时。

表 6-1　不同海拔高度的大气压、吸入气氧分压与肺泡气氧分压

海拔高度（m）	大气压（mmHg）	吸入气氧分压（mmHg）	肺泡气氧分压（mmHg）
0	760	159	104
1000	674	141	90
2000	596	125	70
3000	526	110	62
4000	460	98	50
5000	405	85	45
6000	355	74	40
7000	310	65	35

2. 外呼吸功能障碍　环境中的氧通过外呼吸进入血液，外呼吸过程包括肺通气和肺换气。由肺通气或换气功能障碍影响氧的摄取所引起的缺氧，又称为呼吸性缺氧（respiratory hypoxia）。常见于呼吸中枢抑制、呼吸肌麻痹、呼吸道的狭窄或阻塞、胸腔及肺部疾病等各种呼吸系统疾病。

3. 静脉血分流入动脉　多见于某些先天性心脏病，如法洛四联症、房间隔或室间隔缺损伴肺动脉高压或狭窄等。当右心的压力高于左心时，在压力作用下，右心的静脉血通过异常交通分流入左心，掺杂至动脉血中导致 PaO_2 降低。

（三）血氧变化特点

乏氧性缺氧时：①PaO_2 降低。由于吸入气的氧分压过低、外呼吸功能障碍及静脉血掺杂等原因使物理状态溶解在血浆中的氧减少，导致 PaO_2 降低。②过低的 PaO_2 可导致 CaO_2 和 SaO_2 降低。根据氧解离曲线的特点，PaO_2 在 60mmHg 以上时曲线近似水平线，CaO_2 和 SaO_2 的变化不大；但 PaO_2 降至 60mmHg 以下时，氧解离曲线斜率较大，此时才会使 SaO_2 及 CaO_2 显著减少，引起组织缺氧。③血氧容量正常或增加。短期缺氧，血红蛋白无质和量的异常变化，血氧容量正常；但慢性缺氧时，机体因代偿性红细胞增多而使血氧容量增加。④动-静脉血氧含量差减小或正常。由于 PaO_2 和 CaO_2 明显降低，由同量血液弥散给组织的氧量减少，故动-静脉血氧含量差一般是减少的。若为慢性缺氧，组织利用氧的能力可代偿性增强，则动-静脉血氧含量差的变化也可不明显。

正常时毛细血管中脱氧血红蛋白的平均浓度为 2.6g/dl。乏氧性缺氧时，动脉血氧含量降低，毛细血管中氧合血红蛋白减少，脱氧血红蛋白浓度则增加。如毛细血管中脱氧血红蛋白平均浓度增加至 5g/dl 及以

上,可使皮肤、黏膜呈青紫色,称为发绀(cyanosis)。

二、血液性缺氧

(一)概念

血液性缺氧(hemic hypoxia)是由于血红蛋白含量减少或性质发生改变,致使血液携带的氧减少,血氧含量降低,或血红蛋白结合的氧不易释出所引起的缺氧,称血液性缺氧。因为此型呼吸功能正常,所以 PaO_2 和 SaO_2 均正常,又称等张性低氧血症(isotonic hypoxemia)。

(二)原因与发生机制

1. **贫血** 因单位体积中血红蛋白数量降低,血液携带氧减少,供给组织细胞的氧减少,又称为贫血性缺氧(anemic hypoxia)。

2. **一氧化碳中毒** 一氧化碳(carbon monoxide,CO)是含碳化合物未完全燃烧产生的窒息性气体,与 Hb 结合生成碳氧血红蛋白(carboxy hemoglobin,HbCO)。由于 CO 与 Hb 的亲和力比 O_2 大 210 倍,故吸入较低浓度的 CO 时也可产生大量的 HbCO。当吸入气中有 0.1% 的 CO 时,血液中 50% 左右的 Hb 与 CO 结合,从而失去携带氧能力。当血红蛋白分子中部分血红素与 CO 结合后,将会增强剩余血红素与 O_2 的亲和力,使氧解离曲线左移。此外,CO 还能抑制红细胞内糖酵解,使 2,3-DPG 生成减少,氧解离曲线左移,HbO_2 中结合的氧不易释出,从而加重组织缺氧。当血液中的 HbCO 增加至 10%~20% 时,可出现头痛、乏力、眩晕、恶心、呕吐等症状;增加至 50% 时,可迅速出现肌肉抽搐、呼吸困难、昏迷,甚至死亡。

3. **高铁血红蛋白血症** 血红蛋白中的二价亚铁可以在氧化剂如亚硝酸盐、过氯酸盐等的作用下,氧化成三价高铁,形成高铁血红蛋白(methemoglobin,MHb),高铁血红蛋白中的 Fe^{3+} 因与羟基牢固结合而使 Hb 丧失携氧能力;另外,血红蛋白分子的四个 Fe^{2+} 中只要有部分氧化为 Fe^{3+},剩余吡咯环上的 Fe^{2+} 与 O_2 的亲和力增高,导致氧离曲线左移,释放氧减少。故高铁血红蛋白血症可导致组织严重缺氧。生理情况下,虽然不断有高铁血红蛋白形成,但又不断地被血液中的还原剂如 NADPH、抗坏血酸、还原型谷胱甘肽等还原,因此血液中高铁血红蛋白含量较少,约占血红蛋白总量的 1%~2%。如果增加至 20%~50%,可出现头痛、呼吸困难、心动过速、衰弱甚至昏迷等程度不同的缺氧症状,称为高铁血红蛋白血症。

临床上高铁血红蛋白血症常见于亚硝酸盐中毒。如食用大量未腌制好的咸菜或腐败的蔬菜,因其含有大量硝酸盐,后者可经胃肠道细菌作用还原成亚硝酸盐,大量吸收入血后,导致高铁血红蛋白血症,患者皮肤、黏膜出现棕褐色或咖啡色,称为肠源性发绀(enterogenous cyanosis)。

4. **血红蛋白与氧的亲和力异常增强** 多见于大量输入库存血液或碱性液体。库存血中红细胞 2,3-DPG 含量减少,氧解离曲线左移;输入大量碱性液体,使血液 pH 升高,在短时间内通过 Bohr 效应也可引起氧解离曲线明显左移,Hb 和 O_2 的亲和力增加,释放氧减少。

相关链接

波尔(Bohr)效应

1904 年丹麦科学家 Christian Bohr 发现 pH 或 H^+ 浓度和 PCO_2 变化对血红蛋白结合氧的能力有影响:血液 pH 降低或 PCO_2 升高,使 Hb 对 O_2 的亲和力降低,在任意 PO_2 下 Hb 氧饱和度均降低,氧解离曲线右移,反之,pH 升高或 PCO_2 降低,则 Hb 对 O_2 的亲和力增加,在任意 PO_2 下 Hb 氧饱和度均增加,氧解离曲线左移。pH 对 Hb 氧亲和力的这种影响称为波尔(Bohr)效应。

(三)血氧变化特点

血液性缺氧时:①PaO_2、SaO_2 正常。以物理状态溶解在血浆内的氧不受血红蛋白的影响,故 PaO_2、SaO_2

正常。②血氧容量降低或正常。因 Hb 数量减少或性质改变,使血氧容量降低。但一氧化碳中毒时,虽然体内实际的血氧容量是下降的,但在体外,血液中原来与 Hb 结合的 CO 已经被 O_2 竞争性取代,因此测得的血氧容量却正常,此血氧容量不能代表体内与 Hb 结合的最大氧量。Hb 与 O_2 亲和力增强引起的血液性缺氧,由于结合的氧不易释出,所以血氧容量不降低。③血氧含量降低。由于 Hb 的数量减少或性质改变,因此实际结合的氧减少,血氧含量降低。④动-静脉血氧含量差降低。O_2 向组织细胞弥散的动力来自于血液和组织细胞之间的分压梯度。贫血患者,因毛细血管中的平均血氧分压较低,血管-组织间的氧分压差减小,氧向组织弥散的驱动力减小,使动-静脉氧含量差减小;HbCO 使氧解离曲线左移,血氧不易释放给组织,使得动-静脉氧含量差减小。

血液性缺氧患者,皮肤、黏膜的颜色可依据产生原因而不同。①严重贫血的患者 Hb 数量减少,可表现为皮肤、黏膜苍白;②一氧化碳中毒患者血液中 HbCO 增多,因 HbCO 色泽鲜红,故皮肤、黏膜呈樱桃红色;③高铁血红蛋白血症患者可因血液中含有较多咖啡色的高铁血红蛋白而使皮肤、黏膜呈现深棕色或咖啡色。④单纯因 Hb 与 O_2 亲和力增高引起的缺氧,毛细血管中氧合血红蛋白量增加,因此皮肤、黏膜出现鲜红色。

问题与思考

1. 肠源性发绀和发绀的本质相同吗?
2. 当缺氧的患者出现发绀时,如何区别是"肠源性发绀"还是低张性缺氧引起的发绀?

三、循环性缺氧

(一)概念

循环性缺氧(circulatory hypoxia):是指循环障碍使组织供氧减少所引起的缺氧,又称为低动力性缺氧(hypokinetic hypoxia)。由动脉压降低或动脉阻塞使毛细血管床血流灌注不足所致的缺氧称为缺血性缺氧(ischemic hypoxia);因静脉回流受阻,导致毛细血管床淤血引起的缺氧称为淤血性缺氧(congestive hypoxia)。

(二)原因与发生机制

循环性缺氧的原因是组织血液灌流量减少,可以分为全身性和局部性两种。

1. 全身性循环障碍 主要见于休克和心力衰竭。全身性循环障碍引起的缺氧,容易出现酸性代谢产物的蓄积,发生酸中毒,从而使心肌收缩力进一步减弱,心输出量降低,加重循环性缺氧;酸中毒也可导致微血管对儿茶酚胺的反应性降低,微血管扩张,加重淤血,从而形成恶性循环。休克患者心输出量的减少比心力衰竭患者更为严重,面临的全身性缺氧也更严重,患者多死于因心、脑、肾等重要器官严重缺氧而发生的功能衰竭。

2. 局部性循环障碍 主要见于血管病变,如动脉粥样硬化、血管栓塞及血管痉挛等造成的狭窄或阻塞等。局部血液循环障碍的后果主要取决于发生部位。心肌梗死和脑血管意外是常见的致死原因。

(三)血氧变化特点

循环性缺氧时:①PaO_2、血氧容量、CaO_2 和 SaO_2 均正常。单纯性循环障碍时,由于呼吸功能及 Hb 正常,故 PaO_2、血氧容量、CaO_2 和 SaO_2 均正常;若全身循环衰竭累及肺(如左心衰引起肺水肿或休克引起急性呼吸窘迫综合征)合并呼吸性缺氧时,PaO_2、CaO_2 和 SaO_2 也可降低。②动-静脉氧含量差大于正常。由于血流速度缓慢,血液流经毛细血管的时间延长,组织细胞从单位容量血液中摄取的氧量相对较多,因而动静脉氧含量差大于正常。但因供应组织的血液总量减少,组织细胞氧供仍然不足。

缺血性缺氧因组织器官血液灌流不足,皮肤可出现苍白;淤血性缺氧因毛细血管血流缓慢,组织细胞从血液中摄取氧增加,毛细血管中还原血红蛋白含量增多,易出现发绀。

四、组织性缺氧

(一)概念

组织性缺氧(histogenous hypoxia)是指由于组织细胞利用氧障碍所引起的缺氧,又称为氧利用障碍性缺氧(dysoxidative hypoxia)。

(二)原因与发生机制

组织细胞在线粒体内进行生物氧化的过程称为内呼吸,它是由一系列复杂的酶系统完成的链式反应。呼吸酶活性降低、生成障碍和线粒体损伤等均可影响内呼吸,引起组织用氧障碍。

1. 组织中毒　不少毒物如氰化物、硫化氢、磷等均可引起组织性缺氧,最典型的是氰化物中毒。各种氰化物如 KCN、NaCN 等(多存在于杏、桃和李的核仁中)可由消化道、呼吸道或皮肤进入体内,其中的 CN^- 迅速与氧化型细胞色素氧化酶的三价铁结合,形成氰化高铁细胞色素氧化酶,从而失去了传递电子的能力,以致内呼吸中断,组织不能利用氧生成 ATP。硫化氢、砷化物等中毒也主要因抑制细胞色素氧化酶的功能影响内呼吸过程;鱼藤酮和巴比妥等可抑制电子从 NADPH 向辅酶 Q 传递;抗真菌素 A 和苯乙双胍等可抑制电子从细胞色素 b 向细胞色素 c 的传递;它们均可阻断呼吸链,引起组织中毒性缺氧(histotoxic hypoxia)。

2. 细胞损伤　线粒体是体内生物氧化、生成 ATP 的主要场所,放射线、细菌毒素、氧中毒、钙超载等可引起细胞损伤、破坏线粒体结构,导致组织细胞利用氧障碍。线粒体严重损伤不仅表明能量代谢障碍,也意味着细胞的功能障碍甚至死亡。

3. 呼吸酶合成障碍　有些维生素是呼吸链中许多呼吸酶的辅酶成分,如硫胺素(即维生素 B_1)为丙酮酸脱氢酶的辅酶成分,烟酰胺(即维生素 PP)组成的 NAD^+ 及 $NADP^+$,核黄素(即维生素 B_2)组成的黄素辅酶,这些均为许多氧化还原酶的辅酶成分,其缺乏将导致组织细胞对氧利用和 ATP 生成发生障碍。

(三)血氧变化特点

单纯组织性缺氧因供氧环节无障碍,PaO_2、血氧容量、CaO_2 和 SaO_2 均正常,由于氧利用障碍,故静脉血氧含量较高,动-静脉血氧含量差减少。

由于组织用氧障碍,毛细血管中氧合血红蛋白增多,故组织性缺氧患者肤色可呈鲜红色或玫瑰红色。

临床上更常见的是混合性缺氧,如左心衰竭时出现肺循环淤血,既可以由于肺功能障碍引起乏氧性缺氧,又可因心输出量减少出现循环性缺氧。因此,要结合病情具体全面分析。

相关链接

缺氧与发绀

缺氧常有发绀,但并非均会出现发绀,如严重贫血引起的血液性缺氧,因血红蛋白量少,缺氧时脱氧血红蛋白很难达到 5g/dl,故不出现发绀;又如 CO 中毒引起血液性缺氧,形成的碳氧血红蛋白呈樱桃红色也难见发绀。发绀常常是缺氧的表现,但发绀患者不一定都有缺氧,如真性红细胞增多症的患者很容易出现发绀,但往往无缺氧。

现将各型缺氧的原因及发生机制总结见表 6-2;血氧变化及皮肤、黏膜改变特点归纳见表 6-3。

表 6-2　不同类型缺氧发生的原因和发生机制

缺氧类型	原因	主要发生机制
乏氧性缺氧 （低张性缺氧）	吸入气氧分压下降 外呼吸功能障碍 静脉血掺杂入动脉	PaO_2 与 SaO_2 过低，使氧弥散速度减慢或因静脉掺杂直接降低 CaO_2
血液性缺氧 （等张性缺氧）	Hb 数量减少 Hb 性质改变	Hb 携带 O_2 能力减弱或 Hb 与 O_2 的亲和力异常增高，氧的释放减少
循环性缺氧	全身血液循环障碍 局部血液循环障碍	单位时间内流经组织细胞的血流量减少、血流速度缓慢
组织性缺氧	组织中毒 维生素缺乏 线粒体损伤	组织细胞利用 O_2 障碍

表 6-3　各型缺氧的血氧变化及皮肤、黏膜改变特点

缺氧类型	PaO_2	SaO_2	血氧容量	CaO_2	动-静脉氧含量差	皮肤、黏膜颜色
乏氧性缺氧	↓	↓	N 或 ↑	↓	↓ 或 N	发绀
血液性缺氧	N	N	↓ 或 N	↓ 或 N	↓	贫血：苍白 CO 中毒：樱桃红色 高铁 Hb 血症：咖啡色
循环性缺氧	N	N	N	N	↑	苍白或发绀
组织性缺氧	N	N	N	N	↓	玫瑰红色或鲜红色

注：↓降低　↑升高　N正常

第三节　缺氧时机体的功能代谢改变

　　缺氧对机体的影响，主要取决于缺氧的原因、发生的速度、程度、持续时间以及机体的功能代谢状态。大剂量氰化物中毒时生物氧化过程迅速受阻，可在几分钟内死亡；而在海拔 3700m 的高原地带，适应良好的个体可正常的生活，一般情况下不出现明显症状。CO 中毒时，当半数血红蛋白与 CO 结合失去携带氧的能力时，可迅速危及生命；而贫血时，即使血红蛋白减少一半，患者仍可正常生存。急性缺氧往往机体代偿功能未能充分发挥，而以损伤表现为主；慢性缺氧为逐渐发生，可通过机体的部分代偿反应，使组织损伤作用与代偿反应并存。因此不同类型缺氧，机体对缺氧的反应既有相似之处，又各具特点。轻度缺氧主要引起机体代偿性反应，严重缺氧机体不能完全代偿时，将导致细胞功能、代谢，甚至形态、结构的障碍，影响重要器官系统时可危及生命。现以乏氧性缺氧为例说明缺氧对机体的影响。

一、呼吸系统

（一）代偿反应

　　当 PaO_2 低于 60mmHg 时，可刺激颈动脉体和主动脉体外周化学感受器，反射性地引起通气加强。使肺泡通气量增大，这是急性缺氧时机体最重要的代偿反应。其意义在于：①呼吸深快，肺泡将摄入更多的氧，从而提高肺泡气中的氧分压，降低二氧化碳分压；②肺泡通气量增加，可调动肺储备功能，提高氧的弥散面积，使 PaO_2 和 SaO_2 升高；③呼吸深快时胸廓运动幅度增大，胸腔负压增加，促进静脉回流，回心血量增多，使肺血流量和心输出量增加，有利于血液对氧的摄取和运输。

　　乏氧性缺氧所引起的肺通气变化与缺氧程度及持续时间有关：如初到 4000m 高原后，因大气压低，使 PaO_2 仅为 50mmHg 左右，在化学感受器的作用下，肺通气量立即增加，但通气增强的同时，CO_2 也被大量呼

出,出现急性呼吸性碱中毒,脑脊液 pH 偏碱性,对呼吸中枢产生抑制,抵消了外周化学感受器的兴奋呼吸作用,故通气量增加仅比在海平面高65%。2~3 天后,肾脏开始发挥代偿作用,代偿性地排出 HCO_3^-,脑脊液内 pH 逐渐恢复正常,此时缺氧兴奋呼吸的作用凸显,肺通气量明显增高,可增加至海平面的5~7 倍。但长期缺氧可使外周化学感受器对缺氧的敏感性降低,肺通气量又回落,如久居高原者其肺通气量仅比海平面高15%。这也具有一定的代偿意义,因为肺通气量每增加 1L,呼吸肌耗氧增加0.5ml,长期呼吸运动增强可加剧机体氧的供求矛盾,这显然对机体不利。减弱肺通气反应可降低机体耗氧量。

肺通气量增加是对急性低张性缺氧最重要的代偿性反应。单纯血液性缺氧和组织性缺氧因 PaO_2 不低,故呼吸一般不增强;循环性缺氧如累及肺循环(如心力衰竭引起肺淤血、肺水肿时),可使呼吸加快。

(二)呼吸功能障碍

1. 高原肺水肿　一部分人在快速达到4000m 以上的高原地区后,在 1~4 天内发生高原肺水肿,表现为呼吸困难、咳嗽、粉红色泡沫痰,肺部湿性啰音,皮肤、黏膜发绀等。寒冷、劳累、肺部感染、过量吸烟饮酒、精神紧张等都可能诱发高原肺水肿。

高原肺水肿的发病机制至今尚不清楚。一般认为与下列因素有关:①肺毛细血管压力增高,缺氧引起交感-肾上腺髓质系统兴奋使外周血管收缩,加上过度通气增加胸腔负压使回心血量增加,两者均使肺血量增多;②缺氧使肺血管收缩,肺循环阻力增加,导致肺动脉高压;③由于肺血管收缩强度不一,致使肺血流分布不均,在肺血管收缩较轻或不收缩的部位,肺泡毛细血管血流增加,毛细血管压力增高,从而引起压力性肺水肿;④肺毛细血管壁通透性增高,缺氧时补体 C3a、LTB_4 和 TXB_2 等炎症介质的大量生成和释放,导致微血管内皮细胞损伤和通透性增高,加重肺水肿。从而影响肺的换气功能,可使 PaO_2 进一步下降。

2. 中枢性呼吸衰竭　当 PaO_2 低于 30mmHg 时,缺氧直接抑制呼吸中枢,其抑制作用强度超过 PaO_2 降低引起的反射性兴奋作用的强度,严重时出现中枢性呼吸衰竭。表现为呼吸抑制、呼吸频率和节律不规则。如周期性呼吸(periodic breathing),即呼吸加深、加快与减慢、减弱交替出现;陈-施呼吸(Cheyne-Stokes respiration),表现为呼吸逐渐加强增快,再减弱变慢,最后完全停止并交替出现,整个过程如同潮涨潮落般有规律又称为潮式呼吸;比奥呼吸(Biot's breathing),表现为强呼吸后继以长时间停止并交替出现,又称间停呼吸。

二、循环系统

(一)代偿反应

1. 心输出量增加　心输出量增加可提高全身组织细胞的供血量,使组织供氧量增多,对急性缺氧有一定的代偿意义。

心输出量增加的机制:①心率加快。缺氧时因肺通气增加而刺激肺牵张感受器,反射性地兴奋交感神经引起。②心肌收缩力增强。缺氧引起交感-肾上腺髓质系统兴奋,儿茶酚胺释放增多,作用于心脏 β-肾上腺素能受体,使心肌收缩性增强。③静脉回心血量增加。缺氧时胸廓呼吸运动幅度增大,胸膜腔负压降低,加上心脏活动增强,导致静脉回流量增加,继而使心输出量增多。

2. 血液重新分布　急性缺氧时,皮肤、内脏、骨骼肌血管收缩强烈,血流量减少;心、脑血管扩张,血流量增多。有利于保证生命重要器官氧的供应。

血液重新分布的机制是:①急性缺氧时,交感神经兴奋,儿茶酚胺释放增多,作用于血管 α-肾上腺素能受体引起血管收缩。皮肤黏膜、腹腔器官、肾脏等的血管 α-肾上腺素能受体密度较高,血管收缩明显,血流减少;心和脑的血管 α-受体密度较低,对儿茶酚胺不敏感,且主要受局部组织代谢产物乳酸、腺苷、前列环素等的扩血管作用使血流量增加;②缺氧时,心脑血管平滑肌细胞细胞膜的 K_{Ca} 和 K_{ATP} 开放,钾外流增加,细胞膜超级化,Ca^{2+} 进入细胞内减少,血管舒张。血流的这种重新分布,有利于保障重要生命器官氧的供应,因而具有重要的代偿意义。

3. **肺血管收缩** 当肺泡缺氧或混合静脉血的氧分压降低,可引起肺小动脉收缩,使血液流向通气更充分的肺泡,称为缺氧性肺血管收缩(hypoxic pulmonary vasoconstriction,HPV),这有利于维持适当的肺泡通气/血流比值,具有一定的代偿意义。

缺氧引起肺血管收缩的机制可能与下列因素有关:①缺氧对平滑肌的直接作用。缺氧可抑制平滑肌细胞膜上电压依赖性的钾通道(Kv)关闭,使 K^+ 外流减少,细胞膜去极化,激活电压依赖性钙通道开放,Ca^{2+} 内流增多,平滑肌细胞兴奋性与收缩性增强,肺血管收缩。②体液因素的作用。肺组织局部产生的或循环系统中的多种血管活性物质可作用于肺血管,影响肺小动脉的舒缩状态。这些物质有的能收缩肺血管,如血栓素 A_2(thromboxane A_2,TXA_2)、内皮素(endothelin,ET)、血管紧张素 Ⅱ(angiotensin Ⅱ,Ang Ⅱ)、5-羟色胺(5-hydroxytryptamine)等;有的能舒张血管,如前列环素(prostacyclin I_2,PGI_2)、一氧化氮(nitric oxide,NO)等。急性缺氧时,以缩血管物质增加为主。③交感神经的作用。缺氧时,动脉血氧分压降低刺激颈动脉体和主动脉体化学感受器,反射性兴奋交感神经,经 α 受体引起肺血管收缩。缺氧性肺血管收缩反应的发生是多因素综合作用的结果。

相关链接

血管对缺氧的反应

有研究发现,血管对缺氧的反应存在异质性。不同的血管对缺氧的反应不同,这与血管平滑肌细胞的钾通道分布情况有关。血管平滑肌细胞上有电压依赖性钾通道(Kv),ATP 敏感性钾通道(K_{ATP})和 Ca^{2+} 激活性钾通道(K_{Ca})。细胞内钾通过三种钾通道流出,钾通道的开启状态决定了平滑肌细胞静息膜电位水平。开放时可增加外向钾电流,引起细胞膜超极化,致平滑肌松弛和血管舒张。关闭时则相反,血管收缩。缺氧使 Kv 关闭;同时缺氧引起 ATP 减少,并因酸中毒使钙解离度增加,胞质游离钙增加。ATP 减少使 K_{ATP} 开放,胞质游离钙增加致 K_{Ca} 开放。肺小动脉平滑肌细胞以 Kv 为主,故对缺氧呈收缩反应;心、脑血管平滑肌细胞以 K_{ATP} 和 K_{Ca} 为主,故对缺氧呈舒张反应。

4. **毛细血管增生** 长期慢性缺氧可促使毛细血管增生。该现象在脑、肥大心肌和骨骼肌中更为显著。毛细血管的密度增加可缩短血氧弥散至细胞的距离,增加供氧量,具有重要代偿意义。缺氧引起毛细血管增生的机制可能是,缺氧可使机体多种组织细胞内缺氧诱导因子-1(hypoxia inducible factor-1,HIF-1)增加,能促进血管内皮生长因子(vascular endothelial growth factor,VEGF)编码基因表达增加,引起缺氧组织中毛细血管增生。

(二)循环功能障碍

严重的全身性缺氧时,可累及心脏,如高原性心脏病、肺源性心脏病、贫血性心脏病等,甚至发生心力衰竭。缺氧引起心功能障碍的机制如下:

1. **肺动脉高压** ①急性缺氧引起交感神经兴奋、缩血管物质增多可引起肺小动脉持续收缩,肺循环阻力增加,导致肺动脉高压;②长期缺氧可抑制电压依赖性钾通道 α 亚单位 mRNA 表达,减少 K^+ 外流,促进血管平滑肌去极化,增加 Ca^{2+} 内流,使肺血管收缩;③Ca^{2+} 内流还导致肺血管重塑(remodeling),血管壁平滑肌细胞和成纤维细胞增生、肥大,血管壁中胶原和弹性纤维沉积,血管增厚硬化,形成持续稳定的肺动脉高压;④缺氧所致红细胞增多,使血液黏度增高,也可增加肺循环阻力。持久的肺动脉压增高可增加右心室压力负荷,长期可导致右心室肥大,严重时出现心力衰竭。

2. 心肌舒缩功能障碍　缺氧及酸中毒使心肌细胞代谢障碍,甚至发生变性、坏死,心肌的舒缩功能降低。(详见心功能不全)

3. 心律失常　严重缺氧可引起窦性心动过缓、期前收缩,甚至发生心室纤颤而致死。心动过缓的原因可能为严重的缺氧对颈动脉体化学感受器的刺激,反射性地兴奋迷走神经所致。期前收缩与室颤的发生与心肌细胞内 K^+ 减少、Na^+ 增加使静息膜电位降低、心肌兴奋性及自律性增高,传导性降低有关。

4. 静脉回流减少　严重而持久的全身性缺氧使体内产生大量乳酸、腺苷等代谢产物,可直接扩张外周血管,大量血液淤积在外周,回心血量减少。严重缺氧时,呼吸中枢受抑制,使胸廓运动减弱,静脉回流也减少。静脉回流减少,使肺血流量和心输出量均减少,加重组织缺氧。

三、血液系统

(一)代偿反应

1. 红细胞和 Hb 增多　急性缺氧可反射性地使脾脏、肝脏等储血器官收缩,将储存血液释放入体循环,增加血液摄取和输送氧的能力。慢性缺氧时,红细胞和血红蛋白数量明显增多,主要是骨髓造血增强所致。如久居高原的人红细胞可以增加到$(6~9)\times10^{12}/L$,血红蛋白达 21g/dl。当低氧血流经肾时,能刺激肾小管旁间质细胞,产生大量促红细胞生成素(erythropoietin,EPO)。EPO 能促进骨髓干细胞向原红细胞分化,并促进其增殖和成熟,加速 Hb 的合成和使骨髓内的网织红细胞和红细胞释放入血液,提高血液携带氧的能力,从而增加对组织器官的氧供。

2. 氧解离曲线右移　缺氧使糖酵解过程加强,乳酸生成增加,使 H^+ 增加;通气功能障碍引起的缺氧,同时伴有 PCO_2 增高;特别是红细胞内 2,3-DPG 增加。2,3-DPG 是红细胞内糖酵解过程的中间产物。缺氧时红细胞中 2,3-DPG 生成增多、分解减少。

缺氧时红细胞中 2,3-DPG 增多是因为:①低张性缺氧时氧合血红蛋白减少,脱氧血红蛋白增多,前者中央孔穴小,不能结合 2,3-DPG;后者中央孔穴较大,可结合 2,3-DPG(图 6-2)。故当脱氧血红蛋白增多时,结合的 2,3-DPG 增多,红细胞内游离的 2,3-DPG 减少,使 2,3-DPG 对磷酸果糖激酶及二磷酸甘油酸变位酶(diphosphoglycerate mutase,DPGM)的抑制作用减弱,从而使糖酵解增强,2,3-DPG 生成增多。②低张性缺氧时出现的代偿性过度通气,引起呼吸性碱中毒;又由于脱氧血红蛋白偏碱性,致使红细胞内 pH 增高。pH 增高能激活磷酸果糖激酶,使糖酵解增强,2,3-DPG 合成增加;此外,pH 增高还能抑制 2,3-DPG 磷酸酶(2,3-DPG phosphatase,2,3-DPGP)的活性,使 2,3-DPG 的分解减少。结果导致红细胞内 2,3-DPG 含量增多(图 6-3)。

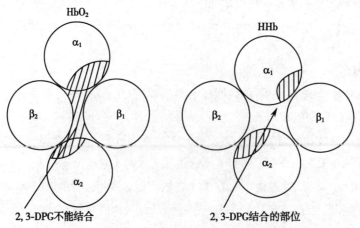

图 6-2　2,3-DPG 与 Hb 分子中央结合的孔穴示意图

缺氧时,2,3-DPG含量增多,氧解离曲线右移究竟对机体的影响取决于吸入气、肺泡气及动脉血氧分压的变化程度。若动脉血氧分压由100mmHg降至60mmHg,其变动范围正处于氧解离曲线平坦段,对动脉血氧饱和度影响不大（从95%降至93%）,此时的曲线右移,有利于血液内的氧向组织释放。

（二）损伤性变化

红细胞过度增多可增加血液黏滞度,使血流速度减慢,增加了心脏的后负荷,甚至促成缺氧性心脏病的发生。当动脉血氧分压降低（<60mmHg）处于氧解离曲线陡峭段时,红细胞内2,3-DPG含量增多引起的氧解离曲线右移,则会影响肺泡毛细血管中血液和氧的结合,使动脉血氧饱和度下降,从而失去代偿意义。

四、中枢神经系统

脑重约占体重的2%~3%,耗氧量为机体总耗氧量的23%。大脑属"高耗能、低储备"的器官,对缺氧极为敏感,临床上脑完全缺氧5~8分钟后可发生不可逆的损伤。脑组织的不同成分和不同部位对缺氧的敏感性不同,如灰质较白质敏感,大脑皮质及小脑灰质较延髓敏感,而神经突触又较神经细胞胞体敏感。急性缺氧可引起头痛、易激动、思维力、记忆力、

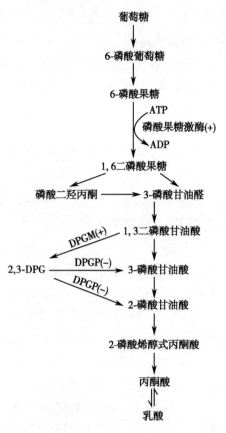

图6-3　2,3-DPG的生成与分解

判断力降低或丧失以及运动不协调等,严重者可出现惊厥甚至昏迷。慢性缺氧者症状较缓和,表现为易疲劳、嗜睡、注意力不集中及精神抑郁等症状（详见脑功能不全章节）。

缺氧所致中枢神经系统功能障碍主要与脑水肿和脑细胞损伤有关。①缺氧使脑血管扩张,发生脑充血;缺氧和酸中毒均增加血管壁的通透性,形成间质性脑水肿;②缺氧致ATP生成不足,细胞膜钠泵功能障碍,细胞内水肿;③脑充血、水肿使颅压增高,压迫脑血管加重脑缺氧,形成恶性循环。

五、组织细胞

（一）代偿反应

在供氧不足的情况下,组织细胞可发生一些适应性变化,以尽可能获得维持生命活动所必需的能量。其适应性变化包括:

1. **利用氧的能力升高**　慢性缺氧时,细胞内线粒体的数目和膜的表面积均增加,有利于氧的弥散;呼吸链中的酶（细胞色素氧化酶等）可增加,使细胞的内呼吸功能增强。

2. **无氧酵解增加**　机体缺氧时,ATP生成减少,ATP/ADP比值下降,以致磷酸果糖激酶活性增强（该酶是控制糖酵解过程最主要的限速酶）,使糖酵解过程加强,该反应的意义是在有氧氧化供能不足的情况下,通过无氧代谢补偿能量产生。

3. **肌红蛋白增加**　慢性缺氧可使肌肉中肌红蛋白（myoglobin,Mb）含量增多。肌红蛋白和氧的亲和力较大,当氧分压为1.33kPa（10mmHg）时,血红蛋白的氧饱和度仅为10%,而肌红蛋白的氧饱和度仍可达70%,当氧分压进一步降低时,肌红蛋白可释出大量的氧供细胞利用。故肌红蛋白的增加可能具有增加氧储存的作用。

4. **低代谢状态**　缺氧时细胞的耗能过程减弱,细胞处于低代谢状态,有利于机体在缺氧情况下

生存。

（二）细胞损伤

1. 细胞膜的变化　细胞膜是缺氧最早发生损伤的部位，表现为膜通透性增强、膜流动性下降、膜受体功能障碍和膜离子泵功能障碍。损伤的细胞膜对离子的通透性增高，而膜上的 Na^+-K^+ 泵可因 ATP 供给不足使离子逆浓度梯度转运减少，其结果是引起细胞内 Na^+ 增多、Ca^{2+} 增多、K^+ 减少。

2. 线粒体的变化　缺氧可损伤线粒体，线粒体损伤又可导致缺氧，两者互为因果。细胞内的氧约 10%～20% 在线粒体外用于生物合成、降解及生物转化（解毒），80%～90% 在线粒体内用于氧化磷酸化生成 ATP。轻度缺氧或缺氧早期线粒体呼吸功能是增强的。严重缺氧首先影响线粒体对氧的利用，使神经介质的生成和生物转化过程等降低，当线粒体部位氧分压降到临界点 0.1kPa（<1mmHg）时，线粒体的呼吸功能降低，使 ATP 生成锐减。

3. 溶酶体的变化　缺氧时溶酶体膜通透性增高，溶酶体肿胀、破裂，大量溶酶体酶外溢，其可溶解细胞本身及其周围组织细胞，并使其功能丧失。细胞内水肿、自由基的作用也参与溶酶体损伤机制。

机体对缺氧有一定的耐受能力。影响机体对缺氧耐受性的因素很多，如年龄、机体的代谢和功能状态、营养、锻炼等。老年人对缺氧的耐受性低，这可能与老年人的肺泡通气量减少、PaO_2 降低，以及血流缓慢、单位时间内组织摄氧量减少、细胞某些呼吸酶活性降低等因素有关。基础代谢率增高，如中枢神经系统兴奋、发热、甲状腺功能亢进、体力活动、情绪激动等，由于耗氧量增加，故对缺氧的耐受性较低。体温降低、神经系统的抑制则因能降低机体耗氧率使对缺氧的耐受性升高，因此临床上采用低温麻醉进行心脏外科等手术。

代偿能力是可以通过锻炼提高的。有计划地加强对缺氧的适应性锻炼，可提高心肺功能，增强机体对缺氧的耐受性。轻度的缺氧刺激可调动机体的代偿能力，如登山者若采取缓慢的阶梯性的上升要比快速上升者能更好地适应缺氧。慢性贫血的患者血红蛋白即使很低仍能维持正常活动，而急性失血使血红蛋白减少到同等程度就可能引起严重的代谢功能障碍。

问题与思考

急性缺氧和慢性缺氧时，机体的主要代偿方式有何不同？

相关链接

缺氧诱导因子-1

缺氧诱导因子-1（hypoxia inducible factor-1，HIF-1）由 Semenza 等于 1992 年在缺氧诱导的细胞核抽提物中发现。它广泛存在于缺氧条件下的哺乳动物和人体内，HIF-1 由 1α 亚基（HIF-1α）和 β 亚基（HIF-1β）组成。其中，HIF-1β 亚基在细胞质中稳定表达，而 HIF-1α 亚基在翻译后即被泛素-蛋白酶水解复合体降解。在缺氧状态下，α 亚基的降解被抑制，α 和 β 亚基形成有活性的 HIF-1，转移到细胞核内调节多种基因的转录。目前已证实受到 HIF-1 调节的靶基因有：促红细胞生成素（EPO）编码基因、血管内皮生长因子（VEGF）编码基因、胰岛素样生长因子Ⅱ编码基因、内皮素-1（ET-1）、血小板源性生长因子（PDGF）等。这些基因表达后产生多种生物学效应，如促进红细胞生成和血管形成，调节核苷、氨基酸、糖的代谢，影响细胞存活、凋亡以及药物抵抗等，以维持组织、细胞在缺氧条件下的内环境稳定，提高机体耐受缺氧的能力。

第四节 缺氧防治的病理生理基础

一、病因学防治

去除缺氧的原因是治疗缺氧的关键。可根据缺氧的临床表现如皮肤黏膜颜色,呼吸、循环、中枢神经系统等的改变和血气分析等来判断缺氧的类型及原因,并及时针对病因进行治疗。例如呼吸性缺氧要先纠正外呼吸功能障碍;贫血性缺氧应改善贫血;CO 中毒要将患者立刻移出中毒环境,呼吸新鲜空气;亚硝酸盐中毒应少量口服亚甲蓝(还原剂)加维生素 C,将高铁血红蛋白还原为正常的血红蛋白;组织性缺氧应尽早使用解毒药。

二、氧疗

(一)氧疗的指征

氧疗即吸入氧分压较高的空气或纯氧来治疗各种缺氧性疾病的方法。氧疗的基本机制是提高肺泡气氧分压,进而提高动脉血氧分压和血氧饱和度,增加动脉血氧含量和对组织的供氧能力。氧疗的效果因缺氧类型不同有所差异:

1. 乏氧性(低张性)缺氧 氧疗对乏氧性缺氧的效果最好。因为此型缺氧的特点是动脉血氧分压降低、血氧饱和度下降和血氧含量不足。吸氧可提高肺泡气氧分压,促进氧向血液中弥散,提高动脉血氧分压,增加血氧饱和度,继而使血氧含量明显提高。但是,由解剖分流增加引起的动脉血氧分压降低,因吸入的氧无法与分流的静脉血起氧合作用,因此氧疗对提高动脉血氧含量的作用不大。

2. 血液性(等张性)缺氧 因为血氧饱和度已达 95% 以上,吸氧后血氧含量提高非常有限,但因能提高 PaO_2 而使组织部位血管内外的氧分压差增大,促进氧的弥散,从而增加对组织的氧供,故也有一定的治疗意义。而 CO 中毒患者吸入高压氧是首选的特效治疗。高压氧可使血氧分压高出正常几倍至十几倍,从而提高了 O_2 与 CO 的竞争能力,促使 HbCO 的解离,恢复血红蛋白携氧能力,迅速提高血氧含量、改善缺氧。

3. 循环性缺氧 动脉血氧饱和度及氧容量正常,吸氧对提高血氧含量作用不大。但可通过增加血浆中物理状态溶解的氧量,促进氧向组织弥散起到一定的治疗作用。

4. 组织中毒性缺氧 因供氧并无障碍,缺氧的原因是组织利用氧功能障碍,故氧疗作用甚微,需及时应用解毒剂。

相关链接

O_2 的物理溶解量

在呼吸空气的情况下,每 100ml 血液中物理溶解的 O_2 量仅为 0.3ml,吸纯氧时达到 1.7ml,当吸入 3 个大气压的纯氧时,可增加到 6ml。

(二)氧中毒

氧是维持生命不可缺少的物质,但吸入气氧分压过高,也可能引起组织细胞损伤和器官功能障碍。这种因吸入高压氧超过一定的压力和时程,引起机体出现一系列生理功能的紊乱或结构出现病理性损害的现象,称为氧中毒(oxygen intoxication)。

氧中毒的发生主要与吸入气氧分压有关。根据氧中毒的表现不同,常可分为三种类型:①急性氧中毒。此型氧中毒以脑功能障碍为主,故又称脑型氧中毒。②慢性氧中毒。此型氧中毒以肺的损害为主,故又称肺性氧中毒。③眼型氧中毒。新生儿尤其是出生体重低的早产儿,长时间吸入高浓度氧可引起视网膜广泛的血管阻塞、成纤维组织浸润、晶状体后纤维增生和视网膜萎缩,严重者可致盲。氧中毒的发生机制尚不完全清楚,一般认为与氧自由基的产生及其毒性作用有关(参见缺血-再灌注损伤章节)。当供氧过多或机体发生代谢异常时,如线粒体受损、细胞内钙超载等,氧自由基的产生增多,超过机体的清除能力,则可引起组织、细胞损伤。

案例 6-1

患儿,男,3 岁,于一天前发生晕厥两次,并伴头痛,收治入院。患儿腹泻三天,母亲曾给患儿用过碱式硝酸铋。体温 37.6℃,脉搏 130 次/min,呼吸 30 次/min,血压 80/55mmHg。精神状态差,皮肤深度发绀。有呼吸困难,心、肺检查未见异常。腹部弥漫性压痛,肠音亢进。吸氧后,患儿呼吸逐渐平稳,但仍明显发绀。血红蛋白(Hb)152g/L,红细胞计数 $5.4×10^{12}$/L,$PaO_2$100mmHg。在此刻患儿排出黑色稀便,经过进一步血液分析才确定了特异疗法,4 小时后发绀消失,患儿恢复正常。

试分析:

1. 患儿发绀的可能原因是什么?

2. 发绀和缺氧有什么样的关系?

3. 该患儿属于哪一类型缺氧? 为什么?

4. 文中"特异疗法"可能是什么?

(郝 雷)

学习小结

因组织供氧不足或用氧障碍,引起机体功能、代谢和形态结构异常变化的病理过程,称为缺氧。缺氧可分为乏氧性、血液性、循环性和组织性四种类型。乏氧性缺氧以动脉血氧分压降低为主要特征;血液性缺氧是由于血红蛋白数量减少或性质改变引起;循环血量减少或循环速度缓慢引起的为循环性缺氧;组织细胞利用氧障碍引起的为组织性缺氧。急性缺氧可引起呼吸深快、心输出量增加、血流重新分布、肺血管收缩、无氧酵解增强、氧解离曲线右移等代偿性反应,以及高原性肺水肿、呼吸中枢抑制、静脉回流减少、中枢神经功能紊乱、细胞损伤等损伤性反应;慢性缺氧可引起毛细血管增生、红细胞和血红蛋白生成增多、细胞利用氧能力增强、肌红蛋白增加等代偿性反应,以及肺动脉高压、心肌舒缩功能障碍、心律失常、血液黏滞度增加等损伤性反应。缺氧的防治包括病因学防治和氧疗。吸入气氧分压过高可引起细胞损害和器官功能障碍称为氧中毒,其发生机制与活性氧自由基有关。

复习参考题

1. 阐述缺氧的概念及分类。 每种类型缺氧各有什么血氧变化及皮肤黏膜的改变?

2. 煤气中毒会引起什么类型的缺氧? 机制是什么?

3. 缺氧和发绀的关系是什么?

第七章　发热

07章

学习目标	
掌握	发热、过热、发热激活物、内生致热原和热限的概念；发热的原因和基本机制。
熟悉	体温正负调节中枢的部位；发热激活物与内生致热原的种类；发热的分期、各期的热代谢变化特点及热型；机体的主要功能和代谢变化。
了解	发热的生物学意义及防治的病理生理学基础。

人和高等动物都具有相对稳定的体温以维持正常的生命活动,人体昼夜间体温呈现周期性波动,但波动幅度一般不超过 1℃,女性平均体温比男性平均体温略高 0.2℃,一般以成人腋下体温维持在 36.5℃ 为正常值。

第一节　概述

在致热原作用下,体温调节中枢的调定点上移引起调节性体温升高,当体温升高超过正常值的 0.5℃ 时称为发热(fever)。体温升高既有生理性,也有病理性,即体温升高不等同于发热。根据体温调节调定点(set point,SP)理论,发热时体温调节功能正常,但由于调定点上移,体温在高水平上进行调节,故发热为主动性的调节性体温升高。绝大多数病理性体温升高,如感染性或炎症性发热,均是调节性体温升高。

某些生理情况下,如运动、女性在月经前期以及妊娠期、精神紧张、情绪激动时可出现体温升高。在剧烈运动时,因肌肉产热过多,体温有时可比正常升高 3℃ 左右。这类属生理性体温升高,对机体不产生危害,也无需治疗,随着生理过程结束体温自动恢复正常,所以不能称为发热。病理性体温升高包括发热和过热两种情况,过热(hyperthermia)是体温调节失控或调节障碍所引起的一种被动性体温升高。发生这种体温升高时体温调定点并未上移,属于非调节性的体温升高。过热见于体温调节障碍(如体温调节中枢受损),或散热障碍(如皮肤鱼鳞病、先天性无汗腺或后天性汗腺缺乏、环境高温引起的中暑等)及产热器官功能异常(如甲状腺功能亢进)等情况。综上所述,体温升高包括生理性体温升高和病理性体温升高,其中病理性体温升高又包括调节性体温升高(发热)和非调节性体温升高(过热)(图7-1)。

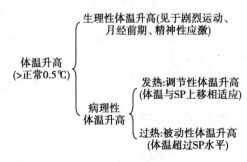

图 7-1　体温升高的分类

正常体温恒定的调节

人和哺乳类动物都具有相对恒定的体温,以适应正常生命活动的需要。对人类而言,正常成人体温一般维持在37℃左右,人体深部体温一昼夜上下波动不超过1℃。

人体的体温调节系统包括体温调节中枢、温度信息的传递和效应器三个部分。

1. 体温调节中枢　体温调控的基本中枢位于视前区下丘脑前部(preoptic anterior hypothalamus, POAH),学者们多采用调定点理论解释体温调节中枢对中心体温的整合性调节,认为体温中枢围绕体温调定点来调整机体中心体温。当体温高于或低于此调定点时,都会启动调节机制,通过效应器把体温调节到与调定点相适应的水平。

2. 温度信息的传递　下丘脑含有温度敏感神经元,包括冷敏神经元和热敏神经元,对流经该处的血温变化十分敏感,血温波动小于1℃时,就可唤起调温反应。皮肤的温度感受器(包括冷感受器和热感受器)将感受的皮肤冷热刺激传递给体温中枢。

3. 效应器　体温调节的效应器包括产热和散热器官。①产热:体内组织都能产热,但产热较大的器官是肝脏和骨骼肌。恒温动物的产热可分为两个部分:基础产热和调节产热。调节产热中以寒战产热最为重要。②散热:机体可通过皮肤、肺和排泄物而散热,其中皮肤最为重要。皮肤通过多种方式散热,包括辐射、传导、对流、蒸发和出汗等。

尽管发热在临床上很常见,但发热不是独立的疾病。其是许多疾病,尤其是传染病、炎症性疾病、外伤性疾病、免疫性疾病和恶性肿瘤等共有的病理过程。发热反应是机体对疾病产生的一组复杂的病理生理反应,包括体温的升高、内分泌、免疫和诸多生理功能的广泛激活、急性期反应蛋白的生成等。由于发热常出现于许多疾病的早期且容易被患者察觉,临床上常把发热看做是许多疾病的重要信号,一些发热待查患者体内多有潜在病灶,甚至是潜在恶性(肿瘤)病灶。在疾病过程中,体温曲线的变化与病情变化相关,通常把伴有发热表现的疾病称为发热性疾病,大多数发热性疾病体温升高与体内病变存在一定的依赖关系。因此,临床上通过观察患者体温升降的速度、幅度、高温持续时间等,对判断病情、评价疗效和预后均具有重要参考价值。

第二节　发热的原因

一、致热原、内生致热原和发热激活物的概念

能引起机体发热的物质称为致热原(pyrogen),致热原分为外致热原(exogenous pyrogen)和内生致热原(endogenous pyrogen,EP)。来自体外的外致热原含有致热成分且可直接作用于体温调节中枢的刺激因子引起发热;但更多的外源性致热原主要是通过激活产生内生致热原的细胞,使其产生和释放内生致热原,再通过后续途径引起发热。其中由产 EP 细胞在发热激活物的作用下所释放的产物,统称为 EP。凡是能够直接或间接激活机体产 EP 细胞,并使其产生和释放 EP 的物质,称为发热激活物(pyrogenic activator),又称为 EP 诱导物,包括外致热原和某些体内产物。

二、发热激活物的种类与特性

(一)感染性因素(外致热原)

外致热原是一类重要的发热激活物,包括病原微生物、寄生虫及其代谢产物。临床上多数发热性疾病

都是由这类物质引起,约占所有发热病例的 50%~60%。

1. 细菌及其毒素

(1) 革兰氏阳性细菌:此类细菌感染是最常见的发热原因。主要有葡萄球菌、链球菌、肺炎球菌、白喉杆菌和枯草杆菌等。这类细菌除了全菌体致热外,其代谢产物也是重要的致热物质,如葡萄球菌释放的可溶性外毒素、A 族链球菌产生的致热外毒素以及白喉杆菌释放的白喉毒素等。

(2) 革兰氏阴性细菌:主要有大肠埃希菌、伤寒杆菌、淋病奈瑟菌、脑膜炎球菌、志贺菌等。这类菌群的致热性最突出的是其胞壁中所含的脂多糖(lipopolysaccharide,LPS),也称内毒素(endotoxin,ET)。ET 是最常见的外致热原,耐热性高,一般灭菌方法难以清除(干热 160℃,2 小时才能灭活)。临床上输液或输血过程中所产生的发热反应,多数是由于污染 ET 所致。无论是给动物注射或体外与产 EP 细胞一起培养,ET 都可刺激 EP 的产生和释放,这可能是其主要致热方式。除 ET 外,革兰氏阴性细菌全菌体和胞壁中所含的肽聚糖也具有致热性。

(3) 分枝杆菌:典型菌群为结核分枝杆菌,其全菌体及细胞壁中所含的肽聚糖、多糖和蛋白质均具有致热作用。

2. 病毒 常见的有流感病毒、麻疹病毒、腮腺炎病毒、风疹病毒等。人类的致病病毒多数为包膜病毒,包膜中的脂蛋白可能是病毒的主要致热性物质,有些病毒包膜中含有血细胞凝集素具致热性。病毒反复注射也可导致动物产生耐受性。

3. 真菌 真菌的全菌体及菌体内所含的荚膜多糖和蛋白质具致热性。如白色念珠菌感染所致的鹅口疮、肺炎、脑膜炎,新型隐球菌所致的慢性脑膜炎等均伴随发热。

4. 螺旋体 钩端螺旋体、回归热螺旋体和梅毒螺旋体等均可以引起发热。钩端螺旋体内含有溶血素和细胞毒因子,感染后引起钩体病,表现为发热、头痛、乏力。回归热螺旋体感染后,其代谢裂解产物入血后引起周期性高热、全身疼痛和肝大、脾大。梅毒螺旋体感染后伴有的低热,可能是螺旋体内所含的外毒素所致。

5. 疟原虫 人体感染疟原虫后,其潜隐子进入红细胞并发育成裂殖子,当红细胞破裂时,大量裂殖子和代谢产物(疟色素等)释放入血液,引起高热。

(二)非感染性因素(体内产物)

1. 抗原-抗体复合物 许多自身免疫性疾病,如系统性红斑狼疮、类风湿、皮肌炎等都伴有顽固性发热,体内持续存在的抗原-抗体复合物可能是其主要的发热激活物。

2. 致热性类固醇 体内某些类固醇产物有致热作用,如睾酮的中间代谢产物本胆烷醇酮在某些周期性发热的患者血浆中含量增高,而另一种类固醇如糖皮质激素和雌激素则可能与某些不明原因的周期性发热有关。

3. 致炎刺激物 尿酸盐结晶和硅酸盐结晶等在体内不仅可以引起炎症反应,其本身可激活单核吞噬细胞产生和释放 EP。

4. 组织损伤和坏死 组织损伤和坏死过程如大面积烧伤、严重创伤、大手术、心肌梗死、脾梗死、肺梗死、理化因子作用等常出现发热。引起发热的原因可能与组织蛋白分解产物或者组织坏死引起的无菌性炎症释放某些发热激活物有关。

第三节 发热的发生机制

发热的关键是内生致热原导致体温调节中枢调定点上移,随后在体温调节中枢的调节下引起的体温升高。

一、内生致热原的信息传递

内生致热原通过激活能够产生 EP 的细胞,使后者产生和释放 EP,再通过某种途径而引起发热的。

(一)产内生致热原细胞

在发热激活物作用下,所有能够产生和释放 EP 的细胞被称为产 EP 细胞,主要有 3 类:①单核/巨噬细胞,包括血单核细胞和各种组织巨噬细胞,如肺巨噬细胞、肝库普弗细胞(Kupffer cell)、脾巨噬细胞、腹腔巨噬细胞、骨髓巨噬细胞等;②肿瘤细胞,包括骨髓单核细胞性肿瘤细胞、白血病细胞、霍奇金病瘤细胞、肾癌细胞等;③其他细胞,包括内皮细胞、淋巴细胞、朗格汉斯细胞、神经胶质细胞、肾小球系膜细胞等。其中单核/巨噬细胞是最主要的产 EP 细胞。

(二)内生致热原的种类

1948 年 Beeson 发现了被外源性致热原激活的白细胞释放的致发热介质—白细胞致热原(leukocyte pyrogen,LP),后来确定 EP 的主要成分为白细胞介素-1(interleukin-1,IL-1)。随着多种具致热作用的细胞因子的不断发现,目前认为 EP 不是单一成分,而是一组内源性、不耐热的小分子蛋白质,且各种蛋白水解酶均能破坏其致热性。常见的 EP 有以下几种:

1. 白细胞介素-1(IL-1)　IL-1 是由单核细胞、巨噬细胞、内皮细胞、星状细胞及肿瘤细胞等多种细胞在发热激活物作用下所产生的多肽类物质,分子量为 17kD,有 IL-1α 和 IL-1β 两种亚型。IL-1 不耐热,70℃ 30 分钟即失活,多次注射不产生耐受。IL-1 受体广泛分布于脑内,视前区-下丘脑前部密度最大。大剂量 IL-1 注射后可引起双相热。在 ET 引起发热的动物,循环血内也有大量 IL-1 出现。IL-1 除引起体温中枢调定点上移外,尚有包括急性期反应物的诱导、淋巴细胞的活化与增殖、吞噬细胞杀菌功能的增强等生物学效应。

2. 肿瘤坏死因子　肿瘤坏死因子(tumor necrosis factor,TNF)是主要的 EP 之一。TNF 有 TNFα 和 TNFβ 两种亚型,前者由巨噬细胞产生,后者由激活的 T 淋巴细胞产生。多种发热激活物,如葡萄球菌、链球菌、内毒素等都可诱导巨噬细胞、淋巴细胞等产生和释放 TNF。TNF 不耐热,70℃ 30 分钟即失活,多次注射不产生耐受。TNF 在体内、外都能刺激 IL-1 的产生,且具有许多与 IL-1 相类似的生物学活性。

3. 干扰素　干扰素(interferon,IFN)是一种具有抗病毒、抗肿瘤、增强 TNF、增强自然杀伤(natural killer,NK)细胞作用的蛋白质,包括多种亚型,与发热相关的是 IFNα 和 IFNγ。目前认为 IFN 可能是病毒性发热的重要 EP,主要由 T 淋巴细胞、成纤维细胞、NK 细胞、白细胞等产生。IFN 不耐热,60℃ 40 分钟可灭活,反复注射可发生耐受。

4. 白细胞介素-6(IL-6)　分子量为 21kD,是由单核细胞、成纤维细胞和内皮细胞等分泌的细胞因子,LPS、病毒、IL-1、TNF、血小板生长因子等均可诱导其产生和释放。IL-6 能引起各种动物的发热反应,但作用弱于 IL-1 和 TNF。

上述内生致热原可相互诱导和相互影响,其单独作用及在循环血液中的水平因机体实际发热过程中的变化会有所不同。一般由病毒引起的发热多与 IFN 有关,而由内毒素等引起的发热多与 IL-1、TNF 有关,但对大多数发热过程而言,可能是多种内生致热原成分,同时或相继作用的结果。

(三)内生致热原的产生和释放

内生致热原的产生和释放包括产 EP 细胞的激活和 EP 的产生释放,是一个由复杂的细胞信息传递和基因表达调控的过程。以发热激活物 LPS 为例,当产 EP 细胞与 LPS 结合后即被激活,启动 EP 的合成。LPS 通过两种方式激活产 EP 细胞:①在上皮细胞或血管内皮细胞,LPS 首先与血清中 LPS 结合蛋白(lipopolysaccharide binding protein,LBP)结合形成复合物,然后此复合物中 LPS 又与可溶性 CD14(sCD14)结合形成 LPS-sCD 复合物,再作用于细胞膜,使受体和细胞活化;②在单核/巨噬细胞中,LPS 与 LBP 形成复合物后,再与细胞表面 CD14 作用,形成 LPS-LBP-CD14 三重复合物,启动细胞激活。较大剂量的 LPS 可不通过 CD14 途径而直接激活单核巨噬细胞产生 EP。

LPS 信号转入细胞内可能还需要另外一种跨膜蛋白即 Toll 样受体（Toll-like receptors，TLR）参与。TLR 通过类似 IL-1 受体活化的信号转导途径激活核转录因子 κB（nuclear factor，NF-κB），启动 IL-1、TNF、IL-6 等细胞因子的基因表达，合成 EP。EP 在细胞内合成后作为发热信使释放入血，并随血流作用于体温调节中枢。

问题与思考

发热有哪些基本发病环节？为什么将内生致热原注入动物体内，总要经过一段时间（潜伏期）后才引起发热？

二、体温调节中枢调定点的上移

（一）体温调节中枢

目前认为，体温调节中枢主要有两类：一类为正调节中枢，另一类为负调节中枢。正调节中枢位于 POAH，包括腹正中视前核（ventromedial preoptic nucleus，VMPO）、前腹室周核（anteroventral periventricular nucleus，AVPV）、中央视前核（median preoptic nucleus，MnPO）和室旁核（paraventricular nucleus，PVN）等，被认为是基本的体温调节中枢。POAH 含有温敏神经元，对来自外周和深部温度信息起整合作用。致热原或发热介质被微量注射于 POAH 可引起明显的发热反应，与此同时该部位的发热介质显著升高。机体还存在负调节中枢，包括腹中隔区（ventral septal area，VSA）、中杏仁核（medial amygdaloid nucleus，MAN）和弓状核等，这些部位对发热时的体温产生负向调节，称为负调节中枢。

POAH 与 VSA 之间有密切的功能联系。当致热信号传入中枢后，启动体温正负调节机制，一方面使体温上升，另一方面通过负性调节限制体温过度升高。发热时体温调节中枢调定点的改变，是由正、负体温调节中枢相互作用完成的。正、负调节的相互作用决定调定点上移的水平及发热的幅度和时程。

（二）致热信号传入中枢的途径

血液循环中的 EP 是一些难以透过血-脑屏障的大分子蛋白（分子量 15kDa~30kDa），在正常情况下不易透过血-脑屏障，那么它是怎样进入体温调节中枢的呢？目前认为致热信号传入中枢可能有以下几种途径：

1. 经血-脑屏障直接转运入脑　血-脑屏障的血管床部位存在蛋白质分子的饱和转运机制，正常情况下，该机制转运的 EP 量极微，不足以引起发热。但在慢性感染、颅脑的炎症、损伤等病理情况下，血-脑屏障的通透性异常增大时，此途径则可能成为 EP 进入脑内的有效通路。另外，EP 也可能从脉络丛部位渗入或者易化扩散入脑，通过脑脊液循环分布到 POAH。

2. 通过下丘脑终板血管器　终板血管器（organum vasculosum laminae terminalis，OVLT）位于第三脑室视上隐窝上方，紧靠 POAH，是血-脑屏障的薄弱部位。该处存在有孔毛细血管，对大分子物质有较高的通透性，目前认为这可能是 EP 作用于体温调节中枢的主要通路。也有人认为，EP 并不直接进入脑内，而是被分布在此处的相关细胞（巨噬细胞、神经胶质细胞等）膜受体识别结合，产生新的信息（发热介质等），使致热原的信息传入 POAH。

3. 通过迷走神经　大鼠腹腔注入 LPS 可在脑内检测到 IL-1 生成的增多，而在膈下切断迷走神经的传入纤维后再腹腔注入 LPS，则未见 IL-1 的增多，也不引起发热，说明迷走神经的传入纤维可向体温调节中枢传递发热信号。

（三）发热的中枢调节介质

EP 无论以何种方式进入中枢神经系统，都不能直接引起调定点上移，总要经过一段潜伏期才能引起发热。研究证实，EP作为"信使"传递发热信息，不是引起调定点上移的最终物质。EP到达下丘脑后可能有某些中枢介质参与发热的中枢机制，使体温调节中枢的调定点上移，再通过调温反应而引起发热。引起发热的中枢介质分为两大类：一类为促进性介质，促使调定点上移，称为正调节介质；另一类为抑制性介质，使体温调节中枢的调定点不至无限上移，称为负调节介质。

1. 正调节介质

（1）前列腺素E（prostaglandin E，PGE）：是引起发热的中枢介质，其致热敏感点在POAH。EP很可能通过激活OVLT区的巨噬细胞，表达环氧合酶（cyclooxygenase，COX），使其释放PGE2，PGE2作用于紧邻的温度敏感神经元，而升高调定点。在发热动物的脑脊液及第四脑室中，PGE浓度较高；在下丘脑前部微量注射PGE1及PGE2，可引实验动物明显发热；给予PGE合成抑制剂如阿司匹林等，在降低体温的同时，PGE在脑脊液及脑室中的含量也下降，提示脑部PGE浓度升高与发热密切相关。

（2）促肾上腺皮质激素释放素（corticotrophin-releasing hormone，CRH）：CRH是发热时体温调节中枢的正调节介质，主要分布于室旁核和杏仁核。在应激时，它刺激垂体合成释放ACTH、β-内啡肽及黑素细胞刺激素等，在下丘脑-垂体-肾上腺皮质轴中发挥重要作用。IL-1、IL-6等均能刺激离体和在体下丘脑释放CRH，中枢注入CRH可引起动物大脑和结肠温度明显升高。用CRH单克隆抗体中和CRH或CRH受体拮抗剂阻断CRH的作用，可完全抑制IL-1β和IL-6等EP的致热性。但也有人发现，TNFα和IL-1α性发热并不依赖于CRH。

（3）Na^+/Ca^{2+}比值：实验研究表明，给多种动物脑室内注入Na^+使体温很快升高，注入Ca^{2+}则使体温很快下降；降钙剂脑室内灌注也可引起体温升高。因此，Na^+/Ca^{2+}比值改变在发热机制中担负着重要的中介作用。EP可能先引起体温中枢Na^+/Ca^{2+}比值的升高，再通过其他环节使调定点上移。

（4）环磷酸腺苷（cAMP）：cAMP可能是更接近终末环节的中枢发热介质。外源性cAMP注入动物脑室内迅速引起发热，潜伏期短；腺苷酸环化酶抑制剂能减弱致热原和PGE引起的发热。Na^+/Ca^{2+}比值改变不直接引起调定点上移，而是通过cAMP起作用，其引起发热的机制可能是：EP→下丘脑Na^+/Ca^{2+}比值↑→cAMP↑→调定点上移。

（5）一氧化氮（nitric oxide，NO）：作为一种新型的神经递质，广泛分布于中枢神经系统。NO引起发热的机制是：①通过作用于POAH、OVLT等部位，介导发热时的体温上升；②通过刺激棕色脂肪组织的代谢活动导致产热增加；③抑制发热时负调节介质的合成与释放。

2. 负调节介质　主要包括精氨酸加压素、黑素细胞刺激素和脂皮质蛋白-1等。

（1）精氨酸加压素（arginine vasopressin，AVP）：AVP又称为抗利尿激素。是由下丘脑神经元合成的神经垂体肽类，也是一种与多种中枢神经系统功能（如心血管中枢和学习记忆功能）有关的神经递质。AVP解热作用的依据主要有：①脑内或经其他途径注射AVP具有解热作用；②不同的环境温度中，AVP的解热作用对体温调节效应器产生不同影响：在25℃中，AVP的解热效应主要表现在加强散热，在4℃中，主要表现在减少产热，说明AVP是通过中枢机制（也可能是影响调定点）来影响体温的；③AVP拮抗剂或受体阻断剂能阻断AVP的解热作用或加强致热原的发热效应。AVP有V1和V2两种受体，解热可能是通过V1受体起作用。

（2）α-黑素细胞刺激素（α-melanocyte stimulating hormone，α-MSH）：α-MSH是腺垂体分泌的，由13个氨基酸组成的多肽激素。其解热作用的依据主要有：①α-MSH经不同途径引入脑室、静脉、VSA、POAH甚至胃内均能削弱EP性发热；②在EP性发热时，脑室中隔区α-MSH含量增加，而且将α-MSH注射于此区可使发热减弱，说明其解热效应的作用位点在VSA；③α-MSH的解热作用与增强散热有关；④内源性α-MSH能够限制发热的程度和持续时间，用α-MSH抗体阻断内源性α-MSH的作用则明显增强IL-1的致热效应。

（3）脂皮质蛋白-1：又名膜连蛋白A1，是20世纪80年代发现的一种钙依赖性磷脂结合蛋白。糖皮质激素发挥解热作用依赖于脑内脂皮质蛋白-1的释放,给大鼠中枢注射重组的脂皮质蛋白-1,可明显抑制IL-1β、IL-6、IL-8、CRH诱导的发热反应。

(四)热限

在体温"调定点"上移的机制中,EP在发热正调节介质的介导下,引起调定点上移,体温调节中枢发出冲动,引起调温效应器的反应,从而把体温升高到与调定点相适应的水平。体温升高的同时,体温负调节中枢也被激活,产生负调节介质,进而限制调定点的上移和体温的上升。因此,发热时体温的升高是体温正调节中枢和相应介质相互作用的结果(图7-2)。正因为如此,发热时体温很少超过41℃,即使在实验研究中大大增加致热原的剂量也难越此界线。这种发热时体温上升的高度被限制在特定范围以下的现象称为热限(febrile ceiling),是机体重要的自我保护机制,具有极其重要的生物学意义。

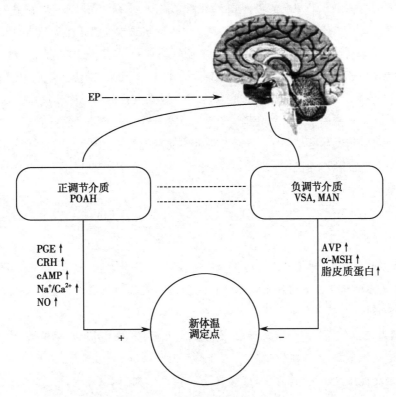

图7-2　正、负调节因素共同控制体温调定点

综上所述,发热发病学的基本机制包括三个环节:①信息传递。发热激活物作用于产致热原细胞,使其产生和释放EP,后者作为"信使",经血流将其传递到下丘脑体温调节中枢。②中枢调节。EP以某种方式改变下丘脑温敏神经元的化学环境,使体温调节中枢的调定点上移。于是正常血液温度变为冷刺激,体温中枢发出冲动,引起调温效应器的反应。③效应器部分。一方面通过运动神经引起骨骼肌紧张度增高或寒战,使产热增加;另一方面,经交感神经系统引起皮肤血管收缩,使散热减少。于是,产热大于散热,体温升至与调定点相适应的水平。发热持续一定时间后,随着激活物被控制或消失,EP及增多的介质被清除或降解,调定点迅速或逐渐恢复到正常水平,体温也相应被调控下降至正常。

第四节　发热的时相及其热代谢特点

多数发热尤其是急性传染病和急性炎症的发热,其临床经过大致可分3个时相,每个时相有各自的临床和热代谢特点(表7-1)。

表 7-1 　发热时相的热代谢特点及临床表现

分期	特点	临床表现
体温上升期（寒战期）	调定点上移，中心体温低于调定点水平，产热>散热	皮肤苍白，四肢厥冷，寒战，"鸡皮"
高温持续期（高峰期）	中心体温与新调定点水平相适应，产热与散热在较高水平保持相对平衡	皮肤发红，口唇皮肤干燥，自觉酷热
体温下降期（退热期）	调定点下移，回降至正常水平，体温下降至调定点水平，产热<散热	大量出汗，皮肤潮湿

一、体温上升期

在发热的开始阶段,由于正调节占优势,调定点上移,原来的正常体温变成"冷刺激",体温调节中枢对"冷"信息起反应,发出指令经交感神经到达散热中枢,引起皮肤血管收缩和血流减少,导致皮肤温度降低,散热随之减少,同时指令到达产热器官,引起寒战和物质代谢加强,产热随之增加。

临床上,此期患者自感发冷或畏寒,可出现皮肤苍白、畏寒、寒战和"鸡皮"等现象。皮肤血管收缩、血流减少使皮肤苍白。皮温下降刺激冷感受器,信息传入中枢使患者自感发冷或畏寒。寒战是由寒战中枢的兴奋所引起,其位于下丘脑后部、靠近第三脑室壁。寒战中枢发出冲动,经脊髓侧索的网状脊髓束和红核脊髓束,通过运动神经传递到运动终板,引起骨骼肌不随意的周期性收缩,代谢可比正常增加 4~5 倍。交感神经传出冲动引起皮肤竖毛肌收缩,关闭汗腺,出现"鸡皮"。本期热代谢特点是:机体散热减少、产热增多,产热大于散热,体温不断上升。

相关链接

临床上各种疾病的发热,按体温升降的速度和幅度、高热持续的时间,可表现出不同特点的体温曲线。把一定时间过程中体温的变化画成曲线来显示体温波动的形式称为热型。热型的变化,对于判断病情变化,评价治疗效果和预后,有一定参考价值。常见的热型分类如下:

1. 按发热的升降速度　①骤发型和骤退型:在体温上升期,体温上升速度比较快,称为热的"骤发";而在退热期,体温下降比较急骤,称为热的"骤退"。可见于大叶性肺炎、疟疾等;②缓发型和渐退型:在体温上升期,体温上升的速度比较和缓,称为热的"缓发";而在退热期,体温逐渐降至正常,称为热的"渐退"。常见于肠伤寒。

2. 按发热的持续状态　①稽留热:每天发热,体温较恒定地持续在高水平,波动幅度不超过1℃(24小时内),常见于大叶性肺炎、斑疹伤寒、急性传染病等。②弛张热:持续发热,每天体温升降幅度大于1℃,可达 2~3℃,但最低点仍高于正常水平。常见于败血症、化脓性炎症、渗出性胸膜炎、肺结核等。③间歇热:体温骤升后又迅速下降到正常或略低于正常,每日或隔日复发一次,如疟疾。④波状热:体温在数天内逐渐上升至高峰,然后逐渐下降至常温或微热状态,不久又再发,呈波浪式起伏,如布鲁病、恶性淋巴瘤、波浪热等。⑤不规则热:体温变动极不规律,持续时间也不定,见于流感、支气管肺炎、风湿热等。

3. 按发热的程度　①低热型:腋下温度不超过38℃;②中热型:腋下温度波动在38~39℃;③高热型:腋下温度波动在 39~41℃;④极热型:腋下温度高于41℃以上。

二、高温持续期

当体温上升到调定点的新水平时,便不再继续上升,而是在这个与新调定点相适应的高水平上波动,所以称高温持续期,也称高峰期或稽留期。由于此期体温已与调定点相适应,此时体温调节中枢以与正常相同的方式来调节产热和散热,所不同的是在一个较高的水平上进行调节。

此期患者自觉酷热,皮肤发红、口干舌燥。患者的中心体温已达到或略高于体温调定点新水平,故下丘脑不再发出引起"冷反应"的冲动。由于温度较高的血液灌注使皮温增高,热感受器将信息传入中枢而使患者有酷热感。皮肤血管由收缩转为舒张,浅层血管舒张使皮肤血流增多,因而皮肤发红,散热增加。高热时水分经皮肤蒸发较多,因而皮肤和口唇干燥。本期热代谢特点是:中心体温与上升的调定点水平相适应,产热与散热在较高水平上保持相对平衡。

三、体温下降期

经历高温持续期后,由于激活物、EP 及发热介质的消除,体温调节中枢的调定点返回到正常水平。这时由于血温高于调定点,POAH 的温敏神经元发放频率增加,通过调节作用使交感神经的紧张性活动降低,皮肤血管进一步扩张,散热增强,产热减少,体温开始下降,逐渐恢复到与正常调定点相适应的水平。

此期患者由于高血温及皮肤温度感受器传来的热信息对发汗中枢的刺激,汗腺分泌增加,引起大量出汗,严重者可致脱水。本期的热代谢特点是:散热多于产热,体温下降,逐渐恢复到正常调定点水平相适应的水平。

第五节　发热时机体的变化

除了原发病所引起的各种改变以外,发热时的体温升高、EP 以及体温调节效应可引起一系列代谢和功能变化。

一、物质代谢的变化

发热时机体物质代谢变化特点是通过寒战和代谢率的提高使三大营养素分解加强,这是体温升高的物质基础。一般认为,体温每升高 1℃,基础代谢率提高 13%,所以发热患者的物质消耗明显增多。

(一)糖代谢

发热时由于产热的需要,能量消耗增加,对糖的需求增多,糖的分解代谢加强,糖原贮备减少。尤其在寒战期肌肉活动量加大时更为明显,由于相对氧供不足,无氧酵解增强致乳酸产量大增,可引起代谢性酸中毒,发热时的肌肉酸痛也可能与此有关。

(二)脂肪代谢

发热时因能量消耗的需要,脂肪分解明显加强。由于糖原贮备不足,加上发热患者食欲较差,营养摄入不足,机体动员脂肪贮备。另外,交感-肾上腺髓质系统兴奋也促进脂肪加速分解。

(三)蛋白质代谢

发热时由于高体温和 EP 的作用,尤其是在 IL-1、PGE 介导下患者骨骼肌蛋白分解加强。此时如果未能及时补充足够的蛋白质,将产生负氮平衡。蛋白质分解加强可为肝脏提供大量游离氨基酸,用于急性期反应蛋白的合成和组织修复。发热患者多数都有急性期反应,在体温升高的同时,急性期反应蛋白合成增多,外周血白细胞、特别是中性粒细胞升高,血浆微量元素浓度、CRH、ACTH 及肾上腺皮质激素均升高。

(四)水、盐及维生素代谢

在发热的体温上升期,由于血液重新分布,肾脏血流减少,尿量减少,Na^+ 和 Cl^- 的排泄也减少。但到退热期因尿量的恢复和大量出汗可导致水、Na^+、K^+ 的大量丢失,严重者可引起脱水。

发热尤其是长期发热患者,由于糖、脂肪、蛋白质的分解代谢增强,各种维生素的消耗也增加,应注意及时补充。

二、生理功能变化

（一）心血管系统

发热时心率增快，体温每上升1℃，心率约增加18次/min，儿童可增加的更快。心率加快主要是由于血温升高刺激窦房结及交感-肾上腺髓质系统而产生的结果。心率加快可增加心输出量，从而增加组织血液供应的代偿性效应，但对心肌劳损或有潜在性病灶的患者，则会加重心肌负担而诱发心力衰竭。特别是有些发热激活物（如LPS）、EP（如TNF）可直接造成心肌和血管功能损害，导致循环功能不全。

（二）呼吸系统

发热时，血温增高和酸性代谢产物可刺激呼吸中枢并提高呼吸中枢对CO_2的敏感性，使呼吸加深加快。深而快的呼吸在增加热量散发的同时，也可能引起呼吸性碱中毒。

（三）消化系统

发热时胰液和胆汁分泌不足，可致蛋白质、脂肪的消化不良；加之胃肠蠕动减弱，使食物在肠道内发酵和腐败，产气增多；临床表现为便秘和腹胀，可能与交感神经兴奋、副交感神经抑制以及水分蒸发较多及IL-1和TNF引起的食欲减退有关。

（四）中枢神经系统

发热时中枢神经系统兴奋性增高，患者常感不适、头痛、头晕、嗜睡，呈病态表现。这些症状基本上是由具有致热作用的细胞因子直接引起的。有的高热患者（40~41℃）会出现烦躁、谵妄、幻觉。在小儿，高热容易引起抽搐（热惊厥），这可能与小儿中枢神经系统尚未发育成熟有关。有些高热患者神经系统可处于抑制状态，表现为淡漠、嗜睡等，可能与IL-1的作用有关。

三、防御功能变化

（一）抗感染能力的变化

EP本身即是一些免疫调控因子，如IL-1、IL-6可刺激T或B淋巴细胞的增殖分化，促使肝细胞产生急性期蛋白，诱导细胞毒淋巴细胞的生成等；IFN是机体的一种主要抗病毒细胞因子，能增强NK细胞与吞噬细胞的活性；TNF具抗肿瘤活性，增强吞噬细胞的杀菌活性，促进B淋巴细胞的分化，并诱导其他细胞因子的生成。而体温升高也可使吞噬细胞的活力加强。因此，发热时免疫系统的功能总体表现是增强的。

但持续高热可降低免疫细胞功能，如抑制NK细胞的活性；降低机体抗感染能力，如人工发热可降低感染沙门菌的大鼠生存率，提高由内毒素所致的动物死亡率等。

（二）对肿瘤细胞的影响

发热时产EP细胞所产生的EP，大多具有一定程度抑制或杀伤肿瘤细胞的作用，如TNF、IFN可增强NK细胞活性。另肿瘤细胞比正常细胞对热敏感，发热至41℃时肿瘤细胞的生长受到抑制并可部分被杀灭。因此，发热疗法已被用于肿瘤的综合治疗。

（三）急性期反应

急性期反应是机体在细菌感染和组织损伤时所出现的一系列以防御为主的急性非特异性反应，是机体自稳调节和自我保护的全身性适应行为。发热时机体同时出现急性期反应。包括血液中急性期蛋白（acute phase proteins）增多，白细胞尤其是中性粒细胞计数增多，CRH、促肾上腺皮质激素及肾上腺皮质激素升高，血浆微量元素改变等（详见应激）。这些急性期反应大多数出现在感染和组织损伤最初的数小时或数日内，一旦病情得到控制，急性期反应也出现相应减退。发热引起的急性期反应可增强机体抵抗力，具有一定的生物学意义，但反应过度则加重机体损伤。

第六节　发热防治的病理生理基础

发热是许多疾病初期的一种防御反应,是一个重要的疾病信号。在很多急性传染病中,一定限度的体温升高常常表示机体有良好的反应能力。适度发热有利于增强机体的免疫功能,有些致病微生物,如淋病奈瑟菌和梅毒螺旋体不耐热,一定程度的体温升高可将其杀灭。而发热不显著,甚至体温不升高的病例,如有的新生儿感染、重症败血症,预示着机体反应力较差,可能预后不良。

因此,在处理每一个发热患者时,应该看到发热对机体有利的一面,也要看到对机体有害的一面,正确评估发热的性质及其对机体的影响。

一、发热的一般处理

对于体温低于40℃的发热,又不伴有其他严重疾病者,可不急于解热。特别是某些有潜在病灶的病例,除了发热以外,其他临床征象尚不明显(如结核病早期),不能急于降低体温,以免掩盖病情、延误原发病的诊断和治疗。对于一般发热的病例,除对原发病进行病因学治疗外,主要针对发热所致物质代谢的加强和大汗后的脱水等情况,适时补充足够的营养物质、维生素和水的消耗。

二、必须及时解热的情况

下述情况时,发热能够加重病情或促进疾病的发生发展,甚至威胁生命,应不失时机地迅速解热。

1. 高热(>40℃)　对于高热病例,尤其是体温达到41℃以上者,中枢神经细胞和心脏可能受到较大的影响。无论有无明显的原发病,都应尽早解热。尤其是小儿高热,容易诱发惊厥,更应及早预防。

2. 心脏病患者　发热时心率增快,循环加速,增加心脏负担,易诱发心力衰竭。因而,对心脏病患者及有潜在的心肌损害者也应及早解热。

3. 妊娠期妇女　发热可使胎儿发育障碍而导致畸胎,是一个重要的致畸因素,因此,孕妇应尽量避免发热或人工过热(如洗桑拿浴)。

问题与思考

对发热患者及时解热是否可避免病情恶化? 高热患者在饮食和用药上要注意哪些问题?

三、解热的具体措施

(一)药物解热

1. 化学药物　水杨酸盐类,其解热机制可能是:①作用于 POAH 附近使中枢神经元的功能复原;②阻断 PGE 合成;③可能还以其他方式发挥作用。

2. 类固醇解热药　以糖皮质激素为代表,主要机制可能是:①抑制 EP 的合成和释放;②抑制免疫反应和炎症反应;③中枢效应。

3. 清热解毒中草药　也有一定解热作用,可适当选用。

(二)物理降温

从发热的机制看,"调定点"未降之前用物理方法(冷敷、酒精擦浴等)强行降低体温,会引起机体更明显的产热反应,不适合使用物理降温。但在高热或病情危急时,可采用冰帽或冰袋冷敷头部、四肢大血管处用酒精擦浴以促进散热等物理降温措施。也可将患者置较低温度的环境中,加强空气流通,以增加对流散热。

患儿,女,2岁。因发热、咽痛3天,惊厥半小时入院。患儿入院前3天开始畏寒,自诉发冷,出现"鸡皮疙瘩"、寒战和皮肤苍白,遂给予"感冒灵"口服。当晚患儿发热、烦躁不安、辗转未能入眠,哭诉头痛、咽喉痛,继续以"感冒"诊断治疗。次日,患儿嗜睡,偶有恶心、呕吐,食欲减退,未大便,尿少、色深。入院前0.5小时患儿突起惊厥而急诊入院。

体检:T 41.4℃,P 116次/min,R 24次/min,BP 100/60mmHg。精神萎靡不振、嗜睡,面红,口唇干燥,咽部明显充血、双侧扁桃体肿大(++),心律整齐、无杂音,双肺呼吸音粗糙、无啰音,颈软,腹软、稍胀无压痛,肝脾未扪及。化验室检查:WBC17.4×10⁹/L(正常4~10×10⁹/L),杆状2%,淋巴16%,酸性2%,分叶80%。入院后立即给予物理降温,输液,纠酸及抗生素等治疗,1小时后大量出汗,体温降至38.4℃。住院4天痊愈出院。

试分析:

1. 你认为患儿发热的原因是什么?其发生机制如何?

2. 该患儿发热临床经过可分为几个时期?各期有何临床表现?

3. 在患儿发热过程中出现哪些代谢和功能变化?为什么?

4. 你认为本例发热对机体有利还是有害?

5. 假若患儿不入院治疗,体温是否继续升高?为什么?

(陆　丽)

学习小结

发热是指在致热原作用下,体温调节中枢的调定点上移而引起的调节性体温升高,并超过正常体温0.5℃以上的一种病理过程。发热的原因很多,发生机制比较复杂,通常发热是由发热激活物作用于机体,激活产生内生致热原细胞产生和释放内生致热原(EP),后者再经过一些后续环节引起体温调节中枢的调定点上移,外周组织器官产热增加,散热减少,体温升高并与调定点相适应。发热可分为体温上升期、高温持续期和体温下降期三个时相,各期的体温调定点水平、产热和散热水平及临床表现不同。体温升高仅是发热反应的一个组成部分。发热为急性期反应,糖、脂肪和蛋白质代谢增强,心血管系统、呼吸系统、中枢神经系统功能和免疫细胞功能增强,而消化功能减退。发热对机体有利有弊,适度的发热有利于增强机体防御功能,但高热或长期发热对机体具有损害作用。

复习参考题

1. 体温升高是否就是发热,发热与过热的基本区别在哪里?为什么?

2. 内毒素通过哪些基本环节使体温升高?

3. 为什么发热时机体体温不会无限制上升?

4. 试述EP的致热信号如何传入中枢?会引起中枢发生哪些变化?

5. 体温上升期和高热持续期有哪些主要的临床特点?为什么会出现这些表现?

6. 发热反应有什么生物学意义?

第八章　应激

学习目标

掌握	应激和应激原的概念，应激的神经内分泌反应和细胞体液反应，全身适应综合征的概念、分期，应激性溃疡的概念及发生机制。
熟悉	应激时代谢变化、中枢神经系统、免疫系统、心血管系统等的功能代谢变化。
了解	应激原的分类，应激的其他神经内分泌反应，其他应激相关疾病。

第一节　应激的概念、应激原及应激分类

一、应激的概念

应激(stress)是指机体在受到一定强度的各种体内外因素及社会、心理因素刺激时所出现的全身性非特异性适应反应。机体在受到刺激时应激反应是否发生以及应激反应的强度与刺激的性质无关，而与刺激的强度呈正相关。有些因素引起的应激反应还取决于机体的反应性,如免疫反应,精神、心理因素等。

二、应激原的概念及种类

能引起应激的各种刺激因素被称为应激原(stressor),根据其来源不同,可将应激原大致分为三类:

(一)外环境因素

冷、热、射线、噪音、强光、电击、创伤、酸、碱、活性氧、各类毒素、毒气、细菌、病毒、寄生虫等病原微生物的感染等。

(二)内环境因素

贫血、水电解质紊乱、酸碱平衡紊乱、休克、心律失常、器官功能紊乱、性压抑等。

(三)心理、社会环境因素

心理、社会因素是现代社会中重要的应激原。如恐怖的环境、职业的竞争和工作压力、快节奏的生活、复杂的人际关系、孤独、丧失亲人、失恋、突发的生活事件等。

三、应激的分类

由于应激原的性质、强度和作用时间不同,所产生的应激对机体有双重效应:抗损伤和损伤,并且可将

应激分为不同类型。应激可有三种分类方法：

（一）按应激的强度分类

应激可分为生理应激和病理应激。生理应激指适度的，持续时间不长的应激，如体育竞赛、适度的工作压力。适当的应激可促进体内的物质代谢和调动器官的储备功能，增强人体的活力，提高机体的认知、判断和应对各种事件的能力，故也称之为良性应激（eustress）。病理应激指由强烈的或持续作用时间过长的应激原（如严重的精神创伤或大面积烧伤）导致的应激。这种应激可造成代谢紊乱和器官功能障碍，进而导致疾病，特别严重者可引起机体死亡，故也称为劣性应激（distress）。

（二）按应激的性质分类

应激可分为躯体性应激和心理性应激。由机体内外环境的理化和生物学因素刺激引起的应激称为躯体性应激；由心理、社会因素刺激引起的应激称为心理性应激。

（三）按应激的持续时间分类

应激可分为急性应激和慢性应激。急性应激指机体受到突然刺激所致的应激，一般持续数分钟到数天，过强的急性应激原可诱发心源性猝死、急性心肌梗死及精神障碍等。而慢性应激是由应激原长时间作用（如长期处于高负荷的学习和工作状态）所致。慢性应激可导致机体消瘦、影响生长发育，并可引发抑郁和高血压等疾病。可持续数天到数月。

第二节　应激的基本表现

一、应激的神经内分泌反应与全身适应综合征

当机体受到应激原刺激时，主要的神经内分泌反应为蓝斑-交感-肾上腺髓质系统和下丘脑-垂体-肾上腺皮质系统（hypothalamic-pituitary-adrenocortical system，HPA）的强烈兴奋，使血浆中儿茶酚胺和糖皮质激素含量明显增高，此外还可出现其他多种神经内分泌的变化。这些神经内分泌变化是应激时代谢和器官功能变化的基础（图 8-1）。

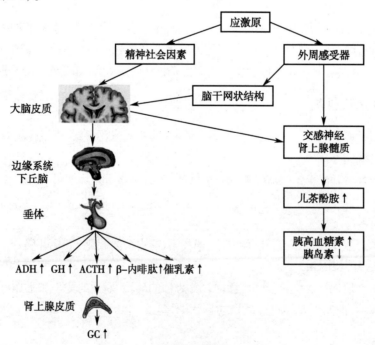

图 8-1　应激时的神经内分泌反应

（一）蓝斑-交感-肾上腺髓质系统

应激时重要的神经内分泌反应之一是交感-肾上腺髓质系统的兴奋,表现为血浆去甲肾上腺素(norepinephrine,NE)和肾上腺素(epinephrine,E)浓度迅速升高。

1. 结构及其在应激时的效应 蓝斑-交感-肾上腺髓质系统是应激时发生快速反应的系统。位于脑桥的蓝斑(locus ceruleus,LC)是中枢神经系统对应激最敏感的部位,其中的去甲肾上腺素能神经元的上行纤维主要投射至杏仁复合体、海马、边缘系统及大脑皮质,是应激时情绪变化、学习记忆及行为改变的结构基础。应激时,该系统兴奋所产生的效应分为两个方面:

(1) 中枢效应:此效应与应激时的兴奋、警觉有关,并可引起欣快或紧张、焦虑等情绪反应。

(2) 外周效应:由于交感神经兴奋主要释放去甲肾上腺素,肾上腺髓质兴奋主要释放肾上腺素,这样使血浆去甲肾上腺素和肾上腺素浓度迅速升高。低温、缺氧可使血浆去甲肾上腺素升高 10~20 倍,肾上腺素升高 4~5 倍;失血性休克时血浆肾上腺素浓度可升高 50 倍,去甲肾上腺素可升高 10 倍;同时,位于脑桥蓝斑的去甲肾上腺素能神经元还与下丘脑有密切联系。前者释放去甲肾上腺素后,刺激下丘脑室旁核神经元上的 α-肾上腺素能受体而使促肾上腺皮质激素释放激素(corticotropin-releasing hormone,CRH)释放增多,从而启动下丘脑-垂体-肾上腺皮质轴的活化。

2. 对机体的影响 应激时蓝斑-交感-肾上腺髓质系统兴奋所产生的上述两方面的效应,对提高机体防御功能会起到一些积极有利的作用,同时对机体也能造成一些消极不利的影响。

(1) 积极有利作用:①增强心功能。蓝斑-交感-肾上腺髓质系统兴奋,血浆儿茶酚胺浓度增高,使心率加快,心肌收缩力加强,心输出量增加,血压升高。总外周阻力视应激的具体情况不同,可升高也可下降,如失血、心源性休克及心理应激时外周小动脉、微动脉等阻力血管收缩,外周总阻力可升高,有利于提高和维持血压;而在与运动或战斗有关的应激,交感兴奋引起骨骼肌血管的明显扩张,可抵消交感兴奋所引起的其他部位血管收缩导致的外周阻力上升,表现为总外周阻力下降。②血液重新分布。交感-肾上腺髓质系统兴奋时,皮肤、腹腔内脏及肾脏等血管收缩,冠状血管、骨骼肌血管扩张,脑血管口径无明显变化,可保证心脏、脑和骨骼肌的血液供应,对调节和维持各器官的功能、保证应激状态时的活动有重要意义。③支气管扩张。儿茶酚胺引起支气管扩张,通过扩张支气管,改善肺泡通气,满足应激时机体对氧需求量的增加。④促进糖原和脂肪的分解。儿茶酚胺通过促进胰高血糖素分泌及抑制胰岛素分泌而促进糖原分解及脂质动员。导致血糖升高及血浆中游离脂肪酸增加,这些变化均有利于向组织细胞提供更多的能量物质,以保证应激时机体对能量的需求。⑤中枢神经系统兴奋性增高。应激时蓝斑区 NE 神经元激活和反应性增高,使中枢神经系统兴奋性增高,机体警觉性提高,反应更加灵敏,使机体处于最佳状态来抵抗突发的有害事件。⑥促进其他激素分泌。儿茶酚胺除对胰岛素分泌有抑制作用外,对其他许多激素如促肾上腺皮质激素释放激素(corticotropin-releasing hormone,CRH)、促肾上腺皮质激素(adrenocorticotropic hormone,ACTH)、糖皮质激素(glucocorticoid,GC)、生长激素(growth factor,GH)、抗利尿激素(antidiuretic hormone,ADH)等的分泌具有促进作用,这样可以加强各激素间的相互作用,也是机体动员各方面潜能来应对紧急情况的一种放大机制。

(2) 消极不利作用:①局部组织器官缺血。儿茶酚胺增高,皮肤和腹腔内脏血管强烈收缩,导致局部组织器官缺血。受累较明显的器官是肾和胃肠道。肾血管收缩,使肾小球滤过率降低,尿量减少。胃肠血管收缩,血流量减少,可造成胃肠黏膜缺血损害,表现为黏膜的糜烂、溃疡、出血。②心血管应激性损伤。儿茶酚胺在引起加快心率、增强心肌收缩力的同时,使心肌耗氧量增加,从而导致心肌缺氧,引起心肌损伤,更甚者可能出现心源性猝死。③能量物质大量消耗。应激时分解代谢增强,蛋白质过量消耗,出现负氮平衡。④氧自由基生成增多,引起机体脂质过氧化反应增强。血浆中增多的肾上腺素,大部分被氧化为肾上腺素红,在此降解过程中有氧自由基生成。氧自由基可与各种细胞成分,如膜磷脂、蛋白质、核酸等发生反应,造成细胞结构损伤和功能代谢障碍,其中最重要的是膜脂质过氧化增强,导致膜的正常结构被破坏和间接抑制膜蛋白功能。

（二）下丘脑-垂体-肾上腺皮质系统

1. HPA 的结构及其主要效应　下丘脑-垂体-肾上腺皮质系统的基本结构为下丘脑的室旁核（paraventricular nucleus，PVN）、腺垂体和肾上腺皮质，室旁核为该系统的中枢位点，上行与边缘系统的杏仁复合体、海马结构及边缘皮层有广泛的往返联系，下行纤维则通过 CRH 控制腺垂体 ACTH 的释放，进而调控肾上腺皮质激素的合成释放。该系统的兴奋所产生的效应分为两个方面：

（1）中枢效应：HPA 轴兴奋释放的中枢介质为 CRH 和 ACTH，尤其是 CRH。CRH 的功能：①刺激 ACTH 的分泌进而增加 GC 的分泌，这是 CRH 最主要的功能，也是 HPA 轴激活的关键环节；②调控应激时的情绪行为反应，适量的 CRH 增多可促进适应，使机体兴奋或有愉快感；但大量的 CRH 增加，特别是慢性应激时的持续增加则造成适应机制的障碍，出现焦虑、抑郁、食欲和性欲的减退等；③促进内啡肽的释放；④促进蓝斑-去甲肾上腺素能神经元的活性，与蓝斑-交感-肾上腺髓质系统（LC/NE 轴）形成交互影响。

（2）外周效应：HPA 轴兴奋的外周效应主要由 GC 引起。应激时 GC 分泌量迅速增加，如外科手术术后的患者，GC 分泌量可达正常时的 3-5 倍。应激原解除后可于 24 小时后恢复至正常水平。若应激原持续存在，如大面积烧伤的患者，血浆 GC 浓度增高可维持 2-3 个月。

2. GC 增高对机体的影响

（1）积极有利作用：①促进蛋白质分解及糖异生。GC 通过降低肌肉组织对胰岛素的敏感性而抑制外周组织对葡萄糖的利用，使血糖升高及补充肝糖原储备。②维持循环系统对儿茶酚胺的反应性。儿茶酚胺只有在 GC 存在时才能发挥其对心血管活性的调节作用，当 GC 不足时，心血管系统对儿茶酚胺的反应性明显降低，表现为毛细血管前括约肌松弛，使微循环淤血，回心血量减少；心肌收缩力减弱，心电图显示低电压，心输出量下降、血压降低，严重时可出现循环衰竭。③稳定溶酶体膜。防止或减轻溶酶体酶对组织细胞的损伤。④抑制炎症反应。GC 对多种炎症介质和细胞因子的生成、释放和激活具有抑制作用，如前列腺素、白三烯、血栓素 A_2、5-羟色胺等，减轻炎症反应，减少组织损伤，具有抗炎、抑制免疫的自稳作用。

（2）消极不利影响：GC 持续增加可对机体产生一系列不利影响。①明显抑制免疫系统，使多种细胞因子及炎症介质生成减少，导致机体的免疫力下降，易发生感染；②产生代谢改变，如血糖升高、血脂升高，蛋白质大量分解，出现负氮平衡，并参与形成胰岛素抵抗等；③GC 可抑制组织的再生能力，使创伤的修复、愈合受阻；④GC 的持续增加可抑制甲状腺轴和性腺轴，造成生长发育迟缓、性功能减退、月经失调等，对儿童可导致生长发育迟缓。

（三）其他激素

下面简略介绍几种除蓝斑-交感-肾上腺髓质系统和下丘脑-垂体-肾上腺皮质系统以外的其他的神经内分泌反应。

1. 胰高血糖素　应激时，交感神经兴奋儿茶酚胺在血中升高，通过作用于胰岛 α 细胞使胰高血糖素分泌增多，胰高血糖素可促进糖原分解和糖异生作用，引起应激性高血糖。

2. 胰岛素　胰岛素由胰岛 β 细胞所分泌，应激时蓝斑-交感-肾上腺髓质系统的强烈兴奋，抑制了胰岛素的分泌，使血浆胰岛素水平降低，导致机体糖耐量下降，血糖升高，满足机体在应激时对能量的需求，同时外周组织还可表现对胰岛素反应性降低，出现胰岛素抵抗，其意义在于减少胰岛素依赖组织（如骨骼肌）对糖的利用，以保证创伤组织和胰岛素非依赖组织（如脑、外周神经等）能获得充分的葡萄糖。

3. 醛固酮　醛固酮是由肾上腺皮质所分泌，应激时由于蓝斑-交感-肾上腺髓质系统兴奋使肾血管收缩，进而肾素-血管紧张素-醛固酮系统被激活，醛固酮增高；另外，HPA 兴奋使 ACTH 分泌增多，也可刺激醛固酮的分泌，使醛固酮增高。醛固酮作用于肾脏的远曲小管和集合管，促进钠水重吸收，血容量增加，这对于维持应激机体的循环"稳态"有积极的作用。

4. 抗利尿激素　抗利尿激素由下丘脑的 PVN 所分泌,应激时由于 CRH 分泌增加使 ADH 升高。ADH 可促进肾脏的远曲小管和集合管对水的重吸收,减少尿量,有利于维持血容量。

5. 阿片肽　阿片肽亦称为内源性阿片样物质,在体内有脑啡肽、β-内啡肽和强啡肽三大家族约 20 多个成员。应激时三种阿片肽均升高。阿片肽有抑制蓝斑-交感-肾上腺髓质系统和下丘脑-垂体-肾上腺皮质系统的作用,提示应激时脑内阿片肽增多对应激时的神经和内分泌反应起到"刹车"或"微调"的作用。β-内啡肽主要在腺垂体合成,其升高程度与 ACTH 平行,在下丘脑 CRH 的刺激下释放,受血浆 GC 水平的反馈调节。β-内啡肽在应激反应调控中发挥重要作用。一方面,抑制 GC 和 ACTH 的分泌,避免 HPA 轴的过度兴奋。另一方面,抑制交感-肾上腺髓质系统的活性,使血压降低、心输出量减少及心率减慢。减轻交感-肾上腺髓质系统的过度兴奋。β-内啡肽可增强应激机体对疼痛的耐受力,在应激镇痛中发挥作用;β-内啡肽能引起交感神经活动抑制和血压降低,因此有人认为其参与了某些休克的发病;另外 β-内啡肽还参与免疫功能的调节。

6. 生长激素　生长激素由腺垂体所分泌,在急性应激尤其是躯体应激时升高,而在慢性应激特别是心理应激时下降。生长激素能促进糖异生和脂肪分解,因此,它参与了应激时增加机体能量供应的反应;此外它还能促进蛋白质的合成,对抗 GC 所引起的蛋白质分解,因而对组织有保护作用。

（四）全身适应综合征

加拿大生理学家 Selye 在 20 世纪 30 年代至 20 世纪 40 年代和他的同事进行了一系列实验,发现动物经各种不同的强烈刺激,如剧烈运动、寒冷、毒物、高温及严重创伤等有害因素作用后,都可出现一系列相似的非特异性反应。Selye 把这种反应称为全身适应综合征(general adaptation syndrome,GAS)或应激综合征(stress syndrome)。GAS 可以分为下列三个阶段:

1. 警觉期　警觉期在应激原作用后很快出现,为机体防御机制的快速动员期。以蓝斑-交感-肾上腺髓质系统的兴奋为主,并伴有下丘脑-垂体-肾上腺皮质系统兴奋的表现,在临床上可见到人的血中儿茶酚胺(血浆去甲肾上腺素和肾上腺素)明显升高,心率加快、心肌收缩力加强,血压上升,血和唾液中的皮质醇增高。这些变化使机体处于"应战状态",有利于机体的格斗或逃跑。此期持续时间较短,如果应激原持续作用于机体,此后机体将进入适应阶段。

2. 抵抗期　进入抵抗期后,以蓝斑-交感-肾上腺髓质系统兴奋为主的表现逐渐消退,而出现肾上腺皮质激素分泌增多为主的适应反应,患者血和唾液中的皮质醇明显增高、代谢率升高、对损害性刺激的耐受力增强,但免疫系统功能开始受到抑制,表现为淋巴细胞数目减少、功能减退、胸腺和淋巴结萎缩。此期持续时间较长,是应激的主要表现过程,当应激原持续强烈刺激时,机体将进入衰竭期。

3. 衰竭期　机体经历持续强烈的应激原作用后,其能量贮备和防御机制被耗竭,机体在抵抗期所形成的适应机制开始崩溃,虽然肾上腺皮质激素水平仍升高,但糖皮质激素受体的数量下调和亲和力下降,出现糖皮质激素抵抗,机体内环境严重失调,相继出现一个或多个器官功能衰竭、难以控制的感染,甚至死亡。

二、应激的细胞体液反应

当暴露于各种理化及生物性损伤因素时,任何生物细胞(从单细胞生物到高等哺乳动物的细胞)都将出现一系列适应代偿反应。细胞对多种应激原,特别是有害的环境因素(如紫外线、高温、化学毒物等)所构成的应激原,可出现一系列细胞内信号转导和相关基因的激活,表达相关的、多半具有保护作用的一些蛋白质。如热休克蛋白、急性期反应蛋白、某些酶或细胞因子等,成为机体在细胞、分子水平的应激反应表现,这是当前应激研究的热点。

（一）热休克蛋白

1. 概念　热休克蛋白(heat shock protein,HSP)是指热应激(或其他应激)时细胞新合成或合成增加的一组蛋白质。热休克蛋白最初是从经受热应激(从 25℃升高到 30℃,30 分钟)的果蝇唾液腺中发现的。又因为多种应激原如缺血、缺氧、氧化反应、紫外线照射、病毒和细胞因子等都可诱导热休克蛋白的合成,故又称为应激蛋白(stress protein,SP)。同时热休克蛋白还参与蛋白质的折叠、装配和转运,而被称为"分子伴侣"或"分子伴娘"(molecular chaperone)。

2. 基本组成　HSP 是生物体中广泛存在的一组高度保守的蛋白质,分子量 10～150KD,按其分子量分成若干个家族(见表 8-1),如 HSP90、HSP70 和 HSP27 等。其中与应激关系最为密切的是 HSP70 家族。它们在应激时的表达明显增加。在应激时不仅有多种新合成的蛋白质,还存在被应激原作用后变性的蛋白质,这些蛋白可聚集而失去活性。蛋白质聚集物还可对细胞造成严重损伤。

表 8-1　热休克蛋白的分类与功能

亚家族	主要成员名称	细胞内定位	主要功能	表达水平	
				正常	应激
Hsp100	Hsp110	核/核仁	增加核对热应激的耐受性	+	++
	Hsp104	胞质	使聚积的蛋白质解聚	+	+++
	Grp100	内质网/高尔基体	使聚积的蛋白质解聚	+	++
Hsp90	Hsp90	胞质/核	维持类固醇激素受体在非活化状态	++	+++
	Grp94	内质网	钙结合分子伴侣	+	++
Hsp70	Grp78	内质网	内质网蛋白质的折叠、转运和装配	++	+++
	Grp75	线粒体	线粒体蛋白的折叠和转运	+	++
	Hsp70	胞质/核	蛋白质折叠与转运	-	+++
Hsp60	Hsp60	胞质	蛋白质折叠	+	+
	Hsp58	线粒体	线粒体蛋白的折叠与装配	+	+
Hsp40	Hsp40	胞质/核	协助蛋白质折叠	+	++
Hsp30	Hsp32	胞质	血红素降解的限速酶,抗氧化	+	++
小分子 Hsp	Hsp27	胞质/核	稳定肌动蛋白微丝	+	++
	α-晶状体蛋白	胞质	稳定细胞骨架	+	++
泛肽	泛肽	胞质	异常蛋白质的降解	+	++

3. 主要功能

(1) 分子伴娘作用:分子伴娘是指能够结合和稳定另外一种蛋白质的不稳定构象,并能通过有控制的结合和释放,促进新生多肽链的折叠,多聚体的装配或降解及细胞器蛋白跨膜转运的一类非常保守的蛋白质。热休克蛋白具有分子伴侣的作用,能通过其 C 末端的疏水区与新合成的尚未折叠的肽链或变性蛋白暴露的疏水区域结合,并依赖其 N 端的 ATP 酶活性,帮助新合成的蛋白质正确折叠和运输;促进变性蛋白复性,防止它们凝聚;在应激时,各种应激原导致蛋白质变性,使之成为伸展的或错误折叠的多肽链,其疏水区域可重新暴露在外,因而较易形成蛋白质聚集物,对细胞造成严重损伤。HSP 充分发挥分子伴侣功能,防止蛋白质变性、聚集并促进聚集蛋白质的解聚及复性,因而在各种应激反应中对细胞具有保护作用,是机体内重要的内源性保护机制。

(2) 细胞保护作用:这是指机体细胞在受到各种应激原如高热、低氧、射线等刺激时,产生的 HSP 可以增强细胞对损害的耐受程度,维持细胞的正常功能代谢,促进细胞的存活。研究表明,HSP 产生细胞保护作用的机制在于 HSP 发挥"分子伴侣"作用,还与结合细胞内糖皮质激素受体(glucocorticoid receptor,GR)、激活蛋白激酶 C(PKC)及蛋白酶活性、生成超氧化物歧化酶(superoxide dismutase,SOD)等有关,去除有害刺激,保护细胞防止损伤,并维持其生物学特性。具体地表现在对神经系统、心肌、肝脏、肺等组织细胞的保护作用。

(3) 抗炎症损伤作用:HSP 通过抑制高浓度活性氧(reactive oxygen species,ROS)及细胞因子起到保护组织细胞免受炎症损伤,ROS 能通过激活多条细胞内的信号转导通路和转录因子(如 AP-1 和 NF-κB),诱导含锰离子的超氧化物歧化酶(MnSOD)、过氧化氢酶(catalase,CAT)和谷胱甘肽过氧化物酶(GSH-Px)等的表达,HSP 可阻止 ROS 导致的 DNA 断裂,并减少宿主细胞 ROS 的产生;抑制 NADPH 氧化酶活性、减轻炎症反应、防止脂质过氧化作用;保护线粒体的结构和功能;抑制细胞因子 TNF、IL-1 的转录,使之减少分泌并降低血液中的含量。

(4) 免疫保护和免疫损伤:HSP 参与抗原加工、呈递,增强细胞对 TNF 和自然杀伤细胞攻击的耐受性,参与抗感染与肿瘤免疫,因此具有免疫保护作用;由于病原体与宿主 HSP 有广泛的序列同源性,两者具有共同抗原,使病原体逃避宿主细胞免疫,从而得以生存和繁殖,对宿主造成伤害。

(5) 调控细胞凋亡:研究表明,HSP 可抑制细胞凋亡,这主要是小分子热休克蛋白(sHSP)作为细胞凋亡的负调控因子,对抗 TNF-α 和 Fas 介导的细胞凋亡。但也有报道表明,HSP90 的减少可保护细胞避免凋亡,这说明 HSP90 具有促进细胞凋亡的作用。

(6) 调控细胞增殖:HSP 还参与细胞增殖的调控,在生物体生长、发育与分化过程中发挥重要作用。

HSP 的主要功能表明了应激在分子水平上的保护机制。

(二)急性期反应蛋白(acute phase protein,AP)

1. 概念　感染、炎症、烧伤、大手术、创伤等应激原诱发机体产生的一种快速的防御反应称为急性期反应(acute phase response,APR)。除了表现为体温升高、血糖升高、补体增高、外周血吞噬细胞数目增多和活性增强等非特异性免疫反应外,还表现为血浆中一些蛋白质浓度的迅速变化。这些蛋白被称为急性期反应蛋白。

2. 主要种类及其含量变化　AP 属于分泌型蛋白,主要由肝细胞合成,单核吞噬细胞、成纤维细胞、内皮细胞亦可产生少量 AP。正常血浆中 AP 浓度较低。在多种应激原作用下,有些 AP 浓度升高 1000 倍以上,如 C-反应蛋白(C-reactive protein,CRP)及血清淀粉样蛋白 A 等;有些只升高数倍,如 α1-抗胰蛋白酶,α1-酸性糖蛋白,α1-抗糜蛋白酶,纤维蛋白原等;有些只升高 50% 左右,如铜蓝蛋白,补体 C3 等;少数蛋白质在 APR 时反而减少,如白蛋白,前白蛋白,运铁蛋白等,称为负 AP(见表 8-2)。

表 8-2　急性期反应蛋白的主要种类及其含量变化

变化	成分名称
增加 > 1000 倍	C 反应蛋白、血清淀粉样蛋白 A
增加 2~3 倍	α_1-酸性糖蛋白、α_1-蛋白酶抑制剂、α_1-抗糜蛋白酶、结合珠蛋白、纤维蛋白原
增加 50%	铜蓝蛋白、补体
减少	白蛋白、前白蛋白、运铁蛋白、α_1-脂蛋白

3. 主要生物学功能　AP 的种类多,其生物学功能十分广泛,大致包括以下几个方面。

(1) 抑制蛋白酶活化:炎症、创伤、感染等引起的应激作用于机体时,体内蛋白水解酶增多,导致组织细胞损伤。AP 中的蛋白酶抑制剂如 α_1 蛋白酶抑制剂、α_1 抗糜蛋白酶、α_2 抗纤溶酶、C1 酯酶抑制因子等此时在血浆中含量增加,可以抑制蛋白酶对组织细胞的损伤。

(2) 抗感染、抗损伤:一些 AP,如 C-反应蛋白、血清淀粉样蛋白 A、补体等,在感染、组织损伤时在血浆中含量迅速升高,具有迅速、非特异性的清除异物和坏死组织的作用,其中以 C-反应蛋白的作用最明显:它易与细菌细胞壁结合,起抗体样调理作用;激活补体经典途径;促进吞噬细胞的功能;抑制血小板释放炎症介质等。由于在各种感染、炎症、组织损伤等疾病中都可见 C 反应蛋白的迅速升高,且其升高程度常与组织损伤的程度成正相关,因此临床上常将 C 反应蛋白作为炎症性疾病活动性的指标。

(3) 参与凝血与纤溶:凝血因子的增加如纤维蛋白原、凝血因子Ⅷ等,可使炎症区或损伤处形成纤维蛋白或凝血块,有利于止血和防止炎症扩散;而增加的纤溶酶原在凝血后期能促进纤溶系统的激活,有利于纤维蛋白凝块的溶解。

(4)抑制自由基产生:血浆铜蓝蛋白的增加能促进亚铁离子的氧化,使Fe^{2+}氧化成Fe^{3+},进而减少羟自由基的产生。

(5)其他:血红素结合蛋白、铜蓝蛋白、结合球蛋白等可与相应的物质结合,避免过多的血红素、游离Cu^{2+}等对机体的危害,并可调节其生理功能及在体内的代谢活动。

第三节 应激时机体的功能代谢变化

一、代谢变化

应激时机体物质代谢变化表现为分解代谢增强,合成代谢减弱,由于儿茶酚胺、糖皮质激素、胰高血糖素等激素释放增多,而胰岛素分泌相对不足和组织细胞对胰岛素抵抗,三大营养物质代谢均发生明显变化,出现应激性高血糖、血中游离脂肪酸和酮体增多以及负氮平衡等(图8-2)。

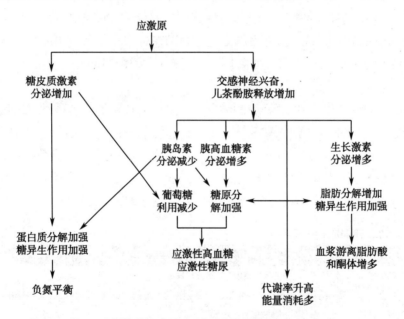

图8-2 应激时糖、脂肪、蛋白质代谢的变化及其主要机制

(一)糖代谢变化

应激时可出现高血糖,甚至出现尿糖,称为应激性高血糖和应激性尿糖。其原因是由于儿茶酚胺、胰高血糖素、生长激素和GC等促进糖原分解和糖原异生的激素分泌增多和胰岛素分泌相对减少所致,血糖升高的意义在于保证机体在紧急情况下有足够的能量供应。

(二)脂肪代谢变化

应激时肾上腺素、去甲肾上腺素和胰高血糖素等促脂解激素分泌增加,促进脂肪分解,使血中游离脂肪酸和酮体增多。

(三)蛋白质代谢变化

应激时蛋白质分解代谢增强,血浆中氨基酸水平升高,尿氮排出量增加,出现负氮平衡。

应激时机体代谢率增高的意义在于为机体应对"紧急情况"提供充足的能量。血浆中氨基酸水平的升高为机体合成急性期反应蛋白及热休克蛋白提供了原料。但是如果应激状态持续时间过长使机体能源物质大量消耗,则患者会出现消瘦、体重下降、贫血、抵抗力下降、创面愈合迟缓等。

二、中枢神经系统

中枢神经系统是应激反应的调控中心。其与应激相关的部位包括：大脑皮层、边缘系统、下丘脑、脑桥的蓝斑等结构。应激时蓝斑区的去甲肾上腺素神经元激活和反应性增高，使其上行纤维投射区（下丘脑、海马、杏仁体等）的 NE 水平升高，机体出现兴奋、紧张，专注程度的升高；过度时则会产生焦虑、害怕或愤怒等情绪反应。HPA轴的适度兴奋有助于维持良好的认知学习能力和良好的情绪，但HPA轴兴奋的过度或不足都可以引起中枢神经系统的功能障碍，出现抑郁、畏食，甚至自杀倾向等。

三、免疫系统

目前认为，免疫系统是应激系统的重要组成部分。急性应激时，机体非特异性免疫反应有所增加，如中性粒细胞增加，补体系统激活，细胞因子、趋化因子和淋巴因子等释放增加。但强烈持续应激反而抑制机体的免疫功能。上述变化受到神经内分泌的调控，应激时儿茶酚胺及GC的大量释放，两者对免疫系统具有强烈的抑制作用。因而强烈持续应激免疫功能表现为抑制，但免疫系统也对神经内分泌系统有反向的调节和影响。免疫细胞释放多种神经内分泌激素，在全身或局部发挥作用，调控应激反应。下表简略地概括了一些应激反应的主要神经内分泌激素对免疫的调控作用（表8-3）。

表8-3 神经内分泌对免疫的调控效应

因子	基本作用	具体效应
糖皮质激素	抑制	机体、细胞因子的生成，NK细胞活性
儿茶酚胺	抑制	淋巴细胞增殖
β-内啡肽	增强/抑制	抗体生成，巨噬细胞、T细胞的活性
加压素	增强	T细胞增殖
ACTH	增强/抑制	抗体、细胞因子的生成，NK、巨噬细胞的活性
GH	增强	抗体生成，巨噬细胞激活
雄激素	抑制	淋巴细胞转化
雌激素	增强	淋巴细胞转化
CRH	增强	细胞因子的生成

下表简略地概括了免疫细胞产生的一些神经内分泌激素（表8-4）。

表8-4 免疫细胞产生的神经-内分泌激素

免疫细胞	生成的激素
T-cell	ACTH、内啡肽、TSH、GH、催乳素、IGF-1
B-cell	ACTH、内啡肽、GH、IGF-1
巨噬细胞	ACTH、内啡肽、GH、IGF-1、P物质
脾细胞	LH、FSH、CRH
胸腺细胞	CRH、LHRH、AVP、催产素

四、心血管系统

应激时，交感神经兴奋，儿茶酚胺分泌增多，加上肾上腺皮质分泌大量糖皮质激素，使心率增快，心肌收缩力增强，心排血量增加，血压升高，以保证应激状况下组织，特别是重要脏器的供血需要（图8-3）。但是强烈的应激以及长时间的心理性应激可对心血管系统产生不利影响，导致冠状动脉痉挛，血小板聚集，血液黏滞度增加而引起心肌缺血及心肌梗死。强烈的情绪性应激或心理应激可引起心律失常及猝死。

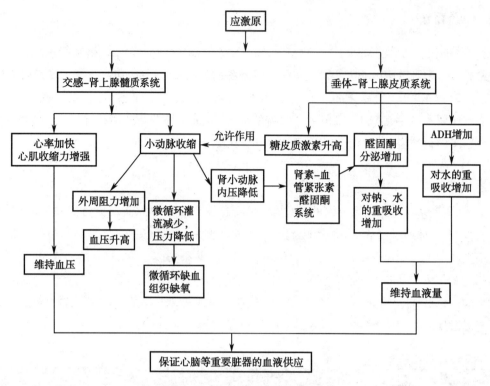

图 8-3　应激对心血管系统的影响

五、消化系统

应激时,消化系统的主要变化为食欲下降,严重时甚至可诱发神经性畏食症。其发生机制可能与 CRH 的分泌增加有关。亦有部分患者出现进食增加,甚至诱发肥胖症,其机制可能与下丘脑中内啡肽及单胺类介质(如去甲肾上腺素、多巴胺及 5-羟色胺)水平升高有关。严重应激时交感-肾上腺髓质系统的强烈兴奋,可致胃肠血管收缩、血流量减少而导致胃肠黏膜受损,出现"应激性溃疡"。

六、血液系统

急性应激时,外周血中可见白细胞数目增多、核左移,血小板数目增多、黏附与聚集性增强,纤维蛋白原、凝血因子 V、Ⅷ、血浆纤溶酶原、抗凝血酶Ⅲ等的浓度也升高。血液表现出非特异性抗感染能力和凝血能力的增强,全血和血浆黏度升高,红细胞沉降率增快等。骨髓检查可见髓系和巨核细胞系的增生。上述改变既有抗感染、抗损伤出血的有利方面,也有促进血栓、DIC 发生的不利方面。

慢性应激时,尤其是各种慢性疾病状态下,患者常出现贫血,表现为低色素性,血清铁降低,类似于缺铁性贫血。但与缺铁性贫血不同,其骨髓中的铁(含铁血黄素)含量正常甚至增高,补铁治疗无效,红细胞寿命常缩短至 80 天左右,其机制可能与单核吞噬细胞系统对红细胞的破坏加速有关。

七、泌尿生殖系统

应激时交感-肾上腺髓质的兴奋和肾素-血管紧张素-醛固酮系统的激活使肾血管收缩,肾小球滤过率降低,尿量减少;醛固酮和 ADH 的分泌增多,导致肾小管对钠、水的重吸收增多。因此应激时,泌尿功能的主要变化表现为尿少,尿比重升高,水钠排泄减少。

应激对生殖功能常产生不利的影响,对促性腺激素释放激素和黄体生成素的分泌具有抑制作用。引起性功能减退,月经紊乱,哺乳期妇女泌乳减少等,精神心理应激时上述变化亦可发生。

第四节　应激与疾病

应激是全身性非特异性适应性反应,但在一定的条件下,也会对机体产生不良的影响,导致代谢异常和器官功能紊乱,从而发生疾病。应激与疾病的关系越来越受到广泛的重视。习惯上将那些由应激所引起的疾病称为应激性疾病,如应激性溃疡、创伤后应激障碍;而将那些以应激为条件或诱因,在应激状态下加重或加速发生发展的疾病称为应激相关疾病,如原发性高血压、动脉粥样硬化、冠状动脉粥样硬化性心脏病(冠心病)、心律失常、支气管哮喘、溃疡性结肠炎、系统性红斑狼疮、抑郁症等。本节将介绍几个典型疾病。

一、应激性溃疡

(一)概念

应激性溃疡(stress ulcer,SU)是指患者在遭受强烈的应激时,如大面积烧伤、大手术、严重创伤、休克、败血症等出现的急性胃、十二指肠黏膜的急性损伤病变。

(二)特点

它是一种急性溃疡,可在应激原作用后数小时内出现,其发生率可达80%以上。内镜检查可见胃、十二指肠黏膜的糜烂,多发性浅表性溃疡,弥漫性出血。临床表现为消化道出血(呕血或黑便),这种溃疡虽然可在数天之内愈合,不留瘢痕,但是重症患者合并应激性溃疡消化道大出血,其死亡率仍在50%以上。

相关链接

1842年Curling报告烧伤患者合并胃溃疡,后人称之为Curling溃疡(Curling's ulcer)。1933年Cushing报告了颅脑创伤后并发的急性胃和十二指肠溃疡,被称之为Cushing溃疡(Cushing's ulcer)。1936年Selye发现应激原都可以引起大鼠的胃溃疡,称之为应激性溃疡。

(三)发生机制

1. 黏膜屏障作用减弱

(1)胃黏膜缺血:应激时交感-肾上腺髓质系统强烈兴奋,儿茶酚胺释放增多,同时GC分泌增加,增强了儿茶酚胺对血管的反应性,引起外周小血管收缩,其中肾和胃肠道的血管收缩更为明显。胃黏膜微循环的解剖学特点决定了当胃小血管收缩时,血流可从黏膜肌层的毛细血管网回到小静脉,而很少进入黏膜的毛细血管网,因此胃黏膜缺血的程度比胃血流量减少的程度更为严重。黏膜缺血使黏膜上皮细胞的再生及修复功能下降,成为黏膜糜烂、溃疡、出血的基本病因。胃黏膜缺血引起黏膜屏障作用降低,胃酸中的H^+反向逆流入黏膜,而碳酸氢盐减少,中和胃酸的能力下降,从而导致胃黏膜的出血和坏死。此外,应激时迷走神经兴奋,胃平滑肌收缩,胃运动亢进,使穿过肌层的小动、静脉受压,从而加重胃黏膜缺血。

(2)胃分泌黏液下降:应激黏膜缺血,使上皮细胞能量生成不足,产生碳酸氢盐和黏液的量减少,同时ACTH和GC分泌增加,抑制胃黏液的分泌,使黏膜表面碳酸氢盐-黏液层的胃黏膜屏障破坏,从而削弱了胃黏膜的屏障功能。

(3)胃酸分泌增多:应激时糖皮质激素可使胃酸分泌增多,H^+就可以通过胃黏膜的黏液-碳酸氢盐屏障,损害胃黏膜。

2. 黏膜损伤性因素增加

(1)酸中毒:应激时由于分解代谢加强,使酸性代谢产物生成增多,加上血流重分布,使肾缺血,肾小球滤过率下降,肾排出酸性代谢产物减少,引起酸中毒。酸中毒一方面使胃黏膜上皮细胞内HCO_3^-减少,

细胞中和 H^+ 的能力降低而有助于溃疡的发生;另一方面使溶酶体膜的稳定性下降,溶酶体酶外溢,造成组织损伤,加速溃疡形成。

（2）胆汁反流:严重应激时,十二指肠至胃的反流加强,反流液中含有的胆汁酸盐、胰酶和溶血卵磷脂破坏胃黏膜上皮细胞的正常结构和功能,使胃黏膜屏障功能减弱,而且它们还可以增大胃黏膜的通透性,导致 H^+ 反向弥散增加,大量 H^+ 进入黏膜,造成黏膜损害。

（3）氧自由基的作用:应激时儿茶酚胺分泌增多,其中肾上腺素在其代谢生成肾上腺素红的过程中有氧自由基产生;儿茶酚胺分泌增多,造成胃黏膜缺血缺氧,一方面使胃黏膜富含的黄嘌呤脱氢酶大量转化为黄嘌呤氧化酶,由此产生大量氧自由基;另一方面通过激活中性粒细胞,引起呼吸爆发,产生大量氧自由基。氧自由基通过脂质过氧化,引起细胞膜性结构破坏;通过交联反应引起蛋白质变性、酶失活和核酸碱基改变;还可以通过降解上皮基底膜的主要成分透明质酸,加剧组织细胞的损伤。

（4）体液因子的作用:近年来的研究还发现某些体液因子如前列腺素、白三烯、内皮素(endothelin,ET)、一氧化氮(NO)、血小板活化因子(platelet activating factor,PAF)、血管紧张素Ⅱ(AngⅡ)等也参与了应激性溃疡的发病过程。①前列腺素减少:前列腺素可抑制胃酸分泌,刺激黏液和碳酸氢盐的产生,增加胃黏膜血流,因此前列腺素具有胃黏膜保护作用。某些应激时,胃黏膜前列腺素主要是 PGE_2 含量减少,可造成胃黏膜损伤。②白三烯增加:应激时胃黏膜白三烯增加,使黏膜下微血管收缩引起胃黏膜血流减少以及血管通透性增加,被认为是白三烯参与胃黏膜损害的主要机制。③ET-1/NO 失调:ET 和 NO 是近年发现的一对相互拮抗的血管活性物质,对胃黏膜的保护及平滑肌功能的调节起重要作用。ET-1 发挥其缩血管作用,使胃黏膜血流量显著下降;NO 主要是增加胃黏膜血流量、调节 HCO_3^- 的分泌,对胃黏膜起保护作用。应激时血浆中 ET-1 增加或 NO 减少,导致 ET-1/NO 升高,胃黏膜血流量下降,促进应激性溃疡的形成。

总之,应激性溃疡的发生机制比较复杂,与神经内分泌失调、胃黏膜屏障保护功能削弱及黏膜缺血损伤等因素相互作用有关,但最关键的因素是胃黏膜缺血(图 8-4)。

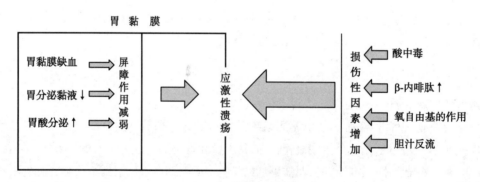

图 8-4 应激性溃疡的发生机制

二、应激与心血管疾病

（一）原发性高血压

1. 应激与原发性高血压的关系　流行病学研究表明,心理性应激原(如情绪紧张、过度脑力工作负荷、烦恼、焦虑、抑郁等)长期作用导致高血压的发病率明显升高。

2. 应激引起原发性高血压的机制　机制主要在于:①交感-肾上腺髓质系统和肾素-血管紧张素-醛固酮系统的激活,血管紧张素和加压素分泌增多,使外周小血管持续收缩,外周阻力加大;②醛固酮和 ADH 分泌增多,导致机体钠水潴留,血容量增加;③高水平 GC 的存在,使血管平滑肌对儿茶酚胺和血管加压素的作用更加敏感;④情绪心理应激还可能引起高血压的遗传易感基因激活。

（二）动脉粥样硬化

应激可导致动脉粥样硬化。主要机制有:①血脂升高。应激时脂肪分解加强,使血脂升高,尤其是低密度脂蛋白(LDL)水平提高,LDL 是粥样硬化斑块中胆固醇的主要来源。②血压升高。应激所致血压升高可导致动脉血管内膜的损伤,这不仅有利于脂质沉积,而且还可引起血小板及中性粒细胞黏附,并使如 TXA_2、5-HT、组胺等活性物质释放,加剧血管损伤;血压升高还刺激血管平滑肌细胞的增生,胶原纤维合成增加,导致血管壁增厚,管腔变窄。③血糖升高。应激时血糖浓度升高,使动脉壁山梨醇途径代谢加快,导致血管壁水肿、缺氧、动脉中层和内膜损伤。应激时出现的高血脂、高血压和高血糖,构成了动脉粥样硬化发生的病理基础。

(三)心律失常

心律失常的发生常与某些强烈的情绪性应激或心理应激相关,如突然的噩耗、惊吓、激怒等,被称为应激性心律失常(stress arrhythmia),应激还可以在已有冠脉病变基础上引起心肌电活动异常,降低心室纤颤阈值,诱发心律失常,特别是致死性心室纤颤,导致心性猝死。应激性心律失常主要是由交感神经兴奋和儿茶酚胺分泌增多引起,其发生机制主要有:①交感神经兴奋易形成折返激动:交感神经兴奋时,通过 α_1、β-肾上腺素受体的介导,心肌细胞的钙内流增加,细胞内钙离子浓度升高,膜电位降低,快钠通道失活。这时心肌的去极化依赖于慢钙通道,结果快反应心肌细胞变成慢反应心肌细胞,后者传导速度慢,不应期长,因此容易发生折返激动而出现心律失常。②交感神经兴奋降低了心室纤颤的室颤阈:交感神经兴奋,通过 β-肾上腺素受体作用降低了心室纤颤的阈值,使室颤较易发生。③交感神经兴奋和儿茶酚胺分泌增多引发心肌缺血/再灌注损伤:儿茶酚胺作用于 α_1-肾上腺素受体,引起冠状动脉痉挛收缩;儿茶酚胺还可以诱导血小板聚积释放 TXA_2,使冠状动脉痉挛收缩;同时,交感神经兴奋引起的急性期反应还使血液黏度升高,凝固性升高。这些变化引起冠状动脉血流量明显下降,出现心肌缺血,严重者可出现心肌坏死。当应激原作用减弱或药物作用使冠状动脉解除痉挛后再灌注,可造成心肌缺血/再灌注损伤。此时通过自由基的作用和心肌细胞内钙超载而导致心律失常。因此,大多数学者认为心血管疾病是第一位的应激性疾病。

问题与思考

为什么说应激是心性猝死的重要诱因?

三、应激与免疫功能障碍

免疫系统是应激反应的重要组成部分,免疫细胞具有大多数神经-内分泌激素的受体,接受神经-内分泌的调节,同时又作为应激反应的感受器官,对应激原作出反应,释放激素和细胞因子,反作用于神经-内分泌系统,参与应激的调控。但持续强烈的应激尤其是心理应激常造成免疫功能的抑制甚至功能紊乱,形成自身免疫病。

(一)免疫功能抑制

应激时免疫功能减弱,最常见的变化是:NK 细胞活性降低,植物凝集素、伴刀豆球蛋白 A 引起的 T 淋巴细胞增殖反应减弱,对病毒抗原的抗体生成反应降低等。产生免疫功能抑制的机制在于:应激时增加明显的儿茶酚胺和糖皮质激素对免疫系统均显示抑制效用。以上这些变化可以解释人体在遭受严重精神创伤或过度紧张、疲劳后可在一段时间内有明显的免疫功能低下,对感染的抵抗力下降,特别易遭受呼吸道感染,并可促进肿瘤的发生和发展。

(二)自身免疫性疾病

支气管哮喘、系统性红斑狼疮等自身免疫性疾病或变态反应性疾病,当遇到严重的心理应激时常可诱发这些疾病的急性发作,如支气管哮喘的患者可因愤怒、惊吓、精神紧张甚至在公众面前讲话都会引起哮喘发作,但应激引起自身免疫性疾病的具体作用机制不详。

为什么疾病经常发生在考试之后?

四、应激与内分泌功能障碍

(一)应激与生长

慢性心理性应激还可导致儿童生长发育迟缓,长期生活在不幸家庭中受虐待的儿童,可出现生长缓慢、青春期延迟、并常伴有抑郁、异食癖等行为异常,这样的儿童被称为心理社会呆小状态(psychosocial short statue)或心理性侏儒(psychological dwarfism)。其发生机制可能与下列因素有关:①CRH 分泌增加,诱导生长抑素增多,进而使 GH 减少;②GC 的持续升高使靶组织对胰岛素样生长因子 I(IGF-I)产生抵抗;③GC 的持续升高和生长抑素的增多均抑制促甲状腺素(TSH)的分泌,且 GC 还抑制 T_4 转化为 T_3,使甲状腺功能低下。但解除应激状态后,其血浆 GC 浓度可快速回升,生长发育亦随之加速。

(二)应激与性腺功能

应激尤其是精神心理应激时,可导致下丘脑分泌的促性腺激素释放激素降低,或扰乱其分泌规律,还可使靶组织性腺对性激素产生抵抗,可使哺乳期妇女突然断乳或 30 多岁的妇女突然绝经;慢性应激如过度训练比赛的运动员、芭蕾舞演员,可出现性欲减退、月经紊乱或停经。这些表现均为应激对性腺轴抑制的结果,其发生机制可能与下列因素有关:①应激时,GC 的增高对性腺轴的抑制,使 GnRH、LH、雌激素、睾酮水平降低;②靶组织对性激素产生抵抗。

五、应激与心理、精神障碍

心理性应激是指机体在遭遇不良事件或主观感觉到压力和威胁时产生的一种伴有生理、行为和情绪改变的心理紧张状态。绝大多数应激都有心理性应激。适度的心理性应激时 HPA 轴的兴奋有助于维持良好的认知学习能力和良好的情绪,下丘脑、海马等脑区的 NE 水平升高,机体出现紧张,警惕性增高有利于集中注意力,提高应对和判断能力;但过度和长时间严重的心理应激或慢性心理应激可损害认知能力,出现焦虑、紧张、孤独、愤怒、仇恨等不良情绪,甚至出现自闭和自杀倾向,其具体机制不详。医护人员不恰当的语言、行为等也可使患者出现焦虑、烦躁等不良的心理反应即所谓的医源性应激。慢性应激可以诱导抑郁症已成为公认的事实,在现代紧张的快节奏生活中,发病率在逐年上升,应该引起临床医生的高度重视,其发生机制目前还不清楚。根据其临床表现及病程长短,应激相关心理精神障碍可分为以下几类:

(一)急性心因性反应

1. 概念 急性心因性反应(acute psychogenic reaction)又称急性应激障碍(acute stress disorder,ASD),是指由于急剧而强烈的心理社会应激原作用后,在数分至数小时内所引发的功能性精神障碍。

2. 表现 ①伴有情感迟钝的精神运动性抑郁,如不言不语、表情淡漠、呆若木鸡;②伴有恐惧的精神运动性兴奋,如兴奋、恐惧、紧张、叫喊、无目的地奔跑、甚至痉挛发作。上述状态持续时间较短,一般在数天或一周内缓解。

(二)创伤后应激综合征

1. 概念 创伤后应激障碍(posttraumatic stress disorder,PTSD)又称延迟性心因性反应,是指由于强烈而急剧精神打击(如残酷战争、自然灾害、空难、海上或地面上的交通事故、恐怖事件、凶杀场面等),而引起的延迟出现或长期持续存在的精神障碍。一般在遭受打击后数周至数月后发病。

2. 表现 其主要表现有以下四点:①经历过超过常人所能承受的打击;②残酷的、悲惨的现场场面的反复重现(回忆、噩梦等)并伴有恐怖、紧张或负罪感;③持续性的回避,表现为对周围事物淡漠、和朋友疏远等;④容易激惹,表现为失眠、暴发性狂怒、思想不能集中等,症状持续至少一个月以上者即可诊断为 PTSD。

第五节　应激相关疾病防治的病理生理基础

一、避免和减缓应激原刺激

当应激原的性质明确时,应尽量予以排除。避免过强或过于持久的应激原作用于人体,如不良情绪和有害的精神刺激,过度而持久的精神紧张和工作压力,寒冷、高温、毒物等不良刺激等,尽可能地创造宁静、安逸、舒适的工作和生活环境。对于伴有劣性应激的疾病或病理过程如严重感染、创伤、烧伤、休克、器官的功能衰竭等,应给予及时有效的处理和治疗,以减弱应激原的作用,减轻应激性损伤。

二、增强机体对应激的适应能力

通过锻炼身体、合理饮食、补充营养和心理干预等措施,提高机体免疫力,不断增强自身的心理素质和身体素质,增强对各种心理应激和躯体应激的适应能力。

三、科学评价应激反应的强度

目前对应激强度的判定还没有统一标准。判定应激反应强度主要从神经、内分泌和免疫三个系统间的交互影响,从细胞、分子水平检测整体应激状态。在方法学上可以应用生理学、生物化学、心理学等多种手段,力求科学地测量评价应激状态。如:检测血清中皮质醇、醛固酮及尿液中 17 羟类固醇、17 酮类固醇,检测血清中胰岛素、儿茶酚胺等反映应激时机体的神经内分泌状态;应用症状自评量表(SCL-90 量表)等问卷反映应激时的心理状态。

四、综合治疗应激性损伤

1. 应激性溃疡的预防和治疗　①抽空胃液和反流的胆汁;②使用中和胃酸的药物,提高胃液 pH;③使用抗酸药物抑制胃酸分泌;④使用硫糖铝,它可以增加胃黏膜血流量,抑制胃蛋白酶的消化作用,刺激前列腺素分泌,保护胃黏膜,促进胃黏膜的增生和愈合,并有杀菌作用;⑤控制胃肠道出血;可以采用冰盐水灌洗、内窥镜治疗、必要时可采用手术治疗;⑥采用有关中医防治方法。

2. 应激性心律失常的预防和治疗　①正确使用 α 受体阻滞剂、β 受体阻滞剂和钙通道阻断剂以对抗交感神经兴奋和儿茶酚胺分泌增多所引起的心律失常;②使用氧自由基清除剂以消除因心肌缺血-再灌注损伤时氧自由基产生过多所致的心律失常。

3. 应激时心理、精神障碍的预防和治疗　①为患者提供舒适、温馨、安全的治疗环境:在病房摆放少量花草、播放舒缓的轻音乐;②心理支持:为其提供程序性和感觉性信息;③放松训练:包括静默法、松弛反应、自发训练、渐进性放松法等;④药物治疗:对于失眠、焦虑症状明显的患者给予适量的镇静药;对于抑郁症状明显的患者给予抗抑郁药;⑤PTSD 的防治:加强战场模拟训练,增强战争的预见性,减轻恐战心理;采用应激灌输疗法缓解压力;在创伤事件后,通常采用重大应激事件咨询法以缓解短期的精神和生理压力。总之,以心理治疗为主药物治疗为辅。

4. 其他　预防免疫功能降低,防止感染蔓延;注意补充营养物质尤其是蛋白质和糖类,以减轻能量的消耗。对急、慢性肾上腺皮质功能不全或有糖皮质激素抵抗者,应及时补充大量 GC,以提高机体糖皮质激素的反应水平,从而提高机体的防御能力。

患者李某,男性,16岁。右臂、右下肢大面积烧伤。入院时体温:37.8℃,心率:120次/min,血压:131/85mmHg,WBC:1.5×10⁹/L,N:0.84,GLU:10.5mmol/L(空腹血糖3.9~6.1mmol/L为正常)。入院2~3日后出现上腹部不适,伴黑便两次。大便隐血试验阳性。

试分析:

1. 患者出现黑便的发病机制?
2. 患者神经-内分泌系统有何变化? 与黑便发生有何关系?

(冯 华)

学习小结

应激(stress)是指机体在受到一定强度的各种体内外因素及社会、心理因素刺激时所出现的全身性非特异性适应反应。 能引起应激的各种刺激因素被称为应激原(stressor),当机体受到应激原刺激时,主要的神经内分泌反应为蓝斑-交感-肾上腺髓质系统和下丘脑-垂体-肾上腺皮质系统的强烈兴奋,使血浆中儿茶酚胺和糖皮质激素含量明显增高,此外还可出现其他多种神经内分泌的变化。 这些效应在一定程度上对机体起到一些的积极作用,但强烈及持续时间过长的应激,则会对机体产生不利的影响。 应激时的细胞体液反应主要表现在热休克蛋白和急性反应期蛋白的表达增加。 参与应激时在分子水平上对机体的保护作用,有利于机体应对各种因素刺激时所致的改变。 应激后,机体还可出现一系列功能、代谢改变,包括分解代谢增强,合成减少,全身多个系统器官出现不同程度的改变等。 在强烈应激作用下,机体可发生应激性及应激相关性疾病,如应激性溃疡、心血管疾病、免疫系统疾病、内分泌功能障碍及心理精神疾病等。 应激相关疾病防治的病理生理基础包括避免和减缓应激原刺激,增强机体对应激的适应能力,科学评价应激反应的强度,综合治疗应激性损伤,预防免疫功能降低,注意补充营养物质等。

复习参考题

1. 为什么说应激是一种"非特异性全身反应"?
2. 简述蓝斑-交感-肾上腺髓质系统的基本组成及主要效应。
3. 简述下丘脑-垂体-肾上腺皮质激素系统的基本组成及主要效应。
4. 简述热休克蛋白的基本功能。
5. 简述急性期反应蛋白的基本功能。
6. 何谓应激性溃疡,简述应激性溃疡的发病机制。
7. 简述应激性高血压的发生机制。

第九章　弥散性血管内凝血

弥散性血管内凝血(disseminated intravascular coagulation, DIC)是指在某些致病因子作用下,凝血系统被激活,形成以微血管内广泛微血栓形成为其病理学特征,以凝血功能紊乱为其本质的基本病理过程。在该过程中大量凝血因子和血小板被消耗,并由于大量微血栓形成导致继发性纤维蛋白溶解系统功能亢进,以致其凝血系统功能紊乱表现为血液由高凝向低凝状态转变。临床上常合并出血、休克、器官功能障碍和溶血性贫血等表现,是一种危重的综合征。

第一节　概述

正常机体的血液循环在多种机制的调节下,维持凝血和抗凝血功能处于动态平衡状态。生理情况下,以维持血液在血管系统内循环流动,是机体各器官组织新陈代谢和正常生命活动的基本条件。损伤较轻时,凝血功能可使机体通过促进损伤局部的血液凝固,形成血栓而迅速止血;与此同时,抗凝血功能使血液凝固和血栓形成局限在一定范围内,以保持正常的血液循环。一般条件下,血液凝固包括:①激活内源性和(或)外源性凝血途径,凝血酶激活;②纤维蛋白凝血块形成。当上述凝固环节被致病因素作用而激活时,便可触发广泛的微血栓形成,并导致一系列复杂的临床合并症。在机体维持血液循环和生理性止血过程中,凝血系统、抗凝系统、纤溶系统、血管及血细胞(尤其是血小板)构成了凝血与抗凝血平衡的四个基本环节。

一、机体的止血与凝血功能

(一)血管收缩的作用

小血管损伤时,神经反射可迅速引起血管收缩,并可持续 20~30 分钟,血管收缩一方面可以使血流减慢,减少失血;另一方面可使凝血因子活化和血小板聚集于损伤部位而促进凝血块的形成。同时受损血管释放的组织因子(tissue factor, TF)可启动凝血反应。

(二)凝血因子的作用

凝血因子系指血浆与组织中直接参与血液凝固的物质。除 TF 来自组织外,其他多数凝血因子均由肝脏合成,并以酶原的形式存在于血浆中(表 9-1)。

表 9-1 凝血因子的编号及名称

因子 I（F I）：纤维蛋白原	因子 Ⅷ（FⅧ）：抗血友病因子
因子 Ⅱ（F Ⅱ）：凝血酶原	因子 Ⅸ（FⅨ）：血浆凝血活酶成分
因子 Ⅲ（F Ⅲ）：组织因子（TF）	因子 Ⅹ（F Ⅹ）：stuart prower 因子
因子 Ⅳ（FⅣ）：Ca²⁺	因子 Ⅺ（FⅪ）：血浆凝血活酶前质
因子 Ⅴ（F Ⅴ）：前加速素易变因子	因子 Ⅻ（FⅫ）：接触因子，hageman 因子
因子 Ⅶ（F Ⅶ）：前转变素	因子 ⅩⅢ（F XⅢ）：纤维蛋白稳定因子

　　目前认为以 TF 为始动的外源性凝血系统的激活，在启动凝血过程中起主要作用。外源性凝血系统是由于损伤的组织、细胞释放出 TF 并与凝血因子Ⅶ结合而开始的。一旦 TF 释放，可通过 Ca^{2+} 形成 TF-FⅦ复合物，FⅦ被激活为 FⅦa，则外源性凝血系统被启动。TF-FⅦa 除激活 F Ⅹ以外，还可激活 FⅪ，与 FⅧa、$PL-Ca^{2+}$ 形成 F Ⅹ因子激活物，从而发挥放大效应而使更多的 F Ⅱ转变为凝血酶（F Ⅱ a）。可见内、外源性凝血系统并非截然分开，而是互相联系的（图 9-1）。

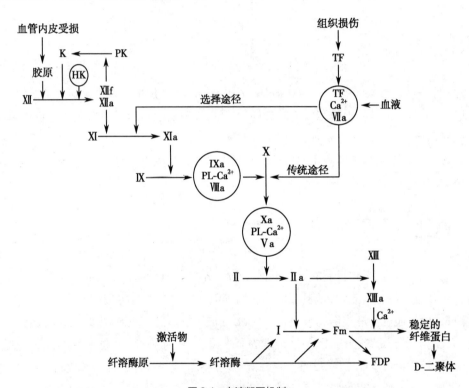

图 9-1　血液凝固机制

HK：高分子激肽原；PK：激肽释放酶原；K：激肽释放酶；TF：组织因子；
PL：血小板磷脂；○：分子复合物；Ⅻf：Ⅻ碎片；Fm：纤维蛋白单体

二、机体的抗凝血功能

　　抗凝系统包括细胞抗凝系统和体液抗凝系统。两者相辅相成，共同承担机体在生理条件下的抗凝效应或病理状态下的抗血栓作用，从而维持血液的流动性。

（一）细胞抗凝系统

　　单核吞噬细胞系统和肝细胞具有非特异性抗凝作用。前者指单核吞噬细胞系统对凝血因子、TF、F Ⅱ激活物以及可溶性纤维蛋白单体等的吞噬、清除作用。而后者则指肝细胞摄取并灭活已活化的凝血因子。

（二）体液抗凝系统

　　体液中天然抗凝因子主要包括丝氨酸蛋白酶抑制物和肝素、血栓调节蛋白-蛋白 C 系统，以及组织因子途径抑制物。

（1）丝氨酸蛋白酶抑制物和肝素的作用：血浆中丝氨酸蛋白酶抑制物类物质，如抗凝血酶-Ⅲ（antithrombin Ⅲ，AT-Ⅲ）、补体 C1 抑制物、α_1-抗胰蛋白酶、α_2-抗纤溶酶、α_2-巨球蛋白、肝素辅因子Ⅱ（HCⅡ）等。由于诸多凝血因子（FⅡ、FⅦ、FⅧ、FX、FⅪ、FⅫ、FⅩⅢ）的活性中心均含有丝氨酸残基，即均属丝氨酸蛋白酶。AT-Ⅲ主要由肝脏和血管内皮细胞产生，可使 FⅦa、FⅪa、FXa 等灭活，但其单独灭活作用很慢，如与肝素或血管内皮表达的硫酸乙酰肝素（HS）结合，则使灭活速度加快约 1000 倍。此外，肝素也可刺激血管内皮细胞释放组织因子途径抑制物（tissue factor pathway inhibitor，TFPI）等抗凝物质，从而抑制凝血过程。

（2）血栓调节蛋白-蛋白 C 系统：蛋白 C（protein C，PC）是由肝脏合成并以酶原形式存在于血液中的蛋白酶类物质。凝血酶可激活 PC，活化的 PC（activated PC，APC）可水解 FVa 和 FⅧa，既阻碍了 FX 激活物（由 FⅧα 和 FⅨα 构成），又可抑制由 FVa 和 FXa 构成的 FⅡ 激活物的形成。此外，APC 可在血管内皮细胞上完成以下作用：①限制 FXa 与血小板的结合；②使纤溶酶原激活物抑制物（plasminogen activator inhibitor，PAI）灭活；③使纤溶酶原激活物释放，起到抗凝作用。血管内皮细胞或血小板膜上有另一种蛋白质-蛋白 S（protein S，PS）作为细胞膜上 APC 受体与 APC 协同，促进 APC 清除 FⅡ 激活物中的 FXa 等。目前认为 PS 是作为 APC 的辅酶而发挥作用的。

血栓调节蛋白（thrombomodulin，TM）是内皮细胞膜上 FⅡ 受体之一。与 FⅡ 结合后，降低其凝血活性，却大大加强了激活 PC 的作用。因此，TM 是使 FⅡ 由促凝转向抗凝的重要的血管内凝血抑制因子（图 9-2）。

（3）组织因子途径抑制物：TFPI 是一种糖蛋白，主要由血管内皮细胞合成。血浆中 TFPI 包括游离型和结合型两种。一般认为体内起抗凝作用的是游离型 TFPI。TFPI 主要通过与 FXa 结合成 FXa-TFPI 复合物，并抑制 FXa 的活性；在 Ca^{2+} 的作用下，与 FⅦa-TF 结合从而使 FⅦa-TF 失去活性。肝素可使血浆中 TFPI 明显增多，可能与肝素刺激血管内皮细胞表达肝素样物质并释放 TFPI 有关。

（三）纤溶系统功能

纤溶系统主要包括纤溶酶原激活物（plasminogen activator）、纤溶酶原（plasminogen）、纤溶酶（plasmin）、PAI 成分。纤溶酶是活性很强的蛋白酶，其主要功能是使纤维蛋白凝块溶解，保持血流通畅；另外，也参与组织的修复和血管的再生等。纤溶酶原主要在肝、骨髓、嗜酸性粒细胞和肾脏合成。可被纤溶酶原激活物水解为纤溶酶。纤溶酶原激活物的形成有两条途径：即内源性激活途径和外源性激活途径。①内源性激活途径：可产生血浆激肽释放酶原（prekallikrein，PK）-FⅪ-高分子激肽原-FⅫa 复合物，其中 PK 被 FⅫa 分解为激肽释放酶。激肽释放酶、FⅫa、FⅪa 以及产生的凝血酶均可使纤溶酶原转变为纤溶酶；②外源性激活途径：组织和内皮细胞合成的组织型纤溶酶原激活物（tissue plasminogen activator，t-PA）和肾合成的尿激酶（urokinase plasminogen activator，u-PA）也可使纤溶酶原转变为纤溶酶。

纤溶系统激活而生成的纤溶酶，不仅可使纤维蛋白（原）分解为纤维蛋白（原）降解产物，还能水解 FⅡ、FV、FⅧ和 FⅫ而具有抗凝作用。体内还存在抑制纤溶系统活性的物质。主要有：①PAI-1，可抑制 t-PA 和 u-PA，主要由内皮细胞和血小板产生；②补体 C1 抑制物，抑制激肽释放酶和 FⅫa 对纤溶酶原的激活；③α_2 抗纤溶酶（α_2 纤溶酶抑制物），抑制纤溶酶活性；④α_2 巨球蛋白，抑制纤溶酶，也可抑制 FⅡa、激肽释放酶等。

三、血管与血细胞在凝血中的作用

（一）血管内皮细胞在凝血、抗凝血及纤溶过程中的作用

血管内皮细胞（vascular endothelial cells，VEC）是血液与组织间的屏障，并具有以下功能：①产生各种促凝血与抗凝血生物活性物质，调节凝血与抗凝血功能；②调节纤溶系统功能；③调节血管紧张度及维持微循环的功能；④参与炎症反应的调节。VEC 结构功能正常时，具有抗凝血作用。主要表现在：①VEC 可生

成 PGI$_2$、NO 及 ADP 酶等物质,扩张血管、抑制血小板的活化、聚集等;②VEC 可产生 t-PA、u-PA 等纤溶酶原激活物,促进纤溶过程;③VEC 可产生 TFPI,抑制外源性凝血系统的启动;④VEC 表面可表达 TM,通过 TM-PC 系统产生抗凝血作用;⑤VEC 表面表达肝素样物质(硫酸乙酰肝素等)并与 AT-Ⅲ 结合产生抗凝作用;⑥VEC 也可产生 a$_2$巨球蛋白等其他抗凝血物质起抗凝血作用等(图 9-2)。VEC 的结构一旦破坏,则上述抗凝血作用发生障碍,表现出明显的促凝作用,此外,VEC 损伤时,还可通过暴露胶原,或释放 TF 而启动内源性或外源性凝血系统。

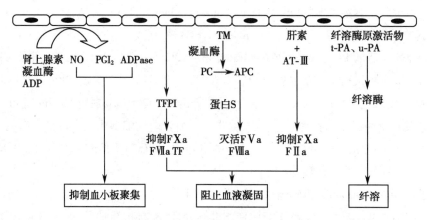

图9-2 血管内皮细胞的抗凝作用

NO:一氧化氮;TF:组织因子;PC:蛋白 C;PS:蛋白 S;PGI$_2$:前列腺素 I$_2$;APC:活化的蛋白 C;AT-Ⅲ:抗凝血酶-Ⅲ;t-PA:组织型纤溶酶原激活物;u-PA:尿激酶型纤溶酶原激活物;TFPI:组织因子途径抑制物;TM:血栓调节蛋白

可见,机体内复杂的抗凝与纤溶调节机制,可确保凝血和抗凝血功能处于动态平衡状态。无论血管结构和功能异常、凝血和抗凝血系统异常及纤溶系统功能异常,均可使机体的凝血与抗凝血功能失衡而导致凝血功能障碍。其表现为:①血液凝固性增高和(或)抗凝血功能减弱,而导致血栓形成;②血液凝固性降低和(或)抗凝血功能增强,易发生出血倾向。

(二)血小板与凝血

生理情况下血小板在凝血过程中的作用:血小板通过其活化、黏附、聚集、释放一系列功能直接参与凝血过程。①血小板黏附:即血小板与非血小板之间的相互作用。当内毒素、创伤等原因使血管内皮细胞受损而暴露内皮下胶原后,血小板膜糖蛋白(GPⅠb/Ⅸ)可通过血管假性血友病因子(von Willebrand factor,vWF)与胶原纤维结合而引起血小板与血管内皮细胞之间的黏附反应。②血小板聚集:即血小板与血小板之间的相互作用。活化血小板 GPⅡb/Ⅲa 通过纤维蛋白原与另一血小板 GPⅡb/Ⅲa 相连而发生聚集反应。可分为可逆(第一相聚集)与不可逆(第二相聚集)两个时相,其中不可逆(第二相聚集)多与内源性激活剂的释放有关。能诱导血小板聚集的激活剂包括:胶原纤维、FⅡa、肾上腺素、ADP、血栓素 A$_2$(thromboxane A$_2$,TXA$_2$)、血小板活化因子(platelet activating factor,PAF)等。其中 PAF 为迄今发现的最强的血小板聚集因子,主要通过"第三途径"诱导血小板聚集。③血小板释放:激活剂与血小板表面相应的受体结合可发生血小板释放反应。其中致密颗粒可释放 ADP、5-HT 等;α-颗粒可释放凝血酶敏感蛋白(thrombospondin,TSP)、纤维连接蛋白(fibronection,FN)、纤维蛋白原等。

第二节 DIC 的原因和发生机制

一、病因

引起 DIC 的原因很多,最常见的是细菌、病毒等感染性疾病和败血症。DIC 还可见于产科意外、恶性肿瘤、大手术和创伤、严重的过敏、中毒反应等,此外,如疾病过程中并发缺氧、酸中毒等病理过程,亦可相继激活纤溶系统、激肽系统、补体系统,促进 DIC 的发生、发展(表 9-2)。

表 9-2 DIC 常见病因

类型	发生率	主要疾病
感染性疾病	31%~43%	革兰氏阴性或阳性菌感染、败血症、病毒性肝炎、心肌炎等
肿瘤性疾病	24%~34%	革兰氏阴性或阳性菌感染、败血症、病毒性肝炎、心肌炎等
妇产科疾病	4%~12%	胎盘早剥、羊水栓塞、宫内死胎、腹腔妊娠、剖宫产手术等
创伤及手术	1%~5%	严重软组织创伤、挤压综合征、大面积烧伤、器官移植术等

以上为 DIC 常见的发病原因。它们在引起 DIC 的原因中所占比例较大,需要引起临床医生重视。

1. 感染性因素 目前国内外的统计均表明,严重感染为 DIC 最常见的病因,且 DIC 的出现加重了感染患者的死亡率。尤其是当感染性因素引起休克时,此时微循环功能障碍已经发生,将使得血流速度减慢、血液浓缩,从而使得血液凝固性增高,最终形成广泛的微血管内微血栓,导致 DIC。

2. 肿瘤 肿瘤细胞虽然具有无限性生长的特点,但肿瘤细胞本身是很脆弱的,并且肿瘤细胞内也富含大量的组织因子,当肿瘤细胞在体内生长时,其自然或者治疗后肿瘤细胞的破坏也出现增强,这将导致组织因子释放入血出现增多,从而引起外源性凝血途径激活,微血管内大量微血栓形成,导致 DIC。

3. 妇产科疾病 在产前诊断和产科诊疗水平提高之前,产科意外是引起 DIC 的首要发病原因,现在由于二孩政策开放,高龄产妇增多,产科意外也出现增加,同时,由于 DIC 治疗困难,预后很差,需要引起医疗工作者重视。在生理产科情况下,孕妇自妊娠第三周开始就出现凝血因子升高,血液凝固性增加的情况,到分娩前,血液凝固性达到最高,这是有利于生理产科止血的,但是,当病理产科发生后,宫腔内的促凝物质(毳毛、胎粪、羊水等)、子宫蜕膜内富含组织因子的物质等将顺着未能及时关闭的宫腔内血窦进入血液循环,从而血液凝固性增加,微血管内广泛微血栓形成,导致 DIC。

4. 创伤及手术 严重的创伤及手术时,机体组织细胞大量受损,细胞内组织因子释放入血,将启动外源性凝血途径,形成微血管内广泛的微血栓,导致 DIC。

二、发生机制

DIC 的发生机制和临床表现比较复杂。其主要机制为:TF 的释放、血管内皮细胞损伤、血细胞的破坏和血小板激活以及某些促凝物质入血等(图 9-3)。

(一)内皮细胞广泛损伤,启动内源性凝血系统

1. 血管内皮细胞与凝血系统 血管内皮细胞不仅仅维持了血管壁的完整性,它还在保持血液流动性的过程中发挥着重要的作用。

2. 血管因素所致 DIC 的发病机制 缺氧、酸中毒、抗原-抗体复合物、严重感染、内毒素等,可损伤血管内皮细胞,内皮细胞受损可导致:①血管内皮细胞的抗凝作用降低。主要表现在:TM/PC 和 HS/AT-Ⅲ 系统功能降低,产生的 TFPI 减少;②血管内皮细胞产生 t-PA 减少,而 PAI-1 生成增多,使纤溶活性降低;③血管内皮损伤使 NO、PGI_2 等生成减少,对血小板黏附、聚集的抑制作用降低,而胶原的暴露可使血小板的黏附功能增强;④带负电荷的胶原暴露后一方面可通过 FⅫa 激活内源性凝血系统;另一方面 PK 可被 FⅫf 分解为激肽释放酶而激活激肽系统,进而激活补体系统;⑤受损的血管内皮细胞释放 TF,使促凝作用增强。

(二)TF 大量释放,启动外源性凝血途径

TF 是启动外源性凝血系统的起始因子,它存在于组织细胞当中,因此,当各种原因导致组织细胞被大量破坏、TF 释放入血,这将启动外源性凝血途径。TF 与 FⅦ/Ⅶa 结合成 Ⅶa-TF 复合物,外源性凝血途径被启动;同时 FⅦa 激活 FⅨ 和 FⅩ 产生的 FⅡa 又可反馈激活 FⅨ、FⅩ、FⅪ及 FⅫ等,进而扩大凝血反应,使

得血液凝固性增高,促进 DIC 的发生。但是,机体内不同的组织细胞内所含有的 TF 的量不同,所以不同的组织细胞损伤所致 DIC 的发生概率也不一致。

例如,严重的创伤、烧伤、大手术等导致的组织细胞损伤,可致 TF 释放入血;肿瘤细胞破坏增多,白血病患者在接受放、化疗时,可因白血病细胞严重破坏可促使释放大量 TF 入血;严重的感染时,内毒素不仅可直接损伤细胞,还可诱导 TF 表达;产科意外时,胎盘与子宫蜕膜面剥离但宫缩不全,导致血窦闭合不全,此时,富含组织因子的羊水、剥离面受损组织细胞内的 TF 可顺着开放的血窦进入血液循环。

(三)血细胞的大量破坏,血小板被激活

1. 红细胞的大量破坏 异型输血、恶性疟疾、蚕豆病等,使血液中红细胞大量破坏,并释放大量 ADP,促进血小板黏附、聚集而导致凝血;此外,红细胞破坏后,血液中大量的红细胞膜碎片为凝血系统激活所必须的条件,红细胞膜磷脂则可局限 FⅡ、FⅦ、FⅨ、FⅩ 等凝血因子,导致大量 FⅡa 生成,促进 DIC 的发生。

2. 白细胞的破坏 急性早幼粒细胞白血病患者,在化疗、放疗等致白细胞大量破坏时,释放 TF 样物质,可促进 DIC 的发生。血液中的单核细胞、中性粒细胞在内毒素、TNF-α 等刺激下可诱导表达 TF,从而启动凝血反应。

3. 血小板的激活 血小板的激活、黏附、聚集在止血过程中的作用已如前述。在 DIC 的发生发展中血小板的激活将促进血栓形成,进而引起机体凝血与抗凝失衡,在 DIC 的发生发展中亦有重要作用。但多为继发性作用,只有少数情况,如血栓性血小板减少性紫癜时,可能为原发性作用。

(四)其他促凝物质进入血液

1. 急性胰腺炎 由于胰腺的急性炎症及胰腺自消化现象导致的胰腺大面积出血坏死,可使大量 TF 及胰蛋白酶从腺泡及导管溢出,TF 可激活外源性凝血途径,而胰蛋白酶入血后不仅可以直接激活凝血酶原,还能直接激活 FⅪ 以及诱导血小板聚集,从而触发凝血。

2. 毒蛇咬伤 蛇毒进入机体可激活凝血系统而诱发 DIC。其机制可能是:①蛇毒直接激活 FⅡ、FⅩ 及 FⅤ;②蛇毒具有去纤溶酶活性;③部分蛇毒可诱发血小板聚集。

综上所述,多数条件下,DIC 的病因可通过多种途径引起血液高凝,进而导致 DIC 的发生。如严重感染引起的 DIC 与下列因素有关:①内毒素及严重感染时产生的 TNF-α、IL-1 等细胞因子作用于内皮细胞可使 TF 表达增加;而同时又可使内皮细胞上的 TM、HS 的表达明显减少(可减少到正常的 50% 左右),使血管内皮细胞表面的抗凝血状态变为促凝血状态。②内毒素可损伤血管内皮细胞,暴露胶原,使血小板黏附、活化、聚集并释放 ADP、TXA2 等,进一步促进血小板的活化、聚集,促进微血栓的形成。此外,内毒素也可通过激活 PAF,促进血小板的活化、聚集。③严重感染时释放的细胞因子可激活白细胞,激活的白细胞可释放蛋白酶和活性氧等炎症介质,损伤血管内皮细胞,并使其抗凝血功能降低。④产生的细胞因子可使血管内皮细胞产生 t-PA 减少,而 PAI-1 产生增多。使生成的血栓溶解障碍,也与微血栓的形成有关。

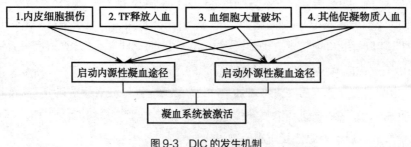

图 9-3　DIC 的发生机制

总之,严重感染时,由于机体凝血功能增强,抗凝血及纤溶功能不足,血小板、白细胞激活等,使凝血与抗凝血功能平衡紊乱,促进微血栓的形成,导致 DIC 的发生发展。

第三节 影响 DIC 发生发展的因素

一、单核吞噬细胞系统功能障碍

单核吞噬细胞系统可吞噬、清除血液中的 F II a、纤维蛋白原及其他促凝血物质;也可清除纤溶酶、FDP 及内毒素等。当其功能严重障碍或由于大量吞噬了其他物质,如坏死组织、细菌等使其功能受"封闭",则可促进 DIC 发生。如全身性 Shwartzman 反应时,由于第一次注入小剂量内毒素,使单核吞噬细胞系统功能"封闭";第二次注入内毒素则易引起 DIC。

二、肝功能严重障碍

肝脏既能合成抗凝物质 PC、AT-III 等以及纤溶酶原;又能灭活 FIXa、FXa、FXIa 等凝血因子。当肝脏功能严重障碍时可使凝血、抗凝血、纤溶过程平衡失调。引起肝功能障碍的某些病因,如病毒、某些药物等可激活凝血因子;肝细胞大量坏死,可释放 TF 等。这些因素在 DIC 的发生、发展中均具有一定作用。

三、血液高凝状态

孕妇从妊娠 3 周开始,血液中血小板及凝血因子(F I、F II、F V、F VII、F IX、F X、F XII 等)逐渐增多;而 AT-III、t-PA、u-PA 降低;胎盘产生的 PAI 增多,妊娠末期血液的高凝状态最明显。故当产科意外(胎盘早期剥离、宫内死胎、羊水栓塞等)时,易发生 DIC。酸中毒既是 DIC 的原因,可损伤血管内皮细胞,启动凝血系统而引起 DIC 的发生;又是 DIC 的诱因,血液 pH 降低可使凝血因子的酶活性升高、肝素的抗凝活性减弱、血小板聚集性加强,血液处于高凝状态,易引起 DIC。

四、微循环障碍

休克时,严重微循环障碍及毛细血管通透性增加,使血浆成分外渗、血细胞聚集、血液黏度增加,血液甚至可呈"泥化"状态而淤滞。此时红细胞聚集,血小板也发生黏附、聚集,若伴有酸中毒或微循环内皮损伤,则有利于 DIC 的发生。巨大血管瘤时,由于微血管中血流缓慢,出现涡流也可促进 DIC 的发生。低血容量时,由于肝、肾血液灌流减少,使其对凝血及纤溶产物的稀释及清除功能降低也可促进 DIC 的发生。

除上述各种诱因外,临床上不适当地应用纤溶抑制剂(如 6-氨基己酸)等药物,过度抑制纤溶系统,导致血液黏度增高等也可促进 DIC 的发生。

问题与思考

休克与 DIC 互为因果,休克晚期因发生 DIC 而导致休克处于难治期;DIC 又可因其主要的临床表现"出血",而使得机体陷入休克状态。试通过以下 3 个角度分析其机制:

1. 休克的本质是什么? 为什么?

2. DIC 的本质是什么? 为什么?

3. 休克与 DIC 互为因果的机制是什么? 试分别从休克引起 DIC 和 DIC 引起休克的角度进行探讨。

第四节 DIC 的分期和分型

一、DIC 的分期

根据 DIC 的病理生理特点和发展过程,典型的 DIC 可分为三期(图 9-4):

1. **高凝期** 由于各种病因导致凝血系统被激活,结果使 F Ⅱ a 产生增多,血液中 F Ⅱ a 含量增高,微循环中形成大量微血栓。此时主要表现为血液的高凝状态。

2. **消耗性低凝期** 大量 F Ⅱ a 的产生,微血栓的形成,使凝血因子和血小板被消耗而减少;此时,由于继发性纤溶系统也被激活,血液处于低凝状态。有出血表现。

3. **继发性纤溶亢进期** F Ⅱ a 及 F Ⅻ a 等激活了纤溶系统,产生大量纤溶酶,进而又有 FDP 的形成,使纤溶和抗凝血作用增强,故此期出血表现十分明显。

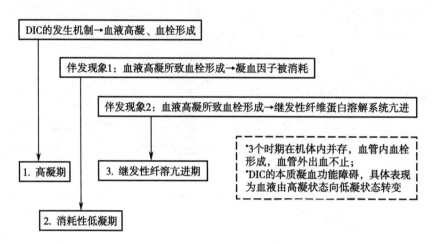

图 9-4 DIC 的进展及分期

二、DIC 的分型

(一)按 DIC 发生快慢分型

1. **急性 DIC** 起病急,常在数小时或 1~2 天内发生。临床表现明显,常以血栓形成、器官衰竭、休克、出血为主,病情发展迅速。多见于急性溶血、严重创伤、羊水栓塞、重度感染,尤其是革兰氏阴性菌引起的败血症时。

2. **亚急性 DIC** 常在数日到几周内逐渐发病。病情较急性型者缓和。多见于急性白血病、癌症扩散、宫内死胎等。

3. **慢性 DIC** 起病缓慢,病程可达数月至几年。由于此时机体有一定的代偿能力,且单核吞噬细胞系统功能较健全,临床表现较轻。往往需通过实验室检查甚至尸检方能确诊。多由慢性肝病、胶原病、慢性溶血性贫血等引起。

(二)按 DIC 的代偿状态分型

DIC 发生、发展过程中,一方面凝血因子和血小板被消耗;另一方面,肝脏合成凝血因子及骨髓生成血小板的能力也都明显增强,以代偿其消耗。根据凝血物质的消耗与代偿状态可将 DIC 分为:

1. **失代偿型** 特点是凝血因子及血小板的消耗占优势,使其数量明显减少,血栓形成及出血休克等症状严重,血浆鱼精蛋白副凝固试验(plasma protamine paracoagulation test),即"3P 试验"阳性。多见于急性及重度 DIC。

2. 代偿型　特点是凝血因子和血小板的消耗与其代偿基本上保持平衡,可无明显症状或呈轻微出血。实验室检查凝血参数基本正常或只有轻微改变,"3P 试验"(±),多见于轻度 DIC。

3. 过度代偿型　特点是此型患者机体代偿功能较好,凝血因子和血小板代偿性生成迅速,甚至超过其消耗。出血及栓塞症状不明显,见于恢复期或慢性 DIC。

此外,局部型 DIC 系指患者在静脉瘤、主动脉瘤、心脏室壁瘤、体外循环、器官移植时,局部凝血过程激活而导致的局限于某一器官的多发性微血栓症。事实上,局部 DIC 是全身性 DIC 的一种局部表现。

第五节　DIC 时机体功能代谢的变化

DIC 的临床表现复杂,多种多样。对机体的影响以及临床表现主要发生在急性、失代偿型。表现为出血、休克、多器官功能衰竭及贫血,尤以出血及微血栓形成最为突出。

一、出血

出血常为 DIC 患者最初的表现,为 DIC 患者最常见的临床表现。出血的特点包括:多部位出血、出血不易止住、出血无明显诱因、出血形式多样。可有多部位出血倾向,如皮肤淤斑、紫癜;呕吐、黑便、咯血、血尿、牙龈出血、鼻出血等,严重者可同时多部位大量出血;但有时又以隐蔽或轻微的形式出血,如内脏出血、伤口或注射部位渗血不止。其出血的机制可能与下列因素有关:

(一)凝血物质被消耗而减少

在 DIC 发生发展过程中,大量凝血因子和血小板被消耗,尤其是纤维蛋白原、FⅡ、FⅤ、FⅧ、FⅩ和血小板普遍减少。此时,因凝血物质大量减少,血液进入低凝状态。

(二)继发性纤溶亢进

DIC 的病因在启动凝血系统、血栓形成的同时,又通过Ⅻa、ⅫF 及激肽释放酶的异常增多使纤溶酶原转变为纤溶酶的过程加强。FⅡa 也可激活纤溶酶原成为纤溶酶。过多的纤溶酶一方面使纤维蛋白(原)降解加速;另一方面纤溶酶还可水解多种凝血因子,如 FⅡ、FⅤ、FⅧ、FⅫ及 vWF 等,使血液凝固性进一步降低。

(三)FDP 及 D-D 二聚体的形成

FⅡa 生成后,可使纤维蛋白原分子的 N-端裂解出肽 A 和肽 B 而形成纤维蛋白单体(Fm)。在纤溶酶作用下,Fm 的 C-端分解出 a、b 及 c 小碎片,剩余部分为 X 片段;纤溶酶将其继续分解为 Y 片段和 D 片段,Y 片段进一步分解为 D 和 E 片段,这些片段通称为纤维蛋白降解产物(fibrin degradation products,FDP)。其中 X、Y、D 片段可抑制 Fm 聚合;Y 和 E 片段具有抗 FⅡa 作用,多数碎片可与血小板膜结合而抑制血小板的聚集。若纤维蛋白原未经 FⅡa 作用,而直接被纤溶酶作用则分解为 X'、Y'、E'、D 等片段。FⅩⅢa 作用于 Fm 的 γ-链,使其交联而形成纤维蛋白多聚体后,若被纤溶酶降解则可生成各种二聚体(图9-5)。

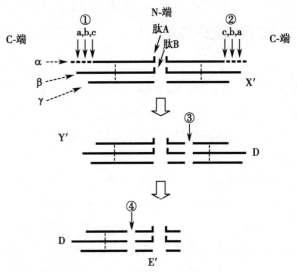

图 9-5　FDP 片段生成过程
①、②纤溶酶作用于 FⅠ分子的两端(C-端)分解出 a、b、c 小碎片生成 X'片段;
③纤溶酶分解 X'片段而生成 Y'和 D 片段;④Y'片段可进一步分解为 E'和 D 片段

DIC 诊断中各种 FDP 片段的来源、实验室检查及其意义:

1. "3P"试验的原理　如果受检血浆中存在 FDP 的 X 碎片和纤维蛋白单体,两者可形成可溶性复合物,当受检血浆加入鱼精蛋白后,可使复合物中的 X 碎片与纤维蛋白单体分离并自发聚合而凝固,形成肉眼可见的白色沉淀。这种不需凝血酶的作用而使纤维蛋白聚合的现象称为副凝试验。DIC 患者呈阳性反应。

2. D-D 二聚体检查　是纤溶酶分解纤维蛋白的产物(图 9-6),迄今被认为是 DIC 诊断的重要指标。D-D 二聚体增多常由于血栓溶解疗法以及继发纤溶活性增强所致。大量胸腔积液、腹水或大血肿时,其纤维蛋白产物可入血,使血中 D-D 二聚体增多。肺栓塞、心肌梗死、动静脉血栓症及部分口服避孕药者也可见轻度升高。此外,高度纤溶亢进,由于 D-D 二聚体可进一步分解为小分子物质,此时测定值可比实际含量低。

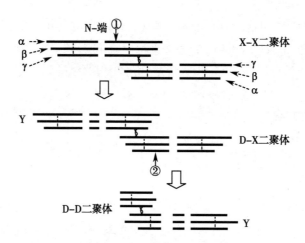

图 9-6　D-D 二聚体的生成过程
①纤溶酶作用于纤维蛋白多聚体,使其降解为 X-X 二聚体;
②继续作用于 X-D 二聚体,使其降解为 D-D 二聚体的过程

二、器官功能障碍

DIC 是由于各种原因所致凝血系统被激活,全身微血管内微血栓形成,导致缺血性器官功能障碍。虽然微血栓形成是 DIC 典型的病理变化,但不易及时发现。尸检时常可见微血管内存在微血栓,典型的为纤维蛋白性血栓,亦可为血小板血栓。若因继发性纤溶激活使血栓溶解,患者虽有典型 DIC 临床表现,但病理检查却未见阻塞性微血栓。血栓如形成栓塞严重或持续时间较长可导致受累脏器功能减退,甚至出现功能衰竭。

由于所累及脏器不同,患者可有不同的临床表现。如栓塞发生在肺,可出现呼吸困难、肺出血,导致呼吸衰竭等。如栓塞在肾脏则可累及入球小动脉或肾毛细血管,严重时,可导致双侧肾皮质坏死及急性肾衰竭,出现少尿、蛋白尿、血尿等。肝脏受累可出现黄疸、肝功能衰竭等。消化系统则可出现呕吐、腹泻、消化道出血。累及肾上腺时可引起肾上腺出血性坏死,导致沃-弗综合征(Waterhouse-Friderichsen syndrome,又称出血性肾上腺综合征)。如栓塞累及垂体发生坏死,可致希恩综合征(Sheehan syndrome)。神经系统受累可出现神志模糊、嗜睡、昏迷、惊厥等非特异症状,可能与微血管阻塞、蛛网膜下腔、脑皮质以及脑干等出血有关。

总之,由于 DIC 发生的范围、病程及严重程度等不同,轻者可影响个别器官的部分功能;重者可同时累及一个以上的器官,在短时间内造成器官功能衰竭,被称为多器官功能衰竭,从而导致患者死亡。

三、休克

休克的本质为微循环功能障碍,DIC 的本质为凝血系统功能障碍,虽然两者在病理生理学改变的核心机制上存在差别,但两者间有密切的联系,常相互转化、相互促进。急性 DIC 常伴有休克,发生率为 50%~80%;休克过程又可促进 DIC 的发生,休克晚期甚至被称为 DIC 期。可见,两者互为因果,形成恶性循环。DIC 引起休克的机制主要与 DIC 所致出血、栓塞,进而导致机体出现有效血流量降低及组织器官微循环血液灌流不足有关,其详细机制为:①DIC 发生时微血管内形成广泛微血栓,使得回心血量明显减少;②DIC 所致广泛出血可使血容量减少,加重微循环障碍;③心肌内微血栓形成而导致受累心肌损伤,使心输出量减少;④DIC 过程中,凝血系统的激活可相继激活激肽、补体和纤溶系统,使激肽、补体成分($C3a$、$C5a$)生成增多,它们均可导致微血管平滑肌舒张、血液循环的外周阻力降低、血管壁通透性增高,以及回心血量减少;⑤部分 FDP 可增强组胺、激肽的作用,促进微血管的舒张。这些因素均可使全身微循环障碍,促进休克的发生、发展。

四、贫血

DIC 患者可伴有一种特殊类型的贫血,即微血管病性溶血性贫血(microangiopathic hemolytic anemia)。该贫血属溶血性贫血,其特征是:外周血涂片中可见一些外形呈盔形、星形、新月形等形态各异的变形红细胞,称为裂体细胞(schistocyte)。由于该碎片脆性高,易发生溶血。

DIC 是产生这些碎片的主要原因,这是因为在凝血反应的早期,纤维蛋白丝在微血管腔内形成细网,当血流中的红细胞流过网孔时,可黏着、滞留或挂在纤维蛋白丝上。由于血流不断冲击,可引起红细胞破裂。当微血流通道受阻时,红细胞还可从微血管内皮细胞间的裂隙被"挤压"出血管外,也可使红细胞扭曲、变形、破碎。除机械作用外,某些 DIC 的病因(如内毒素等)也有可能使红细胞变形性降低,使其容易破碎。某些 DIC 患者也可以见不到裂体细胞。

案例 9-1

患者女性,23 岁。孕 34 周,5 天前发现胎动消失,诊断死胎,4 天前,产钳分娩一死胎,胎盘、胎膜排出完整,产后 2 小时内阴道出血约 1000ml,产后 14 小时出现抽搐,神志不清。查体:血压测不出,心率 130 次/min,呼吸频率 26 次/min,重度贫血貌,双上肢及腹部可见多处大片淤斑,呼吸音清,宫底平脐,轮廓清。

实验室检查:WBC7. 2×10^9/L,血小板 7.0×10^9/L,出凝血时间均为 1 分钟,血浆凝血酶原时间较对照延长 6 秒,3P 试验阳性。经输液、输血等治疗无效,死于急性 DIC。

试分析:

1. 为什么患者双上肢及腹部多处可见大片淤斑?
2. 该患者发生急性 DIC 的病因及其发病机制是什么?

第六节　DIC 诊断和防治的病理生理基础

一、DIC 诊断的病理生理基础

DIC 是临床的急危重症,早期诊断是提高治愈率的重要前提。DIC 的诊断基本依据 DIC 的病因学、发病学、临床表现特点和实验室检测指标。即:①应有引起 DIC 的原发病;②存在 DIC 的特征性临床症状和体征;③实验室凝血指标阳性,如血小板明显减少、纤维蛋白原明显减少、出凝血时间明显延长、3P 试验阳性等。

各国学者都在致力于能够预测 DIC 预后的标志物,目前的研究认为蛋白 C 活性与脓毒血症所致 DIC 患者的死亡率密切相关。

二、DIC 防治的病理生理基础

(一)防治原发病

预防和去除引起 DIC 的病因,这是防治 DIC 的根本措施。DIC 临床上的死亡率很高,因此对 DIC 的预防尤为重要。如及时有效地控制住严重的感染病灶,某些轻度 DIC 可迅速恢复。

(二)改善微循环

疏通被微血栓阻塞的微循环,增加其灌流量等在防治 DIC 的发生、发展中具有重要作用。通常采取扩充血容量、解除血管痉挛等措施。此外,应用阿司匹林、双嘧达莫等抗血小板药,稳定血小板膜、减少 TXA2 的生成,对抗血小板的黏附和聚集,对改善微循环也取得一定的效果。

(三)建立新的凝血-纤溶间的动态平衡

在 DIC 的高凝期和消耗性低凝期,常用肝素抗凝血,同时应用 AT Ⅲ 可增强肝素抗凝血作用,但 DIC 后期伴有继发性纤溶亢进时要慎用或不用。在 DIC 恢复期可酌情输新鲜全血,或补充凝血因子、血小板等。

(李 凡)

学习小结

弥散性血管内凝血(DIC)系指在某些致病因子作用下,凝血因子和血小板被激活,凝血酶增加,以致微循环中广泛微血栓形成,并相继出现止、凝血功能障碍为特征的病理过程。其发生机制主要为组织细胞损伤启动外源性凝血系统、损伤血管内皮启动内源性凝血系统。诱发因素包括:单核吞噬细胞系统功能受损、肝功能严重障碍、血液高凝状态及微循环障碍。DIC 典型的临床表现是出血、休克、器官功能障碍和微血管病性贫血,是一种危重的综合征。

复习参考题

1. 试述严重感染引起 DIC 的发生机制。

2. 为什么产科意外是引起 DIC 发生的常见原因?

3. DIC 可分为哪几个时期? 为什么?

4. DIC 最常见的临床表现是什么? 试述其发生的病理生理机制。

5. 试述休克导致 DIC 的机制。

第十章　休克

休克(shock)是指机体在严重失血失液、感染、创伤等强烈致病因素的作用下,有效循环血量急剧减少,组织血液灌流量严重不足,引起组织细胞缺血、缺氧,各重要生命器官的功能、代谢障碍及结构损伤的危重的全身性病理过程。

相关链接

休克的认识历程

"休克"(shock)原意为打击、震荡。自18世纪法国医师 Le Dran 首次使用法语 secousseuc 一词描述创伤引起的危重临床状态并译成英语 shock 以来,医学界对休克的认识和研究已有200多年的历史,这其中经历了四个阶段:

1. 临床表现的描述阶段　19世纪 Warren 和 Crile 将休克患者的临床表现经典地描述为"面色苍白或发绀、四肢湿冷、脉搏细速、脉压缩小、尿量减少、神志淡漠和血压降低",并称之为"休克综合征"。这些从整体水平对休克临床表现进行了最初生动描述,至今对休克的诊断仍有重要的临床意义。

2. 急性循环衰竭的认识阶段　第一、二次世界大战期间,人们认为休克是急性循环衰竭所致,其关键是血管运动中枢麻痹和动脉扩张引起的血压降低,肾上腺素类缩血管药物被普遍用于抢救休克患者。但临床实践表明,该类药物虽可使部分患者获救,但有些患者病情反而进一步恶化。

3. 微循环学说的创立阶段　20世纪60年代,Lillehei 提出了休克的微循环学说,认为休克是一个以急性微循环障碍为主的综合征。休克时的微循环障碍是由于交感-肾上腺髓质系统强烈兴奋所引起,而不是交感衰竭或麻痹;休克发生发展的关键在于血流而不是血压。据此,临床治疗措施发生了根本性改变,把补充血容量提到了首位,并结合应用血管活性药甚至是舒血管药改善微循环,从而较大地提高了休克救治的成功率。

4. 细胞分子水平研究阶段　20世纪80年代,休克研究热点从低血容量性休克转向感染性休克,发现休克的发生、发展与细胞损伤及促炎或抗炎的细胞体液因子有关,并开始从细胞、亚细胞和分子水平来研究休克,探讨细胞损伤及细胞体液因子对微循环的影响。

第一节 休克的病因与分类

一、休克的病因

许多强烈的致病因子作用于机体可引起休克,常见的有:

(一)失血与失液

血管破裂引起的大出血,直接造成血量减少,引起失血性休克(hemorrhagic shock),常见于创伤出血、食管静脉曲张出血、胃溃疡出血及产后大出血等。而严重呕吐、腹泻、肠梗阻等情况下,由于大量体液丢失,血液浓缩,血液量也骤减。休克的发生与否取决于失血量和失血速度,一般15分钟内失血少于全身总血量的10%时,机体可通过代偿使血压和组织灌流量保持基本正常;若快速失血占总血量15%~25%,常常出现休克;若失血超过总血量的50%,往往迅速死亡。

(二)烧伤

大面积烧伤可引起烧伤性休克(burn shock),休克早期与烧伤引起的疼痛及大量血浆渗出引起的低血容量有关,晚期可继发感染进而发展为感染性休克。

(三)创伤

严重创伤可导致创伤性休克(traumatic shock),尤其在战争时期和自然灾害、意外事故中多见,休克的发生不仅与大量失血有关,还和强烈的疼痛刺激以及组织坏死有关。

(四)感染

细菌、病毒、真菌、立克次体等各种致病微生物严重感染均可引起感染性休克(infective shock)。最常见的是革兰氏阴性细菌感染,在革兰氏阴性细菌引起的休克中,细菌内毒素(endotoxin,ET)起重要作用,因此又称为内毒素休克(endotoxic shock)。严重的革兰氏阴性细菌感染常伴有败血症,故又称败血症休克(septic shock)。

(五)过敏

过敏体质的人接受某些药物、血清制剂或疫苗后,甚至进食某些食物或接触花粉等物品后,会激发Ⅰ型变态反应,而引起过敏性休克(anaphylactic shock)。发病与IgE和抗原在肥大细胞表面结合,引起组胺和缓激肽大量释放入血,导致血管舒张、血管床容积增大,毛细血管通透性增加有关。

(六)心脏功能障碍

大面积急性心肌梗死、急性心肌炎、心室壁瘤破裂、严重的心律失常(房颤、室颤)等心脏病变,可引起心输血量急剧减少、有效循环血量和组织灌流量显著下降而引起心源性休克(cardiogenic shock)。

(七)强烈的神经刺激

强烈的神经刺激可导致神经源性休克(neurogenic shock),见于剧烈疼痛、高位脊髓麻醉或损伤、中枢镇静药过量等。神经源性休克时由于血管运动中枢发生抑制或传出的交感缩血管纤维被阻断,小血管活动张力消失,血管舒张,血管床容积增大,引起有效循环血量相对不足,回心血量减少,血压下降。但此时的血压下降往往是短暂的,组织的血液灌流也不一定明显减少并且预后较好,常不需治疗而自愈。因此,有人称这种状况为低血压状态,而不是真正的休克。

二、休克的分类

(一)按病因分类

按原因分类有助于及时认识并消除病因,是目前临床上常用的分类方法。可分为失血性休克、失液性休克、创伤性休克、烧伤性休克、感染性休克、过敏性休克、心源性休克和神经源性休克等。

（二）按始动环节分类

尽管导致休克的原因不同，但有效循环血量减少是休克发生的共同基础。而机体有效循环血量是由足够的血容量、正常的血管床容量和正常的心泵功能这三个因素共同决定。各种病因均可通过这三个因素中的一个或几个，来影响有效循环血量，使微循环功能障碍导致组织灌流量减少而引起休克。因此，将血容量减少、血管床容量增加和心泵功能障碍这三个因素称为休克的三个始动环节。据此，可将休克分成以下三类：

1. **低血容量性休克**　由于血容量减少引起的休克称为低血容量性休克（hypovolemic shock）。快速大量失血、大面积烧伤及大量出汗、严重腹泻或呕吐等所引起的大量体液丧失，均可使血容量急剧减少，静脉回流不足，心输出量减少和血压下降。由于减压反射受抑制，引起交感神经兴奋，外周血管收缩，使组织灌流量进一步减少。低血容量性休克患者常出现"三低一高"的典型临床表现，即中心静脉压（central venous pressure，CVP）、心输出量及动脉血压降低，而外周阻力增高。

2. **血管源性休克**　由于外周血管扩张，血管床容量增加，大量血液淤滞在扩张的小血管内，使有效循环血量减少且分布异常，导致组织灌流量减少而引起的休克，称为血管源性休克（vasogenic shock），又称低阻力性休克或分布性休克（distributive shock）。机体的血管床容量很大，血管全部舒张开放时的容量，远远大于血液量。如肝毛细血管全部开放时，就能容下全身血量。正常时机体毛细血管仅有20%开放，80%处于关闭状态，且毛细血管网中的血量仅占总血量的6%左右，并不会出现血管床容量大于血液量而导致有效循环血量不足的现象。同时，由于体内微血管的开放呈闭合交替进行，不会导致组织细胞缺血缺氧。但在某些感染性休克或过敏性休克时，内源性或外源性血管活性物质可使小血管特别是腹腔内脏小血管扩张，血管床容量明显增加，大量血液因而淤滞在扩张的小血管内，有效循环血量减少而导致微循环障碍。神经源性休克时，由于严重脑部、脊髓损伤或麻醉，或者创伤患者的剧痛等，可抑制交感缩血管功能，使动静脉血管张力难以维持，引起一过性血管扩张，使静脉血管容量明显增加，有效循环血量明显减少，血压下降。

3. **心源性休克**　由于心脏泵血功能障碍，心输出量急剧减少，使有效循环血量下降所引起的休克，称为心源性休克。其发生可因心脏内部，即心肌源性的原因所致，见于心肌梗死、心肌病、严重的心律失常、瓣膜性心脏病及其他严重心脏病的晚期；也可因非心肌源性，即外部的原因引起，包括压力性或阻塞性的原因使心脏舒张期充盈减少，如急性心脏压塞，或心脏射血受阻，如肺血管栓塞、肺动脉高压等。它们最终导致心输出量下降，不能维持正常的组织灌流；心输出量减少导致外周血管阻力失调也起一定的作用。

将病因和导致有效循环血量减少的起始环节结合起来进行分类，有助于临床诊断并针对发病学环节进行治疗。

（三）按血流动力学特点分类

休克还可按其血流动力学的特点，即心输出量与外周阻力的关系分为三类：

1. **高排低阻型休克**　又称高动力型休克，其血流动力学特点是总外周阻力降低，心输出量增高，血压稍降低，脉压可增大。由于皮肤血管扩张或动-静脉吻合支（亦称动-静脉短路）开放，血流增多使皮肤温度升高，又称为暖休克（warm shock）。多见于感染性休克的早期。其机制与感染灶释出的一些扩血管物质，如组胺、激肽、PGI_2、NO、TNF-α、IL-1、内啡肽等，使外周血管严重扩张有关。此外，也与感染性休克早期心功能尚未受到抑制，交感-肾上腺髓质系统兴奋，使心排血量增加有关。该型休克尽管心输出量增加，但由于动-静脉短路开放，真毛细血管网血液灌流量仍然减少。

2. **低排高阻型休克**　又称低动力型休克，临床较常见，其血流动力学特点是心输出量降低，总外周阻力增高，血压降低可不明显，但脉压明显缩小，脉搏细速。由于皮肤血管收缩，血流减少使皮肤温度降低，又称为冷休克（cold shock）。常见于低血容量性休克和心源性休克。其机制与下列因素有关：①交感-肾上腺髓质系统兴奋，缩血管物质如血栓素 A_2（thromboxane A_2，TXA_2）、内皮素、血管加压素（vasopressin，VP）及血管紧张素（angiotensin，Ang）等生成增多；②内毒素损伤血管内皮，释放组织因子，促进 DIC 形成，同时也减少 PGI_2 的生成；③微循环血液淤滞，使回心血量减少，加上休克晚期内毒素、心肌抑制因子（myocardial

depressant factor,MDF)和 H^+ 等使心肌收缩力减弱,心排血量减少。

高动力型休克发展到后期常转为低动力型休克,这两型休克以低动力型休克更为严重。

3. 低排低阻型休克　其血流动力学特点是心输出量降低,总外周阻力也降低,故收缩压、舒张压和平均动脉压均降低明显,实际上是失代偿的表现。通常见于各类休克的晚期。

上述三型休克不同血流动力学特点的比较见表10-1。

表10-1　不同血流动力学特点的三型休克比较

项目	高排低阻型休克	低排高阻型休克	低排低阻型休克
心输出量	增高	降低	降低
总外周阻力	降低	增高	降低
血压	稍低	降低	显著降低
脉压	增高	显著降低	显著降低
循环血量	正常	减少	减少
中心静脉压	正常	偏低	降低
皮肤颜色	潮红→发绀	苍白→发绀	发绀
皮肤温度	温暖→湿冷	湿冷	厥冷
尿量	减少	少尿或无尿	无尿
发病机制	以 β 肾上腺素受体兴奋为主,动-静脉吻合支开放,毛细血管灌流减少	以 α 肾上腺素受体兴奋为主,小动脉、微动脉收缩,微循环缺血	微循环淤血或衰竭
病因	部分感染性休克,过敏性休克,神经源性休克	低血容量性休克,心源性休克,创伤性休克,多数感染性休克	各种类型休克的晚期阶段

第二节　休克的发展过程及其机制

尽管休克的病因和始动环节不同,但有效循环血量减少而致的微循环障碍是休克发生的共同基础。

微循环(microcirculation)是指微动脉与微静脉之间微血管的血液循环,是循环系统中血液和组织进行物质代谢交换的基本结构和功能单位。这一单位主要受神经体液的调节。交感神经支配小动脉、微动脉、后微动脉和微静脉平滑肌上的α-肾上腺素受体,受体兴奋时血管收缩,血流减少。这些微血管上平滑肌包括毛细血管前括约肌也受体液因子的影响,如儿茶酚胺、血管加压素、血管紧张素Ⅱ、 TXA_2 和内皮素等引起血管收缩;而组胺、激肽、腺苷、乳酸、 PGI_2 、TNF-α 和 NO 等则引起血管舒张。生理情况下,全身血管收缩物质浓度很少发生变化,微循环血液灌流情况主要由局部产生的舒血管物质对微循环血管平滑肌,特别是毛细血管前括约肌的舒缩活动进行反馈调节,以保证毛细血管交替性开放(图 10-1)。

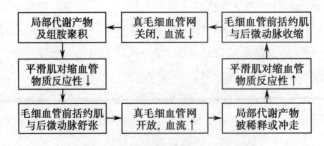

图10-1　正常毛细血管灌流的局部反馈调节

下面以典型的失血性休克为例,根据血流动力学和微循环变化的规律将休克的发生、发展过程分为三个阶段:缺血性缺氧期、淤血性缺氧期和微循环衰竭期,从而对休克的发展过程和变化机制进行阐述(图 10-2)。

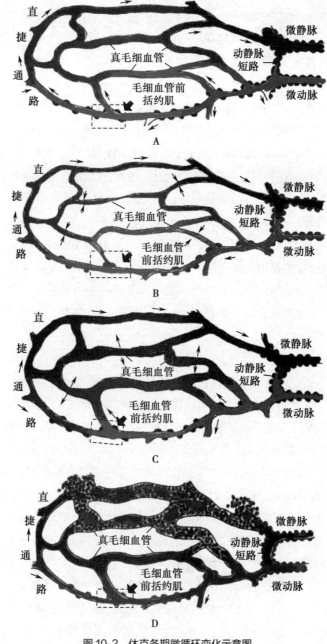

图 10-2　休克各期微循环变化示意图
A. 正常微循环；B. 缺血性缺氧期；C. 淤血性缺氧期；D. 微循环衰竭期

一、缺血性缺氧期

缺血性缺氧期(ischemic anoxia phase)又称为休克早期、微血管痉挛期或休克代偿期(compensatory stage of shock)。

(一)微循环变化的特点

此期微循环血液变化特点是：少灌少流，灌少于流，微循环以缺血为主。

全身的小血管，包括小动脉、微动脉、后微动脉、毛细血管前括约肌和微静脉、小静脉都持续痉挛。由于微动脉、后微动脉和毛细血管前括约肌的收缩，使毛细血管前阻力增加，大量真毛细血管网关闭，微循环血流主要通过直捷通路和开放的动-静脉吻合支回流，使组织灌流量明显减少；同时，微静脉的痉挛使得微循环的血液流出量也减少。但由于毛细血管前阻力血管(微动脉、后微动脉、毛细血管前括约肌)收缩程度大于后阻力血管(微静脉)，使灌入少于流出，组织呈严重的缺血、缺氧状态(图 10-2B)。

（二）微循环变化的机制

出现微循环血管持续痉挛主要与各种原因（如失血、创伤、疼痛、内毒素作用等）引起交感-肾上腺髓质系统强烈兴奋有关，此时儿茶酚胺（catecholamines，CAs）大量释放入血，可为正常时的几十甚至几百倍。

不同的病因引起交感-肾上腺髓质系统兴奋的机制可能不同：低血容量性休克、心源性休克由于血压低，减压反射被抑制，引起心血管运动中枢及交感-肾上腺髓质系统兴奋，儿茶酚胺大量释放，使小血管收缩；烧伤性或创伤性休克是由于疼痛刺激引起交感-肾上腺髓质系统兴奋，血管收缩往往比单纯失血时更严重；败血症休克时，血浆儿茶酚胺的浓度明显升高，有人解释可能与内毒素有拟交感神经的作用有关。

皮肤、腹腔内脏和肾的小血管有丰富的交感缩血管纤维支配，α-肾上腺素受体的分布又占优势，因而在交感神经兴奋和儿茶酚胺释放增多时，这些部位的微血管收缩，其中以毛细血管前阻力血管的收缩最为强烈。因此，毛细血管前阻力明显升高，微循环灌流急剧减少；而β-肾上腺素受体兴奋则使大量动-静脉吻合支开放，造成微循环非营养性血流增加，而营养性血流锐减，组织因而发生严重的缺血性缺氧。

此外，休克早期体内产生的其他体液因子，如血管紧张素Ⅱ、血管加压素、TXA_2、MDF、内皮素和白三烯类物质等也都有促进血管收缩的作用。如交感-肾上腺髓质系统的持续兴奋以及血容量减少本身均可导致肾素-血管紧张素-醛固酮系统的活性加强，其中血管紧张素Ⅱ具有强烈的缩血管作用；血容量减少时，可通过左心房容量感受器引起垂体加压素的分泌增加，也能使内脏小血管收缩；休克早期血小板释放TXA_2增多，TXA_2具有强烈的缩血管作用。

（三）微循环变化的代偿意义

上述微循环的变化一方面引起皮肤、腹腔内脏和肾脏等器官局部缺血、缺氧，另一方面对机体却具有一定的代偿意义，所以该期又称为休克的代偿期。其代偿意义主要表现在以下几个方面：

1. 有助于动脉血压的维持　本期休克患者的血压可轻度下降或不下降，有时甚至因代偿作用反而比正常略微升高。因心输出量和外周阻力是影响血压的两个重要因素，所以其机制为：

（1）外周阻力增高：交感神经兴奋及多种缩血管物质增多使阻力血管收缩，提高外周阻力。

（2）心输出量增加：通过增强心肌收缩力和增加回心血量来实现。①由于交感-肾上腺髓质系统的持续兴奋，血液中增多的儿茶酚胺通过心肌β-受体使心肌收缩力增强、心率加快；②回心血量增加：静脉系统属于容量血管，可容纳总血量的60%~70%，肌性微静脉和小静脉收缩，肝脾储血库紧缩可迅速而短暂地减少血管床容量，增加回心血量。这种代偿起到"自身输血"的作用，是休克时增加回心血量的"第一道防线"。由于微动脉、后微动脉和毛细血管前括约肌比微静脉对儿茶酚胺更为敏感，导致毛细血管前阻力大于后阻力，毛细血管中流体静压下降，促使组织液回流进入血管，起到"自身输液"的作用，这是休克时增加回心血量的"第二道防线"。据测定，中度失血的患者，组织液回流每小时达50~120ml，成人最多可有1500ml的组织液进入血液，此时血液稀释，血细胞比容降低。此外，由于肾小动脉收缩，肾小球滤过率下降，再加上醛固酮和抗利尿激素的分泌增多，都可使肾脏对钠水的重吸收增多，从而扩增了血容量。

2. 有助于心脑血液供应的维持　休克早期，交感-肾上腺髓质系统兴奋，儿茶酚胺释放增多，但是不同器官的血管对儿茶酚胺的反应性却不一致。皮肤、腹腔内脏和肾脏血管的α-肾上腺素受体密度高，对儿茶酚胺的敏感性较高，收缩明显；脑血管的交感缩血管纤维分布较少，α-受体密度低，因此脑血管受儿茶酚胺的影响小。在平均动脉压60~140mmHg范围内，脑动脉主要受局部扩血管物质影响，只要血压不低于60mmHg，脑血管可通过自身调节维持脑血流量的相对正常。冠状动脉虽然也有交感神经支配以及有α和β-受体，但β-受体兴奋的扩血管效应强于α-受体兴奋的缩血管效应，而且由于休克早期交感神经兴奋和儿茶酚胺增多，使心脏活动加强、代谢水平提高，导致大量扩血管代谢产物生成并在局部堆积，特别是腺苷的增多使冠状动脉扩张，增加了心肌灌流量。因此，在微循环缺血性缺氧期，心、脑微血管灌流量能稳定在一定水平，其血流量能维持基本正常。因此，微血管反应的不均一性使减少了的血液重新分布，起到"移缓济急"的作用，保证了主要生命器官心、脑的血液供应（图10-3）。

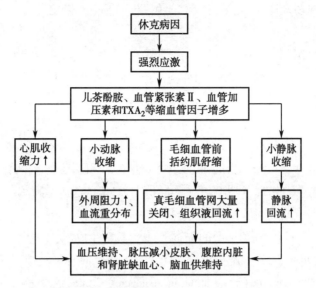

图 10-3　休克缺血性缺氧期的发生机制及对机体的主要影响

（四）主要临床表现

患者脸色苍白、四肢湿冷、脉搏细数、脉压减小、尿量减少、神志清楚、烦躁不安,结合病史即可考虑早期休克的诊断。

休克早期皮肤灌流显著减少,患者脸色苍白,四肢湿冷。因交感神经兴奋,使分布有肾上腺素能节后纤维的手掌、颜面等部位皮肤出汗(冷汗)。肾灌流减少而肾小管钠水重吸收增强,导致尿量明显减少。交感神经兴奋使心率加快,脉搏每分钟可达 100 次以上,心肌收缩力增强使心音响亮。血压可骤降(如大失血),也可略降,甚至正常(代偿)或升高。因外周阻力明显升高,使舒张压升高,故脉压常减小。由于血液的重新分配,心脑血液灌流可以正常,所以休克早期的患者,神志一般是清楚的。由于中枢神经系统兴奋性增高,患者常表现为焦虑、烦躁不安。

应该注意的是,该期微血管收缩虽然有减轻血压下降的代偿作用,但却引起某些内脏器官血液灌流不足,组织缺血、缺氧。大多数组织器官微循环障碍可发生在血压明显下降之前,因此脉压减小比血压下降更具早期诊断意义。

休克代偿期为休克的可逆期,应尽早消除休克动因,及时补充血容量,恢复循环血量,促使患者脱离危险,可防止休克进一步发展。由于此期无特异临床症状,常被延误未能得到及时治疗。如果休克的动因未能及时去除,且未得到适当的救治,病情可继续发展到淤血性缺氧期。

二、淤血性缺氧期

淤血性缺氧期(stagnant anoxia phase)又称为休克期、休克进展期(progressive stage of shock)或可逆性失代偿期(reversible decompensatory stage)。

（一）微循环变化的特点

此期微循环血液变化特点是:多灌而少流,灌大于流,微循环以淤血为主。

休克早期持续一定时间后,内脏微血管的血管自律运动现象首先消失,终末血管床对儿茶酚胺的反应性降低,同时微动脉、后微动脉和毛细血管前括约肌的收缩逐渐消退甚至舒张。此时,血液不再局限于直捷通路,而是经过舒张的毛细血管前括约肌大量进入真毛细血管网。同时微静脉往往扩张而非持续收缩,因而血液流出量较休克早期有所回升。但因毛细血管前阻力血管的舒张程度大于后阻力血管,使组织的血液灌入量大于流出量而造成淤血。同时由于微静脉端血流缓慢,发生红细胞聚集,白细胞滚动、贴壁嵌塞,血小板聚集,血黏度增高,引起血液流变性质改变,微循环血液流出阻力进一步加大。真毛细血管开放数目虽然增多,但血流更慢,甚至"泥化"(sludge)淤滞,使组织处于严重的淤血性缺氧状态(图10-2C)。

(二)微循环变化的机制

本期微循环的变化与长时间微血管收缩和缺血、缺氧、酸中毒及多种体液因子的作用有关。

1. 酸中毒　缺氧引起组织氧分压下降、CO_2和乳酸堆积,发生酸中毒,使血管平滑肌对儿茶酚胺的反应性降低,导致微血管舒张。

2. 局部扩血管的代谢产物增多　长期缺血、缺氧及酸中毒刺激肥大细胞释放组胺增多,ATP的分解产物腺苷堆积,激肽类物质生成增多等,均可引起血管平滑肌舒张和毛细血管扩张。此外,细胞解体时释出K^+增多,ATP敏感的K^+通道开放,K^+外流增加致使电压门控性Ca^{2+}通道抑制,Ca^{2+}内流减少,引起血管反应性与收缩性降低,也是此期出现微血管扩张的重要原因之一。

3. 血液流变学的改变　缺血、缺氧所致的组胺、激肽等物质生成增多,导致毛细血管通透性增高,血浆外渗,使血液浓缩,血液黏度增高,红细胞聚集,血小板黏附、聚集,使血液流速明显变慢,甚至阻塞微循环。在血流缓慢的微静脉,在细胞黏附分子(cell adhesion molecules,CAMs)的介导下,白细胞滚动、贴壁并黏附于内皮细胞,甚至嵌塞于毛细血管,使血流受阻,毛细血管后阻力增加。同时,黏附并激活的白细胞还可通过释放氧自由基和溶酶体酶导致血管内皮细胞和其他组织细胞的损伤。

4. 内毒素等的作用　除革兰氏阴性细菌感染所致的休克直接造成血中内毒素增多外,其他休克后期常有肠源性细菌和内毒素入血。内毒素可通过直接或间接激活激肽系统、补体系统而使肥大细胞释放组胺,或者通过激活中性粒细胞、巨噬细胞,促进一氧化氮生成增多等多种途径引起血管平滑肌舒张和持续性低血压。

(三)微循环变化的后果

从此开始机体由代偿向失代偿发展,全身器官灌流进行性减少,相继出现重要脏器功能障碍,并形成恶性循环。

1. 有效循环血量进行性减少　由于微循环流入端扩张,而流出端因血细胞黏附和聚集致血液流出阻力增大;加之毛细血管大量开放,血液在毛细血管中淤滞,使有效循环血量相对减少。由于微循环灌入大于流出,毛细血管内流体静压升高,加之局部酸性代谢产物与细胞释出的溶酶作用,使组织间胶原物质的亲水性增大,结果不仅"自身输液"停止,反而血浆大量外渗,使有效循环血量绝对减少的同时造成血液浓缩。

2. 血流阻力进行性增大　血黏度和血细胞比容增高,血细胞黏附、聚集,甚至嵌塞在血流速度慢的微循环流出道,使血流阻力显著增大。

3. 循环灌注压降低　小动脉和微动脉等阻力血管扩张,使外周阻力降低;有效循环血量减少;持续缺血使内毒素、H^+、K^+等多种抑制心肌收缩物质增多,造成心肌收缩舒张功能障碍,结果导致血压进行性下降。患者的收缩压、舒张压均降低,而收缩压降低尤为显著,致使脉压减小。

4. 重要器官灌流量减少、功能障碍　由于有效循环血量进行性减少、血流阻力增大和微循环灌注压降低,加上微循环血管反应性降低,不能对重要器官血流进行调节,使广泛组织器官灌流进行性降低,发生代谢、功能障碍,出现典型的休克临床表现。

(四)主要临床表现

皮肤血流量进一步减少而冰冷,腋温明显降低,皮肤浅静脉萎陷。血压进行性下降,心、脑血管失去自身调节或血液重新分布中的优先保证,冠状动脉和脑血管灌流不足,出现心、脑功能障碍,心搏无力,心音低钝;患者神志淡漠、反应迟钝,甚至转入昏迷。肾血流量长时间严重不足,尿量进一步减少而出现少尿甚至无尿,并伴有明显的尿质改变。因血流淤滞使皮肤出现发绀,不均匀淤血而出现花斑,皮肤发凉加重(图10-4)。

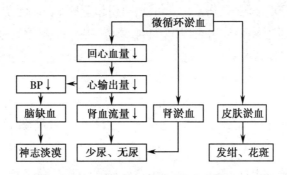

图10-4　休克淤血性缺氧期的临床表现

因此期已发生重要器官不同程度的功能障碍和严重的内环境紊乱,机体已进入恶性循环状态,使治疗难度加大。该期是临床抢救休克的关键时期,经积极救治病情仍属可逆,故又称可逆性失代偿期。但若持续时间较长,则进入休克难治期。

三、微循环衰竭期

此期亦称休克晚期或休克难治期,发生全身细胞、器官功能严重障碍和损伤,使休克治疗十分困难,有人称之为休克的不可逆性失代偿期。

（一）微循环变化的特点

此期微循环的特征是微血管麻痹、微血栓阻塞、微循环衰竭,使微循环不灌不流,血流停滞,甚至出现毛细血管无复流(no-reflow)现象,组织得不到足够的氧和营养物质供应,不能进行物质交换(图10-2D)。缺氧和酸中毒的加重,使微血管对各种调节因子的反应性显著下降。虽然去甲肾上腺素等缩血管物质的浓度越来越高,但血管收缩反应却越来越不明显,进而丧失,麻痹扩张。同时,由于血液进一步浓缩,血细胞比容和纤维蛋白原浓度增加、红细胞聚集、白细胞嵌塞、血黏度增加等,均使血流进一步缓慢甚至停止,出现严重低灌流,甚至不灌不流,使微循环障碍进一步加重,并可能发生弥散性血管内凝血(DIC)。

（二）微循环变化的机制

1. 微血管麻痹扩张　持续并不断加剧的缺氧引起细胞代谢障碍和内环境紊乱;损伤性生物活性物质增多,损伤血管平滑肌细胞;炎症因子刺激内皮细胞 NO 生成增多;严重能量缺乏使血管平滑肌细胞膜上ATP 敏感性钾通道开放,细胞内 K^+ 外流增多,使细胞膜超极化、抑制电压依赖性钙通道,使 Ca^{2+} 内流减少等因素的综合作用,导致微血管麻痹性扩张。

2. 发生 DIC　约 1/3 的晚期休克患者发生 DIC,主要与下列因素有关:

（1）血液流变学改变:休克进入淤血性缺氧期后,毛细血管扩张、淤血、通透性增高,血浆渗出,血液进一步浓缩,血细胞比容增大和纤维蛋白原浓度增加、血细胞聚集、血液黏滞度增高,血液处于高凝状态,有利于微血栓形成。

（2）凝血系统激活:毛细血管内皮细胞损害,胶原暴露,活化凝血因子Ⅻ,激活内源性凝血系统,以及血小板黏附与聚集,促进凝血过程;感染性休克发生时,病原微生物与毒素直接和(或)通过单核-巨噬细胞分泌促炎细胞因子,可刺激单核细胞和血管内皮细胞表达、释放组织因子(tissue factor,TF),从而激活外源性凝血系统;严重的创伤性休克,组织因子入血,直接启动凝血过程;异型输血引起休克时,红细胞大量破坏而释放的 ADP 可启动血小板的释放反应,使血小板Ⅲ因子大量入血而促进凝血过程。

（3）单核-巨噬细胞系统功能下降:因缺血、内毒素的封闭作用及细胞因子的损伤作用,使单核巨噬细胞系统清除凝血和促凝血物质能力降低。

（4）TXA_2-PGI_2平衡失调:休克时内皮细胞的损伤既可使 PGI_2 生成释放减少,又可因为胶原纤维暴露,使血小板激活、黏附、聚集,生成和释放 TXA_2 增多。

3. 炎症介质的作用　致病因子如创伤及坏死组织,可引起全身性炎症反应。感染性休克时,在内毒素的作用下,也引起炎症反应,促使中性粒细胞、内皮细胞、单核巨噬细胞释放细胞因子。随着休克的继续发展,产生炎症介质的种类及量逐渐增多,可引起发热、白细胞活化、血管壁通透性增加和组织损伤。同时,体内也具有复杂的抗炎机制,可生成具有抑炎作用的抗炎介质,防止过度的炎症反应对机体的损害。在感染性休克、创伤性休克和烧伤性休克时,这些抗炎介质产生过多,则可使机体出现免疫抑制。休克晚期,这些以细胞因子为代表的多种炎症介质大量释放,可形成炎症瀑布反应,最终导致全身炎症反应综合征(参阅第十七章),使休克恶化。

（三）微循环变化的后果

1. 顽固性低血压　由于血管对缩血管物质的低反应性和有效循环血量进一步减少,虽给予升压药治疗,但血压难以恢复,出现循环衰竭。

2. 毛细血管无复流　即使大量输血补液,关闭的毛细血管中也无红细胞流动,功能性毛细血管密度(单位面积中有红细胞流动的毛细血管节段长度)下降,是休克预后不良的一个重要指标。用微泡超声造影剂证明,心源性休克患者经治疗后,无复流患者的住院死亡率高于没有无复流者。白细胞黏着和嵌塞,毛细血管内皮肿胀和并发 DIC 时微血栓堵塞管腔等是毛细血管无复流和导致休克难治的重要原因之一。

3. DIC　休克一旦并发 DIC,将使休克病情进一步恶化,并对微循环和各器官功能产生严重影响:微血栓可阻塞微循环,使回心血量骤减;出血使休克的有效循环血量进一步减少;纤维蛋白降解产物及某些补体成分可使血管通透性增加;器官栓塞梗死,导致器官功能障碍或衰竭。但应当指出,由于休克的原始病因和机体自身反应性的差异,并非所有休克患者都一定发生 DIC,DIC 并非休克的必经时期,但休克一旦合并 DIC 则必然难治。

4. 重要器官功能障碍或衰竭　许多休克患者在重度持续性低血压后,血流动力学障碍和细胞损伤越来越严重。DIC 的发生使器官栓塞梗死,各重要器官(包括心、脑、肝、肺、肾)的功能代谢障碍也更加严重。酸中毒、缺氧、休克时的许多体液因子,特别是溶酶体酶、活性氧和细胞因子的作用,可能使重要生命器官发生不可逆性损伤,甚至发生多系统器官功能不全或多系统器官衰竭(参阅第十七章)。

（四）主要临床表现

本期患者病情危殆,出现肺、肾、心、脑功能障碍及周围循环衰竭症状,表现为面色灰暗,皮肤苍白或灰暗;口唇及肢端发绀,浅表静脉空虚,静脉充盈极差;心音低弱,脉细如丝而速频,甚至摸不到,中心静脉压降低;血压显著降低,甚至测不到,给予升压药也难以恢复;呼吸困难、表浅或不规则;少尿或无尿;意识模糊甚至昏迷。当伴有 DIC 和器官功能不全时,则有出血及相应器官功能代谢障碍的表现。

由于引起休克的病因及始动环节不同,休克各期的出现并不完全遵循循序渐进的发展规律。例如,大量失血、失液引起的休克,常从缺血性缺氧期开始,逐步发展;严重过敏性休克的微循环障碍可能从淤血性缺氧期开始;而严重感染或烧伤引起的休克,可能从微循环衰竭期开始,很快发生 DIC 或多器官功能障碍。

问题与思考

血压下降与脉压减小,哪个对休克更具早期诊断意义,为什么?

第三节　休克时机体的变化

严重微循环灌流障碍引起的缺血、缺氧和酸中毒等因素可造成细胞代谢障碍,甚至结构损伤。一些研究发现:①休克时细胞膜电位的变化发生在血压降低之前;②细胞功能恢复可促进微循环恢复;③器官微循环灌流恢复后,器官功能并不一定能恢复;④促进细胞代谢的药物可取得抗休克疗效。以上说明休克时的细胞损伤也可以是原发的,是休克原始动因直接损伤所致。休克时细胞的损害,是引起各重要器官功能衰竭乃至不可逆性休克的原因。因此,近些年来特别重视休克发生、发展中的细胞机制,提出了休克发生的细胞机制和休克细胞(shock cell)的概念,认为细胞损伤是器官功能障碍的基础,对休克本质的认识也逐步深入到细胞和分子水平。

一、细胞的变化

(一)细胞代谢障碍

1. 物质代谢紊乱 休克时细胞内最早发生的代谢变化是从优先利用脂肪酸供能转向优先利用葡萄糖供能。休克时一方面因强烈的应激反应,使分解代谢显著增强,另一方面由于微循环严重障碍,组织低灌流和细胞缺氧,使氧化代谢障碍。休克时代谢变化总的趋势为组织细胞供氧减少的同时,用氧明显障碍,糖酵解加强,脂肪和蛋白质分解增加,合成减少。表现为一过性的高血糖和糖尿,血中游离脂肪酸和酮体增多;蛋白质分解增加,使血清尿素氮水平增高,尿氮排泄增多,出现负氮平衡。

2. 水、电解质、酸碱平衡紊乱 休克时由于 ATP 供应不足,细胞膜上的钠泵(Na^+-K^+-ATP 酶)转运失灵,因而细胞内 Na^+ 增多,细胞外 K^+ 增多,导致细胞水肿和高钾血症。

细胞无氧酵解增强使乳酸生成增多,同时脂肪的不全氧化产物也大量堆积。而肝功能受损不能及时将乳酸转化为葡萄糖;加之灌流障碍和肾功能受损,不能将乳酸及时清除,结果导致高乳酸血症及代谢性酸中毒。休克早期由于创伤、出血、感染等刺激引起呼吸加快,通气增多,可引起呼吸性碱中毒。它多发生于血压下降和血中乳酸增高之前,为早期休克的诊断指标之一。而休克晚期由于"休克肺"的发生还可出现呼吸性酸中毒,它与代谢性酸中毒一起使机体处于混合型酸中毒状态,加重酸碱平衡紊乱和细胞损伤。

(二)细胞损伤

休克时细胞的损伤首先发生在生物膜(包括细胞膜、线粒体膜和溶酶体膜等),继而细胞器发生功能障碍和结构损伤,直至细胞坏死或细胞凋亡(图 10-5),而细胞损伤又是各器官功能衰竭的共同基础。

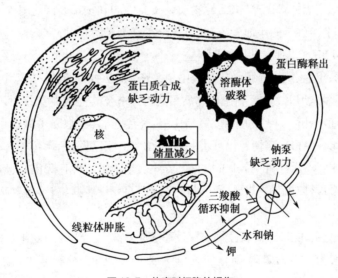

图 10-5 休克时细胞的损伤

1. 细胞膜的变化 细胞膜是休克时细胞最早发生损伤的部位,损伤的原因有缺氧、ATP 减少、酸中毒、溶酶体酶、自由基、炎症介质的作用等。其损伤的主要表现为:膜离子泵功能障碍,膜通透性增高,水、Na^+和 Ca^{2+}内流,导致细胞内水肿,跨膜电位明显下降;细胞膜流动性下降;细胞膜上相关受体蛋白受损,受体的浓度和亲和力发生变化;细胞膜完整性的破坏,是细胞不可逆性损伤的开始,最终导致细胞坏死。

2. 线粒体的变化 线粒体是休克时最先发生变化的细胞器。休克时,线粒体首先发生功能损害,ATP

合成减少,使细胞能量生成严重不足以至功能障碍。休克后期线粒体可发生肿胀、致密结构和嵴消失等形态改变,钙盐沉积,最后崩解破坏。线粒体损伤后,导致呼吸链与氧化磷酸化障碍,能量物质进一步减少,致使细胞死亡。

3. 溶酶体的变化 溶酶体中含有蛋白质和脂质水解酶,但通常以无活性状态存在。休克时,由于溶酶体膜通透性增加引起溶酶体酶类释放和漏出,从而水解细胞内、外的大分子物质,引起细胞自溶,造成组织严重的损伤。进入血液循环的溶酶体酶可引起微血管收缩和灌流量减少,血管平滑肌破坏和通透性增加,可激活激肽系统和纤溶系统,并促进组胺等炎症介质释放。溶酶体酶还可促进胰腺释放心肌抑制因子等毒性多肽,引起心肌收缩力下降,加重血流动力学障碍。溶酶体的非酶性成分可引起肥大细胞脱颗粒,释放组胺以及增加毛细血管通透性和吸引白细胞。因此,溶酶体的变化在休克的发生发展和病情恶化中起着重要作用。

休克时细胞损伤最终可导致细胞死亡,休克时细胞死亡的主要形式是坏死。但近年的研究结果表明,休克过程中存在血管内皮细胞、中性粒细胞、单核-巨噬细胞、淋巴细胞和各脏器实质细胞的凋亡。非致死程度的缺氧、细胞因子、炎症介质、氧自由基等因素,都可激活细胞的凋亡基因,引起凋亡。因此,细胞坏死和凋亡是休克时器官功能障碍和衰竭的病理基础。

二、重要器官功能障碍

严重的细胞代谢障碍和损伤,必将使器官功能严重障碍甚至衰竭而死亡。休克过程中最易受累的器官为肾、肺、心和脑,如急性肾衰竭、急性呼吸功能衰竭都是休克患者主要的死亡原因。严重休克后期,将会出现多个器官和系统功能严重障碍与衰竭。

现将休克时最常发生的器官系统功能障碍简述如下:

(一)肺功能的变化

休克时呼吸功能障碍的发生率较高,肺之所以特别容易受损,至少有三个方面的原因:①肺是全身血液的滤过器,从全身组织流出的代谢产物、活性物质以及血中的异物都要经过甚至被阻留在肺部;②血中活化的中性粒细胞也都要流经肺的小血管,在此可与内皮细胞黏附;③肺富含巨噬细胞,当这些巨噬细胞被大量激活时,会产生 TNF-α 等促炎介质,易引起全身性炎症反应。

休克早期由于创伤、出血、感染等刺激使呼吸中枢兴奋,呼吸加快,通气过度,可出现低碳酸血症和呼吸性碱中毒。休克进一步发展时,交感-肾上腺髓质系统的兴奋及其他缩血管物质的作用使肺血管阻力升高。休克不断发展时,通过补体、中性粒细胞、氧自由基、炎症介质、细胞因子等作用,损伤呼吸膜,引起急性肺损伤(acute lung injury,ALI),病情恶化可进一步发展为急性呼吸窘迫综合征(acute respiratory distress syndrome,ARDS),过去称为"休克肺(shock lung)"。临床表现为进行性呼吸困难(呼吸窘迫)、进行性低氧血症、发绀、肺水肿、肺顺应性降低,患者常因急性呼吸衰竭而死亡。据统计,急性呼吸衰竭约占休克死因的 1/3。

肺部主要病变基础是肺泡-毛细血管膜损伤导致通透性增高。主要病理变化包括肺内 DIC、肺水肿、肺不张和透明膜形成等,使肺泡弥散障碍、肺泡通气/血流比例失调和部分肺泡通气减少,引起进行性低氧血症和呼吸困难,从而导致急性呼吸功能衰竭甚至死亡。

(二)肾功能的变化

肾是休克时最易受损伤的器官之一,各型休克常伴发急性肾衰竭,称为"休克肾(shock kidney)"。临床表现为少尿、无尿,同时伴有高钾血症、代谢性酸中毒和氮质血症。肾功能的严重障碍加重内环境的紊乱,使休克进一步恶化。

休克初期发生的急性肾衰竭,以肾灌流不足、肾小球滤过减少为主要原因。及时恢复有效循环血量,肾灌流得以恢复,肾功能即立刻恢复,称为功能性肾衰竭(functional renal failure);如果休克持续时间延长,或不恰当地长时间大剂量应用缩血管药,病情继续发展可出现急性肾小管坏死(acute tubular necrosis, ATN),其机制既与肾持续缺血有关,又有肾毒素(包括药物、血红蛋白、肌红蛋白)的作用,也与中性粒细胞活化后释放氧自由基及肾微血栓形成有关。此时即使通过治疗使肾血流量恢复正常,肾功能在短期内也难以恢复,只有在肾小管上皮修复再生后肾功能才能恢复,称为器质性肾衰竭(parenchymal renal failure)。

(三)心功能的变化

休克患者心功能障碍的发生率较低,因为除心源性休克伴有原发性心功能障碍外,其他类型的休克(非心源性休克)早期,由于机体的代偿,能够维持冠脉血流量,心功能一般不会受到明显影响。但随着休克的发展,血压进行性降低,使冠脉血流量减少,心肌缺血、缺氧,加上其他因素的影响,引起心功能障碍,有可能发生急性心力衰竭。休克持续时间越长,心功能障碍也越严重。

非心源性休克发展到一定阶段发生心功能障碍的机制主要有:

1. 冠状动脉血流量减少和心肌耗氧量增加 由于休克时血压降低以及心率加快所引起的心室舒张期缩短,可使冠脉灌注量减少和心肌供血不足,同时交感-肾上腺髓质系统兴奋引起心率加快和心肌收缩力增强,导致心肌耗氧量增加,更加重了心肌缺氧。

2. 酸中毒 通过多种机制影响心肌舒缩功能:抑制肌膜的 Ca^{2+} 内流,H^+ 和 Ca^{2+} 竞争与肌钙蛋白的结合;抑制肌浆网对 Ca^{2+} 的摄取和释放;抑制肌球蛋白 ATP 酶的活性。此外,酸中毒还可通过抑制参与心肌细胞能量代谢的酶活性,促使生物膜的破坏,以及诱发心律失常等多种途径抑制心肌舒缩功能,促使心力衰竭发生。

3. 高血钾 休克时,组织细胞的破坏可释出大量 K^+,肾功能障碍又使 K^+ 排出减少,所以休克常伴有高钾血症。高血钾抑制动作电位复极化 2 期中 Ca^{2+} 的内流,从而造成心肌兴奋-收缩耦联障碍。

4. 心肌抑制因子(MDF)的作用 休克时的胰腺缺血缺氧,使胰腺产生 MDF,除引起心肌收缩力下降外,还引起肠系膜上动脉等内脏阻力血管收缩,进一步减少胰腺血流量,胰腺灌流减少又更加促进 MDF 形成。MDF 还抑制单核-巨噬细胞系统,使已产生的 MDF 清除减少,导致体内 MDF 不断形成和积聚。

5. 心肌内 DIC 心肌内 DIC 影响心肌的营养血流,发生局灶性坏死和心内膜下出血使心肌受损。

6. 细菌毒素:特别是革兰氏阴性细菌的内毒素,可抑制心肌肌浆网对 Ca^{2+} 的摄取,并抑制肌原纤维的 ATP 酶活性,引起心肌舒缩功能障碍。某些细菌毒素还可直接损伤心肌细胞。

(四)脑功能的变化

休克早期,由于血液重分布和脑循环的自身调节,可保证脑的血液供应,因而患者神志清醒,除了因应激引起烦躁不安外,没有明显的脑功能障碍表现。随着休克的进展,休克晚期血压进行性下降和严重的血液流变学变化,引起脑的血液供应逐渐减少。当平均动脉压低于 6.67kPa(50mmHg)时,脑组织出现严重的缺血、缺氧。再加上发生 DIC,使脑循环障碍加重,能量生成不足,乳酸等有害代谢物积聚,脑细胞离子转运紊乱,导致一系列的脑细胞功能障碍。此时患者神志淡漠、反应迟钝、嗜睡、甚至昏迷。缺血、缺氧还使脑血管壁通透性增高,引起脑水肿和颅内压升高,严重者形成脑疝,压迫延髓生命中枢,可导致患者死亡。

(五)胃肠道功能的变化

休克患者胃肠道的变化表现为应激性溃疡和出血。由于胃肠微血管痉挛导致缺血,继而发展为淤血,肠壁水肿甚至坏死。此外,由于胃肠肽和黏蛋白对胃肠黏膜的保护作用减弱,使胃肠黏膜糜烂或形成应激性溃疡。

胃肠功能的改变,又可进一步使休克恶化,其机制为:①肠道细菌大量繁殖和肠黏膜屏障功能减弱或破坏,致使肠道细菌、内毒素被吸收入血,加之肝的生物转化和屏障作用减弱,易引起机体中毒和感染;②胃肠微循环淤血,血管内液体外渗,以及胃肠黏膜糜烂坏死和 DIC 导致的胃肠道出血,均使血容量进一步减少;③胃肠道缺血、缺氧,刺激肥大细胞释放组胺等血管活性物质,使微循环障碍进一步加剧。

近年来非常重视胃肠道低灌注和缺氧引起的内毒素血症或菌血症,消化道功能紊乱是休克晚期发生肠源性败血症和多器官功能障碍的重要原因。

（六）肝功能的变化

肝功能障碍主要表现为血清中丙氨酸氨基转移酶、天冬氨酸氨基转移酶和胆红素增高,出现黄疸。黄疸和肝功能不全,由创伤和全身感染引起者多见。其发生率很高,这与肝脏的解剖部位和组织学特征有关:由肠道移位、吸收入血的细菌、毒素,首当其冲地作用于肝脏。肝脏的巨噬细胞,即库普弗细胞占全身组织巨噬细胞的 80%～90%,休克早期,库普弗细胞被激活并释放大量细胞因子,成为促进全身微循环功能紊乱的重要原因之一。

（七）凝血-纤溶系统功能的变化

出现凝血-抗凝血平衡紊乱,部分患者有 DIC 形成的证据。开始时血液高凝,通常不易察觉而漏诊。以后由于凝血因子的大量消耗,继发性纤溶亢进的发生,患者可有较为明显和难以纠正的出血或出血倾向。血液检查可见血小板计数进行性下降,凝血时间、凝血酶原时间和部分凝血活酶时间均延长,纤维蛋白原减少,并有纤维蛋白(原)降解产物增加。

（八）免疫系统功能的变化

休克恶化时,由于细胞因子过度表达、抗炎介质释放等,使免疫功能抑制。表现为中性粒细胞和单核-巨噬细胞的吞噬能力减弱,杀菌能力降低;B 淋巴细胞分泌抗体减少,机体特异性免疫功能降低,从而导致感染容易扩散,引起菌血症甚至败血症,促使休克难治,甚至死亡。

（九）多器官功能障碍综合征与多器官衰竭

20 世纪 70 年代以来,由于器官支持疗法的发展,休克所致的单个器官功能衰竭的存活率明显提高。休克时同时或相继出现两个或两个以上的器官功能障碍或衰竭,称多器官功能障碍综合征或多系统器官衰竭(参阅第十七章)。

第四节　休克防治的病理生理基础

休克是一个非常复杂的病理生理过程,威胁患者生命,务必尽早救治。应针对病因和发生环节,以恢复生命器官的微循环灌流和防治细胞损害为目的,采取综合措施进行防治。

一、病因学防治

积极防治引起休克的原发病,去除休克的原始动因,如止血、补充血容量、控制感染、镇痛、修复创伤等。这对于阻断休克的恶性循环,从源头上控制休克的发生发展,具有重要作用。

二、发病学治疗

（一）纠正酸中毒

休克时缺血和缺氧必然导致乳酸血症,引起代谢性酸中毒。酸中毒还可导致高血钾,并成为加重微循环障碍、抑制心肌收缩、降低血管反应性、促进 DIC 形成的重要原因。临床应根据酸中毒的程度及时补碱纠酸。否则,由于酸中毒时 H^+ 和 Ca^{2+} 的竞争作用,将直接影响血管活性药物的疗效,也影响心肌收缩力。

（二）扩充血容量

各种休克都存在有效循环血量绝对或相对不足,最终导致组织灌流量减少。除心源性休克外,补充血容量是提高心输出量和改善组织灌流的基本措施。临床上输液应及时和尽早,因为休克进入微循环淤滞期,需补充的容量会更大,病情也更严重。

临床上输液原则是"需多少,补多少"。特别在低血容量性休克进展期,微循环淤血,血浆外渗,补液的量应大于失液量。感染性休克和过敏性休克时虽然无明显的失液,但由于血管床容量扩大,有效循环血量也显著减少，因此输液强调"及时和尽早"，并且充分扩容。但应该指出的是，充分扩容不等于超量补液，输液过多、过快会导致肺水肿。扩容时必须正确估计补液的总量，量需而入。动态观察静脉充盈程度、尿量、血压和脉搏等，可作为监控输液量多少的参考指标。有条件时应动态监测肺动脉楔压（pulmonary artery wedge pressure，PAWP）和中心静脉压，可更精确地反映进入左右心的血量和功能，指导输液。一般应控制PAWP 在 10mmHg 左右、CVP 不高于 12cmH$_2$O。

此外，休克时有血液流变学紊乱，在补充血容量的同时，要考虑输血和输液的比例以纠正血液浓缩、黏度增高等变化。可参考血细胞比容的变化，选择全血、胶体或晶体溶液，将血细胞比容控制在 35%～40% 的范围。

（三）合理应用血管活性药物

血管活性药物必须在纠正酸中毒的基础上使用。血管活性药物包括缩血管药物和扩血管药物，临床上对使用缩血管还是扩血管药物存在一定的分歧。选用血管活性药物的目的是提高微循环血液灌流量，不能单纯追求升高血压而长时间大量使用缩血管药，以至灌流量明显下降。

1. 扩血管药物选择　一般说来，休克早期宜选择性地舒张微血管，以缓解微血管因过度代偿而出现强烈收缩。对低排高阻型休克，或应用缩血管药物后血管高度痉挛的患者，以及休克中晚期体内儿茶酚胺浓度过高的患者，可使用血管扩张剂。扩血管药物可以解除小血管痉挛，减轻微循环的淤滞，提高组织灌流。但扩血管药可使血压出现一过性降低，因此必须在充分扩容的基础上使用。

2. 缩血管药物选择　缩血管药因减少微循环的灌流量，加重组织缺氧，因此，目前不主张在各类休克患者特别是低血容量性休克患者中大量和长期使用。但对过敏性休克和神经源性休克，使用缩血管药物是最佳的选择。休克后期可选缩血管药，特别对肌性小静脉或微静脉起轻度选择性收缩作用，以防止容量血管过度扩张。高排低阻型休克，在综合治疗的基础上，也可采用缩血管药物。当血压过低，降低到心脑血管临界关闭压（50mmHg）以下，而又不能迅速进行扩容时，应考虑使用缩血管药物升压，用来保证心、脑重要器官的灌流。

总之，要针对不同情况合理配合使用血管活性药物，使之起到相辅相成的作用。

（四）改善细胞代谢，防治细胞损伤

细胞损伤是各器官功能障碍的基础，因此，要把细胞作为一个功能形态单位，在细胞和亚细胞水平上，对细胞功能障碍的纠正应予以足够重视。休克时细胞损伤有的是原发的，有的是在微循环障碍之后发生的。改善微循环是防止细胞损伤的基本措施之一，此外，还可用稳膜治疗、能量合剂及自由基清除剂等治疗来减轻细胞损伤，恢复细胞功能。

（五）拮抗体液因子

多种体液因子参与休克的发病，理论上可以通过抑制体液因子的合成、阻断体液因子的受体、拮抗体液因子的效应等方式来减弱某种体液因子对机体的有害影响。如 TNF-α 单克隆抗体阻断 TNF-α 的作用；用卡托普利等拮抗肾素-血管紧张素系统；用苯海拉明拮抗组胺；用抑肽酶减少激肽的生成；采用糖皮质激素也能抑制磷脂酶 A$_2$ 以减少前列腺素和白三烯的生成，减少血小板激活因子和 NO 的生成。非类固醇抗炎药物（阿司匹林、吲哚美辛等）能抑制环氧合酶，减少前列腺素的生成。纳洛酮可拮抗内啡肽，SOD 是氧自由基的清除剂，别嘌醇是黄嘌呤氧化酶的抑制剂，均能减少氧自由基对机体的损伤。以上物质在实验性治疗阶段中均已显示有一定的抗休克疗效。

（六）防治器官功能障碍与衰竭

休克时应积极预防 DIC 及重要器官功能衰竭，切断可能存在的恶性循环。如一旦出现重要器官功能衰竭，除采取一般的治疗措施外，还应针对不同器官衰竭采取不同的治疗措施。如出现休克肺时，应正压给氧，改善呼吸功能；如出现急性心力衰竭时，除停止和减少补液外，还应强心、利尿，并适当降低前、后负荷；如出现肾衰竭时，则应尽早采取利尿和进行透析等措施，从多种途径防止出现多系统器官功能衰竭。

三、支持与保护疗法

对一般患者,应行营养支持,确保热量平衡;对危重患者,则应行代谢支持,确保正氮平衡。

针对体内出现的高代谢状态,应提高患者蛋白质和氨基酸摄入量,提高缬氨酸等支链氨基酸的比例。其治疗机制主要是增加血中支链氨基酸浓度,促使肝脏利用几种氨基酸混合物合成蛋白质,并借支链氨基酸与芳香族氨基酸、含硫氨基酸间的竞争,减少芳香族氨基酸和含硫氨基酸对器官的损害。

为维持和保护肠黏膜的屏障功能,患者应缩短禁食时间,鼓励及早经口摄食。

案例 10-1

患者女性,55 岁。因交通事故被汽车撞伤腹部急诊入院。入院时神志恍惚,腹部穿刺有血液,血压 8/5.32kPa(60/40mmHg),脉搏 144 次/min。立即快速输血 600ml,并行剖腹探查。术中见肝脏破裂,腹腔内积血 2400ml。清除积血,行肝脏修补术,术中血压曾一度检测不到,给予快速输液及输全血 1500ml,术后输 5% 碳酸氢钠溶液 600ml。由于患者入院以来一直未见排尿,给予静脉注射呋塞米 40mg。4 小时后,血压回升到 12/8kPa(90/60mmHg),尿量增多,次日患者病情稳定,血压逐步恢复正常。

试分析:

1. 该患者发生了什么类型的休克?

2. 其发生机制是什么?

3. 为什么在治疗中给予快速输液、输血,以及术后输 5% 碳酸氢钠溶液?

（韦　星）

学习小结

休克是机体在各种强烈致病因子的作用下,因有效循环血量急剧减少引起的组织血液灌流量严重不足,导致细胞和重要器官功能代谢障碍、结构损伤的急性全身性危重的病理过程。根据起始环节不同,可以把休克分为低血容量性休克、血管源性休克和心源性休克三类。

休克的发生、发展过程分为缺血性缺氧期、淤血性缺氧期和微循环衰竭期三个时期。缺血性缺氧期微循环少灌少流,灌少于流,此期机体全身血液重新分布,回心血量增加,有一定的代偿意义。淤血性缺氧期微循环多灌而少流,灌大于流,组织处于严重的低灌流状态,此期机体出现回心血量锐减,血压进行性下降,心脑血液灌流量减少等多种失代偿改变。微循环衰竭期微血管麻痹性扩张,微循环血流停止,此期机体可发生 DIC 或多器官功能衰竭,给临床治疗带来极大的困难。休克的发病机制复杂,除交感-肾上腺髓质系统兴奋及体液因子大量产生所致的微循环障碍外,还与休克病因直接作用所引起的细胞损伤有关。

在休克的防治上,应尽早消除休克的病因,改善微循环,保护或恢复细胞与器官功能。

复习参考题

1. 为何休克早期血压可以不降低?机制是什么?

2. 试述休克各期微循环的变化特点。

3. 试述休克早期微循环改变的代偿意义。

4. 休克与 DIC 之间的关系如何?

第十一章 缺血-再灌注损伤

学习目标	
掌握	缺血-再灌注损伤概念、发病原因、影响因素及发病机制。
熟悉	缺血-再灌注损伤时机体各脏器的功能代谢变化。
了解	缺血-再灌注损伤的临床防治原则和病理生理学基础。

第一节　概述

一、概念

随着科学技术发展,越来越多新的治疗技术应用于临床,如心肌梗死的经皮腔内冠脉血管成形术(percutaneous transluminal coronary angioplasty,PTCA)、脑血管"烟雾病"的动脉搭桥术、器官移植、心脏外科体外循环等,使许多组织器官缺血后重新得到血液再灌注,明显减轻了临床症状,改善了组织器官功能。但是,也会导致一些患者出现因为再灌注过程而引发损伤加重的临床现象,这种现象被称为缺血-再灌注损伤(ischemia-reperfusion injury,IRI)。缺血-再灌注损伤是指在缺血的基础上,恢复缺血组织血液灌注过程中,使缺血所致的组织器官功能、代谢障碍和结构破坏进一步加重,甚至发生不可逆性损伤的现象。

缺血-再灌注损伤这种临床现象最早于 1955 年由 Swell 等首次报道了;1960 年 Jennings 等明确地提出了再灌注损伤概念。在随后对缺血-再灌注损伤发生机制研究中发现,当再灌注改善了缺血造成的机体缺氧、酸中毒,反而会导致组织细胞损伤加重;引发细胞内钙超载。在心肌组织再灌注过程中,可引发心肌功能、代谢及形态结构发生异常变化,如心律失常。这些现象被称为钙反常(calcium paradox)、氧反常(oxygen paradox)、pH 反常(pH paradox),提示了钙、氧和 pH 可能参与缺血-再灌注损伤的发生、发展。

二、病因和影响因素

(一)病因

凡在组织器官缺血后的再灌注都可能引发缺血-再灌注损伤,常见的情况有:

1. 缺血后的血液复流　如休克治疗后微循环的疏通,冠状动脉痉挛的缓解,心搏骤停后心、肺、脑复苏等。

2. 医疗新技术的应用　如动脉搭桥术、溶栓疗法、PTCA,体外循环下心脏手术。

3. 断肢再植和器官移植等。

（二）影响因素

缺血器官在血流恢复后，并不是都发生再灌注损伤，这与组织器官缺血时间，组织器官的功能、结构、代谢特点，再灌注的条件等因素有关。影响缺血-再灌注损伤发生及其严重程度的常见因素有：

1. 缺血时间　缺血时间与再灌注损伤具有明显的依赖关系，缺血时间是影响再灌注损伤的最重要因素。因为人体各组织器官都具有耐受一定时间缺血的潜能，缺血时间短，血供恢复后组织可无明显的再灌注损伤。缺血时间长，缺血区的组织发生了可逆性损伤，再灌注时可使这种可逆性损伤进一步加重或转化为不可逆性损伤。若缺血时间过长，组织器官已经发生了不可逆性损伤，甚至坏死，反而不会出现再灌注损伤。另外，不同动物、不同器官发生缺血-再灌注损伤所需的缺血时间不同，小动物相对较短、大动物相对较长。

2. 需氧程度　组织器官对氧的需求程度越高，对缺血缺氧的耐受能力越差，越容易发生缺血-再灌注损伤，如心、脑等。

3. 侧支循环　侧支循环的形成可缩短组织器官的缺血时间和减轻缺血程度，容易形成侧支循环的器官，发生再灌注损伤的概率减少。

4. 再灌注条件　缺血导致了组织器官发生了损伤，因而再灌注时的压力大小、灌注液的温度、pH 以及电解质的浓度都是影响缺血-再灌注损伤的常见因素。临床上，通过适当降低灌注液压力、温度、pH；减少灌注液中的 Ca^{2+}、Na^+ 含量，或适当增加 K^+、Mg^{2+} 含量，可预防或减轻再灌注损伤。

第二节　发生机制

缺血-再灌注损伤的发生机制尚未完全清楚。自由基损伤作用、细胞内钙超载、白细胞与微血管功能障碍被认为是导致缺血-再灌注损伤的主要发生机制。

一、自由基的损伤作用

（一）自由基概念与分类

1. 概念　自由基（free radical）是外层电子轨道上含有单个不配对电子的原子、原子团和分子的总称，也称游离基。自由基的外层电子轨道的不配对电子状态使其极易发生氧化（失去电子）或还原反应（获得电子）。自由基的氧化可引发强烈的氧化应激（oxidative stress）反应，改变了细胞结构，损伤细胞功能，甚至导致细胞死亡。

2. 分类：

（1）氧自由基（oxygen free radical，OFR）：由氧诱发的自由基，如超氧阴离子（O_2^-）和羟自由基（OH·）。

单线态氧（$^1O_2$）及过氧化氢（H_2O_2，双电子还原）虽不是自由基，但氧化作用很强，与氧自由基共同称为活性氧（reactive oxygen species，ROS）。

（2）脂性自由基：氧自由基与多价不饱和脂肪酸作用后生成的中间代谢产物，如烷自由基（L·）、烷氧自由基（LO·），烷过氧自由基（LOO·）等。

（3）氮自由基：在分子组成上含有氮的一类化学性质非常活泼的物质，也称活性氮（reactive nitrogen species，RNS）。目前对氮自由基的研究主要集中在一氧化氮（NO）、过氧亚硝基阴离子（ONOO⁻）。ONOO⁻具有很强的细胞毒性，在偏酸条件下极易自发分解生成 NO_2· 和 OH·。

$$ONOO^- \xrightarrow{H^+} NO_2 \cdot + OH \cdot$$

（4）其他：如氯自由基（Cl·）、甲基自由基（CH_3·）等。

（二）自由基的生成与清除

1. 自由基的生成　在正常的能量代谢过程中,细胞线粒体中氧通过细胞色素氧化酶系统接受 4 个电子还原成水,同时释放能量。但在线粒体电子传递过程中,也有 1%~2% 的氧接受一个电子生成 $O_2^{\cdot-}$。$O_2^{\cdot-}$ 可以和一些物质生成其他自由基,如 $LO\cdot$,被称为"第一代 ROS"。

此外,在血红蛋白、肌红蛋白、儿茶酚胺及黄嘌呤氧化酶等氧化过程中也可生成 $O_2^{\cdot-}$。

2. 自由基的清除　在生理情况下,机体内的自由基产生和清除处于一种动态平衡状态,机体存在清除自由基的抗氧化防御系统,即酶性抗氧化剂和非酶性抗氧化剂可以及时清除机体代谢过程中产生的少量自由基(表 11-1)。既保障了自由基对体内死亡细胞、外源微生物等变性降解作用,又限制了过度的自由基氧化反应对机体的损伤作用。但是,在各种病因作用下,由于自由基产生过多或抗氧化防御功能下降,则可引发自由基损伤。

表 11-1　机体内抗氧化系统及其作用

	抗氧化剂	作用
酶性抗氧化剂	超氧化物歧化酶（Cu/Zn/Mn-SOD）	$2O_2^{\cdot-}+2H^+\xrightarrow{SOD}H_2O_2+O_2$
	过氧化氢酶（CAT）	$2H_2O_2\xrightarrow{CAT}2H_2O+O_2$
	谷胱甘肽过氧化物酶（GPx）	$H_2O_2+2GSH\xrightarrow{GPx}2H_2O+GS-SG$
非酶性抗氧化剂	维生素 E	脂溶性抗氧化剂, 清除 $O_2^{\cdot-}$, $^1O_2$ 及阻断脂质过氧化。
	类胡萝卜素	脂溶性抗氧化剂, 淬灭 $^1O_2$ 及清除脂自由基。
	维生素 C	水溶性抗氧化剂, 是维生素 E 的辅助因子, 清除 $O_2^{\cdot-}$, HO_2, $^1O_2$。
	泛素	电子传递体系的氧化还原剂。
	铜蓝蛋白	抑制 $\cdot OH$ 生成, 清除 $O_2^{\cdot-}$。
	清蛋白	清除 $\cdot OH$。
	金属硫蛋白	清除 $O_2^{\cdot-}$, $\cdot OH$, H_2O_2。

问题与思考

为什么缺血-再灌注过程中,再灌注组织中自由基生成增加?

（三）缺血-再灌注时自由基生成增多的机制

1. 黄嘌呤氧化酶形成增多　嘌呤代谢过程中的关键氧化酶为黄嘌呤氧化酶(xanthine oxidase, XO),生理情况下,XO 主要存在于毛细血管内皮细胞内,且主要以 90% 的黄嘌呤脱氢酶(xanthine dehydrogenase, XD)形式存在,只有 10% 的 XO 形式,XD 向 XO 转化依赖 Ca^{2+}。缺血导致 ATP 的减少,导致依赖 ATP 的 Ca^{2+} 泵功能障碍,Ca^{2+} 在细胞内增多,促使 XD 迅速转变为 XO;同时缺血使细胞内 ATP 代谢产生的次黄嘌呤在缺血组织大量堆积。再灌注时,大量氧分子随血液进入缺血组织,XO 在催化次黄嘌呤转变为黄嘌呤并进而催化黄嘌呤转变为尿酸的两步反应中,都同时以分子氧为电子接受体,产生大量 $O_2^{\cdot-}$ 和 H_2O_2,通过 Fenton 反应生成更为活跃的 $OH\cdot$。因此,再灌注时,特别是再灌注开始的几分钟内,再灌注组织内 ROS 迅速增加,引发自由基的损伤作用(图 11-1)。

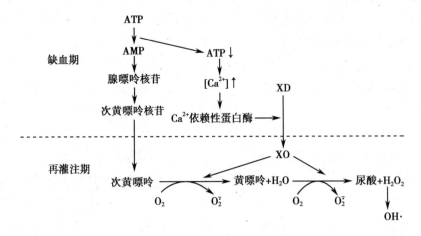

图 11-1 自由基产生的嘌呤氧化途径
XD:黄嘌呤脱氢酶;XO:黄嘌呤氧化酶

2. 炎性细胞聚集与激活　无论是缺血还是再灌注均可以引发炎症反应,大量炎症介质释放、补体系统激活,使大量炎性细胞,如中性粒细胞、嗜酸性粒细胞、单核细胞、巨噬细胞等向缺血组织趋化、浸润,同时炎性细胞内 NADPH/NADH 氧化酶系统被激活,催化氧分子,特别是再灌注时涌入的大量 O_2,产生氧自由基,即呼吸爆发(respiratory burst)或氧爆发(oxygen burst),造成组织细胞损伤。

$$NADPH+2O_2 \xrightarrow{NADPH\ 氧化酶} 2O_2^- +NADP^+ +H^+$$

$$NADH+2O_2 \xrightarrow{NADH\ 氧化酶} 2O_2^- +NAD^+ +H^+$$

3. 线粒体膜损伤　生理情况下,在 ATP 合成的电子传递过程中,有 1%~2% 的电子过早泄漏 O_2,形成 O_2^-,并立即被 SOD、谷胱甘肽过氧化酶清除。缺血和再灌注时,细胞 ATP 产生减少,导致 ATP 依赖的 Ca^{2+} 泵功能下降,线粒体 Ca^{2+} 增多,干扰了细胞色素氧化酶系统功能,电子传递链受损,ROS 产生增多,超出了线粒体内的 SOD 抗氧化的清除能力,使 ROS 产生与清除失衡,导致 ROS 增多。

4. 儿茶酚胺自身代谢增多　儿茶酚胺自身代谢过程中,在单胺氧化酶催化下自氧化产生大量自由基,如肾上腺素代谢过程中有 O_2^- 产生。

缺血和再灌注过程都是导致机体发生应激反应的应激原,应激反应过程中,交感—肾上腺髓质系统可分泌大量的儿茶酚胺,大量的儿茶酚胺自身代谢过程中可以产生自由基。

问题与思考

缺血-再灌注时,自由基是如何对机体造成损伤作用?

(四)自由基的损伤作用

自由基活泼的化学特性使其极易与各种细胞结构成分,如膜磷脂、蛋白质、核酸等发生反应,造成细胞结构损伤和功能代谢障碍(图 11-2)。

1. 生物膜脂质过氧化(lipid peroxidation)反应增强　再灌注时产生的大量自由基与生物膜中多价不饱和脂肪酸发生的脂质过氧化反应,破坏了生物膜的结构、使膜功能发生障碍。因而膜损伤是自由基损伤细胞的早期表现。主要表现为:①膜的结构完整性受损,膜的通透性升高,膜内外的物质交换障碍,特别是导致 Ca^{2+} 内流增加;②脂质过氧化反应导致膜上的结构蛋白交联、聚合,抑制了存在于其间的膜蛋白(受体、酶、离子通道等)的功能;③膜脂质过氧化反应可产生更多的脂性自由基,同时也激活了磷脂酶 C、磷脂酶 D,进一步分解膜磷脂,催化花生四烯酸代谢反应,形成多种生物活性物质如前列腺素、血栓素、白三烯等活

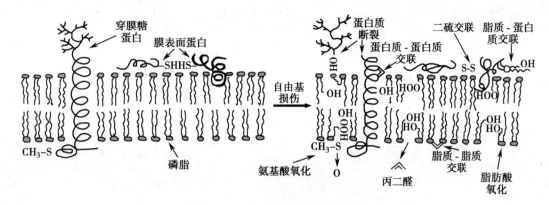

图 11-2　自由基对生物膜的损伤作用

性炎症物质,促进再灌注损伤加剧;④线粒体膜脂质过氧化导致线粒体膜结构受损,线粒体能量合成减少,能量代谢障碍。

2. 蛋白质功能抑制　自由基与细胞内的各种蛋白质多肽链上的巯基、氨基酸残基发生氧化反应,改变蛋白质结构,功能丧失。表现为:①蛋白酶的活性中心结构改变导致酶的活性下降或丧失;②蛋白质发生变性、聚集,形成不可溶性沉淀;③变性的蛋白质对水解酶系统敏感性增强,被水解酶迅速水解。

3. 核酸及染色体破坏　OH· 与脱氧核糖及碱基可发生加成反应,使核酸碱基改变或 DNA 断裂,染色体畸变。OH· 对遗传物质的破坏,使其成为自由基中毒性最强的自由基。

自由基还可通过改变细胞功能引起组织损伤。例如,ROS 损伤组织释放的大量趋化因子和炎症介质等可使白细胞聚集、激活,加重缺血-再灌注损伤;$O_2^{\cdot-}$ 可通过催化 NO 生成 $ONOO^-$,减少 NO,影响缺血-再灌注组织血管舒缩反应;ROS 可促进组织因子的生成和释放,加重 DIC 等。

二、钙超载

(一)钙超载的概念

细胞内 Ca^{2+} 含量异常增多并导致细胞结构损伤和功能代谢障碍,严重者可造成细胞死亡的现象,称为钙超载(calcium overload)。

Ca^{2+} 浓度在细胞内外不一致,细胞外的 Ca^{2+} 浓度高于细胞内的 Ca^{2+} 浓度约万倍。这是由于:①细胞膜对 Ca^{2+} 的低通透性;②细胞内游离的 Ca^{2+} 与特殊配基形成可逆性复合物,降低了游离 Ca^{2+} 浓度;③细胞膜钙泵可以逆电化学梯度和通过细胞膜 Na^+-Ca^{2+} 交换,将胞质 Ca^{2+} 转运到细胞外;④肌浆网和线粒体膜上的 Ca^{2+} 泵和 Na^+-Ca^{2+} 交换将胞质 Ca^{2+} 贮存到细胞器内等(图 11-3)。

研究发现,在再灌注损伤发生时,再灌注区细胞内 Ca^{2+} 浓度迅速增高,Ca^{2+} 浓度升高的程度与细胞损伤的程度呈正相关。

(二)缺血-再灌注时细胞内钙超载的发生机制

导致缺血-再灌注时细胞内钙超载的发生机制尚未完全清楚,研究发现导致细胞内钙超载的因素有:

1. 生物膜损伤　细胞和细胞器膜性结构完整是维持膜对 Ca^{2+} 低通透性的重要基础。缺血-再灌注时,大量自由基的产生引发细胞膜的脂质过氧化反应,造成细胞膜正常结构的破坏,使其对 Ca^{2+} 通透性增强,Ca^{2+} 顺细胞内外万倍浓度差迅速进入细胞,细胞内 Ca^{2+} 增加,进而激活磷脂酶,使膜磷脂降解加速,加重了细胞膜结构损伤。同时,自由基的损伤作用及膜磷脂的降解也造成线粒体膜和肌浆网膜损伤,

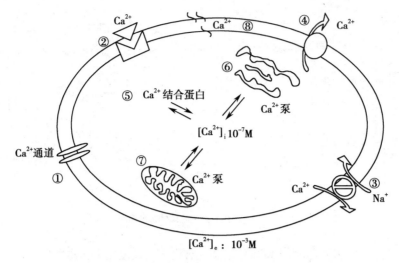

图 11-3 细胞 Ca²⁺ 转运机制模式图

①电压依赖性钙通道;②受体操控性钙通道;③Na⁺-Ca²⁺交换蛋白;④钙泵;⑤胞浆结合钙;
⑥肌浆网;⑦线粒体;⑧细胞膜结合钙

除了膜的通透性增高,膜上 Ca²⁺ 泵功能障碍,对 Ca²⁺ 摄取减少,使线粒体和肌浆网对细胞内 Ca²⁺ 浓度的缓冲作用丧失,细胞内 Ca²⁺ 浓度升高。在心肌细胞中,高钙引起微管和微丝收缩过度,导致心肌细胞间闰盘损伤,Ca²⁺ 在细胞内外浓度差作用下,顺着细胞间闰盘损伤处,大量进入心肌细胞,胞内 Ca²⁺ 超载。

2. 线粒体 ATP 合成功能障碍　ATP 是耗能离子泵,如 Ca²⁺ 泵、Na⁺-K⁺-ATP 酶功能保障,缺血缺氧时,导致线粒体 ATP 合成减少;再灌注时,自由基的损伤及膜磷脂的降解可引起线粒体膜受损,抑制氧化磷酸化,使 ATP 合成进一步减少,ATP 依赖性 Ca²⁺ 泵功能障碍,导致细胞内增加的 Ca²⁺ 不能及时被转运到细胞外,加剧了钙超载的发生。此外,再灌注时随血流运送来大量 Ca²⁺,使细胞内 Ca²⁺ 进一步增多,最终导致细胞内钙超载。

3. Na⁺-Ca²⁺ 交换蛋白反向转运增强　Na⁺-Ca²⁺ 交换蛋白(Na⁺-Ca²⁺ exchanger, NCX)是一种非 ATP 依赖的双向转运蛋白,其转运方向受跨膜 Na⁺、Ca²⁺ 浓度梯度和膜电位调控。Na⁺ 与 Ca²⁺ 交换比例为 3:1。生理情况下,Na⁺-Ca²⁺ 交换蛋白以正向转运的方式将细胞内 Ca²⁺ 转移至细胞外,与肌浆网和细胞膜钙泵共同维持细胞静息状态时的细胞内低钙浓度。当细胞内 Na⁺ 明显升高或膜正电位时,Na⁺/Ca²⁺ 交换蛋白则以反向转运的方式将细胞内 Na⁺ 排出,细胞外 Ca²⁺ 摄入细胞。细胞内外 Na⁺ 的正常分布依赖于 Na⁺-K⁺-ATP 酶的正常活性,Na⁺-K⁺-ATP 酶承担着大部分 K⁺ 内流、Na⁺ 外流的功能。

4. 儿茶酚胺增多促进细胞内钙超载　细胞膜上的 Ca²⁺ 的电压依赖性通道和受体操控性通道,均受儿茶酚胺的调控。缺血及再灌注过程中的应激反应,使内源性儿茶酚胺释放增多,心肌细胞上 α₁ 和 β 受体密度增大。①肾上腺素与 α₁ 受体结合,激活了磷脂酶 C(PLC)介导的细胞信号转导通路,促进磷脂酰肌醇(PIP₂)分解,生成三磷酸肌醇(IP₃)和甘油二酯(DG)。其中,IP₃ 促进肌浆网释放 Ca²⁺;DG 经激活 PKC 促进 H⁺-Na⁺ 交换,进而增加 Na⁺-Ca²⁺ 交换,导致细胞内 Ca²⁺ 浓度增高。②β 肾上腺素能受体,通过激活受体门控性钙通道和 L 型电压门控性钙通道的开放,促进胞外 Ca²⁺ 内流,进一步加重细胞内钙超载(图 11-4)。

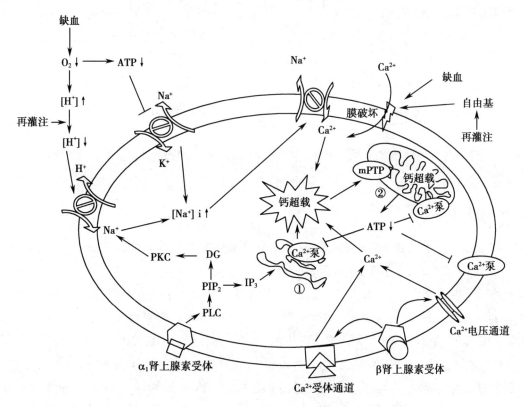

图 11-4　细胞内钙超载发生机制
①肌浆网；②线粒体；mPTP：线粒体的渗透性钙转运孔道；PLC：磷脂酶 C；
PIP$_2$：磷脂酰肌醇；IP$_3$：三磷酸肌醇；DG：甘油二酯

问题与思考

为什么说钙超载既是缺血-再灌注损伤的原因,也是缺血-再灌注损伤的结果?

(三)钙超载引起缺血-再灌注损伤的机制

1. 线粒体功能障碍　线粒体功能障碍既是钙超载的原因也是钙超载的损伤结果。线粒体的渗透性钙转运孔道(mitochondrial permeability transition pore,mPTP)的开放与细胞内 Ca^{2+} 浓度、pH、ROS 有关。其中,Ca^{2+} 是启动 mPTP 开放的首要因素,再灌注时,细胞内 Ca^{2+} 迅速增加,当 Ca^{2+} 浓度在 $50\mu M \sim 200\mu M$ 时,可直接启动 mPTP 开放。缺血代谢性酸中毒会抑制 mPTP 开放,但再灌注时,pH 恢复,ROS 产生可迅速激活 mPTP 开放。大量 Ca^{2+} 进入线粒体,Ca^{2+} 与线粒体内含磷酸根的化合物结合,形成沉淀物,干扰线粒体的氧化磷酸化,ATP 生成进行性减少。同时,在缺血-再灌注早期,肌浆网、线粒体摄取细胞内 Ca^{2+} 过程中消耗大量 ATP,使细胞总体能量供应下降。因而,钙超载导致了线粒体合成 ATP 功能障碍,线粒体功能障碍进一步促进钙超载,从而形成了恶性循环。

2. 促进氧自由基生成　自由基生成的黄嘌呤途径中的关键催化酶为黄嘌呤氧化酶,黄嘌呤氧化酶活化依赖 Ca^{2+},当细胞内 Ca^{2+} 浓度增多时,可以促使黄嘌呤脱氢酶转变为黄嘌呤氧化酶,使 ROS 产生增多,因而在缺血-再灌注损伤中,自由基产生增多与钙超载是一对互为因果的损伤因素。

3. 激活钙依赖性生物酶　细胞内有很多生物酶是 Ca^{2+} 激活酶,细胞内游离 Ca^{2+} 浓度升高,可激活:①ATP 水解酶,加速 ATP 的水解,使 ATP 减少,同时释放出大量 H^+,加重细胞内酸中毒;②磷脂酶类,促使膜磷脂降解,造成细胞膜及细胞器膜结构受损。此外,膜磷脂降解产物花生四烯酸、溶血磷脂等增多,亦可加重细胞功能紊乱。③钙依赖性降解酶和钙蛋白酶,促进细胞膜和细胞骨架结构蛋白(如 α-fodrin、

ankyrin)的分解,使细胞肌纤维挛缩和断裂;④核酸内切酶,促进核酸分解,染色体损伤,引发细胞凋亡。

4. 引起心律失常　再灌注时,通过 Na^+-Ca^{2+} 交换形成一过性内向离子流,在心肌动作电位后形成短暂除极;持续 Ca^{2+} 内流,可形成动作电位的"第二平台期",引发早期后除极或延迟后除极等,进而引起心律失常。

5. 肌原纤维挛缩和细胞骨架破坏　再灌注时,因为①pH 恢复解除了心肌抑制作用;②细胞内 Ca^{2+} 增加;③重新获得能量等因素,促使肌原纤维挛缩、断裂,超微结构出现收缩带,生物膜机械损伤,细胞骨架破坏。

钙超载既是缺血-再灌注损伤的发生机制,又是缺血-再灌注的损伤表现,也是心肌细胞死亡的重要病理生理过程。

三、白细胞的作用

研究发现,缺血-再灌注组织内白细胞浸润(主要是中性粒细胞)明显增加,引发炎症反应,微循环血管损伤。其机制尚未完全清楚,可能与下列因素有关:

1. 趋化因子生成增多　缺血和再灌注产生的自由基导致膜磷脂降解,花生四烯酸代谢产物增多,如白三烯(LT)、血小板活化因子、补体及缺血导致组织损伤而产生的激肽、细胞因子等,具有很强的趋化作用,引起大量白细胞进入缺血组织或黏附于血管内皮细胞,并激活白细胞和血管内皮细胞,激活的白细胞、内皮细胞也可释放许多具有趋化作用的炎性介质,如 LTB_4,使缺血微血管中白细胞进一步增加。

2. 黏附分子生成增多　缺血-再灌注损伤过程中生成的大量炎症介质、趋化因子,激活了白细胞、血小板、血管内皮细胞表达大量的黏附分子(adhesion molecule,AM),如整合素(integrin)、选择素(selectin)、细胞间黏附分子(intercellular adhesion molecules,ICAM)、血小板内皮细胞黏附分子(platelet-endothelial cell adhesion molecules,PECAMs)等,促进白细胞与血管内皮细胞之间广泛黏附、聚集。而激活的中性粒细胞又可分泌肿瘤坏死因子 α(tumour necrosis factor-α,TNF-α)、IL-1、IL-6、IL-8 等细胞因子。导致血管内皮细胞和中性粒细胞表面的黏附分子暴露,促使中性粒细胞穿过血管壁,大量白细胞在再灌注组织中浸润增多。

增多的大量白细胞,在发挥其细胞功能,清除坏死组织细胞的同时,也产生了大量的 ROS,加剧了再灌注组织的损伤,此外,白细胞的聚集、黏附也导致微循环障碍。

第三节　微循环障碍

一、无复流现象

在缺血原因去除后,缺血区并不能及时得到充分的血流灌注,此现象称为无复流现象(no-reflow phenomenon)。无复流现象是缺血-再灌注损伤中微循环障碍的主要表现,不仅存在于心肌,也见于脑、肾、骨骼肌缺血后的再灌注过程。

二、微血管损伤与微循环障碍

(一)血液流变学改变

血管内皮细胞与血液中流动的中性粒细胞的相互排斥作用是保证微血管血液灌流的重要条件。缺血-再灌注过程中,增多、激活的白细胞在黏附分子参与下,黏附在血管内皮细胞上,而且不易分离,极易嵌顿、堵塞微循环血管。此外,在细胞因子与 P-选择素的作用下,大量血小板在缺血组织中聚集、黏附,形成血小板栓子和微血栓等,加重了组织的无复流现象。

（二）微血管结构损伤

激活的中性粒细胞与血管内皮细胞可释放大量的致炎物质,如 ROS、蛋白酶、溶酶体酶等,引发自身的膜结构、骨架蛋白降解等,甚至细胞死亡,从而导致微血管结构损伤,造成:①微血管管径狭窄:缺血-再灌注损伤早期,细胞内 Na^+、H^+、Ca^{2+} 增加引起的细胞内渗透压升高与细胞膜结构损伤和膜离子泵、离子通道蛋白功能障碍,共同导致的血管内皮细胞肿胀,导致了微血管管径狭窄;②微血管通透性增高:微血管结构损伤,使其通透性增高,引发组织水肿,导致血液浓缩,进一步促进缺血-再灌注组织无复流现象的发生。同时,白细胞从血管内游走到细胞间隙,释放的大量致炎物质也造成周围组织细胞的损伤。

（三）微血管收缩-舒张功能失调

微血管的收缩-舒张平衡是维持正常的微循环灌注的基础。在缺血-再灌注时,一方面,激活的中性粒细胞和血管内皮细胞可释放大量缩血管物质,如内皮素、血管紧张素 II、血栓素 A_2（TXA_2）等。而另一方面因血管内皮细胞受损而导致扩血管物质如 NO、前列环素（PGI_2）合成释放减少。如前面自由基产生机制中所述,自由基损伤使内皮细胞 eNOS 催化产生的 NO 减少,同时产生的少量的 NO 与 O_2^{-} 快速反应生成 $ONOO^-$,使 NO 进一步减少。PGI_2 主要由血管内皮细胞生成,除了有很强的扩血管作用外,还能抑制血小板的黏附、聚集。TXA_2 主要由血小板生成,其不仅是一个很强的缩血管物质,而且也是一种引起血小板黏附、聚集的因子,因此是一个很强的致血栓形成的物质。缺血缺氧时,一方面因血管内皮细胞受损而致 PGI_2 生成减少。另一方面在儿茶酚胺等因素刺激下,血小板释放 TXA_2 增多,PGI_2 和 TXA_2 调节失衡,因而发生强烈的血管收缩和血小板聚集并进一步释放 TXA_2,从而促使血栓形成和血管堵塞,加剧了无复流现象的发生。

目前认为缺血-再灌注损伤基本机制主要是自由基、细胞内钙超载及白细胞介导的微循环障碍的共同作用。自由基是各种损伤机制学说中重要的启动因素;而细胞内钙超载是细胞不可逆性损伤的共同通路;白细胞与微循环障碍是缺血-再灌注损伤引起各脏器功能障碍的关键原因。

第四节　缺血-再灌注损伤时机体的功能及代谢变化

机体内许多器官,如心、脑、肾、肝、肺、胃肠、骨骼肌等都可发生缺血-再灌注损伤,其中,心肌缺血-再灌注损伤最为常见。

一、心肌缺血-再灌注损伤的变化

（一）心功能变化

1. 心律失常　心律失常是心肌再灌注的常见异常表现,缺血心肌再灌注过程中出现的心律失常,称为再灌注性心律失常（reperfusion arrhythmia）。发生率高,且以室性心律失常多见,如室性心动过速和心室颤动等。再灌注性心律失常发生率影响因素:①再灌注区有可逆性功能损伤的心肌细胞存在,这种心肌细胞数量与心律失常发生率呈正相关;②缺血时间的长短决定再灌注性心律失常的发生率,缺血时间过长或过短,其发生率都很低;③缺血心肌数量多、缺血程度重、再灌注恢复快,心律失常的发生率就高。

再灌注性心律失常的发生机制尚未清楚。主要表现在:①折返性心律失常,主要由于再灌注区心肌细胞之间动作电位时程的不同。研究发现,再灌注的最初 30 秒,再灌注区心肌细胞与无缺血区心肌细胞动作电位的恢复有明显不同,同位于再灌注区的心肌细胞彼此的动作电位的时程也不同。②再灌注时,Na^+-Ca^{2+} 交换异常,形成一过性内向电子流,产生心肌细胞动作电位延迟后除极,可触发多种心律失常。

另外,缺血-再灌注时,交感-肾上腺髓质系统分泌的大量儿茶酚胺及肾上腺素 α 受体、β 受体,提高了心肌细胞的自律性,进一步促进再灌注性心律失常的发生。

2. 心肌舒缩功能降低　临床发现,恢复缺血心肌供血后,有一部分患者出现了心肌顿抑（myocardial stunning）现象,即在一段较长时间内再灌注心肌处于功能降低状态,经过数小时或数天后可恢复正常功能。临床表现在心室舒张末期压力增大,心室收缩峰压降低,心室内压最大变化速率($\pm dp/dt$ max)降低。这种缺血心肌在恢复血液灌注后一段时间内出现可逆性收缩舒张功能降低的现象。心肌顿抑是缺血-再灌注损伤引起心功能障碍的主要表现,发生机制与自由基损伤、钙超载、能量代谢障碍等有关。

3. 心肌能量供应障碍 心脏是一个需氧程度高,高耗能、低耐受的器官。缺血时,心肌细胞 ATP 合成减少,消耗增加,再灌注后心肌细胞因 ROS、钙超载等损伤作用,ATP 合成进一步降低,心肌细胞能量供应障碍,导致心肌功能障碍。

(二)心肌超微结构变化

研究发现,再灌注损伤可使心肌细胞的超微结构发生严重改变:基底膜部分缺损,质膜破坏,肌原纤维出现严重收缩带、肌丝断裂、溶解,线粒体极度肿胀、嵴断裂、溶解,空泡形成,基质内致密物增多等,严重的结构损伤最终导致心肌细胞死亡。

总之,心肌再灌注损伤的始动环节是能量代谢障碍,而直接损伤因素是 ROS,其结果导致细胞内钙超载,并形成恶性循环。

问题与思考

患者,男,52 岁,因胸闷、胸痛、大汗 40 分钟入急诊。患者于早晨 6 时突然胸闷伴大汗。含服硝酸甘油不缓解。上午 7 时来诊。体检:意识清楚,血压 80/55mmHg,心率 55 次/min,律齐。既往有原发高血压病史 13 年。心电图诊断为:急性前壁心肌梗死。给予吸氧、心电监护、低分子右旋糖酐等治疗,同时检查心肌酶谱、凝血因子、电解质、血常规等。联系急诊 PTCA。术中冠脉造影显示左前降支连续性中断,90%狭窄。球囊扩冠后,患者立即出现室颤,给予 300J 除颤一次,恢复窦性心率。术中反复发作室颤及室性心动过速,给予除颤及利多卡因后转变为窦性心率,生命体征逐渐平稳。手术顺利。一周后康复出院。患者术中球囊扩冠后为什么会出现室颤及室性心动过速?

二、脑缺血-再灌注损伤变化

脑是最容易发生缺血-再灌注损伤的器官之一,这是因为脑组织能量供应主要依赖于葡萄糖有氧氧化,因此,脑对缺血缺氧的耐受能力最差。

(一)脑细胞代谢的变化

1. 能量代谢变化 缺血时,脑组织葡萄糖有氧氧化障碍,ATP 合成迅速减少,能量依赖的离子泵和生物酶功能障碍。再灌注时 ROS 大量生成,与富含磷脂的脑组织发生较强的脂质过氧化反应,结构破坏,线粒体功能障碍,ATP 合成进行性减少。

2. 神经递质变化 有实验研究证明,缺血-再灌注损伤可使脑组织内兴奋性氨基酸(谷氨酸和天冬氨酸)随缺血-再灌注时间延长而逐渐降低,抑制性氨基酸(丙氨酸、γ 氨基丁酸、牛磺酸和甘氨酸)在缺血-再灌注早期明显升高。

(二)脑组织学变化

缺血及再灌注过程中,脑组织 ATP 迅速减少,膜上能量依赖的离子泵功能障碍,细胞内高 Na^+、高 Ca^{2+} 等促使脑细胞水肿、脑组织间水肿发生。大量自由基生成,破坏了膜结构,诱发细胞凋亡、导致神经元坏死。

临床上,一些脑血管病,如"烟雾病"的临床治疗手段之一是脑动脉搭桥术,如何规避缺血-再灌注损伤是决定脑动脉搭桥手术成功的关键因素之一。

三、肾缺血-再灌注损伤变化

临床上,除了肾脏移植术后,可能出现肾缺血-再灌注损伤外,在临床各种因素导致的有效循环血容量下降时(如休克),机体通过调整血液重新分布,发挥自我代偿行为时,肾脏与消化道等组织一样,供血减少。再灌注时,一部分患者会出现肾脏功能障碍、甚至功能衰竭。临床表现为血清肌酐浓度明显增高,肾小管上皮细胞线粒体高度肿胀、变形、嵴减少,排列紊乱,甚至崩解,空泡形成等,以急性肾小管坏死最为严重,可造成急性肾衰竭或导致肾移植失败。

四、肺缺血-再灌注损伤变化

丰富的微血管和吞噬细胞的肺组织结构特点,使缺血-再灌注期间,肺组织中性粒细胞浸润和自由基生成反应迅速,容易发生缺血-再灌注损伤。光镜下可见:肺不张伴不同程度肺气肿,肺间质增宽、水肿,炎症细胞浸润,肺泡隔及毛细血管内炎症细胞附壁,以中性粒细胞为主,肺泡内较多红细胞渗出。电镜下观察到:肺内毛细血管内皮细胞肿胀,核染色质聚集并靠核膜周边分布,胞核固缩倾向,核间隙增大;Ⅰ型肺泡上皮细胞内吞饮小泡较少;Ⅱ型肺泡上皮细胞表面微绒毛减少,线粒体肿胀,板层小体稀少,出现较多空泡。

五、胃肠道缺血-再灌注损伤变化

除了胃肠道移植,和胃肠道自身缺血,在机体常见的应激与休克发生时,胃肠道在血液重新分布时,发生缺血导致毛细血管通透性增高,形成间质水肿;再灌注时,肠壁毛细血管通透性更加升高,肠黏膜损伤加重,并出现广泛上皮和绒毛分离,上皮坏死,固有层破损,肠壁出血及溃疡形成。同时,广泛肠管功能障碍及黏膜屏障通透性增高,使肠腔大量有毒物质经肠壁吸收增多,肠道细菌移位进入门静脉和体循环。

六、肝缺血-再灌注损伤变化

肝脏缺血再灌注损伤多发生于休克、肝脏外科手术中肝蒂血流的阻断,如肝移植、肝脏分叶切除等。肝脏因其结构和功能特点,使其在缺血-再灌注时,极易发生自由基损伤和无复流现象。肝巨噬细胞(又称库普弗细胞,Kupffer cell)和大颗粒淋巴细胞(NK细胞)在再灌注时明显增多,产生大量的ROS,使再灌注时肝组织损伤较单纯缺血明显加重。主要表现为:光镜下,肝细胞肿胀、脂肪变性、空泡变性及点状坏死。电镜下,线粒体高度肿胀、变形、嵴减少,排列紊乱,甚至崩解,空泡形成等;内质网明显扩张;毛细胆管内微绒毛稀少等。肝功能严重受损,表现为血清谷丙转氨酶、谷草转氨酶及乳酸脱氢酶活性明显增高。

广泛的缺血-再灌注损伤还可引起多器官功能障碍综合征。

相关链接

骨骼肌缺血-再灌注损伤变化

临床上许多情况如:创伤、动脉栓塞、原发血栓形成、动脉移植术、断指再植、筋膜间隙综合征、应用止血带时间过长等,都可以使再灌注区骨骼肌发生缺血-再灌注损伤。一般认为,在缺血-再灌注过程中,自由基生成增多,脂质过氧化增强;钙超载造成骨骼肌细胞收缩过度,肌丝断裂;骨骼肌微血管损伤和微循环障碍,共同造成了骨骼肌的收缩舒张功能障碍。

第五节　缺血-再灌注损伤防治的病理生理基础

一、消除缺血原因,尽早恢复血流

消除缺血原因,尽早恢复血流是预防缺血-再灌注损伤的首要有效措施。因为缺血时间是决定再灌注损伤发生的关键因素。针对缺血原因,采取有效措施,尽可能在再灌注损伤发生的缺血时间以前恢复血流,减轻缺血性损伤,避免严重的再灌注损伤。

二、控制再灌注条件

控制再灌注条件是防控缺血-再灌注损伤的有效临床措施。实验与临床证实采用适当低压低流、低温、低 pH、低钙、低钠液灌注,可减轻再灌注损伤。低压、低流灌注可避免流体应切力等机械损伤及缺血组织氧浓度急剧增高而产生大量 ROS、组织水肿;适当低温灌注有助于降低缺血组织代谢率,减少耗氧量和代谢产物的堆积;低 pH 液灌注可减轻细胞内液碱化,抑制磷脂酶和蛋白酶对细胞的分解,降低 Na^+–Ca^{2+} 交换的过度激活;低钙液灌注可减轻因钙超载所致的细胞损伤;低钠液灌注有利于细胞肿胀的减轻。

三、抗氧化和减轻钙超载

ROS 损伤是缺血-再灌注损伤的重要发病环节,ROS 主要产生于再灌注的早期,因而,临床上一般在再灌注前或即刻给予抗自由基制剂,如 SOD、CAT、GSH-PX、维生素 E、维生素 A、维生素 C 等。另外,关于一些中药制剂在缺血-再灌注损伤中作用的研究报道较多,认为它们可通过降低体内自由基的水平,对缺血-再灌注损伤发挥较好的防治作用,如丹参、川芎嗪等。

临床观察表明:在再灌注前或再灌注时即刻使用钙通道阻滞剂,可减轻再灌注时细胞内钙超载和维持细胞的钙稳态,降低心律失常发生,如维拉帕米等。近年来研究表明,应用 Na^+–H^+ 交换蛋白及 Na^+–Ca^{2+} 交换蛋白抑制剂可以更有效地防止钙超载的发生。

四、保护生物膜,改善缺血组织的能量代谢

目前认为能量代谢障碍,ATP 缺乏是缺血-再灌注组织损伤的发生基础之一。因而,补充糖酵解底物如磷酸己糖,外源性 ATP;应用氢醌、细胞色素等进行治疗,有利于生物膜功能的恢复。延长缺血组织的可逆性改变期限。同时,纠正酸中毒也是改善缺血组织代谢,减轻再灌注损伤的重要措施之一。

相关链接

缺血预处理与缺血后处理

1986 年 Murry 等在心肌缺血-再灌注动物模型中发现:预先反复、短暂施与缺血预处理(ischemic preconditioning,IPreC)可以减轻缺血-再灌注造成的心肌坏死、心律失常、心肌收缩舒张功能障碍等损伤,而且它的保护作用具有器官普遍性。其保护机制可能与①IPreC 上调内源性保护介质,如腺苷、去甲肾上腺素、缓激肽等;②IPreC 激活细胞膜相应受体与离子通道,如细胞膜钙通道和线粒体 ATP 钾通道;③IPreC 激活多种与细胞存活有关的信号分子(如 MAPKs、PKC 和 PI3K),诱导内源性保护蛋白,如热休克蛋白、自由基清除酶、金属硫蛋白产生等相关。实验证明 IPreC 可作为一种内源性的保护方法,但是,IPreC 要求在缺血前实施,这种特性,限制其在临床上的应用。如,心肌梗死很难在临床上预测,因而 IPreC 的应用几乎不可能,而在器官移植中,对供体器官的 IPreC 有可能引发更严重的血管阻塞和出血。

近年来,有研究者尝试在心肌冠脉结扎的动物模型上,在缺血后,再灌注前,采用反复、短暂的再灌注处理,称为缺血后处理(ischemic postconditioning,IPostC),IPostC 和 IPreC 具有类似的减轻心肌及其他脏器缺血-再灌注损伤的作用,其作用机制尚不清楚,但与 IPreC 具有共同的机制通路。

虽然实验结果明确地显示,IPreC 和 IPostC 具有减轻缺血-再灌注损伤作用,但是,IPreC 和 IPostC 的临床应用还非常局限,仍有很多问题需要解决。

(于艳秋)

缺血-再灌注损伤是指在缺血的基础上，恢复血流后组织损伤反而加重，甚至发生不可逆性损伤的现象。缺血-再灌注损伤的发生取决于缺血时间，组织器官的结构、功能、代谢特点，再灌注的条件等因素。常发生在心、脑、肾、肝、肺、胃肠道、骨骼肌等器官。目前认为缺血-再灌注损伤基本机制主要是自由基、细胞内钙超载、白细胞、微循环障碍的共同作用。缺血-再灌注过程中产生的大量自由基，引发的细胞损伤是各种损伤机制学说中重要的启动因素；细胞内钙超载既是缺血-再灌注损伤的机制，又是缺血-再灌注损伤的结果，也是导致细胞发生凋亡、坏死等不可逆性损伤的主要的病理过程。缺血-再灌注时大量增多、激活的白细胞产生的自由基及各种炎症介质、细胞因子等，不仅加剧了再灌注组织的损伤，白细胞的聚集、黏附及血管内皮细胞的结构和功能损伤也导致了微循环障碍。因而，白细胞与微循环障碍是缺血-再灌注损伤引起各脏器功能障碍的关键原因。

1. 简述何为缺血-再灌注损伤？

2. 简述缺血-再灌注时自由基产生增多的机制。

3. 简述缺血-再灌注时大量产生的自由基对细胞有何损伤作用？

4. 简述缺血-再灌注损伤使细胞内钙超载发生的机制。

5. 论述缺血-再灌注损伤中无复流现象的发生机制。

第十二章　呼吸功能不全

第一节　概述

一、概念

呼吸是指机体从外界吸入氧气并呼出二氧化碳的过程，以维持机体血气平衡和内环境稳定。完整的呼吸过程包括外呼吸、气体在血液中运输和内呼吸三个基本环节。外呼吸包括肺通气(肺泡与外界之间进行气体交换的过程)和肺换气(肺泡与毛细血管之间进行气体交换的过程)。本章主要介绍外呼吸功能严重障碍引起的呼吸衰竭。

动脉血氧分压(arterial partial pressure of oxygen，PaO_2)随年龄、运动及所处海拔高度而异。成年人在海平面静息时，PaO_2随年龄增加而略有降低，而动脉血二氧化碳分压(arterial partial pressure of carbon dioxide，$PaCO_2$)却极少受年龄的影响。

在静息状态下，由于外呼吸功能障碍，PaO_2低于正常范围，伴有或不伴有$PaCO_2$增高的病理过程称为呼吸功能不全(respiratory insufficiency)。当外呼吸功能严重障碍，PaO_2低于 60mmHg，伴有或不伴有 $PaCO_2$高于 50mmHg，并出现一系列临床表现时称为呼吸衰竭(respiratory failure)。如吸入气的氧浓度(FiO_2)不足 20%时，可将呼吸衰竭指数(respiratory failure index，RFI)作为诊断呼吸衰竭的指标。$RFI = PaO_2/FiO_2$，RFI ≤300 可诊断为呼吸衰竭。

问题与思考

生活在青海玉树藏族自治州的人，PaO_2常低于 60mmHg，是否一定发生了呼吸衰竭?

二、分类

呼吸衰竭必定有 PaO_2降低。根据血气变化特点可分为 Ⅰ 型呼吸衰竭(低氧血症型)和 Ⅱ 型呼吸衰竭

（高碳酸血症型）；Ⅰ型仅有 PaO_2 下降，常见于换气功能障碍（通气/血流比例失调、弥散功能障碍等）的病例。Ⅱ型除有 PaO_2 下降外，同时伴有 $PaCO_2$ 升高，最常见为慢性阻塞性肺疾病。

根据呼吸衰竭的发病急缓，将呼吸衰竭分为急性和慢性呼吸衰竭。急性呼吸衰竭常见于脑血管意外、药物中毒抑制呼吸中枢、呼吸肌麻痹、肺梗死等，如不及时抢救，会危及患者生命；慢性呼吸衰竭多见于慢性呼吸系统疾病，如慢性阻塞性肺疾病、重度肺结核等，其呼吸功能损害逐渐加重。

根据原发病的部位不同，将其分为中枢性和外周性呼吸衰竭；根据主要发病机制不同，将其分为通气性和换气性呼吸衰竭。

第二节　病因与发病机制

呼吸衰竭是外呼吸功能障碍，而外呼吸包括肺通气和肺换气，因此能够引起肺通气和（或）肺换气发生严重障碍的因素，就会导致呼吸衰竭。

一、肺通气功能障碍

正常成人静息时，肺总通气量约为 6L/min，其中无效腔通气约占 30%，肺泡通气量约为 70%（4L/min）。肺泡通气量是有效通气量，因此，通气功能严重障碍使肺泡通气不足，是呼吸衰竭的发生机制之一。

（一）肺通气功能障碍的类型与原因

正常的肺通气有赖于肺的正常扩张、回缩与气道的通畅。所以，肺通气功能障碍可由肺扩张、回缩受限制以及气道阻塞引起。由前者引起的通气不足称限制性通气不足（restrictive hypoventilation），后者引起的通气不足称阻塞性通气不足（obstructive hypoventilation）。

1. 限制性通气不足　吸气运动是呼吸肌收缩引起肺扩张的主动过程，而平静呼气则是肺泡弹性回缩和胸廓借助重力作用复位的被动过程。主动过程更易发生障碍，导致肺泡扩张受限。引起限制性通气不足的原因：

（1）呼吸中枢抑制：使用镇静药、安眠药或麻醉药过量，代谢产物（如尿毒症毒素）堆积。

（2）神经冲动发放、传导障碍：如脑外伤、脑炎、脑血管意外、脊髓灰质炎、多发性神经炎等中枢或周围神经的器质性病变。

（3）呼吸肌本身收缩功能障碍：如重症肌无力、低钾血症、营养不良引起的呼吸肌萎缩，长时间用力呼吸与呼吸运动增强所引起的呼吸肌疲劳等，均可累及吸气肌收缩功能，从而引起限制性通气不足。

（4）胸廓顺应性降低：常见于严重的胸廓畸形、胸壁皮肤硬化、胸腔积液、气胸、纤维性胸膜增厚等可限制胸廓扩张的疾病。

（5）肺顺应性降低：常见于急性呼吸窘迫综合征、肺通气过度、肺叶或肺段切除、肺水肿等，因肺泡表面活性物质减少，使肺泡表面张力增加，顺应性下降。

2. 阻塞性通气不足　阻塞性通气不足指由于气道狭窄或阻塞所致的通气障碍。在呼吸过程中，气体分子之间以及气体分子与气道内壁之间的摩擦力形成气道阻力。影响气道阻力的因素有气道内径、长度与形态，气流速度与形式，气体密度与黏度等，其中最主要的是气道内径。成人气道阻力正常约为 $0.75 \sim 2.25 mmHg \cdot s/L$，其中 80% 以上存在于直径大于 2mm 的支气管中，直径小于 2mm 的外周小气道阻力占总阻力的 20% 以下，因此，气道阻塞可分发生于大气道的中央性气道阻塞和发生于小气道的外周性气道阻塞。

（1）中央性气道阻塞：指气管分叉以上的气道阻塞。①阻塞位于胸外：例如喉头水肿、声带麻痹、异物等，吸气时气体流经病灶引起的压力降低，可使气道内压明显低于大气压，导致气道狭窄加重；呼气时气道内压大于大气压而使阻塞减轻,患者常表现为吸气性呼吸困难(inspiratory dyspnea)(图 12-1)。②阻塞位于胸内:例如肿瘤压迫气管致管腔狭窄或者炎症时黏液分泌增加,由于吸气时胸膜腔内压降低使气道内压大于胸膜腔内压,阻塞减轻;呼气时胸膜腔内压升高压迫气道,使气道狭窄加重,患者表现为呼气性呼吸困难(expiratory dyspnea)(图 12-1)。

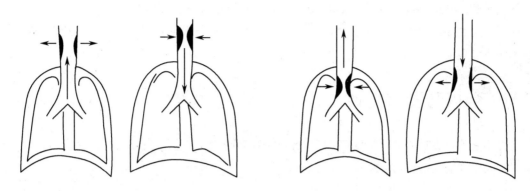

图 12-1　胸外或胸内气道阻塞所致呼气与吸气时气道阻力的变化

(2)外周性气道阻塞:外周气道是指内径小于 2mm 的细支气管,由于其无环状软骨支撑、管壁薄、与周围肺泡结构紧密相连等特点,因而在呼吸时随着跨壁压改变,其内径也随之改变。吸气时肺泡扩张,细支气管受周围弹性组织牵拉口径变大、气道伸长;呼气时气道缩短变窄,阻力加大。当机体用力呼气时胸膜腔内压为正压,均匀地作用于肺泡和胸内气道,是压迫气道的力量。肺泡内压也为正压,推动肺泡气沿气道呼出,气道内压从肺泡到鼻腔呈进行性下降。通常将气道内压与胸膜腔内压相等的气道部位称为“等压点(equal pressure point)”。等压点下游端(通向鼻腔的一端)的气道内压低于胸膜腔内压,气道可能被压缩。正常人气道的等压点位于有环状软骨支撑的大气道,即使气道外压力大于气道内压力,也不会使大气道闭合。

慢性阻塞性肺疾病主要侵犯小气道,病理表现为慢性支气管炎和肺气肿。慢性支气管炎时分泌物堵塞管腔,小气道阻力异常增大,用力呼气时,气体通过阻塞部位产生较大压力差,使阻塞部位以后的气道压低于正常,以致等压点移向肺泡侧。肺气肿患者肺泡弹性回缩力减弱使肺泡内压降低,也可使等压点移向肺泡侧。当等压点移至无软骨支撑的小气道,可使小气道压缩甚至闭合,出现严重的呼气性呼吸困难(图 12-2)。

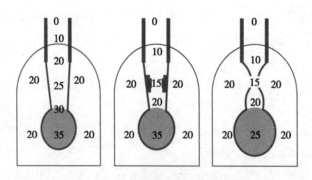

图 12-2　气道等压点上移与气道闭合

(二)肺通气不足时的血气变化

限制性与阻塞性通气不足都可使肺泡通气减少,氧的吸入和二氧化碳的排出均受阻,使肺泡气的氧分压(alveolar PO_2,P_AO_2)降低而肺泡气二氧化碳分压(alveolar PCO_2,P_ACO_2)升高,血液流经肺泡壁毛细血管时,氧气和二氧化碳不能充分交换,使 PaO_2 下降与 $PaCO_2$ 升高,最终出现 II 型呼吸衰竭。此时 $PaCO_2$ 的增值与 PaO_2 降值呈一定的比例关系,其比值相当于呼吸商(respiratory quotient,R)。

$$R = \frac{P_A CO_2 \times \dot{V}_A}{(PiO_2 - P_A O_2) \times \dot{V}_A}$$

其中,PiO_2为吸入气氧分压(PO₂ of inspired gas),在海平面为150mmHg;$\dot{V}_A$为肺泡通气量(alveolar ventilation)。由上式可得:$P_A O_2 = PiO_2 - \dfrac{P_A CO_2}{R}$

当$\dot{V}_A$减少一半时,$P_A CO_2$由正常的40mmHg升至80mmHg,$P_A O_2$由正常的100mmHg降至50mmHg,两者变化的比值为0.8,等于呼吸商,这是单纯性肺通气不足血气变化的特点。

总肺泡通气量减少必然会引起$PaCO_2$相应增高,一般认为$PaCO_2$是反映总肺泡通气量的最佳指标。$PaCO_2$取决于每分钟肺泡通气量($\dot{V}_A$,L/min)与体内每分钟产生的CO_2量(carbondi-oxide production,VCO_2,ml/min),可用下式表示:

$$P_a CO_2 = P_A CO_2 = \frac{0.863 \times VCO_2}{\dot{V}_A}$$

式中$VCO_2 = F_A CO_2 \times \dot{V}_A$;$F_A CO_2$为肺泡气中$CO_2$的浓度。可见,如$VCO_2$不变,$\dot{V}_A$减少必然引起$PaCO_2$相应地增高(图12-3)。

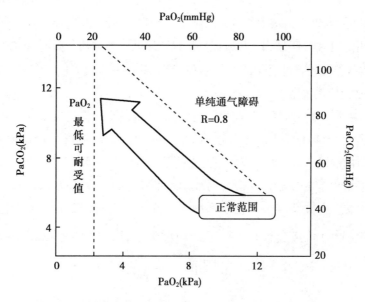

图12-3 肺泡通气障碍时$P_a O_2$和$P_a CO_2$与呼吸商(R)的关系

问题与思考

1. 结核引起的肺纤维化患者,其发生呼吸衰竭的机制是什么?
2. 为什么COPD患者用力呼气时出现明显的呼气性呼吸困难?

二、肺换气功能障碍

肺换气功能障碍包括弥散障碍、肺泡通气-血流比例失调及解剖分流增加。

(一)弥散障碍

弥散障碍(diffusion impairment)是指氧与二氧化碳通过肺泡膜进行交换的过程发生障碍。肺泡气与肺泡毛细血管血液之间交换是一个物理弥散过程,影响肺气体弥散的主要因素是肺泡膜面积和厚度,此外,肺泡膜两侧的气体分压差、气体的弥散能力、弥散距离以及血液与肺泡膜接触时间也与弥散功能有关。

1. 弥散障碍的常见原因

（1）肺泡膜面积减少：正常人约有 3 亿个肺泡，总面积约 80m²，静息时参与换气的面积约为 35~40m²，运动时可增加至 60m² 左右。由于其储备代偿能力极大，只有当弥散面积减少 1/2 以上时，才会引起换气功能障碍。肺叶广泛切除、肺实变、肺不张、肺大泡形成或肺泡大量破坏的疾病（如肺结核、肺肿瘤）均会使弥散面积减少。

（2）肺泡膜厚度增加：气体交换所通过的肺泡膜是由肺泡上皮、毛细血管内皮及两者共有的基底膜所构成，其厚度小于 1μm。虽然气体从肺泡腔到达红细胞内还需经过肺泡表面液体层、血浆层和红细胞膜，但总厚度不足 5μm，氧和二氧化碳均易透过，故正常气体交换的速度很快。当肺纤维化、肺泡透明膜形成、肺水肿、肺泡毛细血管扩张导致血浆层变厚时，可因弥散距离增加使气体弥散速度减慢。

2. 弥散障碍时的血气变化　正常人静息状态下只需 0.25 秒就可使血液氧分压与肺泡气氧分压达到平衡，而血液流经肺泡毛细血管的时间约 0.75 秒（图 12-4），上述弥散障碍发生时，肺泡气氧分压与血液氧分压达到平衡所需时间延长，但仍可在 0.75 秒内达到平衡，因而肺泡膜病变患者在静息状态时一般不出现血气异常。在体力负荷增加（如运动）时，因心输出量增加和肺血流加快，血液与肺泡接触时间缩短，可因无足够时间进行气体交换而发生明显的弥散障碍，导致低氧血症。

肺泡膜病变加上肺血流增快只会引起低氧血症，不会使 $PaCO_2$ 升高。因为气体分子量的大小和溶解度直接影响气体的弥散速度。CO_2 的分子量比 O_2 大，在水中的溶解度是 O_2 的 24 倍，故弥散系数比 O_2 大20 倍。所以，在发生弥散障碍时，血液中的 CO_2 仍能很快地弥散入肺泡，P_ACO_2 与 $PaCO_2$ 很快平衡，而只表现为 PaO_2 降低，患者出现 I 型呼吸衰竭。如发展到严重阶段同时伴有通气障碍，$PaCO_2$ 也可升高。如果存在 PaO_2 降低而引起的代偿性通气过度，P_ACO_2 与 $PaCO_2$ 会降低。

（二）肺泡通气-血流比例失调

有效的换气不仅要求足够的通气量与充分的血流量，还取决于肺泡通气量与血流量的比例。正常成人在静息状态下，平均每分肺泡通气量（$\dot{V}_A$）约 4L，平均每分血流量（$\dot{Q}$）约为 5L，两者比值（$\dot{V}_A/\dot{Q}$）约为0.8。在重体力活动时肺泡通气量可增加 20 倍，血流量可增加 6 倍。健康人肺各部分通气与血流的分布也是不均匀的。直立位时，由于重力的作用，吸气时流向上部肺泡的气体量较少，使肺泡通气量自上而下递增；重力对血流的影响更大，肺血流量自上而下递增更加明显；因此，肺部的 $\dot{V}_A/\dot{Q}$ 自上而下递减。正常青年人肺尖 $\dot{V}_A/\dot{Q}$ 可高达 3.0，而肺底部仅有 0.6，且随年龄的增长，这种差别更大（图 12-5）。

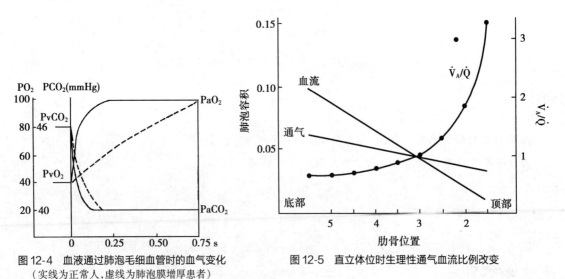

图 12-4　血液通过肺泡毛细血管时的血气变化
（实线为正常人，虚线为肺泡膜增厚患者）

图 12-5　直立体位时生理性通气血流比例改变

在肺疾病时，如肺的总通气量虽然正常，但由于肺病变轻重程度与分布的不均匀，使各部分肺的通气和（或）血流不均匀，造成部分肺泡通气-血流比例失调（ventilation-perfusion imbalance），可引起气体交换障碍。这是肺部疾患引起呼吸衰竭最常见最重要的机制。

1. 肺泡通气-血流比例失调的类型与原因

(1) 部分肺泡通气不足：支气管哮喘、慢性支气管炎、慢性阻塞性肺气肿等引起气道阻塞，以及肺纤维化、肺水肿等引起的限制性通气障碍时，使肺泡通气严重不足，而血流未相应减少，还可因炎性充血等使血流增多（如大叶性肺炎早期），使 $\dot{V}_A/\dot{Q}$ 比值显著降低，导致流经这部分肺泡的静脉血未经氧合或氧合不全就流入体循环动脉血中。这种情况类似动-静脉短路，称为功能性分流(functional shunt)或静脉血掺杂(venous admixture)。正常成人由于肺内通气的分布不均，有功能性分流存在，但仅占心排血量的3%左右。慢性阻塞性肺疾患时功能性分流可增加到相当于肺血流量的30%~50%，严重影响换气功能（图12-6）。

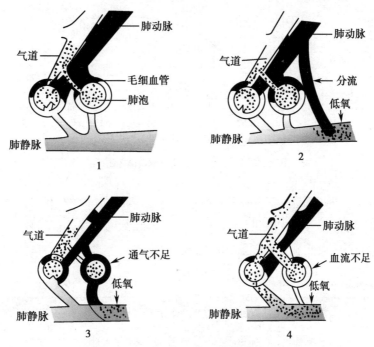

图12-6　肺泡通气与血流比值关系的模式图
1. 正常；2. 解剖分流（真性分流）；3. 功能分流；4. 无效腔样通气

(2) 部分肺泡血流不足：肺动脉炎、肺动脉栓塞、DIC、肺血管收缩、肺动脉压降低或肺部病变使肺血管受压扭曲和肺泡壁毛细血管床被破坏减少时，均可使部分肺泡血流减少，$\dot{V}_A/\dot{Q}$ 比值可显著大于正常，肺泡通气不能被充分利用，类似死腔通气的效果，称为死腔样通气(dead space-like ventilation)。正常人生理无效腔(dead space, V_D)约占潮气量(tidal volume, V_T)的30%。以上疾病时，均可引起相应部位肺组织血流减少，无效腔样通气量显著增加，甚至可使 V_D/V_T 高达60%~70%，因肺总的有效通气量减少而引起呼吸衰竭（图12-6）。

2. 肺泡通气-血流比例失调时的血气变化

(1) 部分肺泡通气不足：病变部分肺泡通气不足，造成功能性分流增加，比值小于正常（部分肺区可达0.1以下），流经该处的静脉血不能充分动脉化，氧分压与氧含量降低而二氧化碳分压与含量升高。血气的变化可引起代偿性呼吸运动增强和总通气量恢复正常或增加，此时，无通气障碍或通气障碍较轻的肺泡则可能发生代偿性过度通气，$\dot{V}_A/\dot{Q}$ 比值显著大于正常，流经该处的血液氧分压有所升高，但氧含量不见明显增加，而二氧化碳分压与含量均明显降低。因为血液氧解离曲线呈 S 形，当氧分压为100mmHg 时，血氧饱和度已达95%~98%。氧分压的再度提高也不能明显地提高血中的氧饱和度与氧含量。二氧化碳解离曲线在二氧化碳分压为40~60mmHg 时几乎呈直线，血中二氧化碳含量随分压增减而增减（图12-7）。

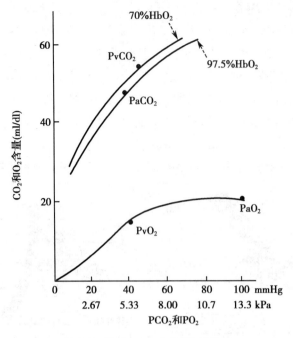

图 12-7　血液氧与二氧化碳解离曲线

　　上述两部分血液混合而成动脉血后,出现氧含量和氧分压降低,而二氧化碳分压和含量的变化则取决于代偿性通气增强的程度。若过度通气,可使 $PaCO_2$ 低于正常;如通气障碍范围较大,加上代偿性通气不足,使总的肺泡通气量低于正常,则 $PaCO_2$ 高于正常;如两部分程度相当,$PaCO_2$ 可在正常范围内(表 12-1)。

表 12-1　功能性分流时动脉血的血气变化

	病变肺区	健康肺区		全肺	
$V_A/\dot{Q}$	<0.8	>0.8	=0.8	>0.8	<0.8
PaO_2	↓↓	↑↑	↓		
CaO_2	↓↓	↑	↓		
$PaCO_2$	↑↑	↓↓	N	↓	↑
$CaCO_2$	↑↑	↓↓	N	↓	↑

　　(2) 部分肺泡血流不足:部分肺泡血流不足时,病变区肺泡 $\dot{V}_A/\dot{Q}$ 大于正常,可高达 10 以上,流经该肺区血液的氧分压可显著升高,而氧含量增加很少,二氧化碳分压与含量明显降低。但健肺却因血流增加而使其 $\dot{V}_A/\dot{Q}$ 低于正常,流经血液不能充分动脉化,氧分压与氧含量均显著降低,二氧化碳分压与含量明显增高。最终混合而成的动脉血 PaO_2 降低,$PaCO_2$ 的变化也将根据代偿性呼吸增强的程度,可以降低、正常或升高(表 12-2)。

表 12-2　无效腔样通气时动脉血的血气变化

	病变肺区	健康肺区		全肺	
$V_A/\dot{Q}$	>0.8	<0.8	=0.8	>0.8	<0.8
PaO_2	↑	↓↓	↓		
CaO_2	↑	↓↓	↓		
$PaCO_2$	↓↓	↑↑	N	↓	↑
$CaCO_2$	↓↓	↑↑	N	↓	↑

（三）解剖分流增加

生理情况下，肺内存在解剖分流（anatomic shunt），即一部分静脉血经支气管静脉和极少的肺内动-静脉交通支直接流入肺静脉。这些解剖分流的血流量正常约占心输出量的2%～3%，对血气影响不大。在支气管扩张、严重创伤、休克以及动-静脉短路大量开放时，解剖分流增加，引起血气异常。肺严重病变（如肺实变、肺不张等）时，病变部分可完全失去通气功能，但仍有血流，流经血液未进行气体交换就掺入动脉血，类似解剖分流。与功能分流不同，解剖分流的血液完全未经气体交换过程，因此称为真性分流（true shunt）。

吸入纯氧30分钟后可有效地提高功能性分流的PaO_2，而对真性分流的PaO_2则无明显改善作用，可用这种方法对两者进行鉴别。解剖分流增加使不经肺泡进行气体交换的静脉血掺杂显著增多，从而引起低氧血症；由于代偿性通气加强，可不出现高碳酸血症。

综上可见，换气功能障碍时，可因代偿性呼吸加强增加肺总通气量而只引起低氧血症型呼吸衰竭；总肺泡通气量不足则合并高碳酸血症。在呼吸衰竭的发病机制中，单纯通气不足，单纯弥散障碍，单纯肺内分流增加或单纯无效腔增加的情况较少见，往往是几个因素同时存在或相继发生作用。例如急性呼吸窘迫综合征，既有由肺不张引起的肺内分流，又有微血栓形成和肺血管收缩引起的无效腔样通气，还有由肺水肿、肺泡内透明膜形成引起的气体弥散功能障碍等多因素影响。

问题与思考

1. 无效腔样通气和功能性分流哪一个更容易代偿，为什么？
2. 解剖分流和功能性分流如何区分？

第三节　急性呼吸窘迫综合征、慢性阻塞性肺疾病与呼吸衰竭

在呼吸衰竭的发病过程中，单纯通气功能障碍、单纯弥散障碍或单纯的肺泡通气-血流比例失调的情况较少见，通常是多种因素同时存在或相继发生作用。不同疾病引起的呼吸衰竭，其主要发病环节和机制也不同。

一、急性呼吸窘迫综合征与呼吸衰竭

急性呼吸窘迫综合征（acuterespiratory distress syndrome，ARDS）是由急性肺损伤（acute lung injury，ALI）引起的一种急性呼吸衰竭，临床特征是进行性呼吸困难及顽固性低氧血症。ALI是ARDS的病理基础，是一种广泛的肺泡-毛细血管膜损伤。临床病理表现有肺充血、肺水肿、局部肺不张、肺内微血栓及透明膜形成。

ALI的常见病因：理化因素，如吸入毒气、吸入胃内容物及淹溺；全身性病理过程，如大面积烧伤、败血症和休克等；某些治疗措施，如体外循环、血液透析等，可直接引起急性肺损伤；生物因素，如严重感染（细菌性、病毒性、真菌性等）等通过全身炎症反应综合征（systemic inflammatory response syndrome，SIRS）可间接导致急性肺损伤。

ALI的发生机制很复杂，尚未完全阐明。有些致病因子可直接作用于肺泡膜引起肺损伤；有的则主要通过激活白细胞、巨噬细胞和血小板间接引起肺损伤。大量中性粒细胞在趋化因子（TNF-α、IL-8、脂多糖、C5a、LTB4、TXA_2、PAF、FDP等）作用下，聚集黏附于肺泡毛细血管内皮，释放氧自由基、蛋白酶和炎症介质等，损伤肺泡上皮细胞和毛细血管内皮细胞。血管内皮的损伤和中性粒细胞及肺组织释放的促凝物质，导致血管内凝血，形成微血栓，后者通过阻断血流进一步引起肺损伤，另外还可通过形成纤维蛋白降解产物及释放TXA_2等血管活性物质进一步使肺血管通透性增高。

（一）ARDS 导致呼吸衰竭的机制

急性肺损伤引起呼吸衰竭的机制包括通气功能障碍和换气功能障碍。

1. 通气功能障碍

（1）限制性通气不足：肺泡Ⅱ型上皮细胞损伤导致肺泡表面活性物质生成减少，水肿液稀释和肺泡过度通气消耗表面活性物质，引起肺泡表面张力增加，顺应性降低，肺泡扩张的弹性阻力增大而导致限制性通气不足。

（2）阻塞性通气不足：肺不张，肺水肿和炎症介质引起的支气管痉挛均可以引起气道阻力加大。

2. 换气功能障碍

（1）弥散障碍：由于肺泡-毛细血管膜的损伤以及炎症介质的作用，使毛细血管内皮与肺泡上皮的通透性增高，引起渗透性肺水肿及肺透明膜形成，造成肺弥散功能障碍。

（2）通气-血流比例失调：是发病的主要机制。①无效腔样通气：肺内微血栓形成及炎症介质引起肺血管收缩，使部分肺泡 $\dot{V}_A/\dot{Q}$ 比值增大，导致死腔样通气；②功能性分流：肺不张、炎性分泌物或肺水肿液堵塞小气道，以及炎症介质引起气管痉挛，使部分肺泡 $\dot{V}_A/\dot{Q}$ 比值减小，导致功能性分流增加。

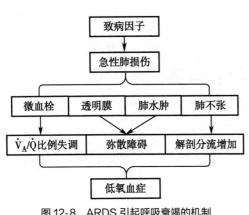

图 12-8 ARDS 引起呼吸衰竭的机制

（3）解剖分流增加：肺内微血栓形成及肺血管收缩，使肺循环阻力增大，加上某些体液因子的作用下，使肺内动-静脉吻合支大量开放，使解剖分流明显增加。ARDS 时，由于肺不张与解剖分流的明显增加，造成顽固性的低氧血症，即使吸入纯氧也难以有效地提高 PaO_2。

（二）ARDS 时的血气变化

ARDS 早期主要表现为 PaO_2 降低，没有 $PaCO_2$ 升高，甚至可因过度通气使 $PaCO_2$ 下降，表现为Ⅰ型呼吸衰竭；重度 ARDS 的晚期，因广泛的肺部病变，肺总通气量降低，除了 PaO_2 降低，可同时伴有 $PaCO_2$ 升高，可发生Ⅱ型呼吸衰竭（图 12-8）。

相关链接

肺泡表面活性物质（pulmonary surfactant，PS）代谢障碍是 ARDS 的重要发病机制。肺泡表面活性物质是一种脂蛋白，其主要活性成分为三棕榈酰卵磷脂，蛋白成分为肺表面活性物质结合蛋白（surfactant-associated protein，SP）。PS 在Ⅱ型肺泡上皮细胞内质网的微粒体中合成，经高尔基复合体储存于板层体内，在板层体内与载脂蛋白结合，再向肺泡腔分泌，以单分子层铺于肺泡表面。分泌出的 PS 在肺泡内发挥作用后将被清除和再利用。PS 的主要作用包括：①降低肺泡表面张力，防治肺泡萎陷，保持肺组织适宜的顺应性；②对抗液体漏入肺泡，防治肺水肿；③促进肺泡巨噬细胞吞噬异物，使细菌局限于肺泡表层以利于排出，以及下调特异性免疫反应，减轻变应性肺损伤。

PS 减少原因：①休克、创伤、严重感染等引起的急性肺损伤，以及缺氧、氧中毒等破坏Ⅱ型肺泡上皮细胞，使 PS 合成减少；②各种原因引起的肺泡通气过度，使 PS 消耗过多；③吸入毒气、强酸强碱、细菌性肺炎、脂肪栓塞后分解形成的游离脂肪酸以及急性胰腺炎时释放的卵磷脂酶等均可破坏 PS；吸烟引起的碳酸过多、溺水和体外循环时，也会使 PS 破坏增加；④严重肺水肿和肺出血等稀释 PS。PS 不足可导致肺泡萎陷、肺不张、肺水肿，造成严重的肺内分流，并使肺顺应性降低，是 ARDS 的重要发病机制。PS 在胎儿 20 周龄时开始生成，足月出生前达正常值，早产儿 PS 合成不足，因而容易发生新生儿呼吸窘迫综合征。

二、慢性阻塞性肺疾病与呼吸衰竭

慢性阻塞性肺疾病(chronic obstructive pulmonary disease, COPD)是指由慢性支气管炎和肺气肿等引起的慢性气道阻塞,简称"慢阻肺"。其共同特征是管径小于2mm的小气道阻塞和阻力增高。COPD是引起慢性呼吸衰竭最常见的原因,也是引起肺源性心脏病及肺性脑病的重要原因。

(一) COPD导致呼吸衰竭的机制

1. 通气障碍

(1) 阻塞性通气障碍:①慢性支气管炎引起支气管腺体增生、肥大、管壁充血和肿胀导致管腔狭窄;②炎症介质大量释放,引起支气管痉挛,气道等压点上移引起小气道受压;③炎性渗出物形成黏痰,堵塞小气道,引起阻塞性通气不足;④肺气肿时,蛋白酶增多,导致肺泡壁中弹性蛋白降解,使肺泡弹性回缩力下降;⑤肺气肿患者肺泡扩大而数量减少,使支气管壁上肺泡的附着点减少,肺泡壁通过泡壁密布的附着点牵拉支气管壁是维持细支气管的形态和口径的重要因素,附着点减少则牵拉力减弱,可引起细支气管缩小变形,阻力增加,气道阻塞。

(2) 限制性通气障碍:①因营养不良、缺氧、酸中毒等引起呼吸肌疲劳和呼吸肌无力;②肺泡表面活性物质生成减少及消耗增多;③肺纤维化和胸膜增厚、粘连等,使肺的顺应性降低。

2. 换气障碍

(1) 弥散功能障碍:肺内炎症、纤维化、肺气肿时肺泡融合、肺泡毛细血管网破坏等,可使弥散面积减少与弥散距离增加。

(2) 肺泡通气血流比例失调:因肺部病变的不均一性,使部分肺泡通气不足,而部分肺泡血流不足,引起肺泡通气血流比例失调,导致换气障碍。

(二) COPD时的血气变化

因存在通气障碍,故患者除了有PaO_2降低,还同时伴有$PaCO_2$升高,发生Ⅱ型呼吸衰竭(图12-9)。

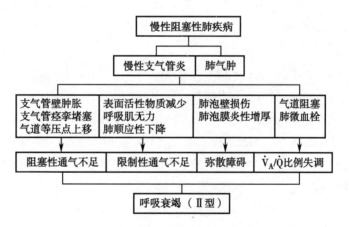

图12-9　慢性阻塞性肺疾病引起呼吸衰竭的机制

相关链接

内源性气体信号分子一氧化氮(nitric oxide, NO)参与生理和病理情况下呼吸系统功能的调节。NO是由一氧化氮合酶(nitric oxide synthase, NOS)催化L-精氨酸产生,在呼吸系统,NOS主要分为固有型(constitutive nitric oxide synthase, cNOS)和诱导型(inducible nitric oxide synthase, iNOS)。cNOS主要位于肺血管内皮细胞、气管上皮细胞、白细胞、血小板。妊娠早期胚胎肺循环就出现cNOS蛋白,参与调节胚胎肺发育过程中的肺血管紧张度,并可能与肺血管生成和肺循环的发育有关。肺泡巨噬细胞、内皮细胞、中性粒细胞和血管平滑肌细胞可以在细胞因子和内毒素作用下合成NO,具有防御意义;肺cNOS表达受缺氧的影响,急性缺氧抑制 cNOS 的表达,此与缺氧性肺动脉压增高机制有关。在内毒素和细胞因子作用下肺内许多细胞也可表达 iNOS,哮喘患者支气管上皮细胞 iNOS 表达增加,与哮喘性炎症的细胞毒素诱导 iNOS 表达有关;因此 NO 具有双重性,由 cNOS 激活局部产生很小量 NO 对调节肺血管的舒张状态、调节气道平滑肌舒张、改善肺局部通气血流比值,以及在防止血小板凝聚、参与肺的宿主防御和免疫功能中发挥作用,抑制内源性 NO 的产生会造成或加重肺损伤。而 iNOS 释放的高浓度 NO,具有细胞毒性,参与肺组织肺损伤、肺部炎症及肺缺血-再灌注损伤等,其发生机制与 NO 介导的氧化性损伤作用有关。

第四节　呼吸衰竭时机体的变化

低氧血症、高碳酸血症以及由此引起的酸碱平衡紊乱,是呼吸衰竭引起机体各系统代谢与功能变化的发病学基础。由于呼吸衰竭发生的速度、程度、持续时间不同,因此对机体的影响程度也不同。慢性呼吸衰竭患者在发病过程中,常先出现一系列代偿适应性反应,以增加组织供氧、调节酸碱平衡,从而改善组织器官的功能代谢以适应新的内环境。

一、酸碱平衡及电解质代谢紊乱

Ⅰ型和Ⅱ型呼吸衰竭时均有低氧血症,可发生代谢性酸中毒;Ⅱ型呼吸衰竭时可发生代谢性酸中毒和呼吸性酸中毒;ARDS 患者由于代偿性过度通气,可发生呼吸性碱中毒;人工呼吸机使用不当、利尿剂和 $NaHCO_3$ 使用过量均可引起代谢性碱中毒。一般而言,呼吸衰竭时常发生混合型酸碱平衡紊乱。

（一）代谢性酸中毒

严重缺氧可使无氧代谢增强,酸性代谢产物增多,引起代谢性酸中毒。呼吸衰竭合并肾衰竭,由于肾小管排酸保碱功能降低,使代谢性酸中毒加重。此类患者血清[K^+]增高,主要由于酸中毒使细胞内 K^+ 向胞外转移,另外肾小管上皮细胞在酸中毒时排 H^+ 增多,排 K^+ 减少;代谢性酸中毒时,由于 HCO_3^- 降低可使肾排出 Cl^- 减少,引起血[Cl^-]增高。

（二）呼吸性酸中毒

Ⅱ型呼吸衰竭时,大量二氧化碳潴留可引起呼吸性酸中毒。如发病急骤,往往因代偿不全而出现失代偿性呼吸性酸中毒。如发病缓慢,肾脏充分发挥代偿作用,可出现代偿性呼吸性酸中毒。此时血液电解质的变化可有高血钾和低血氯。低血氯的主要原因:血中二氧化碳潴留时,红细胞中二氧化碳在碳酸酐酶作用下形成大量碳酸,并解离成 HCO_3^-,与细胞外 Cl^- 进行交换,使 Cl^- 转移入细胞;酸中毒时肾小管上皮细胞重吸收 $NaHCO_3$ 增多,同时 NH_3 产生增加,在尿中有较多的 Cl^- 以 NH_4Cl 和 $NaCl$ 形式排出。

（三）呼吸性碱中毒

Ⅰ型呼吸衰竭的患者如有通气过度,使 $PaCO_2$ 明显降低,发生呼吸性碱中毒。此时血清[K^+]降低,血清[Cl^-]升高。临床发病急骤,多为失代偿性呼吸性碱中毒。

（四）呼吸性酸中毒继发或合并代谢性碱中毒

Ⅱ型呼吸衰竭患者使用人工呼吸机过度,CO_2 迅速大量排出,而体内原来代偿增加的 HCO_3^- 来不及排出,血 HCO_3^- 增高,导致代谢性碱中毒。纠正酸中毒时使用 $NaHCO_3$ 过量、肺心患者使用利尿剂过量,也可导致代谢性碱中毒。

二、呼吸系统变化

呼吸衰竭时呼吸幅度、频率及节律的变化往往与原发病有关。例如,在肺顺应性降低所致的限制性通气障碍性疾病中,因牵张感受器或肺毛细血管旁感受器受刺激而反射性地引起浅快呼吸。阻塞性通气不足时,常表现为深慢呼吸,且随阻塞部位不同,可表现为吸气性呼吸困难或呼气性呼吸困难。中枢性呼吸衰竭往往出现呼吸浅慢或节律不整,表现为周期性呼吸(潮式呼吸、间歇呼吸等)。

外呼吸功能障碍导致的低氧血症与高碳酸血症可影响呼吸功能。PaO_2 低于 60mmHg 时,可作用于颈动脉体和主动脉体外周化学感受器,反射性使呼吸中枢兴奋。当 PaO_2 低于 30mmHg 时,缺氧对呼吸中枢的直接作用为抑制。二氧化碳与 H^+ 主要作用于中枢化学感受器,使呼吸中枢兴奋,引起呼吸加深加快,增加肺通气量。但当 $PaCO_2$ 超过 80mmHg 时,则抑制呼吸中枢,出现 CO_2 麻醉。Ⅱ型呼吸衰竭的患者,中枢化学感受器常被抑制,对二氧化碳敏感性降低,呼吸中枢的兴奋性主要靠 PaO_2 降低对外周化学感受器的刺激来维持。此时若吸入高浓度的氧,虽可使 PaO_2 回升到正常水平,缓解缺氧,但也解除了缺氧对呼吸中枢的兴奋作用,反而引起呼吸中枢的进一步抑制,造成严重后果。所以对Ⅱ型呼吸衰竭患者以吸入低浓度氧(24%~30%)为宜。

三、循环系统变化

缺氧与二氧化碳潴留对心血管的作用相似,两者具有协同作用。一定程度的缺氧与二氧化碳潴留可兴奋心血管运动中枢,使心率加快,心肌收缩力加强,心输出量增加,以及皮肤与腹腔脏器血管收缩,血压轻度升高。心脑血管除受神经调节外,也受局部产生的代谢产物如腺苷的扩血管影响,有利于保证心、脑血供。严重的缺氧与二氧化碳潴留可直接抑制心血管中枢,抑制心脏活动,广泛扩张外周血管与收缩肺、肾小动脉,引起心收缩力降低、血压下降、心律失常等。

慢性阻塞性肺疾病等引起的慢性呼吸衰竭,常可累及右心,引起右心肥大与衰竭,即肺源性心脏病。其发生机制与肺动脉高压和心肌受损有关。

(一)缺氧引起肺动脉高压的可能机制

1. 缺氧本身可引起的肺血管收缩,二氧化碳潴留与血液 pH 降低可使肺血管对缺氧的敏感性增加,进一步增强了缺氧对肺血管的收缩作用,使肺循环阻力显著增加,是导致肺动脉高压的重要原因。

2. 原发性肺部疾患引起的肺血管改变,如肺毛细血管床破坏与减少、肺栓塞、肺小动脉炎使管壁增厚、管腔狭窄等均可引起肺动脉压力增高。

3. 长期肺小动脉收缩、缺氧,可引起无肌型肺微动脉肌化、肺血管平滑肌细胞与成纤维细胞肥大增生、胶原蛋白和弹性蛋白合成增加,使肺血管壁增厚、变硬、管腔狭窄,形成持久稳定的肺动脉高压。

4. 慢性呼吸衰竭患者因长期缺氧所引起的代偿性红细胞增多,使血容量增加,血液黏滞性增高,肺血流阻力增大,加重了肺动脉高压。

(二)缺氧引起心肌受损的可能机制

1. 缺氧、高碳酸血症与电解质代谢紊乱可直接损害心肌,降低心肌舒缩功能,长期缺氧还可引起心肌变性、坏死及纤维化等病变。

2. 长期肺动脉高压使右心负荷加重,可引起右心室肥大及损伤。

3. 出现呼吸困难时,用力呼气使胸膜腔内压增高,心脏受压,不利于心脏舒张,用力吸气使胸膜腔内压降低即负压增大,右心收缩时负荷增加,促使心力衰竭发生。

四、中枢神经系统变化

中枢神经系统对缺氧十分敏感,当 PaO_2 降至 60mmHg 时,出现智力与视力轻度减退;PaO_2 迅速降至 40~50mmHg 以下,可引起一系列神经精神症状,如头痛、不安、定向与记忆障碍、神经错乱、嗜睡,甚至惊厥和昏迷;当 PaO_2 低于 20mmHg 时,只需几分钟就可造成神经细胞不可逆损害。急性呼吸衰竭时,缺氧是造成机体危害的主要原因,而慢性呼吸衰竭时二氧化碳潴留的危害作用更大。

$PaCO_2$ 超过 80mmHg 时,可引起头痛、头晕、烦躁不安、言语不清、扑翼样震颤、精神错乱、嗜睡、昏迷、抽搐和呼吸抑制等,称为二氧化碳麻醉(carbon dioxide narcosis)。

由呼吸衰竭引起的脑功能障碍称为肺性脑病(pulmonary encephalopathy)。肺性脑病常见于 II 型呼吸衰竭的患者。对 II 型呼吸衰竭来说,二氧化碳与酸中毒的作用大于缺氧的作用,其发病机制尚未完全阐明,一般认为是由缺氧、二氧化碳潴留及酸碱平衡紊乱等共同作用于脑血管和脑细胞的结果。

(一)对脑血管的影响

1. 高碳酸血症与酸中毒可扩张脑血管,使毛细血管通透性增强,导致脑间质水肿。现已证明,$PaCO_2$ 每升高 10mmHg,可使脑血管扩张、脑血流量增加 50%。

2. 缺氧也能使脑血管扩张,血管通透性增高,导致脑间质性水肿。

3. 脑充血、水肿使颅内压增高,压迫脑血管加重脑缺氧,形成恶性循环。

4. 缺氧还可加重代谢性酸中毒、损伤血管内皮细胞引起血管内凝血,也是肺性脑病发生的重要因素。

(二)对脑细胞的影响

1. 缺氧使能量生成减少:一方面供能不足可引起脑细胞功能障碍,另一方面,由于 ATP 减少,钠泵功能障碍,使细胞内钠水增多,形成脑细胞水肿。

2. 缺氧导致神经细胞内酸中毒:正常脑脊液的缓冲作用较血液弱,其 pH 也较低,$PaCO_2$ 比动脉血高。因血液中的 HCO_3^- 及 H^+ 不易通过血脑屏障进入脑脊液,故脑脊液的酸碱调节需时较长,呼吸衰竭时脑脊液的 pH 变化比血液更明显。当脑脊液的 pH 低于 7.25 时,脑电波变慢,低于 6.8 时脑电活动完全停止。神经细胞内酸中毒一方面可增加脑谷氨酸脱羧酶的活性,使 γ-氨基丁酸生成增多,导致中枢抑制;另一方面增强磷脂酶活性,使溶酶体水解酶释放,引起神经细胞和组织的损伤。

五、泌尿系统变化

呼吸衰竭时,肾功能常受损害,轻者仅尿中出现蛋白、红细胞、白细胞及管型等,严重时可发生急性肾衰竭,出现少尿、氮质血症与代谢性酸中毒等相应变化。此时常为功能性肾衰竭,肾脏结构无明显改变。只要外呼吸功能改善,肾功能可较快恢复。肾衰竭的发病机制是由于缺氧与高碳酸血症反射性引起交感神经兴奋使肾血管收缩,肾血流量严重减少所致。

六、消化系统变化

严重缺氧可使胃壁血管收缩,降低胃黏膜的屏障作用,引起上消化道出血。二氧化碳潴留可增强胃壁细胞碳酸酐酶活性,使胃酸分泌增多,出现胃黏膜糜烂、坏死、出血与溃疡等改变。

案例 12-1

患者男性,68 岁。患慢性阻塞性肺疾病,咳嗽、咳痰 20 多年。近 2 周发生感冒后,上述症状加重,出现明显的咳喘、黄痰、呼吸困难而入院。体检:体温 38.5℃,心率 104 次/min,呼吸 60 次/min。呼吸急促,发绀,两肺底有细湿啰音。肺活量 1000ml(正常成年男性 3500ml)。血气分析:PaO_2 50mmHg,$PaCO_2$ 56mmHg,pH 7.26。

试分析:
该患者发生呼吸衰竭的类型、发生机制及出现哪种酸碱平衡紊乱。

第五节　呼吸衰竭防治的病理生理基础

一、防止和去除呼吸衰竭的原因和诱因

积极防治各种可能引起呼吸衰竭的原发病,原发病得不到控制,呼吸功能难以改善。如防治呼吸道感染,慎用呼吸中枢抑制药物,需手术者,术前需检查患者肺功能储备等。避免任何增加呼吸负荷或加重呼吸功能障碍的因素。慢性阻塞性肺疾病患者合并呼吸道感染时,常诱发呼吸衰竭与右心衰竭,因此应注意预防和控制呼吸道感染。

二、改善通气,降低 $PaCO_2$

Ⅱ型呼吸衰竭 $PaCO_2$ 增高是由于肺总通气量不足所致,需通过增加肺泡通气量以降低 $PaCO_2$。增加肺通气的措施有:

(一)畅通气道

清除气道内容物与分泌物、解除支气管痉挛、减轻黏膜肿胀,必要时行气管插管或气管切开术。对急性喉炎和气管支气管炎,给予足量抗生素及肾上腺皮质激素以减少渗出水肿。对支气管平滑肌痉挛引起的哮喘,给予支气管扩张药以解除支气管痉挛。对气管和支气管异物应在支气管镜下取出异物,对严重的梗阻应气管插管或气管切开。

(二)增强呼吸动力

对呼吸中枢抑制者使用呼吸中枢兴奋药尼可刹米可以增加呼吸动力,改善限制性通气障碍;但对慢性呼吸衰竭伴营养不良者,增加呼吸肌动力,易于导致呼吸肌疲劳,因此需注意补充营养改善呼吸肌功能。

(三)人工辅助通气

用人工呼吸维持必需的通气量,也可使呼吸肌得以休息,有利于呼吸肌功能的恢复。

(四)补充营养

慢性呼吸衰竭的患者由于呼吸困难影响进食量、胃肠消化和吸收功能,常有营养不良,应补充营养,改善呼吸肌功能。

三、氧疗,提高 PaO_2

呼吸衰竭时一定存在低张性缺氧,给氧的目的在于尽快提高 PaO_2 水平(50mmHg 以上),提供组织必需的氧。当 PaO_2 达到 60mmHg 时,血氧饱和度可达 85%。

对于无二氧化碳潴留的 Ⅰ 型呼吸衰竭患者,可吸入较高浓度的氧(一般不超过 50%)。而对有二氧化碳潴留的 Ⅱ 型呼吸衰竭患者,给氧应谨慎,宜采取持续性低浓度给氧,如鼻管给氧,氧浓度为 24%~30%,流速为 1~2L/min,使 PaO_2 维持在 50~60mmHg 左右。

四、改善内环境及保护重要器官的功能

注意纠正酸碱失衡与电解质代谢紊乱,以改善内环境;注意维持心、脑、肾等重要器官功能,预防和治疗肺源性心脏病与肺性脑病等严重并发症。

(杨力明)

呼吸衰竭是指外呼吸功能严重障碍,以致在静息状态吸入空气时,PaO_2 低于 60mmHg,伴有或不伴有 $PaCO_2$ 高于 50mmHg,并出现一系列临床表现的病理过程。 分为Ⅰ型和Ⅱ型,Ⅰ型仅有 PaO_2 下降,Ⅱ型除有 PaO_2 下降外,同时伴有 $PaCO_2$ 升高。 发生机制分为肺通气功能障碍(包括限制性、阻塞性通气不足)和换气功能障碍(包括弥散障碍、肺泡通气-血流比例失调和解剖分流增加)。 通气功能障碍由于总肺泡通气量不足导致 PaO_2 降低和 $PaCO_2$ 升高,引起Ⅱ型呼吸衰竭;换气功能障碍时,$PaCO_2$ 的变化取决于代偿性呼吸增强的程度,可以降低、正常或升高,常引起Ⅰ型呼吸衰竭。

ARDS 和 COPD 是较典型的急性和慢性呼吸衰竭,其发生机制复杂,常引起严重后果。 呼吸衰竭可引起明显的酸碱失衡和电解质代谢紊乱,其中Ⅰ型呼吸衰竭以代谢性酸中毒多见,Ⅱ型呼吸衰竭可发生混合型酸碱平衡紊乱。 呼吸衰竭时机体会出现多个器官系统功能代谢的紊乱,如发生肺源性心脏病、肺性脑病。 呼吸衰竭的防治原则以防止和去除病因、诱因、改善通气、氧疗、改善内环境和支持重要器官功能为主。 Ⅰ型呼吸衰竭患者,可吸入较高浓度的氧(一般不超过50%);Ⅱ型呼吸衰竭患者,宜采取持续性低浓度给氧。

1. 简述呼吸衰竭的发生机制。

2. 为什么单纯弥散障碍主要导致动脉血 PaO_2 降低,一般不伴有 $PaCO_2$ 升高?

3. 简述阻塞性通气不足时呼吸困难的性质、原因。

4. 简述弥散障碍和通气-血流比例失调时的血气变化特点。

5. 简述肺性脑病的发生机制。

6. 简述Ⅱ型呼吸衰竭给氧的原则和相关机理。

第十三章　心功能不全

心脏是血液循环系统的动力和枢纽。正常心脏不断地进行有节律的收缩和舒张相交替的活动，收缩时将心室内血液射入动脉，舒张时心脏收纳静脉血返回心脏，整个过程推动血液沿单一方向循环流动，实现了心脏的泵血功能。

心功能不全（cardiac insufficiency）是由不同病因引起的心脏舒缩功能异常，以致在循环血量和血管舒缩功能正常时，心脏泵出的血液达不到组织需求的综合征，包括从完全代偿阶段直至完全失代偿阶段的全过程，心力衰竭一般是指心功能不全的晚期。

心力衰竭（heart failure）或称泵衰竭（pump failure）是指心肌原发或继发性收缩和（或）舒张功能障碍，使心输出量绝对或相对降低，以致不能满足机体代谢需要，并出现一系列临床症状和体征的病理过程或临床综合征。原发性心肌纤维舒缩功能障碍引起的心力衰竭又称心肌衰竭（myocardial failure），此时泵功能障碍是原发性的，如心肌梗死、心肌炎。由于心脏前、后负荷过重而导致的心肌肥大和（或）心腔扩大，引起心肌舒张功能下降和（或）收缩性相对下降而导致的心力衰竭，则是继发性的，如高血压病、心脏瓣膜病。当心力衰竭呈慢性经过时，往往伴有血容量和组织间液增多以及静脉系统淤血，并出现水肿，临床上称为充血性心力衰竭（congestive heart failure）。

心脏的泵功能包括舒张期充盈和收缩期射血两个方面。心脏的收缩和舒张功能障碍，或者心脏负荷过重，是导致心力衰竭发生的原因。从血流动力学观点来看，无论何种原因引起的心衰，其关键发病环节均为输出不足（缺血）和回流障碍（淤血），这是心力衰竭时各种临床表现发生、发展的病理生理基础。从治疗角度而言，要阻断上述发病环节，首先要恢复心肌正常的舒缩功能并调整心脏的负荷，这是心力衰竭防治的基本原则。

第一节　心力衰竭的病因、诱因和分类

一、心力衰竭的病因

心力衰竭是多种循环系统及非循环系统疾病发展到终末阶段的共同结果,主要病因可以归纳为原发性心肌舒缩功能障碍(心肌收缩性降低、心室舒张及充盈受限)和心室前、后负荷过重(表 13-1)。

表 13-1　心力衰竭的常见病因

心肌收缩性降低	心室前负荷过重	心室后负荷过重	心室舒张及充盈受限
心肌缺血或梗死	瓣膜关闭不全	高血压	左心室肥厚
心肌炎	房室间隔缺损	主动脉缩窄	限制性心肌病
扩张性心肌病		主动脉瓣狭窄	心肌纤维化
药物毒性		肺动脉高压	
		肺源性心脏病	

(一)原发性心肌舒缩功能障碍

1. 心肌病变　心肌炎、心肌病、心肌纤维化等原发性心肌病变,可因肌原纤维受到损害,使心肌舒缩性减弱或心室舒张及充盈受限而发生心力衰竭。

2. 心肌缺血、缺氧　冠状动脉粥样硬化性心脏病、严重贫血和维生素 B_1 缺乏引起的心肌病变等,由于心肌绝对或相对供血供氧不足和生物氧化过程障碍,而导致心力衰竭。

(二)心室负荷过度

心脏的负荷分为容量负荷(volume load)和压力负荷(pressure load)。

1. 容量负荷过度　又称前负荷过度,是指心室舒张时所承受的容量过大,相当于心室舒张末期的容量,其大小决定了心肌收缩的初长度。左心室容量负荷过度常见于主动脉瓣或二尖瓣关闭不全;右心室容量负荷过度常见于肺动脉瓣或三尖瓣关闭不全、房间隔或室间隔缺损等。严重贫血、甲状腺功能亢进等左、右心室前负荷都过度。

2. 压力负荷过度　又称后负荷过度,是指心室收缩时所承受的阻抗增加,相当于心室壁在收缩时的张力,常以主动脉压作为左心室压力负荷的指标。高血压病、主动脉瓣狭窄等左室后负荷增高;右室后负荷过度常见原因是肺动脉高压和肺动脉瓣狭窄等。

3. 心脏舒张受限　常见于心室舒张期顺应性减低(如肥厚型心肌病、高血压性心脏病)、限制型心肌病和心包疾病(填塞或缩窄)。二尖瓣狭窄和三尖瓣狭窄可使心室充盈受限,导致心房衰竭。

二、心力衰竭的诱因

临床上,90%以上心力衰竭的发生都是有诱因的。凡加重心肌舒缩功能障碍和(或)增加心脏负荷的因素都可能成为心力衰竭的诱因,表 13-2 列举了常见的引起心力衰竭的诱因。

表 13-2　心力衰竭的常见诱因

代谢需要增加	前负荷增加	后负荷增加	损伤心肌收缩性
感染或发热	高钠饮食	高血压控制不良	使用负性肌力药物
贫血	过量输入液体	肺动脉栓塞	心肌缺血或梗死
心动过速	肾衰竭		酸中毒
妊娠及分娩			大量喝酒

（一）各种感染

各种感染是心力衰竭的重要诱因。其中呼吸道感染占首位，特别是肺部感染，可能与肺淤血后清除呼吸道分泌物的能力下降及增加右心后负荷有关。感染产生的毒素可抑制心肌的舒缩功能；感染引起的发热、代谢亢进及窦性心动过速等增加心脏的血流动力学负荷。

（二）心律失常

快速性心律失常如心房颤动，一方面由于舒张期缩短，冠脉血流不足，心肌处于缺血、缺氧状态；另一方面由于心率加快，心肌耗氧量增加，两者综合作用可使心泵功能下降。严重心动过缓也可引起心排血量下降。心律失常还会导致心房辅助泵作用丧失，使心室充盈功能受损。

（三）酸中毒和高（低）钾血症

1. 酸中毒　各种原因引起的酸中毒可通过多种途径（详见第二章）引起心肌收缩功能障碍，从而诱发心力衰竭。

2. 高（低）钾血症　血钾升高可抑制心肌动作电位复极化期 Ca^{2+} 内流使心肌收缩性降低；高钾血症还可引起心肌兴奋折返而造成心律失常，促使心力衰竭的发生。低钾血症也易引起心肌电生理特性的改变，导致心律失常而诱发心力衰竭。

（四）妊娠和分娩

妊娠尤其分娩时可加重心脏前、后负荷，分娩因引起强烈应激反应而减少冠脉血流量和增加心肌耗氧量而诱发心力衰竭，孕产妇若伴有出血或感染时更易发生心力衰竭。

（五）治疗措施不当

洋地黄制剂、β受体阻断剂、抗心律失常药物使用不当或过量、过快输液等可加重心脏负荷。

除上述诱因外，剧烈运动、情绪激动、气候变化、精神压力过重、高钠饮食等也可诱发心力衰竭。

问题与思考

---

1. 为什么患心脏病妇女妊娠晚期容易发生心力衰竭？

2. 为什么妊娠妇女分娩时容易诱发心力衰竭的发生？

三、心力衰竭的分类

（一）根据心脏的受损部位分为以下三类

1. 左心衰竭（left heart failure）　常发生于冠心病、高血压性心脏病、主动脉瓣膜病和二尖瓣关闭不全，也可见于心肌病及先天性心脏病等。由于左室排血功能降低，不能充分排出来自肺静脉的血液，致肺循环淤血、肺水肿。

2. 右心衰竭（right heart failure）　多见于肺动脉高压、二尖瓣狭窄伴肺血管阻力升高、某些先天性心脏病和右心瓣膜病等，因右室不能充分把体循环回心的血液排至肺循环，故出现体循环淤血、静脉压升高，并常伴有下肢水肿，严重者发生全身水肿。

3. 全心衰竭（whole heart failure）　左、右心都发生衰竭称为全心衰竭，见于心肌炎、心肌病或严重贫血同时累及左、右心；也可由长期的左心衰竭使右室后负荷过度而并发右心衰竭；或右心衰竭时，由于射入肺动脉的血量减少，经肺循环回流到左心的血量减少，使左心输出量下降，冠脉灌流减少，左心室泵血功能受损而继发左心衰竭。

（二）根据发生的速度分为以下两类

1. 急性心力衰竭（acute heart failure）　发病急骤，心输出量迅速减少，机体来不及充分代偿所致，常伴有心源性休克。见于急性心肌梗死、严重的心肌炎，也可由慢性心力衰竭突然加重而来。

2. 慢性心力衰竭(chronic heart failure) 较常见。发病缓慢，多经过较长时间的代偿阶段后才发生，患者可长期处于持续的心力衰竭状态，并伴有静脉淤血和水肿。常见于高血压病、心脏瓣膜病和肺动脉高压等。

（三）按心输出量的高低分为以下两类

1. 低输出量性心力衰竭(low output heart failure) 冠心病、高血压病、心肌病、心脏瓣膜病等引起的心力衰竭多属此类，其心输出量低于心力衰竭前水平及正常人水平。

2. 高输出量性心力衰竭(high output heart failure) 继发于高循环动力状态的某些疾病，如甲状腺功能亢进、严重贫血、严重维生素 B_1 缺乏病和动-静脉瘘等。上述疾病由于循环血量增多，或者循环速度加快，使心室容量负荷增加，引起心输出量代偿性增高。此类患者发生心力衰竭时，心输出量比心力衰竭前有所降低，但仍可稍高于正常人水平。

（四）根据病情严重程度分为以下三类

1. 轻度心力衰竭 由于代偿完全，处于 I 级心功能状态(日常活动不引起心力衰竭的症状、体征)或 II 级功能状态(体力活动轻度受限，日常活动即可出现气急心悸)。

2. 中度心力衰竭 由于代偿不全，心功能处于 III 级(体力活动明显受限，轻于日常的活动即出现心力衰竭的症状、体征，休息后可好转)。

3. 重度心力衰竭 完全失代偿，心功能处于 IV 级(安静情况下即可出现心力衰竭的临床表现，完全丧失体力活动能力，病情危重)。

相关链接

临床上发生的心力衰竭多数系心肌收缩和舒张功能障碍同时并存引起，少数是由以收缩或舒张功能障碍为主引发，但随着病程进展常伴发另一种功能异常。高血压性心脏病、冠心病等所致的心肌收缩功能障碍(为主)引起的心力衰竭，称为收缩功能不全性心力衰竭(收缩性衰竭)；二尖瓣或三尖瓣狭窄、缩窄性心包炎、肥大性心肌病、心肌缺血等可使心肌舒张功能障碍(为主)引起的心力衰竭，称为舒张功能不全性心力衰竭(舒张性衰竭)。前者的治疗主要在于增强心肌收缩的功能，同时兼顾心肌舒张性能的改善；而后者的治疗应着重于改善心肌舒张的性能，同时兼顾心肌收缩功能的加强。

第二节 心力衰竭时机体的代偿

心肌受损或心脏负荷过度时，体内将出现一系列的代偿活动，包括心脏本身的储备功能和心脏之外的代偿。通过代偿活动，使心脏功能维持于相对正常状态。已经发生心力衰竭的患者，上述代偿活动部分仍继续存在，只是未能逆转心力衰竭(图 13-1)。

一、心脏的代偿活动

（一）功能性改变

1. 心率加快 在每搏输出量减少的情况下，一定程度的心率加快可使心输出量增多或不致明显减少，这是心脏发动快、见效迅速的代偿活动。其机制是：①心输出量减少时，动脉血压下降，主动脉弓和颈动脉窦血管壁的压力感受器传入冲动减弱，反射性引起心率加快；②心室舒张末期容积和压力增高，刺激心房壁和腔静脉入口处的容量感受器，引起心率加快；③缺血、缺氧刺激主动脉体和颈动脉体的化学感受器，兴奋呼吸中枢，呼吸加深加快，通过肺牵张反射而使心率加快。

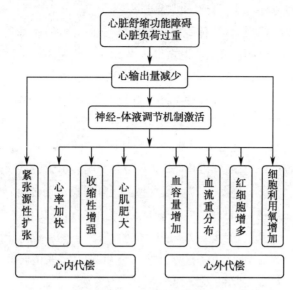

图13-1　心力衰竭时机体的代偿

心率加快的代偿是有限度且有负效应的,当心率过快(超过180次/min),心脏舒张期缩短,影响冠脉的灌流量;尤其是心室充盈因舒张期缩短而明显不足,结果每搏输出量更进一步显著减少,心输出量也明显减少;同时心肌的耗能、耗氧明显增加。因此,心率过快不但失去代偿作用,反而可能促进心力衰竭的发生。

2. 心脏紧张源性扩张　心室舒张末期容积和压力增大使心肌纤维的初长度增大,根据 Frank-Starling 定律,在一定范围内随着心肌纤维初长度的增大,心肌收缩力增强的心腔扩大现象,称为紧张源性扩张。这种心肌纤维初长度的改变而引起自身收缩力的改变,也称心肌异长性自身调节。在心泵功能减弱时,心输出量减少,致使舒张末期容积增加,心肌初长度增大,通过紧张源性扩张可使心肌收缩力加强而保持心输出量于正常水平。这是心脏对急性血流动力学改变的一种重要代偿机制。

当肌节长度为 $2.2\mu m$ 时,粗、细肌丝处于最佳重叠状态,横桥的有效数目最多,产生的心肌收缩力也最大,称为最适初长度(L_{max})。短于或超过最适初长度,横桥的有效数目都减少,心肌收缩力都减弱。在正常情况下,舒张末期的压力较低,肌节长度变动在 $1.7\sim 2.1\mu m$ 之间,尚未达到最适初长度,所以当前负荷增加时,心肌收缩力和心输出量均随心室舒张末期容量增大而增加,直到肌节初长度达到 L_{max} 为止。但肌节长度超过 L_{max},心肌收缩力和心输出量则反而降低。这种心肌纤维过度拉长并伴有心肌收缩力下降的心腔扩大现象,称为肌源性扩张,此时已失去代偿意义。

3. 心肌收缩性增强　收缩性是指心肌在接受刺激后产生张力和缩短的一种内在特性,是最简单的评价心肌收缩性的方法:是等容收缩期左心室内压力上升的最大速率(maximal rate of increase in left ventricular pressure,+dp/dt max)。调节心肌收缩性的主要因素是神经-体液因素,如交感神经、儿茶酚胺、电解质(尤为 K^+、Ca^{2+})等。

心肌收缩性增强是最经济的心脏代偿方式之一,也是动用心输出量储备的最基本机制。心功能不全时,由于交感-儿茶酚胺的作用,通过受体操纵性钙通道,使胞质内 Ca^{2+} 浓度升高,正性肌力作用得以发挥。当慢性心力衰竭时,血浆中虽有大量的儿茶酚胺,但心肌的 β-肾上腺素能受体下调,正性肌力作用下降,转为失代偿。

(二)结构性调整

由于长期的负荷增加,心肌细胞、非心肌细胞及细胞外基质的基因表达发生改变,使心脏的结构、代谢和功能都经历了一个模式改建的过程,称为心肌重塑(myocardial remodeling)。心肌细胞的结构性适应不仅有量的增加(心肌肥大),还伴随着质的变化(细胞表型改变),其功能与代谢均有别于正常心肌细胞。除心肌细胞外,非心肌细胞及细胞外基质也会发生明显的变化。

1. 心肌肥大　心肌肥大是指心肌细胞体积增大和重量增加,是心脏长期负荷过度逐渐形成的一种慢性代偿机制。当心肌肥大达到临界限(成人心脏重量超过 500g 或左室重量超过 200g),心肌细胞也可有数量增多。

心肌肥大分为向心性肥大(concentric hypertrophy)和离心性肥大(eccentric hypertrophy)。心室压力负荷过度时,收缩期室壁压力增高,引起肌节的并联性增生,使心肌纤维变粗,心室壁厚度显著增加,心室腔无明显扩大,使室壁厚度与心腔半径之比增大,形成向心性肥大(图 13-2)。心室容量负荷过度时,舒张期室壁张力增加,肌节串联性增生,使心肌纤维增长,心室腔因而明显扩大,室壁轻度增厚,室壁厚度与心腔半径之比基本正常,发生离心性肥大(图 13-2)。这两种肥大都是持久而强有力的代偿方式。当心血管疾病呈慢性经过时,心肌肥大出现在心力衰竭之前,长期代偿心脏的过度负荷或心肌损害,使心功能处于代偿阶段。心肌肥大的意义在于心脏总的收缩力增加。实验证明,虽然单位重量肥大心肌的收缩性是降低的,由于心肌总重量增加,心脏总的收缩力还是增加的。因此,在相当长的时间内肥大心脏处于功能稳定状态,使心输出量维持在适应机体需要的水平,而不发生心力衰竭。

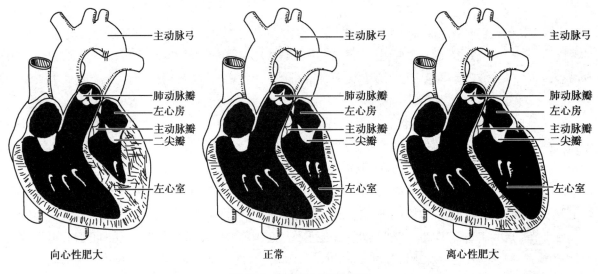

向心性肥大　　　　　　　　正常　　　　　　　　离心性肥大

图 13-2　心肌肥大的表现形式

心肌肥大与其他代偿方式一样也是有一定限度的,超过代偿限度则将由代偿转为失代偿,而发展为心力衰竭。其机制是心脏重量增加使肥大心肌出现不平衡生长,包括:①器官水平上,单位重量心肌的交感神经分布密度降低,使心肌舒缩性能减弱;②组织水平上,单位重量心肌的微血管数目减少,致心肌细胞的氧和营养物质供应相对不足;③细胞水平上,单位重量心肌表面积减小,影响 Ca^{2+} 的转运;④细胞器水平上,单位重量心肌的细胞内线粒体数目减少,使氧化磷酸化过程减慢;⑤分子水平上,单位重量心肌的肌球蛋白和肌浆网 ATP 酶分布密度及活性均降低,而致心肌能量利用障碍。

2. 心肌细胞表型改变　即由于所合成的蛋白质种类变化所致的心肌细胞"质"的改变,其分子基础是构成心肌细胞的蛋白质多态性。在机械信号和化学信号刺激下,通常在成年个体心脏处于静止状态的胎儿期基因被激活,如心房钠尿肽基因、脑钠肽基因和 β-肌球蛋白重链(β-myosin heavy chain,β-MHC)基因等,并表达胎儿型蛋白质;而另一些基因的表达则受到抑制,从而发生心肌蛋白质同工型家族(指完成同样功能而一级结构略有差异,因而活性不同的一组蛋白质)的转换而使细胞表型改变。转型的心肌细胞和非心肌细胞由于分泌活动增强,还通过它们分泌的细胞因子和局部激素而相互作用,进一步促进细胞生长、增殖及表型改变,从而使细胞器发生了在蛋白质分子水平的变化。

正常情况下,心肌细胞蛋白质的更新是各种蛋白质合成与降解在有序、精密的调控下保持进行的结果。心肌细胞肥大时,细胞内多种蛋白质的合成明显增加,远远大于其降解速率,包括心肌细胞收缩蛋白、离子通道、细胞骨架蛋白等。心肌细胞蛋白质合成增加的分子机制中,PI3/Akt/mTOR 信号通路具有极其重要地位。蛋白质更新的另一方面,即蛋白质降解,可以及时清除异常氧化、错误折叠的蛋白质,调节细胞的多种功能,维持心肌结构稳定。因此,蛋白质降解在心肌重塑中也发挥非常重要的作用。参与蛋白质降解主要有三大系统:①钙依赖的钙蛋白酶系统;②溶酶体蛋白酶系统;③泛素-蛋白酶体系统。

因此,基于蛋白质更新在心肌肥大发生过程中的作用,直接针对蛋白质合成和降解的干预可望成为防治的新策略。

3. 非心肌细胞及细胞外基质的变化　成纤维细胞占人心脏细胞总数的 60%~70%,是细胞外基质的关键来源。细胞外基质是存在于细胞间隙、肌束之间及血管周围的结构糖蛋白、蛋白多糖及糖胺聚糖的总称,其中最主要的是 I 和 III 型胶原纤维。I 型胶原是与心肌束平行排列的粗大胶原纤维的主要成分,III 型胶原则形成了较细的纤维网状结构。胶原网络与细胞膜上的结合蛋白连接,维系心肌细胞的有序排列,并提供了高强度的抗牵拉能力,同时又将心肌收缩和舒张时伴随的张力变化传递至心肌的各个部分。胶原纤维的量和成分是决定心肌伸展及回弹性能(僵硬度)的重要因素。

许多促使心肌肥大的因素如血管紧张素 II、去甲肾上腺素和醛固酮等都可促进非心肌细胞活化或增值,分泌大量不同类型的胶原及细胞外基质,同时又合成降解胶原的间质胶原酶和明胶酶等,通过对胶原合成与降解的调控,使胶原网络结构的生物化学组成(如 I 型与 III 型胶原的比值)和空间结构都发生改变,引起心肌间质的增生与重塑。一般而言,重塑早期 III 型胶原增多较明显,这有利肥大心肌肌束组合的重新排列及心室的结构性扩张。在重塑后期以 I 型胶原增加为主,它的增加可提高心肌的扩张强度,防止在室壁应力过高的情况下心肌细胞侧向滑动造成室壁变薄和心腔扩大。但是,不适当的非心肌细胞增殖及基质重塑(如 I 型/III 型胶原的比值增大),一方面会降低室壁的顺应性而使僵硬度增加,影响心脏舒张功能;另一方面冠状动脉周围的纤维增生和管壁增厚,使冠状循环的储备能力和供血量降低。同时心肌间质的增生与重塑还会影响心肌细胞之间的信息传递和舒缩的协调性,影响心肌细胞的血氧供应,促使心肌的凋亡和纤维化。

问题与思考

甲状腺功能亢进患者与高血压病患者引发心力衰竭过程中均可出现心肌肥大。试问:

1. 两位患者的心肌肥大有何不同?

2. 心肌肥大有何代偿意义?

二、心外的代偿活动

(一)血容量增加

是慢性心力衰竭时发生的重要代偿活动,由钠、水潴留所致。

1. 交感-肾上腺髓质系统兴奋　心力衰竭时,有效循环血量下降,使交感神经兴奋,血中儿茶酚胺(主要是去甲肾上腺素)增多:①入球小动脉收缩,肾血流量进一步减少,肾小球滤过率下降,导致了钠、水潴留;②出球小动脉比入球小动脉的收缩更加明显,因而肾小球滤过率的下降也就不如肾血流量下降明显,滤过分数随之升高,结果肾小管周围毛细血管压力下降、血浆蛋白浓度相对增加,促进近曲小管对钠、水的重吸收。儿茶酚胺的增加在轻、中度心力衰竭中起着重要的作用。

2. 肾素-血管紧张素-醛固酮系统激活　有效循环血量下降,导致肾血流降低,使入球小动脉牵张感受器的刺激减弱,促使肾素分泌;上述交感神经兴奋直接刺激近球细胞分泌肾素,加上心衰时的利尿、限制钠盐,使致密斑的钠负荷降低也促进肾素分泌;因此肾素-血管紧张素系统活性增强,醛固酮分泌增加,使远曲小管对钠的重吸收增加。

3. 下丘脑-神经垂体-抗利尿激素系统活化　有效循环血量下降,通过迷走神经反射,可兴奋下丘脑-垂体后叶系统释放 ADH。增多的 ADH 作用于远曲小管和集合上皮细胞 V_2 受体,促进对水的重吸收。

4. 其他　严重心力衰竭时,前列腺素 E_2 和心房钠尿肽的合成和分泌减少,促进钠、水潴留。

血容量增加在一定程度上可通过增加回心血量和前负荷以提高心输出量,对轻度心功能不全有重要的代偿意义。但血容量过度增加使心脏的容量负荷和心肌的耗能、耗氧随之增加,加重了心力衰竭。

(二)血流重分布

有效循环血量减少引起交感神经兴奋,使儿茶酚胺等缩血管物质释放增加时,由于各器官对儿茶酚胺的反应不同,其血管收缩强度也不同。尤其是各器官在缺血、缺氧的状态下局部产生的扩血管性代谢产物多少不一,而出现外周循环血液的重分布。其特点是:腹腔脏器、皮肤、骨骼肌的血管收缩,血流量减少;心、脑的血液供应在全身循环血量减少的情况下仍然得到比较充分的保证。急性或轻度心力衰竭时,血流重分布有重要的代偿意义。

应该指出,在重度或慢性心力衰竭时,处于长时间血管收缩的器官不但影响本身的功能,还可因严重缺血、缺氧而发生缺血后过度扩张和充血,继而导致心、脑血流量减少。另外,外周血管长期收缩,外周阻力升高,可进一步加重衰竭心脏的后负荷,使心输出量更为减少。

(三)红细胞增多

心力衰竭时由于血流缓慢,循环时间延长,机体长期慢性缺氧刺激肾脏合成促红细胞生成素增多,促进骨髓造血功能,使血液红细胞数和血红蛋白量增多,提高了血液携氧的能力,同时又增加了血容量,故具有代偿意义。但红细胞过多时,使血液黏度增大,加重了后负荷,又造成不利的影响。

(四)细胞用氧能力增强

心力衰竭时,因血流变慢而发生循环性缺氧。此时,细胞中线粒体出现数量增多,呼吸酶活性增强,因而组织细胞利用氧的能力增强。肌肉中的肌红蛋白含量增多,可改善肌肉组织对氧的储存和利用。

总之,机体在心脏本身和心外存在多种代偿机制,这种适应代偿贯穿于心功能不全的全过程。一般说来,在心脏泵血功能受损的急性期,神经-体液调节机制激活,维持血压、器官血流灌注。同时,心室重塑迅速启动,随着代偿性心肌肥大使室壁应力"正常化",心功能维持于相对正常水平,神经-内分泌系统激活也逐渐平息,进入相对稳定的代偿期。但心室重塑仍持续、缓慢地进行,其有害的一面随时间推移而积累,最终导致心力衰竭。此期由于血流动力学稳态破坏,使神经-体液调控机制再度激活,心室重塑向适应不良方向急剧进展,形成恶性循环。

第三节　心力衰竭的发生机制

心力衰竭的发生机制比较复杂,尚未完全阐明。目前认为,心力衰竭的发生、发展是多种机制共同作用的结果。不同原因所致的心力衰竭以及心力衰竭发展的不同阶段参与作用的机制不同,但心肌舒缩功能障碍是心力衰竭发生的主要机制。

　　心肌舒缩的基本单位是肌节,主要由粗肌丝和细肌丝组成。粗肌丝的主要成分是肌球蛋白(myosin protein),细肌丝的主要成分是肌动蛋白(actin protein),两者直接参与心肌的舒缩,称为收缩蛋白。此外呈杆形的向肌球蛋白(tropomyosin protein)也串联成细长的螺旋状,嵌在肌动蛋白双螺旋之间的沟槽内,每间隔40nm处有一个肌钙蛋白(troponin protein)。这两种蛋白参与收缩蛋白舒缩活动的调节,称为调节蛋白。

　　心肌细胞去极化时,细胞外的 Ca^{2+} 顺离子浓度差内流至胞质,同时肌浆网释放 Ca^{2+} 进入胞质,使胞质的 Ca^{2+} 浓度迅速上升。当 Ca^{2+} 浓度从 10^{-7} mol/L 升至 10^{-5} mol/L 时, Ca^{2+} 与肌钙蛋白相结合,继而使向肌球蛋白旋转到肌动蛋白的两条螺旋的深沟中,此时被掩盖的肌动蛋白作用位点暴露出来,与肌球蛋白头部接触形成横桥,同时 Ca^{2+} 激活肌球蛋白头部的 ATP 酶,水解 ATP 释放能量,启动肌球蛋白头部定向偏转,使肌动蛋白向肌节中央滑行,致肌节缩短,即发生心肌收缩(图 13-3)。

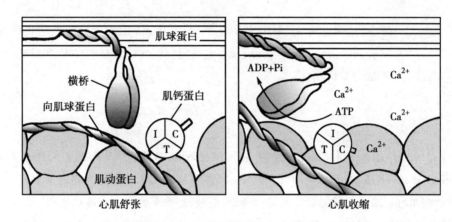

图 13-3　心肌舒缩的分子生物学基础

　　心肌细胞复极化时,肌浆网通过钙泵摄回胞质中的 Ca^{2+} ,同时部分 Ca^{2+} 被排至细胞外,胞质内的 Ca^{2+} 浓度迅速降低。当降到 10^{-7} mol/L 时, Ca^{2+} 即与肌钙蛋白解离,使向肌球蛋白从肌动蛋白螺旋深沟中转移出来,恢复到原来的位置,于是肌动蛋白上的作用位点又重新被掩盖;与此同时,ATP 释放能量拆除横桥,肌球蛋白和肌动蛋白重新分离,肌动蛋白向外滑行,遂肌节恢复原长,即出现心肌舒张(图 13-3)。

一、心肌收缩性减弱

　　心肌收缩性是指心肌在接受有效刺激后产生张力和缩短的能力,是决定心输出量最重要的因素。引起心肌收缩性减弱的基本机制是:①心肌收缩相关的蛋白改变;②心肌能量代谢紊乱;③心肌兴奋-收缩耦联障碍(图 13-4)。

(一)心肌收缩相关的蛋白改变

　　心肌缺血、缺氧、心肌炎和心肌病时,心肌细胞可发生坏死(necrosis)与凋亡(apoptosis),心肌收缩相关的蛋白(收缩蛋白、调节蛋白)受破坏,导致心肌结构改变、细胞数量减少,引起心肌收缩性不同程度地减弱。急性心肌梗死发生大面积坏死达左心室心肌的 25%,便可出现心力衰竭;若超过左心室的 40%,可导致心源性休克。

　　1. 心肌细胞坏死　心肌细胞坏死的原因很多,主要见于严重的缺血、缺氧、病原微生物的感染、体液因子的过度作用,导致细胞内溶酶体破裂,大量溶酶体酶释放,特别是蛋白水解酶释放引起细胞成分自溶,心肌细胞发生坏死,与心肌收缩功能相关的蛋白质也被破坏,心肌收缩性严重受损。

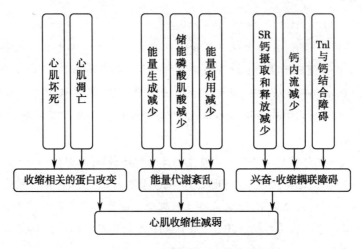

图 13-4　心肌收缩性减弱的机制

2. 心肌细胞凋亡　在心力衰竭发生、发展中出现的许多病理因素如：氧化应激、心脏负荷增加、细胞因子、缺血缺氧、神经-内分泌失调等都可诱导心肌细胞凋亡。细胞凋亡引起的心肌细胞数量减少及心肌结构改变，同样是心力衰竭重要的发生机制之一。

相关链接

细胞凋亡（apoptosis）是由体内外因素触发的、基因调控的、主动而有序的细胞自我消亡过程，又称程序性细胞死亡（programed cell death，PCD）。1995 年 Sharov 等首次在充血性心力衰竭的心脏发现心肌细胞凋亡的证据。他们利用冠状动脉微栓塞制作犬的心力衰竭，并使用透射电镜直接观察到一些心肌细胞发生皱缩、核染色质浓缩成团且有核膜包裹，细胞内质膜皱缩、起泡，核碎裂及凋亡小体的形成等细胞凋亡特征，并观察到一个巨噬细胞正在吞噬一个凋亡小体的现象。近年来研究表明，心肌细胞凋亡在心力衰竭的发生、发展中起相当重要的作用。因此，进一步深入研究心肌细胞的凋亡可为心力衰竭提供新的预防和控制途径。

（二）心肌能量代谢紊乱

心肌的收缩活动中，论 Ca^{2+} 的转运还是粗细肌丝的滑行，都需消耗能量。其能量主要来源于心肌细胞有氧氧化产生的 ATP。心肌若无足够的 ATP 供应和利用，即使收缩蛋白正常，也难以保证正常的收缩性。心肌细胞的能量代谢分为能量生成、储备和利用三个阶段，其中任何一个阶段发生障碍，均可导致心肌收缩性减弱。

1. 能量生成障碍　缺血性心脏病、严重贫血、休克等引起心肌缺血缺氧时，均可因有氧氧化障碍，使心肌细胞能量生成不足，致其收缩性减弱。严重心肌缺血时，不但缺氧，还可因大量乳酸堆积和其他代谢产物蓄积，严重损害细胞并加重代谢障碍，进一步使能量生成减少。此外，维生素 B_1 缺乏时，由于丙酮酸脱羧酶的辅酶生成不足，丙酮酸氧化脱羧出现障碍，ATP 生成减少，造成心肌收缩性下降。

2. 能量储备减少　心肌以 ATP 和磷酸肌酸（creatine phosphate，CP）的形式储存能量，肌酸分子量小且在心肌内的浓度比 ADP 大 100 倍，故磷酸肌酸是心肌细胞内储存能量的主要形式。在磷酸肌酸激酶（creatine phosphate kinase）的催化下，肌酸与 ATP 之间发生高能磷酸键转移而生成磷酸肌酸，迅速将线粒体中产生的高能磷酸键以贮存形式转移至胞质。心肌肥大初期，细胞内磷酸肌酸与 ATP 含量可在正常范围。随着心肌肥大的发展，产能减少而耗能增加，尤其是磷酸肌酸激酶同工型发生转换，导致磷酸肌酸激酶活性降低，使储能形式的磷酸肌酸含量减少，作为能量储备指数的 CP/ATP 比值明显降低。

3. 能量利用障碍　心肌肥大由代偿转为失代偿时,因心肌收缩蛋白的结构改变,肌球蛋白头部 Ca^{2+}-Mg^{2+}-ATP 酶活性降低,削弱了对 ATP 的水解作用,不能为心肌细胞提供充分的能量,使整个收缩过程变慢变弱,而致心肌收缩性减弱。在人类衰竭的心肌中 Ca^{2+}-Mg^{2+}-ATP 酶活性降低,其机制主要与心肌调节蛋白改变有关。如肌球蛋白轻链-1(myosin light chain,MLC-1)的胎儿型同工型增多;肌钙蛋白 T 亚单位的胎儿型同工型(TnT4)增多等,使肥大心肌肌球蛋白头部的 ATP 酶活性降低,利用 ATP 产生机械功能障碍,心肌收缩性降低。

(三)心肌兴奋-收缩耦联障碍

Ca^{2+} 转运在心肌细胞的兴奋-收缩耦联中起关键作用。凡影响胞内 Ca^{2+} 浓度升高和(或)Ca^{2+} 与肌钙蛋白结合的因素,均可影响心肌的收缩性。高血压、心肌病、心肌肥大等可通过以下几个步骤影响 Ca^{2+} 转运失常,导致兴奋-收缩耦联障碍。

1. 肌浆网 Ca^{2+} 转运功能障碍　肌浆网通过对 Ca^{2+} 的摄取、储存、释放,维持胞质 Ca^{2+} 的动态变化,从而调节心肌收缩性。肥大心肌由于肌浆网的 ATP 酶活性降低,心肌复极化时,肌浆网对 Ca^{2+} 的摄取减少,储存也减少;当心肌下个周期除极化时,肌浆网向胞质释放的 Ca^{2+} 也减少。心肌过度肥大而衰竭时,肌浆网膜上重要的 Ca^{2+} 释放通道 Ry-受体(ryanodin receptor,RyR)减少,使肌浆网 Ca^{2+} 释放功能下降。此外,酸中毒时 Ca^{2+} 与钙储存蛋白的结合较牢固,影响肌浆网 Ca^{2+} 的释放,导致兴奋-收缩耦联障碍。

2. Ca^{2+} 内流障碍　心肌细胞收缩时,胞质里的 Ca^{2+} 除来自胞内肌浆网外,还来自胞外的 Ca^{2+},后者主要通过 L 型钙通道内流。肥大心肌内去甲肾上腺素含量明显减少,心肌细胞膜上 β 受体密度降低、敏感性下降,影响 L 型钙通道磷酸化,使钙通道不易开放,而致 Ca^{2+} 内流障碍。此外,酸中毒和高钾血症时,细胞外液的 K^+ 在心肌细胞膜上与 Ca^{2+} 竞争性内流,导致胞外 Ca^{2+} 内流减少。

3. 肌钙蛋白与 Ca^{2+} 结合障碍　完成兴奋-收缩耦联这一过程,不仅需要 Ca^{2+} 迅速上升达到收缩的阈值(10^{-5}mol/L),而且还要求与肌钙蛋白的迅速结合。酸中毒时,H^+ 与 Ca^{2+} 竞争结合肌钙蛋白的结合位点,且 H^+ 与肌钙蛋白的亲和力较 Ca^{2+} 大,从而影响兴奋-收缩耦联过程。

问题与思考

1. 钙离子转运在心肌细胞的兴奋-收缩耦联中如何起关键作用?

2. 酸中毒通过哪些途径影响心肌兴奋-收缩耦联过程而引起心肌收缩性减弱?

二、心肌舒张性异常

心肌舒张性是指心肌收缩后恢复至初始长度整个过程肌张力下降和伸长的能力,它决定了心室舒张时心室容积扩大的程度和速度。心肌舒张性异常可能与下列因素有关:①钙离子复位延缓;②肌球-肌动蛋白复合体解离障碍;③心室舒张势能减少;④心室顺应性降低(图13-5)。

(一)钙离子复位延缓

心肌收缩完成后,胞质中 Ca^{2+} 浓度要迅速降至"舒张阈值",是产生正常舒张的首要因素,当 Ca^{2+} 浓度从 10^{-5}mol/L 下降至 10^{-7}mol/L 时,Ca^{2+} 才与肌钙蛋白脱离,肌钙蛋白恢复至原来构型。在心肌肥大和心力衰竭发生时,由于心肌细胞的 ATP 供给不足,影响细胞内 Ca^{2+} 的自身稳定,其发生的原因为:①细胞膜 Ca^{2+} 通道异常,如 Na^+-Ca^{2+} 交换蛋白和 Ca^{2+} 泵异常使 Ca^{2+} 排出细胞变慢;②肌浆网 Ca^{2+} ATP 酶活性下降,使肌浆网重摄入 Ca^{2+} 异常。上述原因均可使肌钙蛋白与 Ca^{2+} 继续处于结合状态,心肌无法充分舒张。

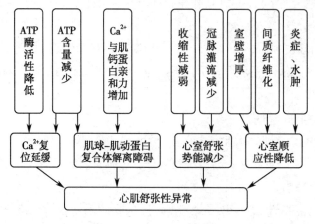

图 13-5　心肌舒张性异常的机制

（二）肌球-肌动蛋白复合体解离障碍

正常的心肌舒张过程,肌球-肌动蛋白复合体需解离,恢复到收缩前原有的构型。在 ATP 参与下肌球-肌动蛋白复合体才能解离为肌球蛋白-ATP 和肌动蛋白。心力衰竭时,一方面肌钙蛋白与 Ca^{2+} 的亲和力增强,使 Ca^{2+} 难以及时与肌钙蛋白脱离;另一方面,由于 ATP 不足,使得肌球-肌动蛋白复合体重新解离这一耗能过程不能顺利进行,从而影响心脏的舒张和充盈。

（三）心室舒张势能减少

心室的舒张功能不但取决于心肌本身的舒张性能,还与心室舒张势能大小有关。心室的舒张势能来自于心室的收缩。正常情况下,心室收缩末期由于心肌几何结构的改变可产生一种促进心室复位的舒张势能,即心室收缩愈好,这种势能就越大,对心室舒张越有利。因此,心肌收缩力下降,心脏收缩期的几何构型变化不大,使舒张势能减少,心室不能充分舒张。

（四）心室顺应性下降

心室顺应性(ventricular compliance)是指心室在单位压力下所引起容积的改变(dV/dP)。反之,若单位心室容积的改变引起的压力变化(dP/dV),则称为心室僵硬度(ventricular stiffness)。一般而言,心室顺应性越好,僵硬度越低;顺应性越差,僵硬度越高。心室的顺应性常以心室舒张末期压力-容积曲线(P-V 曲线)表示之。当心室顺应性降低(或僵硬度升高)时,P-V 曲线左移;反之,则向右移(图 13-6)。

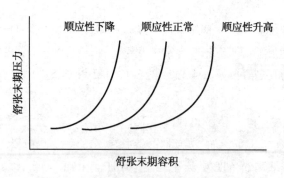

图 13-6　心室舒张末期压力-容积曲线（P-V 曲线）

心肌肥大等引起的室壁增厚及心肌炎等所致的室壁组成成分改变,均可导致心脏舒张受限、心室顺应性下降。心室顺应性降低,在诱发或加重心力衰竭上具有重要作用,这是由于:①心室顺应性降低妨碍心室的充盈,导致心搏出量减少;②由于 P-V 曲线明显左移,故当左室舒张末期容积扩大时,将引起明显的左室舒张末期压力升高和肺静脉压升高,导致肺淤血、肺水肿等左心衰竭征象;③当心脏舒张不全时特别是心率过快,可影响冠状动脉血液灌流量,加重心肌缺血、缺氧。

问题与思考

1. 如何理解心肌收缩性减弱与心肌舒张性异常之间的相互关系?
2. 心肌能量代谢紊乱在心肌舒张功能异常的发生发展中起何作用?

三、心脏各部舒缩性不协调

心泵功能的正常运行,除受心肌舒缩功能的影响外,还需保持整个心脏房-室之间、左-右心之间舒缩活动的协调性,一旦破坏房-室之间、左-右心之间的协调性,则可降低其射血量甚至引起心力衰竭。心脏各部舒缩活动不协调见于:①部分心肌收缩性减弱:指受累区心肌的收缩性减弱,如非弥漫性心肌炎;②部分心肌无收缩:受累区心肌丧失了收缩能力,如心肌梗死;③部分心肌收缩性膨出:当心脏未受累区收缩时,受累区不但不收缩,反而向外膨出,如心肌梗死伴室壁瘤;④心脏各部收缩不协调性:房室收缩顺序丧失,如心房颤动;左右心室收缩不协调,如室内传导阻滞(图13-7)。

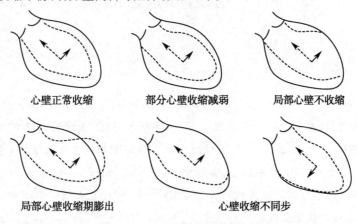

心壁正常收缩　　部分心壁收缩减弱　　局部心壁不收缩

局部心壁收缩期膨出　　心壁收缩不同步

图13-7　心脏各部舒缩活动的不协调性

总之,在心泵功能的维持中,心肌的收缩性、心肌的舒张性以及各部心肌舒缩的协调性是密切相关,又相互影响的复杂过程。由于原发病因不同,引起心力衰竭的基本机制也不同。还应当强调指出,临床上心力衰竭的发生发展,往往是多种机制共同作用的结果。

第四节　心力衰竭时机体的功能和代谢变化

心力衰竭时机体出现一系列的功能和代谢变化,主要取决于心力衰竭发生的速度、程度和部位,其根本原因在于心泵功能低下,心输出量减少所引起的动脉系统血流不足(低灌注综合征)和静脉系统血液淤滞(静脉淤血综合征),由此导致器官功能障碍和代谢紊乱(图13-8)。

一、心输出量减少

心功能降低是心力衰竭最根本的变化,并从而引起血流动力学异常。通常用以下指标评价心泵功能的状态,如心脏指数(cardiac index,CI)、射血分数(ejection fraction,EF)、左心室舒张末期压力(left ventricular end diastolic pressure,LVEDP)、右心室舒张末期压力(right ventricular end diastolic pressure,RVEDP)、室内压上升的最大速率(+dp/dt max)、室内压下降的最大速率(−dp/dt max)等。心力衰竭时,CI 降低,多数在 2.5L/(min·m²) 以下;EF 降低,严重时可降至 0.3 以下;LVEDP、RVEDP 均增高;+dp/dt max、-dp/dt max 均下降。

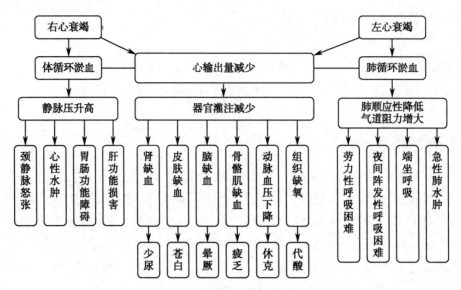

图 13-8　心力衰竭时机体的功能、代谢变化

相关链接

由于临床测定 LVEDP 十分困难,多用肺动脉楔压(pulmonary artery wedge pressure,PAWP)来替代 LVEDP 反映左心室功能状态,以判断是否发生左心衰竭及其衰竭程度。正常时 PAWP<18 mmHg,若≥20mmHg 可发生肺淤血,≥30mmHg 则可出现肺水肿。RVEDP 增高主要表明右心室功能减弱或容量负荷过度。同时,临床上测定 RVEDP 比较困难,常用中心静脉压(central venous pressure,CVP)反映回心血量多少和右心房压力,并估计右心室舒张末期压力。若 CVP>12cmH₂O,表明回心血量已超过右心室容量负荷最大限度或右心室射血功能降低。

心输出量减少是心功能降低的必然结果,它可引起一系列外周血液灌注不足的症状与体征,严重时将导致心源性休克。

1. 皮肤苍白或发绀　由于输出量不足,加上交感神经兴奋,皮肤血管收缩,因而皮肤的血液灌流减少,患者皮肤苍白,皮肤温度降低,出冷汗等。严重时,患者肢端皮肤呈现斑片状或网状青紫。这是由于血流速度下降,循环时间延长,组织摄氧过多,使静脉血氧含量下降,血中还原血红蛋白浓度超过 50g/L(发绀)。

2. 疲乏无力、失眠、嗜睡　心力衰竭时身体各部肌肉的供血量减少,能量代谢水平降低,不能为肌肉的活动提供充足的能量;心力衰竭失代偿后,脑血流量下降,供氧不足,而中枢神经系统对缺氧又十分敏感,必然导致中枢神经系统功能紊乱。此时患者出现头痛、失眠、烦躁不安、眩晕等症状,严重者发生嗜睡,甚至昏迷。

3. 尿量减少　心力衰竭时由于心输出量下降,加上交感神经兴奋使肾动脉收缩,使肾血液灌流减少,肾小球滤过率下降,肾小管重吸收功能增强,尿量减少。

4. 代谢性酸中毒　由于心输出量减少和循环速度减慢,可导致循环性缺氧,而左心衰竭导致的肺淤血、肺水肿,可引起低张性缺氧。缺氧导致有氧氧化障碍,无氧酵解增强,乳酸生成增多,引起代谢性酸中毒。

5. 心源性休克　急性、重度心力衰竭(如急性心肌梗死、心肌炎、克山病等)时由于心输出量急剧减少,动脉血压随之下降,组织的血液灌流量显著减少,机体陷入休克状态。但慢性心力衰竭时,由于外周血管收缩、心率增快以及血容量增加等代偿活动,可使动脉血压基本维持正常水平。

二、静脉淤血

慢性心力衰竭常伴有血容量增多、静脉淤血和组织水肿等症状。左心衰竭时可出现肺淤血和肺静脉压升高,肺泡毛细血管压也随之升高,严重时可发生肺水肿。右心衰竭的体循环淤血和静脉压升高,可引起多器官功能代谢变化,并且是心源性水肿(cardiac edema)的主要发生机制之一。

(一)体循环淤血

体循环淤血是全心衰竭或右心衰竭的结果,主要表现为体循环静脉系统的过度充盈、静脉压增高、内脏器官淤血和水肿等。

1. 静脉淤血和静脉压升高　心力衰竭时,因心脏泵血功能降低使心室舒张末期容积增大和压力升高,静脉血回流障碍;钠、水潴留引起血容量增加,故血液在静脉系统中发生淤滞,并使静脉压升高。此外,交感神经兴奋使小静脉收缩则更加重了静脉压的升高。临床上表现为颈静脉怒张、臂肺循环时间延长、肝颈静脉反流征阳性等。

2. 心源性水肿　右心衰竭时水肿的典型表现为皮下水肿,往往先出现在低垂部位。水肿的发展可波及躯体各部,严重时可有腹水和胸腔积液。水肿的发生主要由于钠水潴留和毛细血管流体静压增高。此外,肝功能障碍引起的低蛋白血症,也参与心源性水肿的发生。

3. 肝和胃肠道功能障碍　主要由体循环静脉淤血引起,也与这些器官的动脉血液灌流不足有关。右心衰竭时肝因淤血而肿大,常伴有肝功能障碍。长期肝淤血可引起肝脂肪变性,甚至导致黄疸和淤血性肝硬化。胃肠淤血可使消化功能障碍,表现为食欲差、消化吸收不良。胃肠黏膜淤血严重者,可出现胃肠道刺激症状如恶心、呕吐和腹泻等。

(二)肺循环淤血

左心衰竭时,可引起不同程度的肺循环淤血,主要表现为呼吸困难(dyspnea)和肺水肿(pulmonary edema)。产生这些临床表现的病理生理基础主要是:左心室收缩功能减弱,负荷过重或顺应性降低,引起左心室舒张末期压力上升,并带动左心房压力升高,肺静脉回流障碍,最终肺毛细血管流体静压升高,造成肺循环淤血状态,并为呼吸困难和肺水肿的发生奠定了基础。

1. 呼吸困难　呼吸困难是指气短及呼吸费力的主观感觉,它具有一定限制体力活动的保护意义。其发生机制是:①肺淤血、水肿导致肺顺应性降低,故要吸入与正常同样量的空气,呼吸肌做功和耗能增大,易使患者感到呼吸困难;②肺毛细血管压升高及肺间质水肿,刺激了肺泡毛细血管旁(J-)感受器,通过迷走神经传入而使呼吸中枢兴奋,因而呼吸增强,患者感觉呼吸费力;③肺淤血、水肿时,常伴有支气管黏膜充血、水肿,致呼吸道阻力增大;④肺淤血、水肿使肺泡毛细血管与肺泡间气体交换障碍,动脉血氧分压下降,从而刺激外周化学感受器反射性引起呼吸中枢兴奋,出现呼吸困难。

临床上因呼吸困难的程度不同可有如下不同的表现形式:

(1) 劳力性呼吸困难(dyspnea on exertion):多见于轻度心力衰竭患者,体力活动时出现呼吸困难,休息后可消失,是左心衰竭最早的表现之一。其机制有:①体力活动时四肢血流量增加,回心血量增多,加重肺淤血;②体力活动时心率加快,舒张期明显缩短,左心室充盈减少,肺淤血加重;③体力活动时机体耗氧量增加,超出由左心衰竭代偿输出血流里的氧供,因此机体缺氧进一步加重,刺激呼吸中枢,使呼吸加快加深,出现呼吸困难。

(2) 夜间阵发性呼吸困难(paroxysmal nocturnal dyspnea):是左心衰竭造成肺淤血的典型表现。患者夜间入睡后由于气闷而突然惊醒,被迫起坐喘气和咳嗽后有所缓解。发生机制是:①患者平卧时胸腔容积减少,不利于通气;②入睡后迷走神经紧张性增高,使支气管收缩,气道阻力增大;③入睡后由于中枢神经系统处于相对抑制状态,反射的敏感性降低,只有当肺淤血较为严重,动脉血氧分压降低到一定程度时,才刺激呼吸中枢,患者也随之被惊醒,并感到气促。若患者发作时伴有哮鸣音,则称为心性哮喘(cardiac asthma)。

（3）端坐呼吸（orthopnea）：是指患者为了减轻呼吸困难被迫采取端坐位或半卧位的状态。一般患者在安静情况下也感呼吸困难，平卧时尤甚。其机制是：①端坐时机体下肢储存血增加，减轻心脏负担，肺淤血减轻；②端坐时膈肌下移，胸腔容积增大，通气量增加；③端坐时下肢水肿液的吸收减少，肺淤血减轻。

2. 肺水肿　肺水肿是急性左心衰竭常见而严重的表现，患者可出现发绀、气促、咳嗽、咯粉红色（或无色）泡沫样痰等临床表现，其发生机制如下：

（1）肺毛细血管流体静压升高：当左心衰发展到一定程度时，肺毛细血管静压急剧上升超过30mmHg，肺抗水肿的代偿能力不足以抵抗时，肺水肿即会发生。此外，左心衰竭患者由于输液不当，导致肺血容量急剧增加，引起肺毛细血管流体静压上升而加速肺水肿发生。

（2）肺毛细血管通透性增高：由于肺循环淤血，导致肺泡通气/血流比例失调，缺氧使肺毛细血管通透性加大，血浆渗入肺泡形成肺泡水肿；同时，肺毛细血管流体静压升高，血管内皮细胞间隙增大，也可使毛细血管通透性加大，血浆渗入肺泡形成肺泡水肿；进入肺泡的水肿液可稀释破坏肺泡表面活性物质，增加肺泡表面张力，肺泡毛细血管内的液体成分被吸入肺泡中，加重肺水肿。

肺循环淤血是左心衰竭临床表现的病理生理基础，当左心衰竭发展到全心衰时，由于体循环淤血，肺动脉的血液供应下降，此时肺淤血反而减轻，呼吸困难缓解。

问题与思考

1. 心力衰竭患者动脉血压有何变化？为什么？

2. 一位左心衰竭患者，因严重呼吸困难而入院，经积极治疗后呼吸困难有所减轻。试问：

（1）该患者病情是否已减轻？

（2）应做哪些进一步检查？

第五节　心力衰竭防治的病理生理基础

心力衰竭时各种异常变化均是因心泵功能障碍、心输出量减少所致，治疗的中心环节是纠正心输出量不能满足机体需要的矛盾。应从消除病因，改善心肌的舒缩性能，调整心室的负荷，控制钠水潴留等方面采取相应的措施（图13-9）。

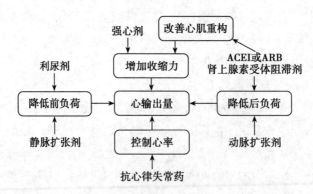

图13-9　心力衰竭防治的病理生理基础

一、防治原发病和消除诱因

积极防治原发心脏疾病是控制心力衰竭的关键。引起心力衰竭的原发病，如冠心病、高血压病、心瓣膜病、慢性阻塞性肺疾病、先天性心脏病、心肌病、心肌炎等。高血压如果长期居高不降，则左心室的后负荷过度,以致左心室向心性肥大,最终导致心功能不全。平时有效控制血压,即可防范心脏肥大。冠心病的发生、发展需要一个过程,和许多危险因素密切相关,如高血压、糖尿病、高脂血症、吸烟、酗酒。通过控制危险因素起到Ⅰ级、Ⅱ级冠心病预防的作用,避免发展为急性心肌梗死。先天性心脏病主要由于遗传因素、环境因素和疾病药物因素引起。提倡优生优育、做好产前检查,能够避免先天性异常,或提前发现。产后常规体检、及时发现,急性心力衰竭的发作、慢性心力衰竭的急性加重多有一定的诱因,而且原发病一般不可逆或不能在短时间内得以有效治疗。因此,消除诱因在心力衰竭治疗中起到尤为重要的作用,如控制感染、纠正心律失常、纠正水、电解质和酸碱平衡紊乱等,其他如体力负荷过度、情绪激动、补液过多过快等也都要注意避免。

二、改善心肌的舒缩功能

(一)增强心肌的收缩性

收缩性减弱而致的心力衰竭,增强心肌收缩力是提高心搏出量的关键。常用的正性肌力药物分为洋地黄类、拟交感胺类、磷酸二酯酶抑制剂。洋地黄类药可抑制心肌细胞膜上的 Na^+-K^+-ATP 酶的活性,阻碍 Na^+ 向细胞外转移,从而通过 Na^+、Ca^{2+} 交换增加细胞内的 Ca^{2+} 浓度,并促进 Ca^{2+} 与肌钙蛋白结合以提高心肌的收缩性。拟交感胺类正性肌力药包括肾上腺素、多巴胺、多巴酚丁胺等。此类药主要与β受体结合,通过提高心肌细胞 cAMP 水平,增加"受体操纵"性钙通道开放;同时促进肌浆网对 Ca^{2+} 的转运而增强心肌的收缩性。磷酸二酯酶抑制剂是合成的新型正性肌力药,代表药有氨力农和米力农。它们的共同特点是兼具正性肌力和血管扩张作用。

(二)改善心肌的舒张性

主要适用于舒张不全所致的心力衰竭。常用的β受体阻滞剂能介导β受体下调,阻止儿茶酚胺介导的心脏毒性;Ca^{2+}拮抗剂能阻止 Ca^{2+} 内流和减少 Ca^{2+} 在胞质中的蓄积,还可通过心肌负性肌力和降低外周血管阻力等作用,减少 ATP 的消耗,为钙泵转运 Ca^{2+} 提供较多的能量。并且上述两类药物都具有减慢心率、延长舒张期、提高心室充盈量的作用。

三、调整心室前后负荷

(一)调整心室前负荷

心力衰竭时前负荷可过高也可过低。前负荷过高使心肌耗氧耗能增加,易加重心力衰竭;前负荷过低则心室充盈不足,而且肌节初长度过短,使心肌收缩力下降,心输出量反而减少,所以应把前负荷调整到适宜的水平。前负荷过高时,可用静脉扩张药如硝酸甘油等,使静脉容量增加,以减少回心血量,不但可减少左室舒张末期容积,减轻肺淤血;还可以降低室壁张力使心肌耗氧量降低,并增加冠脉的灌流量。

(二)降低心室后负荷

心力衰竭时,通过各种神经-体液机制,导致外周血管的收缩和阻力增高,加大了心室的射血阻抗和降低心室的搏出量。合理使用动脉扩张药肼屈嗪、酚妥拉明等使小动脉扩张,可降低左室的射血阻抗,提高心脏的输出量和改善外周灌流。此外,对伴有心室充盈压过高和心输出量降低的患者,使用硝普钠、硝酸甘油等药物同时扩张动脉和静脉,降低心脏前后负荷,以改善心脏的射血功能。

四、纠正水电及酸碱平衡紊乱

控制钠水潴留、降低血容量是治疗慢性充血性心力衰竭的重要措施。除限制水、钠盐的摄入外,应适当应用利尿药。利尿剂的使用过程中,经常会发生水、电解质和酸碱平衡紊乱,因而应间断地合理配伍使用作用不同的利尿剂。如交替使用保钾利尿药和排钾利尿药以避免发生低钾血症等;同时要注意及时纠正酸碱平衡紊乱。

患者女性,53 岁,因心慌、气短 16 年,加重 10 天入院。

16 年前常于劳累后咳嗽、心慌、气喘,经休息后可缓解。6 年前开始一般体力劳动即感心慌、气短,双下肢出现轻度水肿,咳白色泡沫痰。经治疗后症状好转,但经常劳动后反复发作。10 天前因劳累受凉后出现发热、咳嗽、咳黄色痰,伴咽痛、腹泻、心悸,呼吸困难逐渐加重,出现胸闷,右上腹饱胀,不能平卧,双下肢明显水肿。上述症状日渐加重,高热持续不退,食欲缺乏,尿量明显减少。患者 20 年前曾患风湿性心脏病,无肾炎、肝炎、结核等病史,无过敏史。

体格检查:体温 39℃,脉搏 116 次/min,呼吸 28 次/min,血压 100/70mmHg。发育正常,营养欠佳,声音嘶哑,呼吸急促,端坐位,口唇发绀,咽部红肿,扁桃体 Ⅰ 度肿大,颈静脉怒张,四肢末端轻度发绀,两肺可闻及弥漫性湿啰音。心尖搏动在左第五肋间锁骨中线外 1.5cm,心界向左下扩大,心率 120 次/min,节律不整,心音强弱不等,心尖部可闻及明显收缩期吹风样杂音及舒张期隆隆样杂音。肝肋下 3.2cm,剑突下 4.5cm,质地中等,触痛明显。肝颈静脉回流征阳性,脾肋下 2.5cm,腹部移动性浊音阳性,双下肢凹陷性水肿(+++)。

实验室检查:红细胞 $4.0 \times 10^{12}/L$,白细胞 $16.0 \times 10^9/L$,中性粒细胞 85%、嗜酸性细胞 2%、淋巴细胞 13%,血红蛋白 110g/L,血沉 26mm/h,抗链球菌溶血素"O"(ASO)滴度 >500 单位,血钾 6.6mmol/L。尿蛋白(+),尿比重 1.025。

血气分析:pH 7.3,PaO_2 81mmHg,$PaCO_2$ 46mmHg,HCO_3^- 16mmol/L。

心电图:异位节律,T 波高尖,ST 段下移,左右心室肥厚。

X 线:两肺纹理增粗,可见模糊不清的片状阴影,心脏向两侧扩大,肺动脉段突出。

入院后经强心、利尿、抗感染等综合治疗,症状稍有改善。但于次日晚 10 时,患者病情突然加重,胸痛、呼吸极度困难,咳出大量粉红色泡沫样痰,两肺中下部有密集的中小水泡音,全肺可闻哮鸣音,心律呈奔马律。体温 38℃,血压 46/14mmHg。立即进行抢救,6 小时后,患者皮下及注射部位出现片状紫斑与点状出血,恶心、呕吐,吐出大量咖啡样液体,经抢救无效死亡。

试分析:

该患者心力衰竭的病因、诱因、类型、机体的代偿反应、体内的功能、代谢变化、临床表现及其发生机制。

(王万铁)

学习小结

心功能不全是由不同病因引起的心脏舒缩功能异常,以致在循环血量和血管舒缩功能正常时,心脏泵出的血液达不到组织需求的综合征。当心肌受损或心脏负荷过度时,心脏通过心率加快、心脏紧张源性扩张、心肌收缩性增强和心肌肥大等本身储备功能的代偿,以及血容量增加、外周循环血液重新分配、组织用氧能力增强和红细胞增多等心脏之外的代偿,使心脏功能维持于相对正常状态。心力衰竭一般是指心功能不全的失代偿阶段,患者有心输出量减少和静脉淤血的症状和体征。目前认为心力衰竭的发生机制主要是心肌收缩性减弱、心肌舒张性异常和心脏各部舒缩性不协调。感染、心律失常、酸中毒、高钾血症、妊娠和分娩等因素都可能成为心力衰竭的诱因。应从消除病因、改善心肌的舒缩性能、调整心室的负荷、控制钠水潴留等方面采取相应的措施,以防治心功能不全。

1. 举例说明心脏压力负荷与心肌肥大的关系。

2. 举例说明心脏容量负荷与心肌肥大的关系。

3. 试比较心功能不全时心脏紧张源性扩张和心肌肥大两种代偿形式的优缺点。

4. 试述心肌收缩功能降低在心力衰竭发生中的作用。

5. 试述左心衰竭引起呼吸困难的表现形式及其机制。

第十四章　肝功能不全

学习目标	
掌握	肝功能不全、肝性脑病、假性神经递质及肝肾综合征的概念；肝性脑病发生机制中的氨中毒学说、假性神经递质学说及血浆氨基酸失衡学说。
熟悉	肝功能不全的常见病因及肝功能不全的主要表现；肝性脑病发生机制中的 GABA 学说及其他神经毒质的作用；影响肝性脑病发生发展的因素；肝肾综合征的发生机制；肝性脑病防治的病理生理基础。
了解	肝功能不全分类；肝性脑病的分类及分期；肝肾综合征防治的病理生理基础。

　　肝脏是人体内最大的腺体,由肝实质细胞(肝细胞)和非实质细胞组成,肝非实质细胞包括肝星状细胞(hepatic stellate cells,HSC)又称贮脂细胞(lipocytes,fat-storing cells)、窦内皮细胞(sinusoidal endothelial cell, SEC)、库普弗细胞、pit 细胞等。肝脏具有分泌、排泄、合成、生物转化及免疫等多种功能,是体内单核-巨噬细胞系统的主要器官,具有肝动脉和门静脉双重血供系统。肝脏具有很强的代偿储备功能和再生能力。

第一节　概述

一、肝功能不全的概念及分类

（一）概念

　　1. 肝功能不全　　较严重的各种致肝损害因素作用于肝脏,或长期、反复作用于肝脏后,一方面可引起肝脏细胞变性、坏死、纤维化及肝硬化等结构的改变,同时导致上述各项肝功能发生程度不等障碍,患者会出现黄疸、出血、继发感染、肾功能障碍、顽固性腹水及肝性脑病等一系列临床综合征,这种综合征称为肝功能不全(hepatic insufficiency)。

　　2. 肝功能衰竭　　肝功能衰竭(hepatic failure)是指肝功能不全的晚期阶段,临床上以肝肾综合征和肝性脑病为主要特征。

（二）分类

　　根据病情经过将肝功能不全分为急性和慢性两种类型。

1. 急性肝功能不全　急性肝功能不全起病急骤(又称为暴发性肝功能衰竭)、进展快、病死率高。发病数小时后出现黄疸,很快进入昏迷状态,有明显的出血倾向并常伴发肾衰竭。病毒、药物及中毒等所致的急性重症肝炎是急性肝功能不全的常见病因。

2. 慢性肝功能不全　慢性肝功能不全病程较长,进展缓慢,呈迁延性过程,临床上常因上消化道出血、感染、碱中毒、服用镇静剂等诱因使病情突然恶化,进而发展为肝性脑病,严重时发生昏迷。慢性肝功能障碍多见于各种类型肝硬化的失代偿期和部分肝癌的晚期,经合理、及时治疗可获得缓解。

二、肝功能不全的常见病因

(一)生物性因素

感染细菌、病毒、寄生虫等均可造成肝脏损害,其中以病毒最常见。

1. 肝炎病毒　肝炎病毒感染是肝功能不全的最常见病因,肝炎病毒传播广泛,容易流行,我国是病毒性肝炎高发区,尤其是乙型病毒性肝炎。目前已发现七种病毒可引起肝炎或与肝脏疾病有关,即甲型肝炎病毒(HAV)、乙型肝炎病毒(HBV)、丙型肝炎病毒(HCV)、丁型肝炎病毒(HDV)、戊型肝炎病毒(HEV)、己型肝炎病毒(HFV)和庚型肝炎病毒(HGV)。其中前五种病毒已明确能引起肝炎,而己型肝炎病毒(HFV)仅在患有肝脏疾病的个体中发现,至于是否能作为肝脏疾病的病因还未清楚。肝细胞被肝炎病毒感染后,可引起机体的细胞免疫和体液免疫反应,既可以杀灭肝炎病毒,也可攻击被感染的肝细胞,造成肝细胞损伤。一般认为,T细胞介导的细胞免疫反应是引起肝细胞损伤的主要原因。

2. 某些细菌、寄生虫　除肝炎病毒外,某些细菌及阿米巴滋养体可引起肝脓肿;某些寄生虫如肝吸虫、血吸虫等可累及肝脏,造成不同程度的肝损害。

(二)药物

肝脏在药物代谢中起着十分重要的作用,大多数药物在肝内经生物转化后被排出体外。许多药物本身或其代谢产物对肝脏具有明显的毒性作用,可造成肝脏的损害和病变。应指出,临床上以正常剂量应用某一种药物时,一般不会引起肝脏损害,而两种或两种以上药物合用时,常可引起肝脏病变,甚至造成严重的后果。有些药物,如氯丙嗪、异烟肼、对氨基水杨酸、某些磺胺类药物和抗生素(如四环素),即使治疗剂量就可以引起少数人的肝脏损害,这可能与过敏有关。药物引起的肝损害一般有肝细胞毒损害、肝内胆汁淤积及兼有肝细胞毒损害和胆汁淤积混合性肝损害三种类型。

(三)酒精及其衍生物

酒精性肝病在一些发达国家是中、青年人死亡的主要原因之一,其死亡率同恶性肿瘤、心血管系统疾病相近。在我国,随着生活水平的不断提高,酒精性肝病的发病率近年来呈上升趋势,应引起高度重视。

肝脏是酒精的主要代谢器官,进入体内的酒精被肝细胞线粒体和细胞液中的乙醇脱氢酶系统氧化为乙醛,部分酒精也可被微粒体中乙醇氧化酶系统氧化为乙醛,乙醛再经肝细胞线粒体内的乙醛脱氢酶氧化为乙酸。酒精及其衍生物均能导致肝脏损伤,尤其是乙醛对肝细胞具有很强的毒性作用,引起肝严重的代谢障碍、结构改建,主要表现为:线粒体的结构及功能改变,使三羧酸循环障碍;抑制蛋白质的合成与分泌;抑制脂肪酸在线粒体内的氧化,而使脂肪酸堆积,从而形成脂肪肝;刺激肝脏细胞外基质的合成,促进肝纤维化的形成,最终可发展为肝硬化。

(四)营养性因素

长期营养缺乏,如合成胆碱所必需的蛋白质缺乏,使肝内与中性脂肪合成的磷脂减少,引起肝细胞脂肪堆积、变性、发生脂肪肝,最后形成肝硬化。但也有学者认为营养不良与脂肪肝并无直接关系,而长期营养缺乏对肝病的发生、发展可能有促进作用。另外,随食物一起摄入的毒物(如亚硝酸盐、黄曲霉毒素、毒蕈等)也可促进肝病的发生。近年来随着人们生活水平的不断提高,由于营养过剩使脂肪在体内过多堆积而发生超重和肥胖,也是造成脂肪肝不可忽视的因素之一。

（五）遗传因素

遗传代谢障碍性肝病通常是指遗传性酶缺陷所致物质代谢紊乱引起的疾病,主要表现有肝脏结构和功能改变,常伴有其他脏器的损害。遗传代谢障碍性肝病的种类较多,按物质代谢类别可分为糖代谢病、脂类代谢病、氨基酸代谢病、金属元素代谢病、肝卟啉代谢病、胆红素代谢病及血浆蛋白酶代谢病等类型,它们能引起肝炎、脂肪肝和肝硬化。遗传代谢障碍导致的肝功能障碍主要见于儿童。

（六）免疫性因素

机体的免疫功能状态对肝病的发生、发展起着非常重要的作用。一些研究证实,感染 HBV 或 HCV 的患者在严重免疫抑制状态下出现肝功能衰竭。另外,肝损害后的免疫激活也可促进肝病的发生、发展。而自身免疫性肝炎是机体自身免疫反应过度造成肝组织的损害,与其他自身免疫性疾病一样,病因不详。临床上有波动性黄疸、高 γ 球蛋白血症、循环中存在自身抗体及女性易患等特点。

三、肝功能不全的主要表现

（一）物质代谢障碍

1. 糖代谢障碍　肝功能障碍时患者常表现为低血糖及糖耐量降低。肝脏通过调节糖原的合成与分解、糖酵解与糖异生和糖类的转化来维持血糖浓度的相对稳定。肝功能障碍时,由于糖原合成障碍、糖异生能力下降及肝细胞坏死使肝糖原储备减少,患者空腹时易发生低血糖。另外,因糖原合成障碍,患者在饱餐后可出现持续时间较长的血糖升高,即糖耐量降低。其发生的主要原因是:肝内糖代谢限速酶葡萄糖激酶活性降低,致使肝内糖利用障碍;因肝功能不全使激素灭活功能减弱,血中生长激素、胰高血糖素等胰岛素对抗物维持较高浓度,使糖的利用速度减慢。

2. 脂类代谢障碍　肝脏是脂类代谢的重要场所,在脂类的消化、吸收、运输、分解与合成等过程中均发挥重要的作用。胆汁酸盐有助于脂类的消化与吸收。肝功能不全时,由于胆汁分泌减少引起脂类吸收障碍,患者可出现脂肪泻、厌油腻食物等临床表现。

肝脏通过合成极低密度脂蛋白和高密度脂蛋白,将其合成的甘油三酯、磷脂及胆固醇分泌入血。当肝功能不全时,由于磷脂及脂蛋白的合成减少使肝内脂肪输出障碍而出现脂肪肝。肝脏对胆固醇的形成、酯化及排泄起重要作用,胆固醇经肝脏合成的卵磷脂-胆固醇脂酰转移酶的催化,生成胆固醇酯,从而提高胆固醇的转运能力。在肝功能不全时,因胆固醇脂化发生障碍,往往有血浆胆固醇酯/胆固醇的比值下降;同时由于肝脏将胆固醇转化为胆汁酸的能力下降,使血浆胆固醇总量升高。

3. 蛋白质代谢障碍　肝脏是合成蛋白质的主要场所,除合成它本身的结构蛋白质外,还合成多种蛋白质分泌到血浆中而发挥不同的作用。在肝功能不全时,特别是亚急性或慢性肝功能不全,造成较长时间的蛋白合成障碍,可导致血浆白蛋白浓度下降,出现血浆胶体渗透压降低,导致腹水形成;由于缺少造血原料导致贫血;凝血因子合成减少,造成出血倾向;应激时由于急性期反应蛋白的产生不足,使机体的防御功能下降。

4. 维生素代谢障碍　肝脏在维生素的吸收、储存和转化方面均起着重要的作用。脂溶性维生素的吸收需要有胆汁酸盐的协助;维生素 A、维生素 D、维生素 E、维生素 K 等主要储存在肝脏;肝脏还参与多种维生素的代谢过程(如胡萝卜素转化为维生素 A,维生素 D_3 在 C_{25} 位上的羟化等)。因此,肝功能不全时维生素代谢障碍较为常见,尤其是维生素 A、维生素 K、维生素 D 的吸收、储存及转化异常,造成体内缺乏,患者分别出现暗适应障碍(夜盲症)、出血倾向及骨质疏松等变化。

（二）胆汁代谢障碍

1. 高胆红素血症　胆红素是一种脂溶性的有毒物质,对脂溶性物质有很强的亲和力,容易透过细胞膜造成危害,尤其对富含脂类物质的神经组织影响很大,可严重干扰神经系统的功能。肝脏对胆红素具有强大的处理能力,不仅表现在它有很强的摄取和经胆汁排出的能力,还体现在能将胆红素与葡萄糖醛酸或硫酸等结合,从而降低胆红素的脂溶性。肝功能不全时,肝细胞对胆红素的摄取、结合及排泄功能障碍,其中排泄障碍更为突出,出现高胆红素血症(hyperbilirubinemia),血中以酯型胆红素增多为主,患者常伴有皮肤、黏膜及内脏器官等黄染的临床表现,称为肝细胞性黄疸(jaundice)。

2. 肝内胆汁淤积　肝内胆汁淤积(intrahepatic cholestasis)是指肝细胞对胆酸摄取、转运和排泄功能障碍,以致胆汁成分(胆盐和胆红素)在血液中潴留。血清胆盐含量增高,一般伴有黄疸,但也有少数患者不伴有黄疸。由于小肠内胆盐浓度下降,可引起脂肪和脂溶性维生素吸收不良;并促进肠源性内毒素的吸收,发生内毒素血症等变化。肝内胆汁淤积的发生可能与以下多个环节功能障碍有关:肝细胞对胆汁酸的摄取;胆汁在肝细胞内的转运;胆小管的通透性;胆小管内微胶粒的形成等。

(三)凝血功能障碍

因肝病引起凝血功能障碍十分常见,临床上常表现为自发性出血,如鼻出血、皮下出血等。其发生原因可能与以下因素有关。

1. 凝血因子合成下降　绝大多数凝血因子是在肝脏合成的,如 I、II、VII、IX、X、XI、VIII 等因子,其中因子 II、VII、IX、X 为维生素 K 依赖性凝血因子。当肝功能不全时,因维生素 K 的吸收、储存障碍使维生素 K 依赖的凝血因子明显减少。

2. 抗凝血因子减少　血管内壁上存在两种抗凝血酶的主要机制,即以蛋白 C 为主体的蛋白酶类凝血抑制机制和以抗凝血酶-III 为首的蛋白酶抑制物类抑制机制。蛋白 C、抗凝血酶-III 等抗凝血因子主要在肝脏合成,肝功能不全可使这些抗凝物质明显减少,导致凝血与抗凝血平衡失调。因此,在急性肝功能衰竭和少数失代偿性肝硬化时,易发生 DIC。

3. 纤溶蛋白溶解功能异常　肝脏患者纤溶亢进发生机制可能是由于 α_2 抗纤溶酶生成减少及单核吞噬细胞系统清除纤溶酶原激活物的功能减退所致。

4. 血小板数量及功能异常　临床上许多肝功能不全患者血小板数目明显减少,同时常伴有血小板功能障碍。其发生机制较为复杂,一般认为血小板减少的主要原因是骨髓抑制使其生成减少;脾功能亢进使其破坏加快;发生出血使其消耗过多。血小板功能异常主要表现为释放障碍、集聚性缺陷和收缩不良。

(四)生物转化功能障碍

对于体内产生的多种活性物质(如激素等)、代谢终末产物,特别是来自肠道的毒性分解产物(如氨、胺类、酚类等)以及由外界进入体内的各种异物(如药物、毒物等),肝脏或将它们通过胆道排出体外,或先经过生物转化作用(氧化、还原、水解、结合等反应)将其转变为水溶性物质再从肾排出体外。肝脏在这种生物转化中居核心地位。

1. 药物代谢障碍　肝脏疾患时,可因肝细胞功能受损,而导致生物转化功能障碍,或由于肝硬化后出现门-体分流,使经肠吸收入门脉的药物或毒物绕过肝细胞的代谢,引起药物在血中的半衰期明显延长,增加了药物的毒性作用,尤其是使用镇静、催眠类药物时极易发生药物中毒。

血液中只有游离型(未与血浆蛋白结合)的药物可被组织利用。肝病时由于白蛋白合成减少,药物同白蛋白结合率降低,从而使药物在体内的分布、代谢及排泄也发生改变。此外,肝病可造成体液分布的改变(如肝硬化腹水),这也可能进一步改变药物在体内的分布。

2. 解毒功能障碍　正常时体内代谢产生和肠道吸收的蛋白质代谢终末产物(如氨、胺类、酚类等)也会因肝脏的生物转化功能降低而不能被转化,蓄积在体内引起中枢神经系统的功能障碍,以至发生肝性脑病。

3. 激素灭活减弱　肝细胞在激素灭活中有重要作用。肝脏既是许多激素作用的靶器官,也是激素降解、排泄、转化和储存的主要场所。激素降解涉及一系列特异酶,其中许多酶是由肝脏制造的。因此,肝功能不全时可出现对胰岛素、雌激素、皮质醇、醛固酮和抗利尿激素等的灭活减弱。

（五）免疫功能障碍

库普弗细胞是肝脏抵御细菌、病毒感染的主要屏障，能吞噬血液中的异物、细菌、内毒素及其他颗粒物质。此种吞噬能力在纤维连接蛋白协助下会变得更加强大。肠道革兰氏阴性细菌释放的内毒素，在进入肝脏后被库普弗细胞吞噬而被清除，故不能进入体循环。

严重肝病时往往出现肠源性内毒素血症（intestinal endotoxemia）。其原因与下列因素有关：①肝窦的血流量减少。严重肝病时肝小叶正常结构遭到破坏，加之门脉高压形成，出现肝内、肝外短路（侧支循环）。部分血液未接触库普弗细胞，导致内毒素绕过肝脏进入体循环。②库普弗细胞功能受抑制。如伴有淤积性黄疸的肝病患者，肝内淤积的胆汁酸和结合胆红素可抑制库普弗细胞功能，使内毒素得以进入体循环。③内毒素从结肠漏出过多。结肠壁发生水肿时（常见于肝硬化门脉高压）漏入腹腔的内毒素增多。④内毒素吸收过多。严重肝病时肠黏膜屏障功能可能受损，致使内毒素吸收增多，胆盐具有抑制肠腔内毒素吸收的作用，故在肝内胆汁淤积性黄疸时，由于胆汁排泄受阻，肠腔内胆盐减少，有利于内毒素吸收入血。

（六）水、电解质及酸碱平衡紊乱

1. 肝性水肿　严重肝功能不全患者常有体液的异常积聚，被称为肝性水肿（hepatic edema）。早期主要表现为腹水形成，随着病情的进一步加重，可出现尿量减少，下肢水肿。肝性水肿的发生机制主要与下列因素有关：①假小叶形成使肝静脉回流受阻，肝血窦内压升高，导致门脉系统淤血，使组织间液生成增多，当超过淋巴回流的代偿能力，组织间液便从肝脏浆膜及肠道浆膜表面渗漏入腹腔形成腹水；②低蛋白血症（主要是白蛋白合成减少）使血浆胶体渗透压下降，导致组织液的生成增多；③醛固酮和抗利尿激素增多，可引起钠水潴留；④肝功不全患者一旦形成肝肾综合征，会加重钠水潴留。

2. 低钠血症　肝功能不全时虽然伴有高醛固酮血症，但低钠血症仍较常见，往往是病情危重的表现，若血钠浓度低于125mmol/L，则提示预后不良。其发生原因可能如下：长期限盐饮食，钠摄入不足；抗利尿激素活性增加使肾小管及集合管对水重吸收增多；长期使用利尿药或人量放腹水导致钠丢失过多。

3. 低钾血症　重症肝功能不全患者易发生低钾血症，主要是由于食欲缺乏、畏食等导致钾摄入不足及因醛固酮增多，经尿排钾增加所引起的。血钾降低，使细胞外氢离子进入细胞内，引起的低钾性代谢性碱中毒，从而促进氨在肠道的吸收，可诱发或加重肝性脑病。

4. 碱中毒　肝功能不全时可发生各种类型酸碱平衡紊乱，其中最常见的是呼吸性碱中毒，其次是代谢性碱中毒。肝功能不全时常合并低氧血症、贫血及高氨血症，这些因素均可导致过度换气，从而引起呼吸性碱中毒。代谢性碱中毒发生的原因主要与尿素合成障碍使血氨升高，以及利尿药应用不当、低钾血症没有得到及时纠正等医源性因素有关。

（七）器官功能障碍

肝功能不全时，除上述肝功能减退外，还常伴有全身各系统症状，其中中枢神经系统（详见本章第二节肝性脑病）和泌尿系统（详见本章第三节肝肾综合征）的并发症最严重。

第二节　肝性脑病

一、概念、分类与分期

（一）概念

肝性脑病（hepatic encephalopathy）是由于急性或慢性肝功能严重障碍，使大量毒性代谢产物在体内蓄积，经血液循环入脑后引起的中枢神经系统功能障碍（排除其他已知脑病的神经心理异常综合征），临床上出现以意识障碍为主的一系列神经精神症状，最终出现昏迷。这种继发于严重肝病的神经精神综合征，称为肝性脑病。

（二）分类

1998 年维也纳第 11 届世界胃肠病学大会研究并统一了肝性脑病的定义及分类,按肝脏功能失调或障碍的性质将肝性脑病分为三种类型(表 14-1):A 型为急性肝衰竭相关肝性脑病,常于起病 2 周内出现肝性脑病。B 型为单纯门-体旁路所引起肝性脑病,无明确的肝细胞损害,临床表现与肝硬化伴肝性脑病的患者相同,见于先天性血管畸形和在肝内或肝外水平门静脉血管的部分阻塞,包括外伤、类癌、骨髓增殖性疾病等引起的高凝状态所致的门静脉及其分支栓塞或血栓形成,以及淋巴瘤、转移性肿瘤、胆管细胞癌压迫产生的门静脉高压而造成的门-体旁路。C 型为肝性脑病伴肝硬化和门脉高压和(或)门-体分流,是肝性脑病中最为常见的类型。这些患者通常已进展至肝硬化期,并已建立了较为完备的门-体侧支循环。C 型肝性脑病又可分为三个亚型:发作性肝性脑病(又分为诱因型、自发型和复发型三个亚类)、持续性肝性脑病(又分为轻度、重度和治疗依赖三类)和轻微肝性脑病(又称为亚临床肝性脑病)。

表 14-1　肝性脑病的类型

类型	特征
A(acute 急性)	急性肝衰竭相关肝性脑病
B(bypass 旁路)	为单纯门-体旁路所引起肝性脑病,无明确的肝细胞损害
C(cirrhosis 肝硬化)	伴肝硬化和门脉高压和(或)门-体分流的肝性脑病
亚型: 发作性肝性脑病	诱因型; 自发型(无明显诱因); 复发型
持续性肝性脑病	轻型; 重型; 治疗依赖型
轻微肝性脑病(又称为亚临床肝性脑病)	

（三）分期

临床上根据肝性脑病的主要症状,即意识障碍程度、神经系统症状和脑电图的变化,将肝性脑病分为四期,各期的主要特点(表 14-2)。

表 14-2　肝性脑病各期特点

各期名称	精神症状	神经症状	脑电图
一期 (前驱期)	性格改变: 抑郁或欣快 行为改变: 无意识动作 睡眠时间: 昼夜颠倒	扑翼样震颤(+) 病理反射(-) 生理反射(+)	对称性 θ 慢波 (每秒 4~7 次)
二期 (昏迷前期)	一期症状加重,对时、地、人的概念混乱,语言、书写障碍	扑翼样震颤(+) 病理反射(-)生理反射(+) 肌张力增强	同上
三期 (昏睡期)	昏睡但可唤醒 语无伦次 明显精神错乱	扑翼样震颤(+) 病理反射(-)生理反射(+) 肌张力明显增强	同上
四期 (昏迷期)	完全昏迷 一切反应消失 可有阵发性抽搐	扑翼样震颤(-) 生理反射(-) 病理反射(±)	极慢 δ 波 (每秒 1.5~3 次)

二、发生机制

普遍认为严重肝功能障碍和门-体静脉之间侧支循环形成和(或)手术分流是发生肝性脑病的病理生理基础。由于肝功能衰竭,尤其是暴发性病毒性肝炎或中毒性肝炎引起大面积肝细胞坏死所致的肝性脑病,因大量肝细胞死亡,残存肝细胞不能代偿而致代谢失衡或代谢毒物不能有效地被清除,导致中枢神经系统的功能紊乱。另外肝内、肝外的门-体静脉之间存在分流,从肠道吸收入门脉系统的毒性物质,通过分流绕过肝脏进入体循环而入脑,引起大脑功能障碍。肝性脑病时体内的功能、代谢紊乱是多方面的,肝性脑病的发生也是多种因素综合作用的结果,其发生机制迄今尚未完全明了,目前提出多种学说解释肝性脑病的发生机制,现简述如下。

(一)氨中毒学说

临床上60%~80%的肝硬化和肝性脑病患者可检测到血氨增高,经降血氨治疗后,其肝性脑病的症状明显得到缓解,表明血氨增高对肝性脑病的发生发展起十分重要的作用。正常人体内氨的生成和清除保持着动态平衡,严重肝脏疾病时,由于氨的生成增多而清除不足,引起血氨增高及氨中毒(ammonia intoxication)。增多的血氨可通过血脑屏障进入脑内,干扰脑细胞的代谢和功能,导致肝性脑病。

1. 血氨增高的原因

(1)血氨清除不足　肝内鸟氨酸循环合成尿素是机体清除氨的主要代谢途径,每生成1mol尿素能清除2mol的氨,消耗3mol的ATP。肝功能严重障碍时,由于肝细胞的能量代谢障碍,供给鸟氨酸循环的ATP不足;催化鸟氨酸循环有关酶的活性降低;鸟氨酸循环所需底物的严重缺乏;以及肠道吸收的氨经门-体分流直接进入体循环等多个环节共同作用,使血氨清除障碍,成为血氨增高的重要机制。

(2)血氨产生增多　肝硬化时由于门脉高压,使肠黏膜淤血、水肿,或由于胆汁分泌减少,食物的消化、吸收和排空均发生障碍;同时因胆汁分泌减少使胆汁酸盐的抑菌作用降低,造成细菌繁殖旺盛。肠菌分泌的氨基酸氧化酶和尿素酶增多,作用于肠道积存的蛋白质及尿素,使氨的产生明显增多,特别是在高蛋白饮食或上消化道出血后更是如此。此外,慢性肝病晚期,常伴有肾功能减退,血液中的尿素等非蛋白氮含量高于正常,经肠壁弥散入肠腔内的尿素显著增加,经肠菌分解使产氨增多。临床上肝性脑病患者,可出现躁动不安、震颤等肌肉活动增强的症状,因此肌肉中的腺苷酸分解代谢增强,也是血氨产生增多的原因之一。

除了上述因素影响血氨的水平外,肠道和尿液中pH的变化也是导致血氨增高的重要因素之一。当尿液中的pH偏低时,则进入肾小管腔内的NH_3与H^+结合以NH_4^+的形式随尿排出体外。由于肝功能不全时常常伴有呼吸性碱中毒,使肾小管上皮向管腔分泌的H^+减少,这样,随尿排出NH_4^+的量明显降低,而肾小管上皮NH_3弥散入血增多。肠道中NH_3的吸收也与肠道中pH的高低有关,当肠道中的pH较低时,NH_3与H^+结合成不易被吸收的NH_4^+随粪便排出体外。根据这一特性,临床上常给患者口服不被小肠双糖酶水解的乳果糖,在肠腔内被细菌分解为乳酸和醋酸,酸化肠道,从而减少氨的吸收。

2. 氨对脑的毒性作用　增多的血氨可通过血脑屏障进入脑内,干扰脑细胞的代谢和功能。随着对氨中毒理论的进一步深入研究,发现氨可通过多种途径干扰脑细胞的功能和代谢,并产生神经毒性作用,主要可能机制简述如下:

(1)氨与星形胶质细胞:星形胶质细胞是脑内唯一能合成谷氨酰胺的细胞,氨在脑内的清除主要靠星形胶质细胞内的谷氨酰胺合成酶,促进氨与谷氨酸合成谷氨酰胺。肝功能障碍时,增多的血氨可通过血脑屏障进入脑内星形胶质细胞,并与谷氨酸合成谷氨酰胺。谷氨酰胺具有渗透分子作用,细胞内谷氨酰胺增多可继发细胞内水分积聚,引起星形胶质细胞水肿,因此脑内谷氨酰胺蓄积可能是高血氨时脑水肿发生的主要机制之一。星形胶质细胞虽然没有神经传导功能,但对神经元的代谢活动具有重要帮助作用,星形胶质细胞损伤可引起神经系统功能紊乱。

(2)脑内兴奋与抑制性神经递质平衡紊乱:大量实验证实,脑内氨增高可直接影响脑内神经递质的含量及种类。血氨增高在引起脑能量代谢障碍的同时也引起脑内谷氨酸、乙酰胆碱等兴奋性神经递质减少,而谷氨酰胺、γ-氨基丁酸等抑制性神经递质增多,从而造成中枢神经系统功能障碍(图14-1)。另外,氨可增加γ-氨基丁酸能神经的活动,使中枢抑制作用增强。

(3)干扰脑细胞的能量代谢:氨主要干扰脑细胞的葡萄糖生物氧化过程,可能包括以下几个环节:氨可抑制丙酮酸脱羧酶的活性,使乙酰CoA生成减少,从而影响三羧酸循环的正常进行;与三羧酸循环的中

间代谢产物 α-酮戊二酸结合,生成谷氨酸,同时又使还原型辅酶Ⅰ(NADH)转变为 NAD$^+$,因而消耗了大量 α-酮戊二酸和还原型辅酶Ⅰ(NADH),造成 ATP 产生不足;氨与谷氨酸结合生成谷氨酰胺的过程中又消耗了大量的 ATP(图 14-1)。

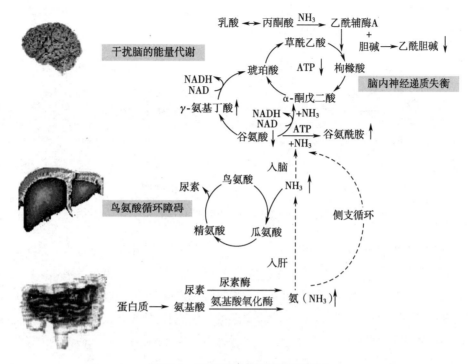

图 14-1　血氨增高引起肝性脑病的机制

(4) 对神经细胞膜有抑制作用:有学者认为血氨增高可能通过以下两个环节影响脑神经细胞膜的功能:①NH$_3$ 干扰神经细胞膜上的 Na$^+$-K$^+$-ATP 酶的活性,使复极后膜的离子转运障碍,导致膜电位改变和兴奋性异常;②NH$_3$ 与 K$^+$ 有竞争作用,以致影响 Na$^+$、K$^+$ 在神经细胞膜上的正常分布,从而干扰神经传导活动。

相关链接

氨与星形胶质细胞

　　星形胶质细胞是脑内唯一能合成谷氨酰胺的细胞,氨在脑内的清除主要靠星形胶质细胞内的谷氨酰胺合成酶的作用与谷氨酸合成谷氨酰胺。肝功能障碍时,增多的血氨可通过血脑屏障进入脑内星形胶质细胞,并与谷氨酸合成谷氨酰胺。谷氨酰胺具有渗透分子作用,细胞内谷氨酰胺增多可继发细胞内水分蓄积,引起星形胶质细胞水肿,因此脑内谷氨酰胺蓄积可能是高氨时脑水肿发生的主要机制之一。确切机制尚未完全阐明,有研究发现,氨的蓄积能引星形胶质细胞水通道(aquaporin,AQP)4 表达,水通道 4 可能与高血氨状态下的星形胶质细胞的水肿有关。另有发现谷氨酰胺能诱导星形胶质细胞线粒体通透性改变,造成线粒体功能损害,从而出现中枢神经系统功能紊乱。

(二)假性神经递质学说

　　氨中毒在肝性脑病发生中的作用还存在许多难以解释的事实,如约 20% 肝性脑病患者血氨是正常的;急性重症肝炎患者血氨水平与临床表现无相关性,降氨疗法无效等。为此有学者认为严重肝病时,假性神经递质在脑干网状结构中堆积,使神经冲动的传递发生障碍,引起神经系统的功能障碍。

　　1. 假性神经递质的生成　食物中的芳香族氨基酸如苯丙氨酸及酪氨酸,在肠道细菌氨基酸脱羧酶的作用下分别生成苯乙胺和酪胺,吸收入肝,经单胺氧化酶分解。严重肝功能障碍时,由于肝细胞单胺氧化酶的活性降低,这些胺类不能有效地被分解,进入体循环;和(或)经门-体分流直接进入体循环,并通过血脑屏障进入脑组织。苯乙胺和酪胺在脑细胞非特异性 β-羟化酶的作用下,经羟化分别生成苯乙醇胺(phenylethanolamine)和羟苯乙醇胺(octopamine),这两种物质的化学结构与脑干网状结构中的真正神经递质去甲肾上腺素和多巴胺极为相似(图14-2),但生理作用却远较去甲肾上腺素和多巴胺弱,因此,将苯乙醇胺和羟苯乙醇胺称为假性神经递质(false neurotransmitter)。

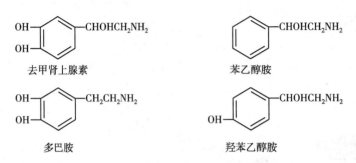

图14-2 正常及假性神经递质的结构

2. 假性神经递质的毒性作用 去甲肾上腺素和多巴胺是脑干网状结构中上行激动系统的重要神经递质,对维持大脑皮质的兴奋性,即机体处于清醒状态起着十分重要的作用。当脑干网状结构中假性神经递质增多时,则竞争性地取代上述两种正常神经递质而被神经元摄取、储存、释放,但其释放后的生理作用较正常神经递质弱得多,从而导致网状结构上行激动系统的功能障碍,使机体处于昏睡乃至昏迷状态。脑内的多巴胺主要由黑质产生,是调节肢体精细运动的锥体外系的主要神经递质,当假性神经递质取代多巴胺时,肢体运动的协调性障碍,出现扑翼样震颤(图14-3)。外周交感神经末梢递质去甲肾上腺素被取代时,可引起小动脉扩张,外周阻力降低,使肾脏特别是肾皮质血液量减少,导致功能性肾功能不全(见第三节)。

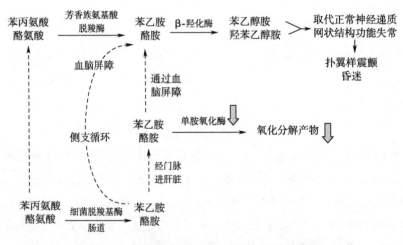

图14-3 假性神经递质的来源与引起肝性脑病的机制

(三)血浆氨基酸失衡学说

1. 血浆氨基酸失衡的原因 正常情况下,血浆中支链氨基酸(branched-chain amino acids,BCAA)(缬氨酸、亮氨酸、异亮氨酸等)与芳香族氨基酸(aromatic amino acids,AAA)(苯丙氨酸、酪氨酸、色氨酸等)的比值接近3~3.5,肝功能不全时,两者比值可降至0.6~1.2,其主要原因与肝功能障碍或有门-体分流时肝脏对胰岛素和胰高血糖素的灭活减弱导致两种激素含量升高关系密切。两种激素中以胰高血糖素升高更为显著,故胰岛素与胰高血糖素的比值下降,使机体(肌肉和肝脏)分解代谢增强,大量芳香族氨基酸释放入血,而肝脏对其分解能力降低,致使血浆芳香族氨基酸含量增高。另外,胰岛素可促进肌肉和脂肪组织对支链氨基酸的摄取和利用,使血浆中支链氨基酸含量下降。

2. 血浆氨基酸失衡与肝性脑病发病的关系　芳香族氨基酸和支链氨基酸均为电中性氨基酸,两者借助同一种载体通过血脑屏障。当血浆中 BCAA/AAA 比值下降时,则 AAA 竞争进入脑组织增多,其中以苯丙氨酸、酪氨酸、色氨酸增多为主。苯丙氨酸、酪氨酸在脑内经脱羧酶和 β-羟化酶的作用下,分别生成苯乙醇胺和羟苯乙醇胺,造成脑内这些假性神经递质明显增多,从而干扰正常神经递质的功能。进入脑内的色氨酸在羟化酶和脱羧酶的作用下,生成大量的 5-羟色胺(5-HT)及 5-羟吲哚乙酸。5-HT 是中枢神经系统中重要的抑制性神经递质,能抑制酪氨酸转变为多巴胺;同时 5-HT 也可作为假性神经递质被肾上腺素能神经元摄取、储存、释放,从而干扰脑细胞的功能。

如此可见,氨基酸失衡学说,实际上是假性神经递质学说的补充和发展。

(四) γ-氨基丁酸学说

1. γ-氨基丁酸增高的原因　血中 γ-氨基丁酸(γ-aminobutyric acid,GABA)主要来源于肠道,由谷氨酸经肠道细菌脱羧酶催化形成,被肠壁吸收经门静脉入肝,健康人来自门脉循环的 GABA 被肝脏摄取、清除。肝功能不全时,肝脏对 GABA 的清除能力下降,导致血中 GABA 含量增加,同时严重肝功能障碍所致的内环境紊乱使血脑屏障对 GABA 的通透性明显增高,致使进入脑内的 GABA 增多。

2. GABA 的受体增多　肝性脑病时,不仅有 GABA 水平升高,中枢神经系统中的 GABA 受体也发生变化。有学者在对发生肝性脑病的动物及死于肝性脑病的患者脑突触后 GABA 受体的研究中,发现 GABA 受体结合位点的亲和力不变,但受体的数量明显增加。

3. GABA 毒性作用　GABA 是中枢神经系统中的主要抑制性神经递质,与突触后神经元的特异性受体结合。突触后神经膜表面上的 GABA 受体是由超分子复合物组成,包括 GABA 受体、苯二氮䓬(benzediaz-epine,BZ)受体、巴比妥类受体和氯离子转运通道(图 14-4)。三种受体的配体,即 GABA、BZ(如地西泮)、巴比妥类与相应的受体结合时,引起氯离子通道开放,增加氯离子内流,从而发挥其生物学效应。三种配体彼此有协同性非竞争性结合位点,已证实 GABA 可引起 BZ 和巴比妥类药物的催眠作用,而地西泮和巴比妥类药物则能增强 GABA 的效应,由此可以解释临床上应用地西泮和巴比妥类药能诱发肝性脑病的原因。当脑内 GABA 增多时,与突触后神经元的特异性 GABA 受体结合,引起氯离子通道开放,氯离子进入神经细胞内增多,使神经细胞膜的静息电位处于超极化状态,从而引起突触后的抑制作用,产生肝性脑病。

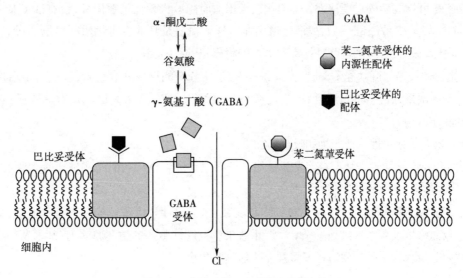

图 14-4　突触后膜 GABA 氯离子复合体

(五) 其他神经毒质的作用

除上述因素在肝性脑发病中起重要作用外,许多蛋白质和脂肪的代谢产物如硫醇、短链脂肪酸、酚等对肝性脑病的发生、发展也有一定作用。

1. **硫醇的作用** 蛋氨酸经肠道细菌作用,产生硫醇。其毒性作用为:抑制尿素合成;抑制线粒体呼吸过程;抑制脑内 Na^+-K^+-ATP 酶活性。硫醇通过呼吸道排出,产生肝臭。

2. **吲哚的作用** 色氨酸经肠道细菌作用产生吲哚和甲基吲哚,可抑制脑细胞呼吸过程。

3. **酚类的作用** 酚是酪氨酸和酪胺在肠道经大肠埃希菌的腐败作用而生成的有毒产物之一。在正常情况下,酚经门静脉入肝后,经结合反应转化为无毒产物。当肝功能严重障碍时,血清和脑脊液中的酚类物质明显增多,而且与肝性脑病的严重程度明显有关。实验证明,酚可抑制多种酶的活性,并与氨、硫醇有协同作用。

综上所述,目前尚无一种学说能圆满解释临床所有肝性脑病的发生机制。对肝性脑病的确切机制有待于进一步研究。一些学者转向研究各学说间的相互影响,以此探索并阐明肝性脑病的发生机制。Jones 等研究了氨对脑组织氨基酸代谢的影响,提出了高血氨-氨基酸失衡综合学说,使目前对肝性脑病发生机制的认识有了进一步的提高。值得注意的是,对不同类型的肝性脑病应作动态观察与研究。如在慢性肝性脑病时,高血氨是较主要的发病因素,可继而引起血浆氨基酸的失衡。而暴发性肝性脑病的发病机制,则与肝细胞急性大量坏死、代谢障碍造成的氨基酸失衡密切相关。因此,对不同类型的肝性脑病要作具体分析,研究其发生发展规律,制定出相应治疗措施,这是治疗肝性脑病之关键。

问题与思考

1. 血浆氨基酸失衡学说是假性神经递质学说的补充和发展,那么血浆氨基酸失衡与假性神经递质间有何种关系?

2. 解释临床上应用苯二氮䓬和巴比妥类药能诱发肝性脑病的原因。

三、影响肝性脑病发生发展的因素

(一)氨过度负荷

1. **上消化道出血** 肝硬化患者由于食管下端和胃底静脉曲张,最易发生食管下端曲张静脉破裂,引起上消化道出血,是肝性脑病的重要诱因。上消化道大出血时除有大量血液呕出外,会有很多血液流入胃肠道。每 100ml 血含有 15~20g 蛋白质,故消化道出血可导致血氨及其他有毒物质明显增高;加之出血造成低血容量、低血压、低血氧,可加重肝脏损害和脑功能障碍,从而诱发肝性脑病。

2. **摄入蛋白质过多** 肝功能不全时,尤其是伴有门-体分流的慢性肝病患者,肠道对蛋白质的消化吸收功能降低,若一次摄入较多蛋白质食物,蛋白质被肠道细菌分解,产生大量氨及有毒物质,吸收入血增多,从而诱发肝性脑病。

3. **便秘** 氨及其他毒性物质产生和吸收增加。

4. **氮质血症** 肝功能障碍晚期常伴发肝肾综合征,一旦发生,则经肾脏排出尿素等毒性物质减少,导致血中有毒物质增多,诱发肝性脑病。

5. **感染** 肝功能不全时,由于肝脏巨噬细胞功能减弱,常常伴发严重感染及内毒素血症,如自发性细菌性腹膜炎、败血症以及各系统细菌感染等。严重感染诱发肝性脑病的主要原因为:细菌及其毒素加重肝实质损伤;体内分解代谢增强导致产氨增多及血浆氨基酸失衡。

(二)碱中毒

严重肝病患者由于血氨增高,可刺激呼吸中枢,使呼吸加深加快、CO_2 呼出过多引起呼吸性碱中毒。若输入库存血,其中抗凝的柠檬酸盐可转化为 HCO_3^- 等,可引起代谢性碱中毒。碱中毒可促进氨的生成与吸收。

（三）药物使用不当

1. 利尿剂的使用不当　过度利尿引起血容量降低与肾前性肾衰竭,产生低钾性碱中毒,使 pH 升高,有利于氨通过血脑屏障。

2. 止痛、镇静、麻醉药的使用不当　如前所述,地西泮及巴比妥类镇静药是突触后神经膜表面上受体超分子复合物的配基,应用此类药能增强 GABA 的抑制效应,促进或加重肝性脑病的发生。肝脏是代谢和清除这些药物的器官,长期使用这些药物的肝病患者,往往在体内已有不同程度的药物蓄积,直接抑制大脑功能活动。在毒物作用下,脑对中枢神经抑制药物敏感性增强。

相关链接

门静脉高压患者的饮食指导

门静脉的压力升高时,门静脉与腔静脉间的吻合支发生代偿扩张,致使部分门静脉血经这些吻合支绕肝回流至右心。主要的侧支循环有:门静脉血-胃冠状静脉-食管静脉丛-奇静脉-上腔静脉,常引起食管下段静脉丛曲张,如破裂可引起大呕血,是肝硬化患者常见的死因之一;门静脉血-肠系膜下静脉-直肠静脉丛-髂内静脉-下腔静脉,常引起直肠静脉丛曲张,形成痔核,如破裂可引起便血;门静脉血-附脐静脉-脐周静脉丛-向上经胸腹壁静脉进入上腔静脉,向下经腹壁下静脉进入下腔静脉,常引起脐周静脉网曲张,状如"海蛇头"。临床上对于门静脉高压患者建议食用软质食物,细嚼慢咽,禁忌食用坚硬、油炸、带壳及刺激性食物。因患者静脉血管高度扩张,管壁薄而脆,加上凝血功能低下,遇坚硬食物易破,而致上消化道大出血。

四、防治的病理生理基础

（一）消除诱因

临床上有些诱因是可避免或可治疗的,因此清除和预防诱因,避免肝性脑病的发生和进一步发展是最基本的策略,采用的措施如下:

1. 预防上消化道出血　避免进食粗糙、坚硬或刺激性食物,预防上消化道出血,一旦出血应及时止血,同时给以泻药或清洁灌肠,使积血迅速全部排出。

2. 控制蛋白质的摄入　控制与调整饮食中的蛋白质含量,是减少肠源性毒性物质产生的重要措施,昏迷时须进无蛋白流质饮食。

3. 纠正碱中毒　由于碱中毒可促进氨的生成与吸收,因此,临床上对肝功能障碍患者要经常检测体内酸碱度的变化,一旦出现碱中毒,应及时纠正,避免诱发肝性脑病。

4. 防治便秘　以减少肠道有毒物质吸收入血。

5. 慎用镇静剂和麻醉剂　由于患者血脑屏障通透性增强、脑敏感性增高,即使使用较低量时,也要警惕药物蓄积的可能,防止诱发肝性脑病。

（二）针对肝性脑病发生机制进行治疗

1. 根据氨中毒学说所采取的防治措施　应用肠道不吸收或很少吸收的抗生素,以抑制肠道菌群繁殖;应用生理盐水或弱酸性溶液灌肠,或口服硫酸镁导泻的方法快速清理肠道;采用口服乳果糖来酸化肠道,从而减少肠道产氨和有利于铵盐随粪便排出体外;应用谷氨酸和精氨酸降低血氨浓度。

2. 根据假性神经递质学说所采取的防治措施　应用左旋多巴取代假性神经递质。左旋多巴能透过血脑屏障进入脑内,经脱羧酶作用生成多巴胺,取代假性神经递质,使神经系统功能恢复正常。

3. 根据血浆氨基酸失衡学说所采取的防治措施　口服或注射以支链氨基酸为主的氨基酸混合液,纠正氨基酸失衡。

　　某患者家属向精神病科大夫咨询,述说她的丈夫 55 岁,近 6 个月来有行为改变,如好忘事、好激动并爱与人争吵,会在上班甚至开会时睡觉,晚上有时却睡不着。

　　患者除 5 年前肝活检确诊肝硬化外,无其他病史,无外伤及家族性精神病史。次日,患者就诊于内科诊室。患者外表整洁、言谈正常、衣着完好。自述:近来健忘,更苦于白天难于控制自己,保持清醒不睡状态,有字体改变,使人无法辨识。近几个月来除有便秘症状外,无其他不适。日常饮食以高蛋白、低热量、低纤维素为主。查体:除有轻度扑翼样震颤外无其他异常发现。与既往字体比较,目前的字迹让人难以辨认。治疗:增大饮食总量,减少蛋白摄入量,给予缓泻药治疗便秘。

　　10 天后患者与家属再来到诊室随诊:患者大便已恢复正常,家属诉患者已一切正常。

　　试分析:

　　1. 该患者出现了哪种并发症? 诊断依据是什么?

　　2. 导致上述并发症的主要发病机制是什么?

第三节　肝肾综合征

一、概念及分类

　　严重急性或慢性肝功能不全患者,在排除其他已知肾衰竭的病因及实验室证据基础上所发生的肾衰竭。临床上以进行性加深的黄疸、出血倾向、低蛋白血症、肝性脑病、少尿或无尿、氮质血症、代谢性酸中毒、钠水潴留及高钾血症等为特征。此种继发于严重肝功能障碍的肾衰竭称为肝肾综合征(hepatorenal syndrome)。又称为肝性肾衰竭。

　　根据肾损害和功能障碍的特点,近年来有学者把肝肾综合征分为功能性肝肾综合征(functional hepatorenal syndrome)和器质性肝肾综合征(parenchymal hepatorenal syndrome)两种。功能性肝肾综合征以严重的肾脏低灌流为特征,当肾脏灌流量增多后,肾功能迅速恢复。若此阶段未及时治疗或病情进一步发展,可发生以肾小管坏死为主要病理变化特征的器质性肝肾综合征,其发生机制可能与内毒素血症有关。

二、发生机制

　　肝肾综合征的发生机制较复杂,近年来的研究表明,其发生机制与肝硬化引起的门脉高压、腹水形成、消化道出血、感染及血管活性物质平衡紊乱而导致肾血管收缩、肾血流量减少有关。

(一)有效循环血量减少

　　严重肝功能不全患者常因大量腹水形成、胃肠道出血、利尿及腹腔快速放液、感染等造成低血容量,使有效循环血量减少,肾灌流量减少,肾小球滤过率降低,导致少尿。

(二)肾血管收缩

　　1. 交感-肾上腺髓质系统兴奋　肝硬化患者常因大量腹水形成、胃肠道出血、利尿及腹腔快速放液等造成低血容量,门静脉高压使大量血液淤积在门静脉所属的内脏血管内,有效循环血量减少,反射性引起交感-肾上腺髓质系统兴奋,导致肾血管收缩,肾血流减少,滤过率降低,加重钠水潴留。

　　2. 肾素-血管紧张素系统活动增强　有效循环血量减少,肾血流量减少及交感-肾上腺髓质系统兴奋均可激活肾素-血管紧张素-醛固酮系统增多,使肾血管收缩。

　　3. 激肽释放酶-激肽系统异常　有研究报道严重肝硬化患者血浆中激肽释放酶和缓激肽减少,而肾素与血管紧张素 II 活性增强。上述变化在肝硬化患者发生功能性肾衰竭时特别明显。

4. 前列腺素合成不足　现已证明,肝硬化腹水患者在不伴肾衰竭时,肾素-血管紧张素系统和交感神经活动虽然增高,但因肾产生前列腺素增多,肾血液灌注仍可维持。因而,严重肝病伴有功能性肾衰竭时,肾血流量和肾小球滤过率下降可能是肾血管收缩增强和肾合成前列腺素不足的结果。近年发现,肝性功能性肾衰竭患者尿中 PGE_2 减少的同时 TXA_2 水平明显增高,而不伴有功能性肾衰竭的肝硬化腹水患者则无此种改变,推测 TXA_2 在发病中有重要作用。

5. 内毒素血症　内毒素血症在功能性和器质性肾衰竭的发病中具有重要作用。肝硬化伴有内毒素血症患者大多出现肾衰竭。其作用机制可能是:内毒素可直接引起肾血管阻力增大、肾血浆流量减少而导致肾缺血;损伤血管内皮,促进肾血管凝血,引起肾功能障碍及肾小管坏死。

综上所述,肝功能不全时引起肾血管收缩的因素可归纳为两大类。一类是肝功能严重障碍时不能从循环中清除有毒物质(内毒素);一类由门静脉高压引起,如腹水、门静脉淤血所致的有效循环血量减少。两者主要是通过交感-肾上腺髓质系统的兴奋性增强、肾素-血管紧张素系统活动增强和其他血管活性物质发生综合作用,使肾血管收缩。由于肾血管持续收缩导致血液重新分布,肾皮质缺血与肾小球滤过率下降,进而发展为肾衰竭。

三、防治的病理生理基础

(一)改善肾血流

1. 应用扩血管药物　山莨菪碱(654-2)具有抑制 TXA_2 合成的作用,所以应用此药可使肾血管扩张,改善肾血流,增加肾小球滤过率。酚妥拉明为 α 受体阻断剂,可使肾血管扩张,同时还能降低门静脉压力,改善微循环,增加肾血流。

2. 应用抑制肾素分泌药　卡托普利是血管紧张素 I 转化酶抑制剂,可降低血管紧张素 II 水平,使肾血管阻力降低。

3. 应用八肽升压素　该药能激活血管舒缓素及激肽系统,抑制内皮素释放,改善肾内血液分流,从而增加肾小球滤过率。

(二)肾功能障碍的治疗

积极纠正水、电解质和酸碱平衡紊乱。当有氮质血症、高钾血症和酸中毒发生时,通常以高热量、高维生素、低盐、高糖饮食为宜,严格控制蛋白质摄入量。病情严重者应用人工透析治疗。

(贾玉杰)

学习小结

各种致肝损害因素作用于肝脏后,一方面可引起肝脏组织变性、坏死、纤维化及肝硬化等结构的改变,另一方面还能导致肝脏的合成、分泌、排泄、生物转化及免疫等多种功能障碍,出现黄疸、出血、继发感染、肾功能障碍、顽固性腹水、肝性脑病及肝肾综合征等一系列临床综合征,称为肝功能不全,根据病情经过将肝功能不全分为急性和慢性两种类型。

肝功能衰竭是指肝功能不全的晚期阶段,临床上以肝肾综合征和肝性脑病为主要特征。

肝性脑病是肝功能不全的最严重表现,也是最常见的死亡原因,临床出现一系列神经精神症状。按肝脏功能失调或障碍的性质将肝性脑病分为三种类型,根据肝性脑病的主要症状,即意识障碍程度、神经系统症状和脑电图的变化,将肝性脑病分为四期。肝性脑病的发生机制迄今尚未完全阐明,目前提出氨中毒、假性神经递质、氨基酸失衡及 γ-氨基丁酸等多种学说。影响肝性脑病发生发展的因素有氨过度负荷、碱中毒及药物使用不当等,可针对肝性脑病诱因和发生机制进行防治。

肝肾综合征是一种极为严重的并发症,发病率较高。其发生机制主要与肝病时有效循环血量减少和肾血管收缩所致肾灌注量不足有关。临床上积极治疗原发病，改善肝功能。 治疗主要是针对循环动力学改变及肾灌注不足等环节，选择具有较强的全身血管收缩作用，而对肾动脉无影响的血管活性药，以改善肾血流，增加肾小球滤过率。

复习参考题

1. 简述肝性水肿的发生机制。

2. 肝性脑病患者为什么会有血氨增高？

3. 假性神经递质是如何产生的？ 如何促进肝性脑病发生？

4. 简述氨基酸失衡学说在肝性脑病发生中的作用。

5. 简述肝肾综合征的发生机制。

第十五章　肾功能不全

第一节　概述

肾脏是机体最重要的排泄器官,其主要功能包括:①排泄功能。通过泌尿排出体内的各种代谢终产物以及进入体内的异物;②调节水、电解质和酸碱平衡。通过调节水和钠、钾、氯等离子的代谢,维持机体体液含量和渗透压平衡;通过排出氢离子、重吸收碳酸氢盐等作用维持机体酸碱平衡;③内分泌功能。肾脏分泌多种重要的活性物质,如肾素、激肽释放酶和前列腺素参与血压和血容量的调节;促红细胞生成素参与造血功能;$1,25\text{-}(OH)_2\text{-}D_3$参与钙磷代谢。肾脏还有灭活促胃液素、甲状旁腺素等激素的功能。因此,肾脏是一个多功能器官,它在维持人体内环境的稳定性中起着重要的作用。

一、肾功能不全及肾衰竭的概念

肾功能不全(renal insufficiency)是指各种原因造成的肾泌尿功能和内分泌功能障碍所引起机体内环境紊乱的一种临床综合征或病理过程。肾功能不全也称为肾衰竭(renal failure),两者没有本质的区别,前者指肾功能障碍由轻到重的全过程,后者主要强调肾功能不全的晚期阶段。

二、肾功能不全的分类

根据发病的急缓和病程的长短可分为急性肾功能不全和慢性肾功能不全;根据尿量的变化可分为少尿型和多尿型肾功能不全;根据有无肾脏器质性病变又可分为功能性和器质性肾功能不全。无论是急性肾功能不全还是慢性肾功能不全,发展到严重阶段均有可能导致尿毒症(uremia)发生。

三、肾功能不全的病因

一般根据解剖部位,将引起肾功能不全的原因分为三类:肾前性因素,肾性因素和肾后性因素。

（一）肾前性因素

大失血、休克、心力衰竭、严重脱水、感染、严重创伤等导致有效循环血量减少、心输出量下降引起循环衰竭、肾血管收缩，这些因素都可引起急性肾功能不全；如果循环衰竭见于慢性心力衰竭等，则可以引起慢性肾衰竭。

（二）肾性因素

1. 肾小球损害　常见的肾小球病变有急性肾小球肾炎、慢性肾小球肾炎、肾盂肾炎、肾病综合征、狼疮性肾炎以及糖尿病肾小球硬化症等，这些疾病主要影响肾小球的滤过功能。

2. 肾小管坏死　肾毒性化学毒物和生物性毒物引起的急性肾小管变性、坏死，是常见的急性肾功能不全病因。

3. 肾间质损害　急、慢性间质性肾炎及尿酸性肾病可引起肾间质炎症和肾小管损害。

4. 肾血管病变　肾动脉狭窄、双侧肾动脉栓塞、结节性动脉炎、高血压病和糖尿病等均可引起肾血管损伤而发生肾功能不全。

另外，肾脏肿瘤、肾结核、多囊肾、妊娠子痫也是引起弥漫性肾实质损害而发生肾功能不全的常见病因。上述肾实质的病变称为肾性因素。

需要注意的是，尿酸性肾病、糖尿病肾病往往既可以累及肾小球，也可以同时见到肾间质、肾血管的病理改变。

肾有效循环血量不足造成的肾功能不全，早期多为功能性肾衰，肾并无器质性病变，如果肾缺血时间过长，发生肾小管变性坏死，则由功能性肾衰转为器质性肾衰。

（三）肾后性因素

双侧输尿管结石、肿瘤压迫、前列腺增生引起的尿潴留等疾病，根据发病的急、缓，既可以降低肾小球滤过率(glomerular filtration rate, GFR)引起急性肾功能不全，也可以导致肾实质压迫、萎缩而引起慢性肾功能不全。这些病因称为肾后性因素。

四、肾功能不全的基本发病环节

各种病因引起肾功能不全的基本环节包括以下几个方面：

（一）肾小球功能障碍

1. 肾小球滤过率降低　肾脏滤过功能以 GFR 表示，正常成人肾小球每天通过超滤形成 180L 的超滤液，即 GFR 为 125ml/min。GFR 受肾血流量、肾小球有效滤过压及肾小球滤过膜面积和滤过膜通透性等因素的影响。

正常成人约95%的血液流经肾皮质，约5%左右流经肾髓质。短粗的肾动脉几乎呈直角与腹主动脉相连，所以血压下降可直接影响肾灌注压。肾小球有效滤过压 = 肾小球毛细血管血压 -（肾小球囊内压 + 血浆胶体渗透压）。在大失血、脱水等原因引起休克时，由于全身平均动脉压急剧下降，肾小球毛细血管血压也随之下降，故肾小球有效滤过压降低，GFR 降低。

当平均动脉压波动在 10.7 ~ 24kPa(80 ~ 180mmHg)时，通过肾脏的自身调节机制，肾脏血液灌流量可维持相对恒定，即血压在这一范围内升高时，血管壁因灌注压增加而受到牵张刺激，使血管收缩，阻力增大，血液灌流量增加不明显；而灌注压减小时则发生相反变化。当休克等病因使平均动脉压低于 8.0kPa(60mmHg)时，肾失去这种自身调节作用，表现为肾小动脉收缩，肾脏血液灌流量明显减少，肾小球有效滤过压明显降低，最终 GFR 下降；同时肾小管因缺血缺氧而发生变性、坏死，进一步加重肾功能不全的发展。此外，在休克、心力衰竭时，肾脏内血流分布的异常也可能是造成肾功能障碍的重要原因。在尿路梗阻，肾小管阻塞以及肾间质水肿压迫肾小管时，会引起肾小管内压升高，继而肾小球囊内压升高，肾小球有效滤过压降低，GFR 下降，原尿生成减少。

2. 肾小球滤过面积减少　肾脏具有较大的代偿储备功能,在切除一侧肾脏使肾小球滤过面积减少50%后,健侧肾脏往往可以代偿其功能;只有肾小球大量破坏后,肾小球滤过面积极度减少,GFR才会明显下降而导致肾衰竭。例如,在急性肾小球肾炎时,肾小球毛细血管内皮细胞增生、肿胀和白细胞浸润等病变可导致毛细血管管腔狭窄或完全闭塞,有效滤过面积显著减少。

3. 肾小球滤过膜通透性改变　具有一定通透性的肾小球滤过膜是肾小球滤过功能的结构基础,它决定了滤液的成分。肾小球滤过膜具有三层结构,由内到外为:内皮细胞、基底膜和肾小球囊的脏层上皮细胞(足细胞)。内皮细胞间有约为500~1000A的小孔;基底膜为连续无孔的致密结构,表面覆有带负电荷的胶状物;足细胞具有相互交叉的足突,上覆有一层薄膜,此薄膜富含黏多糖并带负电荷,所以带负电荷的分子如白蛋白因受静电排斥作用,正常时滤过极少。只有在病理情况下,如肾缺血、中毒、局部炎症等情况下,基底膜中分子聚合物的结构改变,肾小球滤过膜细胞的孔隙增大,滤过膜表面黏多糖减少或消失,可导致白蛋白大量通过通透性增高的滤过膜,超过肾小管重吸收能力时就会出现蛋白尿。抗原、抗体复合物沉积于基底膜时,可引起基底膜中分子聚合物结构的改变,从而使其通透性增高,这也是肾炎时出现蛋白尿的原因之一。当炎症导致滤过膜通透性增加时,红细胞也会进入到原尿中形成血尿。

（二）肾小管功能障碍

肾小管和集合管具有重吸收、分泌和排泄的功能,对调节水、电解质和酸碱平衡,保持机体内环境稳定具有重要作用。在肾缺血、缺氧、感染及毒物作用下,可发生肾小管上皮细胞变性甚至坏死,从而导致肾小管重吸收功能障碍、尿液浓缩和稀释功能障碍及酸碱平衡调节功能障碍。不同区段的肾小管结构和功能各有不同,受损伤后所表现的功能障碍也有所不同。

1. 近端小管功能障碍　肾小球滤液中60%~70%的钠以等渗形式由近端小管主动重吸收;葡萄糖、氨基酸、磷酸盐、尿酸、蛋白质、钾盐等经肾小球滤过后,绝大部分也由近端小管重吸收。在充血性心力衰竭,肾血流量减少,但由于出球小动脉比入球小动脉收缩明显,GFR相对增高,致使肾小球滤过分数增加,无蛋白滤液相对增多,同时肾小管周围毛细血管血浆胶体渗透压相应增高,致使近端小管重吸收Na^+和H_2O增多,成为发生水肿的重要原因。

同时,近端小管上皮细胞通过分泌H^+重吸收碳酸氢钠维持体内的酸碱平衡。近端小管主要依靠碳酸酐酶的作用,通过Na^+-H^+交换来实现泌H^+保碱的作用。因此,近端小管重吸收功能障碍时,Na^+-H^+交换障碍可引起肾小管性酸中毒(renal tubular acidosis,RTA)。

此外,近端小管具有排泄功能,能排泄对氨马尿酸、酚红、青霉素以及某些用于泌尿系造影的碘剂等,近端小管排泄功能障碍时,可导致上述物质在体内的潴留。

2. 髓袢功能障碍　当原尿流经髓袢升支粗段时,Cl^-被主动重吸收,而Na^+则属于继发性的主动重吸收,并且对水的通透性低,因而形成肾髓质间质的高渗状态,这是尿液浓缩的重要条件。慢性肾盂肾炎患者由于髓袢升支重吸收Cl^-和Na^+功能减弱,肾髓质高渗状态破坏,原尿浓缩障碍而出现多尿、低渗尿或等渗尿。

3. 远端小管和集合管功能障碍　远端小管和集合管在髓质高渗区受醛固酮和抗利尿激素(antidiuretic hormone,ADH)的调节而完成肾脏对尿浓缩与稀释功能,远端小管功能障碍可导致钠、钾代谢障碍和酸碱平衡紊乱。遗传因素造成集合管对ADH的敏感性下降,对水的通透性降低,大量原尿排出体外,这种病理过程称为肾性尿崩症。

（三）肾脏内分泌功能障碍

1. 肾素分泌增多　肾素由近球细胞分泌,进入血液循环后,可将由肝细胞生成的血管紧张素原(angiotensinogen)分解成为血管紧张素Ⅰ(angiotensin Ⅰ,Ang Ⅰ);后者在血管紧张素转化酶的作用下形成血管紧张素Ⅱ(angiotensin Ⅱ,Ang Ⅱ);Ang Ⅱ在血管紧张素酶A的作用下,分解为血管紧张素Ⅲ(angiotensin Ⅲ,

AngⅢ）。AngⅡ、AngⅢ均具有明显的收缩血管和促进肾上腺皮质分泌醛固酮的作用。

在全身平均动脉压降低、脱水、肾动脉狭窄、低钠血症、交感神经紧张性增高等情况发生时，可分别通过对入球小动脉壁牵张感受器、致密斑钠受体，以及直接对近球细胞的作用而引起肾素释放增多，并激活肾素-血管紧张素-醛固酮系统（renin-angiotensin-aldosterone system，RAAS），促进钠水潴留，从而提高血容量和血压，发挥代偿作用。如果醛固酮分泌过多，钠、水潴留严重可引起肾性高血压。

2. 肾激肽释放酶-激肽系统（renal kallikrein kinin system，RKKS）功能障碍　肾脏含有激肽释放酶（kallikrein），其中90%来自皮质近曲小管细胞。分泌的激肽释放酶可以催化激肽原（kiningen）生成激肽（kinin）。激肽可以对抗血管紧张素的作用，扩张小动脉，使血压下降，同时还可作用于肾髓质乳头部的间质细胞，引起前列腺素释放。如果RKKS发生障碍，则易促进高血压发生。

3. 促红细胞生成素减少　促红细胞生成素（erythropoietin，EPO）是一种分子量约为34kDa的糖蛋白，约90%左右由肾脏产生。EPO具有促进骨髓造血干细胞分化成原始红细胞、加速幼红细胞增殖分化、促进血红蛋白合成等作用。慢性肾病患者由于肾脏组织受损，EPO合成释放减少，导致骨髓红细胞生成减少，进而引起贫血，这是慢性功能不全引起贫血的重要机制之一。

4. 前列腺素（prostaglandin，PG）合成不足　肾脏产生的PG主要有PGE_2、PGI_2、$PGF_{2\alpha}$等，主要由肾髓质间质细胞和髓质集合管上皮细胞合成，具有抑制血管平滑肌收缩，扩张血管、降低外周阻力以及抑制ADH对集合管的作用，从而促进钠、水的排出。因此，PG从多方面发挥降压作用。肾功能不全时PG合成不足可能是肾性高血压的发病机制之一。

5. 1-羟化酶生成障碍　机体中只有肾脏近曲小管上皮细胞线粒体含1-羟化酶，后者可将肝脏生成的25-（OH）-D_3羟化生成1,25-二羟维生素D_3（1,25-（OH）$_2$-D_3），这是维生素D_3的活化形式，它一方面促进小肠黏膜和肾小管对钙、磷的吸收，加强成骨细胞的活动，促进骨盐沉积和骨形成；另一方面在血钙降低时增强骨的溶解和释放骨钙入血，保持血磷和血钙的稳定。因此，肾脏器质性病变尤其是慢性肾功能不全时，由于肾脏1-羟化酶生成障碍，可使1,25-（OH）$_2$-D_3生成减少，从而诱发肾性骨营养不良。

第二节　急性肾衰竭

急性肾衰竭（acute renal failure，ARF）是指由于各种原因在短时间内（几小时至几天）引起的肾泌尿功能急剧降低，以致机体内环境发生严重紊乱的一种病理过程。临床主要表现为氮质血症、高钾血症、代谢性酸中毒和水中毒等。多数急性肾衰竭患者伴有少尿（<400ml/24h）或无尿（<100ml/24h），即少尿型急性肾衰竭（oliguric ARF）。患者也可以不出现少尿，即为非少尿型急性肾衰竭（nonoliguric ARF）。无论是少尿型还是非少尿型急性肾衰竭，GFR均显著降低，故GFR降低被认为是急性肾衰竭发生的中心环节。

一、分类与病因

（一）分类

根据有无少尿可将急性肾衰竭分为少尿型和非少尿型两大类。少尿型较为常见，患者病情相对严重，易死于高钾血症。非少尿型急性肾衰竭患者尿量并不减少，而且无明显多尿期，但有进行性氮质血症和代谢性酸中毒等，高钾血症较轻，预后较好。根据有无肾器质性损伤，急性肾衰竭还可分为功能性急性肾衰竭和器质性急性肾衰竭。根据发病环节可将急性肾衰竭分为肾前性急性肾衰竭（acute prerenal failure）、肾性急性肾衰竭（acute intrarenal failure）和肾后性急性肾衰竭（acute postrenal failure）三类。

（二）病因

1. **肾血流量急剧减少**　肾脏血液灌流量急剧减少可导致肾前性急性肾衰竭,如严重烧伤、挤压伤、大出血、胃肠液丢失、严重脱水等引起的有效循环血量减少,急性心肌梗死、心包填塞、心律失常、心力衰竭等引起的心输出量下降,过敏性休克引起的血管容量扩大,创伤及大手术、休克、严重感染等引起机体应激反应和肾血管收缩等都是常见的肾前性急性肾衰竭的病因。肾前性急性肾衰竭的主要发病环节是 GFR 显著下降,此时肾小管重吸收钠的功能没有受损,而且由于上述原因可导致继发性醛固酮和 ADH 分泌增多,后者又可增强远曲小管和集合管对钠、水的重吸收,因而尿量显著减少,尿钠含量低于 20mmol/L,尿比重较高,尿渗透压大于血浆渗透压,尿肌酐/血肌酐比值大于40。同时,肾前性急性肾衰竭患者尿沉渣检查无明显异常,无细胞管型,说明此时肾小管尚无明显器质性损伤(表15-1)。

由于早期肾前性急性肾衰竭尚无肾实质的器质性损害,故当血容量、血压及心输出量及时恢复后,肾脏泌尿功能也随即恢复正常,因此,又称为功能性急性肾衰竭,但若肾缺血持续过久就会引起肾脏器质性损害,从而转变为器质性急性肾衰竭。

2. **肾脏损害**

(1) 肾小球、肾间质和肾血管病变:肾脏器质性病变所引起的急性肾衰竭称为肾性急性肾衰竭。例如,急性肾小球肾炎和狼疮性肾炎时,由于炎症反应或免疫复合物损伤肾小球,肾小球滤过功能障碍,GFR降低,故可引起急性肾衰竭。双侧肾动脉栓塞、双侧肾静脉血栓形成亦可引起急性肾衰竭。急性肾盂肾炎、巨细胞病毒感染和急性过敏性肾间质肾炎等均可引起肾间质损伤。此外,妊娠子痫、结节性多动脉炎、急进型高血压病等也都能引起急性肾衰竭。

(2) 急性肾小管坏死(acute tubular necrosis,ATN):持续性肾缺血和肾毒物造成的急性肾小管坏死所致的急性肾衰竭在临床上较为常见,占所有病例的40%~50%。引起 ATN 的原因有以下几种:

1) 肾缺血和缺血-再灌注损伤:休克如果得不到及时治疗,肾小管缺血持续时间过长,可导致肾小管上皮细胞变性坏死;或即使恢复血液灌流,也可能发生肾缺血-再灌注损伤,两者均可引起 ATN。此时,患者血容量和血压虽然已恢复正常,但肾脏泌尿功能却未能恢复。临床检查可发现尿蛋白和红细胞、白细胞及各种管型,说明肾小管有严重受损。尿钠浓度一般可升高到40~70mmol/L 或更高,说明肾小管重吸收钠能力减退。

2) 肾毒物:引起肾功能损伤的毒物可概括为外源性肾毒物和内源性肾毒物两种,其中前者主要包括:重金属(汞、砷、锑、铅)、抗生素(甲氧西林、新霉素、多黏菌素、庆大霉素、先锋霉素、四环素族和两性霉素 B 等)、磺胺类药物、某些有机化合物(四氯化碳、氯仿、甲醇、酚、甲苯等)、杀虫药、某些血管和肾脏造影剂、某些生物毒素如蛇毒、蜂毒、生鱼胆、毒蕈等经肾脏排泄时,均可直接损害肾小管,可引起肾小管上皮细胞坏死。

3) 血红蛋白和肌红蛋白阻塞肾小管:挤压综合征及各种原因引起的大量溶血会分别引起肌红蛋白和血红蛋白阻塞肾小管并损害肾小管上皮细胞,最终引起 ATN,这些毒物属于内源性肾毒物。

4) 某些传染病:流行性出血热和钩端螺旋体病可引起 ATN,其发生机制与病原体引起的免疫复合物损伤肾小管基底膜及感染性休克引起血压下降、肾缺血等有关。

3. **肾后尿路阻塞**　从肾盏到尿道口任何部位的尿路梗阻,都有可能引起肾后性急性肾衰竭。膀胱以上的梗阻,多由结石引起。然而由于肾脏的代偿储备功能强大,因此,只有当结石使两侧尿路同时梗阻或一侧肾已丧失功能(如肾萎缩、肾结核)而另一侧尿路又被阻塞时才会引起肾后性急性肾衰竭。膀胱及尿道的梗阻可由膀胱功能障碍(如脊髓痨、糖尿病假性脊髓痨等引起的慢性尿潴留)或前列腺肥大、前列腺癌、严重的酒精中毒等引起。

与肾前性急性肾衰竭一样,肾后性急性肾衰竭的早期也无肾实质的器质性损害,及时解除梗阻,可使肾脏泌尿功能迅速恢复,因此,早期肾后性急性肾衰竭也属于功能性肾衰。

患者男性,28 岁。因地震房屋倒塌使双侧下肢发生严重挤压伤而急诊入院。

体格检查:患者神志淡漠,血压 70/50mmHg,脉搏 106 次/min,呼吸 24 次/min。双侧伤腿冰凉、发绀,从腹股沟以下开始往远端肿胀。膀胱导尿导出尿液 200ml。入院时血清 K^+ 为 5.4mmol/L,立即补液治疗,血压恢复至 110/70mmHg,外周循环改善,但仍无尿。再查血清 K^+ 升至 8.6mmol/L,一侧下肢出现坏死故立即行截肢手术。伤后 48 小时内患者排尿总量为 300ml,呈酱油色。在以后的 10 天内,患者平均尿量为 50~100ml/24h,持续使用腹膜透析。病程中因透析而继发腹膜炎,出现皮下淤斑,伴胃肠道出血。伤后第 12 天检测尿中有蛋白管型和细胞管型,BUN17.8mmol/L(正常 3.2~7.1mmol/L),血清肌酐 390.8μmol/L(正常值 88.4~176.8μmol/L),血 K^+7.4mmol/L,pH7.18,$PaCO_2$ 32mmHg,HCO_3^- 11.5mmol/L。紧急进行床边血液透析治疗,16 天后尿量恢复到 500~1000/24h 水平,患者情况日见好转。

试分析:

1. 该患者发生了哪种类型的肾衰竭,主要机制有哪些?

2. 依据哪些症状和实验室检测指标可判断该患者发生了肾衰竭?

二、发生机制

不同原因引起急性肾衰竭的发病机制不尽相同,但主要包括肾小球、肾小管和肾间质细胞的损伤因素,均有 GFR 降低的中心环节。下面主要以肾缺血、肾毒物等引起的少尿型肾性急性肾衰竭为例介绍急性肾衰竭的发生机制(图 15-1)。

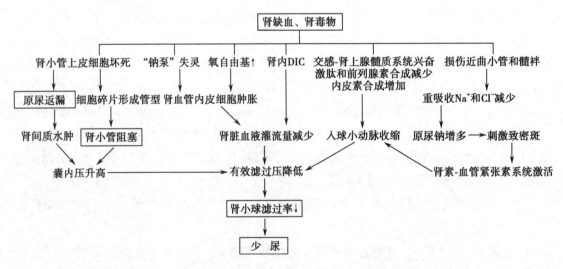

图 15-1 少尿型急性肾衰竭发病机制示意图

(一)肾血管及血流动力学异常

虽然 ATN 时细胞损伤以肾小管上皮细胞为主,但引起内环境持续紊乱的中心环节仍是 GFR 降低。急性肾衰竭初期,有肾血流量减少和肾内血液分布异常,表现为肾皮质外层血流严重缺乏及肾髓质淤血,并且肾缺血的程度与形态学损害及功能障碍之间存在着平行关系。肾血管及血流动力学的异常是急性肾衰竭初期 GFR 降低和少尿的主要机制。

1. 肾小球灌注压降低 各种原因(如血压下降)引起的动脉血压降低、有效循环血量减少超过肾脏自身调节范围时,肾血流量明显减少,可使肾小球灌注压降低,从而使 GFR 下降。

2. 肾血管收缩 急性肾衰竭患者入球小动脉收缩,肾皮质血流量明显减少,是 GFR 下降的重要原因。

肾皮质血管收缩机制主要与以下因素有关：

（1）交感-肾上腺髓质系统兴奋：休克、心力衰竭等原因造成的有效循环血量减少或肾毒物的作用可使交感-肾上腺髓质系统兴奋，儿茶酚胺增多，肾血管收缩。

（2）肾素-血管紧张素系统激活：有效循环血量减少时可激活肾素-血管紧张素-醛固酮系统；另外，近曲小管受损时，原尿中 Na^+ 与 Cl^- 的含量增多，刺激致密斑，也可使肾素分泌增加，是肾血管持续收缩的机制之一。

（3）肾内收缩及舒张因子释放失衡：①肾缺血使肾内前列腺素合成减少，造成后者扩张肾血管的作用减弱；②肾缺血或肾毒物使肾血管内皮细胞受损，产生的血管内皮源性收缩因子（如内皮素）分泌增多以及血管内皮源性舒张因子（如一氧化氮）释放障碍。肾内收缩及舒张因子释放平衡失调是急性肾衰竭持续性肾血管收缩及肾血流量减少的重要因素。

3. 肾毛细血管内皮细胞肿胀　肾缺血、缺氧及肾中毒时，肾脏细胞代谢受影响，使 ATP 生成不足，Na^+-K^+-ATP 酶活性减弱，细胞内钠、水潴留，细胞发生水肿，细胞膜通透性改变，大量 Ca^{2+} 涌入细胞内，形成细胞内 Ca^{2+} 超载。同时，Ca^{2+}-ATP 酶活性减弱也使肌浆网摄取 Ca^{2+} 受限以及细胞内钙泵出减少，引起细胞质内游离钙增加，妨碍线粒体的氧化磷酸化功能，ATP 生成进一步减少，从而形成恶性循环。此外，由于缺氧时大量增加的 ADP 可由线粒体进入胞质并直接抑制 Na^+-K^+-ATP 酶的活性，而且肾毒物（如氨基糖苷类抗生素）也可直接使 Na^+-K^+-ATP 酶活性减弱，这更加重了细胞内钠、水潴留及细胞水肿，导致细胞的代谢与功能障碍。此外，肾毛细血管内皮细胞的肿胀，可使血管管腔变窄，血流阻力增加，肾血流量减少。

4. 肾血管内凝血　急性肾衰竭患者出现血液黏度升高、肾小球毛细血管内纤维蛋白和血小板沉积，这些也会降低 GFR。临床上应用肝素对部分急性肾衰竭患者有一定疗效，提示肾内 DIC 是急性肾衰竭的发病机制之一。

（二）肾小管损伤

ATN 时，肾缺血、缺血后再灌流、毒物以及这些因素的共同作用可引起肾小管细胞损伤，虽然各种损伤因素开始作用于细胞的成分可能不一样，最初累及的细胞代谢与功能也各有特点，但最终引起的细胞功能改变和组织结构的损伤类似，表现为肾小管细胞的重吸收与分泌功能紊乱，肾小管细胞的严重损伤和坏死脱落可导致肾小管阻塞、原尿返漏和管-球反馈机制失调（图 15-1）。

1. 肾小管阻塞　严重的肾缺血和肾中毒可引起肾小管上皮细胞的损伤和坏死。异型输血、挤压伤等引起急性肾衰竭时，在病理组织切片中可发现有坏死脱落的上皮细胞碎片、肌红蛋白、血红蛋白等所形成的管型阻塞肾小管。远端小管腔也有大量管型形成，管型的组成成分多种多样，如蛋白质、细胞、脱落的刷状缘及其他细胞碎片等。肾小管阻塞后，管腔内压升高，使肾小球囊内压增高，有效滤过压降低，所以 GFR 进一步降低。

2. 肾小管原尿返漏　在肾小管损伤初期，可因细胞极性改变及细胞间紧密连接受损，使原尿渗入细胞间质。在持续肾缺血以及氨基糖苷类抗生素以及动物肌内注射氯化汞等肾毒物所致的急性肾功能不全时，可看到广泛的肾小管上皮细胞变性、坏死、脱落和基膜断裂，原尿经断裂的基膜扩散到肾间质引起间质性水肿，这种现象称为原尿返漏，除直接造成尿量减少外，肾间质水肿压迫肾小管，造成囊内压升高，使 GFR 降低，出现少尿。此外，肾间质水肿还可能压迫肾小管周围的毛细血管，使血流进一步减少，加重肾小管损伤，从而引起恶性循环。

将不被肾小管重吸收的染料（如 ^{14}C-菊粉、辣根过氧化物酶等）微穿刺注入上述实验性急性肾衰竭的动物肾小管后，可在间质中检测到染料的存在。

3. 管-球反馈机制失调　管-球反馈（tubuloglomerular feedback，TGF）是肾单位的一种自身调节机制，即当肾小管液中的溶质浓度和流量改变时，其信号通过致密斑和肾小球旁器感受、放大和传递，从而改变肾小球的灌流和 GFR，达到平衡。一般认为，致密斑感受的信息可能与致密斑处 Na^+-K^+-$2Cl^-$ 共同转运的变

化导致 Na^+ 和 Cl^- 等离子转运率的改变有关,但其详细的机制尚不明确。采用微穿刺灌注方法的研究证实,增加致密斑的 NaCl 浓度可使单个肾单位 GFR 下降50%。在 ATN 时,近曲小管对 Na^+ 和 Cl^- 的重吸收减少,使远曲小管内液中的 NaCl 浓度持续升高,可导致管-球反馈异常激活,使入球小动脉收缩,GFR 持续降低。

此外,腺苷也可能作为管-球反馈作用的介导因子,腺苷作用于 A_1 受体使入球小动脉收缩,而作用于 A2 受体则扩张出球小动脉,该发现促使人们研究其在 ATN 发病中的作用。肾小管细胞受损时,释放大量的腺苷,从而收缩入球小动脉和扩张出球小动脉,因此明显降低 GFR。腺苷还可刺激肾小球旁器的肾素促进 Ang Ⅱ 的产生,加重入球小动脉收缩,但其收缩出球小动脉的效应可因腺苷通过 A_2 受体介导的作用被拮抗,因此加重了 GFR 下降。这种腺苷的产生直至肾小管上皮细胞功能和结构完整性恢复后方可恢复正常,因而 GFR 可持续降低。

(三)肾小球滤过系数降低

GFR 的大小不仅取决于肾小球有效滤过压,其与肾小球滤过系数(filtration coefficient, K_f)也密切相关。肾小球滤过率=滤过系数×有效滤过压。K_f代表肾小球的通透能力,与滤过膜的面积及其通透性的状态有关。肾缺血和肾中毒时 K_f 降低,也是导致 GFR 降低的机制之一。K_f 的降低与肾小球毛细血管内皮细胞肿胀、足细胞足突结构变化、肾小球系膜细胞收缩、滤过膜上的窗孔大小及密度减少有关。

(四)肾实质损伤特征及发生机制

ATN 是以肾小管损伤为主的病理过程,其他细胞损伤也参与 ATN 的发病。因此,肾内各种细胞受损而出现的代谢、功能以及形态结构的紊乱是急性肾衰竭时 GFR 降低、内环境紊乱的基本机制,细胞的损伤是急性肾衰竭病程经过的重要病理生理基础。

1. 受损细胞及其特征

(1)肾小管细胞:肾缺血和肾毒物可引起肾小管细胞功能改变和组织结构损伤,表现为肾小管细胞的重吸收与分泌功能紊乱,以及肾小管细胞的坏死性损伤和凋亡性损伤。

急性肾衰竭时肾小管细胞坏死性损伤(necrotic lesion)有两种损伤的病理特征,即小管破裂性损伤(tubulorrhexic lesion)和肾毒性损伤(nephrotoxic lesion)。小管破裂性损伤表现为肾小管上皮细胞坏死、脱落、基底膜破坏,肾小管各段均可受累,但并非每个肾单位都会受到损伤,见于肾中毒和持续性肾缺血的病例。肾毒性损伤主要损伤近球小管,可累及所有肾单位,肾小管上皮细胞呈大片状坏死,但基底膜完整,见于肾中毒的病例。

急性肾衰竭时,在肾中毒和肾缺血病例亦可见到细胞凋亡现象,出现凋亡性损伤(apoptotic lesion),常发生于远端肾小管,表现为微绒毛消失、细胞核染色质边集、核断裂、凋亡小体等形态学改变。

肾小管损伤后肾小管上皮细胞增生修复能力明显增强,有代偿意义。

(2)内皮细胞:肾血管内皮细胞肿胀是急性肾衰竭时常见的细胞损伤表现。肿胀使管腔狭窄,血流阻力增大,肾血流减少。内皮细胞受损激发血小板聚集与微血栓形成以及毛细血管内凝血,同时内皮细胞窗变小,使肾小球超滤系数降低,释放扩血管物质减少、缩血管因子增多。

(3)系膜细胞:系膜细胞位于入球动脉、出球动脉和致密斑之间。肾缺血或肾中毒可促进许多内源性及外源性的活性因子释放,如 Ang Ⅱ 和血栓素 A_2(thromboxane A_2,TXA_2)等可引起肾小球系膜细胞收缩。一些药物或毒物如庆大霉素、腺苷、硝酸铀等也可直接促使肾小球系膜细胞收缩。肾小球系膜细胞收缩可使肾小球血管阻力增加、肾小球滤过面积减少和滤过系数降低,肾小球滤过率降低。

2. 细胞损伤机制 急性肾衰竭时,肾小管细胞因肾缺血、肾毒物或者两者共同作用引起损伤,肾小管细胞损伤的机制主要与细胞能量代谢系统及膜转运系统的功能变化有关,包括 ATP 产生减少、Na^+-K^+-ATP 酶活性降低,自由基产生增多与清除减少,还原型谷胱甘肽减少以及磷脂酶活性增高等。

(1)能量代谢障碍:缺血时机体组织细胞缺乏氧及代谢底物,缺血和中毒引起线粒体功能障碍,两者都引起 ATP 产生减少,生物膜(细胞膜、线粒体膜等)的离子泵(如 Na^+-K^+-ATP 酶、Ca^{2+}-Mg^{2+}-ATP 酶)失灵。同时缺血导致的乳酸增多及某些肾毒物等也可直接抑制 Na^+-K^+-ATP 酶的活性使细胞膜的通透性增加,致使细胞内钠水潴留、细胞肿胀和细胞内钙超载,这些形成恶性循环,最终细胞死亡。

(2) 自由基的损伤作用:肾缺血及缺血-再灌注损伤均可使自由基产生增多,另一方面,由于缺血引起内源性自由基清除系统的代谢底物如还原型谷胱甘肽、过氧化物歧化酶减少,因此,自由基的清除能力也下降。另一方面,有些肾毒物如氯化汞、丁烯二酸等,也可促进自由基产生。自由基增多引起细胞膜性结构、蛋白质和细胞内其他成分广泛的脂质过氧化损伤及共价键结合性损伤,导致肾脏各种细胞结构受损,出现功能障碍。

(3) 还原型谷胱甘肽(reduced glutathione,GSH)减少:GSH 具有重要的生理功能:①作为谷胱甘肽过氧化物酶的底物,通过提供还原当量,可将 H_2O_2 还原为水而清除自由基;②通过与膜蛋白反应维持膜蛋白中巯基/二硫化物的正常比例,确保细胞膜(如离子转运)和线粒体功能的发挥;③作为细胞保护剂,可防止磷脂酶激活。肾缺血及肾中毒时,肾组织中的 GSH 显著减少,使细胞抗氧化的能力减弱,从而细胞膜的稳定性明显降低。同时,磷脂酶活性增高易发生钙超载,当细胞内 Ca^{2+} 增加及 GSH 减少时,磷脂酶 A_2 的活性过度增高,释放大量脂肪酸,使细胞骨架解体,各种膜被降解,从而破坏肾组织细胞膜的结构,出现细胞溶解现象。

(4) 炎症反应与白细胞浸润:在急性肾衰竭时,尤其在肾缺血-再灌注损伤过程中,肾小管上皮细胞和肾实质细胞所产生的肿瘤坏死因子(tumor necrosis factor,TNF)、白细胞介素-1(interleukin-1,IL-1)、IL-6、IL-8 等炎性因子和活性氧可以使一些黏附分子如细胞间黏附分子-1(intercellular adhesion molecule-1,ICAM-1)、血管黏附分子-1(vascular cell adhesion molecule-1,VCAM-1)以及 P-选择素等的表达增强,促进白细胞与内皮细胞的黏附。此外,尚可产生趋化因子,并激活补体。在细胞因子、趋化因子和黏附因子的共同作用下,中性粒细胞被激活,并向损伤部位聚集而产生炎症反应。中性粒细胞聚集活化后进一步产生的细胞因子和活性氧则加重细胞损伤。

总之,肾缺血和肾毒物引起肾血管及血流动力学改变是急性肾衰竭早期 GFR 降低和少尿的主要发病机制,肾小管损伤和肾间质病变是维持 GFR 持续降低和持续少尿的发生机制。

问题与思考

1. 诱发肾性急性肾衰竭主要原因是什么?

2. 急性肾衰竭主要发生机制是什么?

3. 为什么急性肾衰竭患者可以出现多尿的症状?

4. 临床上功能性急性肾衰竭和器质性急性肾衰竭少尿期都有尿量减少的表现,在治疗上方法是否相同?

三、发生过程及功能代谢变化

少尿型急性肾衰竭的发生过程一般可分为少尿期、多尿期和恢复期三个阶段。

(一) 少尿期(oliguric phase)

少尿期是急性肾衰竭患者病情最危重的阶段。在肾缺血或肾中毒后 1~2 天内出现少尿或无尿,一般持续 1~2 周,持续越久,预后越差。患者有明显的体内代谢产物的蓄积,水、电解质和酸碱平衡紊乱,常见以下主要的功能代谢变化。

1. 尿量及尿成分的改变

(1) 少尿或无尿:多数患者出现少尿(oliguria,<400ml/24h)或无尿(anuria,<100ml/24h)。

(2) 低比重尿,尿钠高:当原尿通过受损的肾小管时,由于肾小管上皮重吸收水和钠的功能障碍,尿渗透压可低于 350mOsm/L,尿钠含量高于 40mmol(40mEq)/L。

(3) 血尿、蛋白尿、管型尿:由于肾小球滤过功能障碍、肾小管上皮坏死脱落,尿中可含有蛋白、红细胞、白细胞和各种管型。

功能性肾衰竭和器质性肾衰竭都可出现少尿,但两者的发生机制及尿液成分均有区别,补液治疗原则也截然不同,应注意鉴别(表 15-1)。

表 15-1 功能性与器质性急性肾衰竭尿液变化的主要区别

尿指标	功能性肾衰(肾前性肾衰)	器质性肾衰(ATN 少尿期)
尿比重	>1.020	<1.015
尿渗透压(mOsm/L)	>500	<350
尿钠(mmol/L)	<20	>40
尿肌酐/血肌酐	>40	<20
尿钠排泄分数	<1	>2
尿蛋白	阴性或微量	+~++++
尿沉渣镜检	轻微	显著,褐色颗粒管型,红白细胞及变性上皮细胞
补液试验	尿量增多	尿量不增多

注:尿钠排泄分数(FENa)=(尿钠/血钠)/(尿肌酐/血肌酐)×100%

2. 氮质血症(azotemia) 急性肾衰竭时,由于肾小球滤过率下降,含氮的代谢终产物如尿素、肌酐、尿酸等非蛋白氮(nonprotein nitrogen,NPN)在血中的含量显著增加(>28.6mmol/L,相当于>40mg/dl),称为氮质血症。以上三种非蛋白氮的增多又以尿素为主,故也常用血尿素氮(blood urea nitrogen,BUN)作为氮质血症的指标,BUN 的正常平均值为 3.57~7.14mmol/L(10mg%~20mg%)。然而,只有在 GFR 降低到 30% 以下时,BUN 才能有比较明显的升高。另外,凡能影响尿素生成的因素(如肝功能降低、蛋白摄入量增多、甲亢等高分解代谢状态等)以及影响尿液流速的因素(如脱水、循环衰竭、尿路梗阻等)均能影响血 BUN 浓度,因而 BUN 并非是反映肾小球滤过功能的敏感指标。

急性肾衰竭时,不但不能有效地排除蛋白质代谢产物,有时由于原始病因的作用(如创伤、烧伤),机体组织分解增加,故血中 NPN 也会升高。轻度的氮质血症对机体影响不大,中度或重度氮质血症时,可引起恶心、呕吐、腹泻、意识障碍甚至昏迷。

3. 代谢性酸中毒 由于机体分解代谢增强,酸性代谢产物生成增多,伴有 GFR 下降时又不能及时排出,加之肾小管产氨和泌氢离子的能力降低,因而会出现代谢性酸中毒。

酸中毒可使心肌收缩力降低,并可降低心肌和外周血管对儿茶酚胺的反应性,从而使心输出量下降,血管扩张,血压下降。患者可出现恶心、呕吐、疲乏等表现,严重酸中毒时中枢神经代谢紊乱可导致意识障碍。酸中毒通过细胞内外 H^+-K^+ 交换,使高钾血症进一步加重。

4. 水中毒 急性肾衰竭患者发生水中毒的机制包括:①GFR 降低,肾脏排水减少;②体内分解代谢增加所致的内生水增多;③摄入水过多或输液过快。上述机制导致体内水潴留,出现全身性稀释性低钠血症,由于细胞外液低渗,水向细胞内转移可引起脑细胞水肿,引起中枢神经精神症状头痛、呕吐、昏迷等,常常危及生命。严重者还可出现急性肺水肿、心力衰竭。因此,对急性肾衰竭患者临床治疗要严密观察病情,严格记录出入水量,严控补液量和补液速度,以避免水中毒的发生。

5. 高钾血症 高钾血症是急性肾衰竭少尿期最严重的并发症。在少尿期 1 周内死亡的病例大多数是由高钾血症所致。产生高血钾的机制主要包括:①肾小球滤过率降低,肾排钾减少;②组织分解代谢增强细胞内钾释放增多;③酸中毒时,钾从细胞内向细胞外转移;④低血钠时,远曲小管 K^+-Na^+ 交换减少;⑤输入库存血或者食用含钾量高的食物、药物等。高血钾可引起心律失常,甚至心脏停搏成为急性肾衰竭患者死亡的最重要原因之一。高血钾还可引起恶心、呕吐和胸闷等症状。

急性肾衰竭少尿期一般到第16~21天进入多尿期。

（二）多尿期（diuretic phase）

当患者尿量达到400ml/d以上时,标志着进入多尿期。患者进入多尿期时尿量进行性增多,后期一天排尿可达3~5L。急性肾衰竭患者多尿的机制包括:①肾血流量逐渐恢复,GFR有所恢复,原尿生成增加;②间质水肿消退,肾小管内管型被冲走,阻塞解除;③新生的肾小管上皮细胞功能尚未恢复,对水钠吸收相对不足,尿液浓缩能力下降;④少尿期滞留的尿素等代谢产物产生渗透性利尿作用。

尿量的进行性增加是肾功能逐渐恢复的信号,但由于肾脏功能尚未完全恢复,GFR仍低于正常值,新生肾小管功能不完善,氮质血症、高钾血症和代谢性酸中毒仍将存在,甚至血BUN和血钾还可继续上升,一般在多尿1周后氮质血症可以逐渐改善。此外,随着尿量增多,由于肾小管浓缩功能未完全恢复,又可使大量水、电解质丧失,易发生脱水、低钠血症、低钾血症等电解质代谢紊乱,若不及时纠正,患者的内环境紊乱仍将非常严重,甚至发生血压下降导致休克。

（三）恢复期（recovery phase）

一般在发病后1个月左右进入恢复期,持续6~12个月,与多尿期之间无明显界限,此时患者尿量、尿液成分和血液中非蛋白氮含量基本恢复正常,水、电解质和酸碱平衡紊乱消失,坏死的肾小管上皮细胞已被再生的肾小管上皮细胞所取代,但肾小管功能完全恢复需要数月甚至更长的时间。少尿期越长,恢复期则需要越长。

四、防治的病理生理基础

（一）积极治疗原发病

应采取的主要治疗措施包括:

1. 控制原发病或致病因素　对肾前性急性肾衰竭,要针对病因和机制采取恢复肾血流量的措施,尽快恢复泌尿功能。例如伴发功能性肾衰的休克患者,要给予快速准确地补充血容量,维持足够的有效循环血量,增加心输出量。解除血管痉挛,尽早恢复肾血液灌注,防止转变为器质性急性肾衰竭。对肾性急性肾衰竭,积极治疗原发病,解除肾中毒,纠正代谢紊乱,消除导致或加重急性肾衰竭的因素等,若原因不明可考虑及时进行肾活检以明确病因。对肾后性急性肾衰竭,应尽快解除尿路梗阻,疏通尿路,恢复泌尿功能。

2. 合理用药　避免使用对肾脏有损害作用的药物,尤其是对肾有损害的抗生素,这对预防肾性急性肾衰竭发生很重要。

3. 利尿　利尿可以降低肾小管内压,解除肾小管梗阻,从而增加GFR。利尿也是调节水电解质紊乱的一个重要措施。

（二）采用透析疗法

血液透析疗法是通过选择合适的透析技术,将血液中各种代谢废物排出体外,从而使机体内环境恢复正常,是抢救急性肾小管坏死的最有效的措施。急性肾衰竭有透析指征者,应尽快予以早期透析治疗,这样不但可以减少急性肾衰竭的致命并发症如心力衰竭、消化道出血、感染等,使患者顺利度过少尿期,降低死亡率,而且有利于原发病的恢复和治疗。

（三）对症处理

1. 少尿期要严格控制水、钠的摄入量,坚持"量出为入"的原则。少尿期要防治感染和肾内DIC。

2. 正确处理高钾血症。如静脉滴注葡萄糖和胰岛素,促进细胞外钾进入细胞内;或者采用聚磺苯乙烯、血液透析等方法将多余的钾排出体外。或静脉滴注葡萄糖酸钙,对抗高钾血症对心脏的毒性作用。

3. 及时纠正酸中毒,预防酸中毒引起的心力衰竭和血压进行性下降。

4. 少尿期要控制氮质血症,多尿期可在氮质血症消失后合理提供营养,适当补充蛋白质。

5. 多尿期要及时检查电解质,预防低血钾。

6. 针对发生机制用药,如采用自由基清除剂、RAAS 阻断剂、钙离子阻断剂、膜稳定剂等。

第三节　慢性肾衰竭

各种慢性肾脏疾病的不断发展所致健存的肾单位进行性破坏,在数月或数年时间后,以致残存的、有功能的肾单位不能充分排出代谢废物和维持机体内环境稳态,进而引起泌尿功能障碍和毒性物质在体内潴留、水、电解质紊乱和酸中毒等,并伴有一系列复杂临床症状,这一病理过程称为慢性肾衰竭(chronic renal failure,CRF)。由于肾脏具有强大的储备代偿功能,因此,在肾实质尚未受到广泛而严重的损害时,肾脏尚能维持内环境的稳定,相当长时间内没有临床症状。因此,很多慢性肾衰竭患者是在体检时被发现的。

一、病因

(一)肾脏疾病

各种慢性肾脏疾病均可引起肾实质的破坏和肾功能障碍。其原因可以分为:

1. 肾小球病变　以慢性肾小球肾炎最为常见,约占 50%~60%;其次如糖尿病肾病以及狼疮性肾炎、多囊肾等。

2. 肾小管、肾间质疾病　如慢性肾盂肾炎、慢性尿酸性肾病等。

3. 肾血管疾病　如高血压性肾小动脉硬化症、结节性动脉周围炎、小血管炎等。

4. 其他病因　如多囊肾、肾结核、放射性肾炎等。

(二)慢性尿路梗阻

如慢性双侧输尿管结石、肿瘤压迫、前列腺肥大导致尿路慢性梗阻等。

(三)急性肾衰转变为慢性肾衰

引起急性肾衰竭的各种疾病没有及时治疗,反复发作,肾单位进行性破坏,从而转变为慢性肾衰竭。

以上原因可以分为原发性肾病和继发性肾脏病,前者包括慢性肾小球肾炎、间质性肾炎,而继发于全身性疾病的肾损害主要包括糖尿病肾病、高血压性肾损害、狼疮性肾炎等。近年来继发于全身性疾病所致的慢性肾衰竭逐年增多,因此,继发性肾病在慢性肾衰竭中的作用越来越受到重视。并且,蛋白尿、高脂血症、高血压、吸烟、感染等均可促进慢性肾衰竭的发展。

二、发展过程

各种慢性肾脏疾病可分别引起以肾小球或肾小管损害为主的病变,故在临床上可出现不同的症状和体征,由于肾脏储备代偿能力强大,呈现一个缓慢而渐进地发展过程,但发展到晚期,由于大量肾单位的破坏和功能的丧失却可出现共同结局,即残存肾单位过少所致的慢性肾衰竭。一般以内生肌酐清除率和血肌酐来评判肾功能水平,前者为衡量 GFR 的较好指标,后者能反映氮质血症的程度。根据肾功能水平,将慢性肾衰竭分为四个阶段(图 15-2)。

1. 肾脏储备功能降低期(肾功能代偿期)　轻度或中度肾实质受损时,未受损的肾单位尚能代偿已受损的肾单位的功能,故在一般情况下肾脏泌尿功能基本正常。为反映肾小球滤过率,估计健存肾单位的数目,以往临床上同时测定血浆和尿液的肌酐含量,计算内生肌酐清除率(肌酐清除率=UV/P,

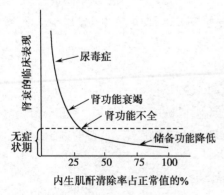

图 15-2　慢性肾衰竭的临床表现与肾功能的关系

U=尿中肌酐浓度,V=每分钟尿量,P=血浆肌酐浓度),现在也可以直接测定 GFR。在肾功能代偿期,机体内环境尚能维持在稳定状态,内生肌酐清除率仍为正常值(90~140ml/min)的30%以上(50~80ml/min),相对应 GFR 维持在 60~89ml/min 水平,血液生化指标无明显改变,血浆肌酐浓度仍在正常范围,为 133~177μmol/L(1.5~2.0mg/dl),也无临床症状。但肾脏储备功能降低,肾功能的适应范围小,在应激情况下,如钠、水负荷突然增大或发生感染等时,可出现内环境紊乱。

2. 肾功能不全期 由于肾实质进一步受损,肾储备功能明显降低,已不能维持机体内环境的稳定。内生肌酐清除率下降至正常值的 25%~30%(20~50ml/min)。有中度氮质血症和贫血,血浆肌酐浓度为 186~442μmol/L(2.1~5.0mg/dl),肾脏浓缩功能减退,常有夜尿和多尿,一般临床症状很轻,但在感染、手术及脱水等情况下,肾功能即明显恶化,临床症状加重。

3. 肾衰竭期 肾脏内生肌酐清除率下降至正常值的 20%~25%(10~20ml/min),有较重的氮质血症,血浆肌酐浓度为 451~707μmol/L(5.1~7.9mg/dl)。一般有酸中毒、高磷血症、低钙血症,也可出现轻度高钾血症。肾脏浓缩及稀释功能均有障碍,易发生低钠血症和水中毒,贫血严重。有头痛,恶心,呕吐和全身乏力等症状。临床上又称为氮质血症期或尿毒症前期。

4. 尿毒症期 为慢性肾衰竭的晚期。内生肌酐清除率下降至正常值的 20% 以下(<10ml/min),相对应 GFR 维持低于 15ml/min 水平。血浆肌酐浓度在 707μmol/L 或更高。毒性物质在体内的积聚明显增多,有明显的水、电解质和酸碱平衡紊乱及多种器官功能衰竭。临床有一系列自体中毒的症状出现。

问题与思考

为什么慢性肾衰竭患者病情会进行性加重?

三、发生机制

慢性肾衰竭是肾单位广泛地被破坏、具有功能的肾单位逐渐减少和病情进行性加重的病理过程。其发生机制复杂,迄今尚无一种理论或学说能完全阐释清楚,目前公认的主要学说如下:

(一)健存肾单位学说

1960 年 Bricker 等提出健存肾单位学说(intact nephron hypothesis),在慢性肾疾病时,肾单位不断遭受破坏而病变严重的部分肾单位丧失其功能,而另外部分"残存"或"健存"的有功能的肾单位仍属正常,称为健存肾单位。健存肾单位由于功能过度代偿,发生代偿性肥大,随着疾病的发展,健存肾单位会逐渐减少。最后,当健存肾单位少到不能维持正常的泌尿功能时,内环境就开始发生紊乱,亦即慢性肾衰竭开始发生发展。

(二)矫枉失衡学说

1972 年 Bricker 等提出矫枉失衡学说(trade-off hypothesis),矫枉失衡是指机体在对肾小球滤过率降低的适应过程中,因代偿不全而发生的新的失衡,这种失衡使机体进一步受到损害。当肾单位和 GFR 进行性减少以致某一溶质(如血磷)的滤过减少时,机体可通过分泌某种体液因子(如 PTH)抑制健存肾单位肾小管对磷的重吸收,从而使磷随尿排出量相对增多,血磷水平趋向正常(图 15-3)。但这种体液因子(PTH)除影响肾小管功能外,血中 PTH 长期增多也可影响机体其他系统的功能,如溶骨活动增强,引起肾性骨营养不良,软组织坏死,皮肤瘙痒与神经传导障碍等,因此称为矫枉失衡。矫枉失衡可使肾衰竭进一步加重。

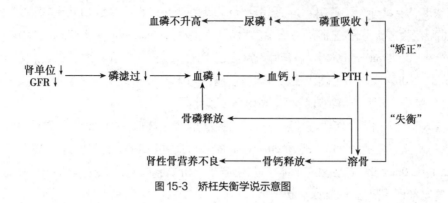

图 15-3　矫枉失衡学说示意图

（三）肾小球过度滤过学说

1982 年 Brenner 和 Bricker 等提出肾小球过度滤过（glomerular hyperfiltration）学说。该学说认为，因为慢性肾衰竭患者的健存肾单位数量少，流经健存肾单位的肾小球毛细血管内压和流量会增加，导致肾小球过度滤过，肾小管又来不及重吸收，所以原尿排出增多（多尿）。虽然这有一定的代偿意义，但是长期过度滤过的冲刷作用会导致肾小球纤维化即肾小球硬化，从而加重肾单位进行性破坏。肾小球过度滤过是慢性肾功能不全发展至尿毒症的重要原因之一。

（四）肾小管-肾间质损害学说

约 20% 的慢性肾衰竭系由肾小管-肾间质疾病所致，慢性肾小球肾炎等肾小球疾病也往往伴有肾小管-肾间质损害。肾功能损害程度与慢性肾小管-肾间质的病理变化关系十分密切，其主要病理变化为肾小管明显肥大伴囊性变、萎缩、间质炎症与纤维化；肾小管腔内细胞显著增生、堆积、堵塞管腔；部分集合管也有明显的增生性变化。

肾小管-肾间质的损伤是多种病理因素综合作用的结果。来自血液、组织液和尿液中的多种损伤因素如尿蛋白、炎症介质、细胞因子活动、补体成分等是部分肾小管上皮细胞凋亡甚至坏死的主要原因。此时肾小管萎缩，受非致死性损伤的肾小管上皮细胞活化增殖，并合成多种血管活性物质、生长因子、细胞因子和趋化因子等，它们与间质中的淋巴细胞、巨噬细胞及成纤维细胞相互作用，促进肾小管-肾间质炎症和纤维化过程。高蛋白饮食会增加肾小球滤过量和肾小管上皮负担，从而加重肾小球和肾小管-肾间质的纤维化。

肾小管-肾间质的损害将使肾功能进一步恶化，并使肾单位的损害持续进展，大量研究表明，肾小管-肾间质的病变程度是反映肾功能下降程度与判断其预后的决定性因素。因此，只有对肾小球和肾小管两个方面的因素都有足够的认识和重视，才能更好地防止慢性肾功能不全的进展。

问题与思考

1. 慢性肾衰竭患者为什么会出现夜尿和多尿？

2. 慢性肾衰竭患者为什么易发生骨折？

3. 慢性肾衰竭患者为什么会发生高血压和贫血？

4. 慢性肾衰竭患者钾代谢异常有什么特点？

四、机体的功能代谢变化

（一）泌尿功能障碍

1. 尿量的变化　早、中期的慢性肾衰竭患者主要表现为夜尿、多尿，晚期则发展为少尿。

（1）夜尿（nocturia）：正常成人每日尿量约为 1500ml/L，白天尿量约占总尿量的 2/3，夜间尿量只占

1/3。慢性肾功能不全患者,早期即有夜间排尿增多的症状,夜间尿量和白天尿量相近,甚至超过白天的尿量,这种情况称为夜尿。但其发生机制尚不清楚。

（2）多尿（polyuria）：成人每24小时尿量超过2000ml称为多尿。慢性肾功能不全时多尿的发生机制包括：①原尿流速增快：由于多数肾单位遭到破坏,流经健存肾单位的肾血量代偿性增加,滤过的原尿量超过正常,流速快,与肾小管接触的时间短,通过肾小管时未能及时重吸收,从而出现多尿；②渗透性利尿作用：肾单位破坏使肾小球滤过面积减小,GFR降低,原尿总量少于正常,不能充分排出体内代谢产物和废物,致使血液中及原尿中的尿素等溶质的浓度增高,产生渗透性利尿作用；③肾浓缩功能降低：在慢性肾盂肾炎时,由于髓袢发生病变,髓质间质不能形成高渗环境,因而也使尿液不能被浓缩,故出现多尿。

患者尿量虽多,但因整体上肾小球滤过率降低,滤过的原尿总量少于正常人,不能充分排泄代谢产物,仍会发生氮质血症。

（3）少尿：慢性肾衰竭晚期,健存肾单位极度减少,尽管残存的尚有功能的肾单位生成尿液增多,但因总滤过面积太少,每日终尿总量可少于400ml。

2. 尿渗透压改变　因测量方法简便,临床上常以尿比重来判定尿渗透压变化。正常尿比重为1.001～1.035,慢性肾功能不全早期由于肾浓缩功能减退而稀释功能正常,可出现低渗尿（hypotonic urine）,尿比重最高只能达到1.020；晚期则由于肾浓缩功能和稀释功能均降低,出现等渗尿（isosthenuria）,尿比重固定在1.008～1.012,尿渗透压为266～300mOsm/L。

慢性肾衰竭晚期等渗尿的出现,表明患者对于水平衡的调节能力极度降低,不能适应水负荷的剧烈变化,容易发生水平衡紊乱,在摄水不足或伴有呕吐、腹泻等非肾性原因丢失水过多时,易引起血容量降低、脱水等；在摄入水过多或医源性输入液体过多时,又可导致水潴留和低钠血症,甚至充血性心力衰竭。因此,应严密控制液体摄入量。

3. 尿液成分改变

（1）蛋白尿：由于肾小球滤过膜通透性增加和(或)肾小管上皮细胞受损,使蛋白质滤过增多而重吸收减少,出现蛋白尿。蛋白尿既可以是肾小管损伤的结果,也可以是肾小管损伤加重的原因。过多的蛋白质进入小管腔,近端小管大量重吸收尿蛋白,可以促进肾小管-肾间质的纤维化。

（2）血尿、脓尿：当肾小球基底膜严重受损时,红细胞、白细胞也可以经肾小球滤过,随尿液排出,形成血尿、脓尿。

（3）管型尿：慢性肾衰竭时,肾小管内可形成各种管型,随尿液排出,其中以颗粒管型最为常见。

（二）内环境紊乱

1. 氮质血症　慢性肾衰竭时,由于肾单位大量破坏,GFR降低,血液中NPN浓度升高。

（1）血浆尿素氮（blood urea nitrogen,BUN）：尿素是蛋白质分解代谢产生的氨经肝脏合成的,主要由肾脏排泄。在肾衰竭的早期,当GFR降低到正常值的40%以前,BUN浓度虽然缓慢地增加,但仍可在正常范围内。当GFR进一步降低时,BUN浓度才明显上升。当GFR减少到正常值的20%以下时,血中BUN可高达71.4mmol/L（200mg/dl）以上。由此可见,BUN浓度的变化并不是反映肾功能改变的敏感指标,而且BUN值还与外源性蛋白质摄入量及内源性尿素负荷的大小有关（如感染、肾上腺皮质激素的应用、胃肠道出血等）,因此,根据BUN值判断肾功能变化时,应考虑这些尿素负荷的影响。

（2）血浆肌酐：血浆肌酐浓度与蛋白质的摄入量无关,而主要与肌肉中磷酸肌酸自身分解产生的肌酐量及肾脏排泄肌酐的功能有关,因此,血浆肌酐浓度的改变更能反映GFR的变化。但在GFR变化的早期,血中肌酐浓度的改变与BUN一样,也并不明显。因此,以往临床计算肌酐清除率反映肾小球滤过率。但在严重肾衰竭并伴有食欲丧失和恶病质时,由于肌肉组织分解代谢明显增强,内生肌酐形成过多,故血清肌酐浓度可迅速增高,此时肌酐清除率降低,并不能确切地反映GFR的变化。

（3）其他：慢性肾衰竭患者NPN的增高还包括有中分子物质、氨基酸、胍类等蛋白质分解产物的增多,以及继发性高尿酸血症,这些物质对机体具有毒性作用。

2. 代谢性酸中毒 慢性肾衰竭患者发生代谢性酸中毒的机制如下:

(1)由于健存肾单位减少,总体上肾小管上皮细胞泌 H^+ 能力下降,产 NH_3 减少,肾小管排 NH_4^+ 降低,均可致 H^+ 排出障碍及 $NaHCO_3$ 重吸收减少,引起代谢性酸中毒。

(2)肾小球滤过率低于20%时,固定酸排泄障碍,如硫酸、磷酸、有机酸等从肾小球滤过减少,发生 AG 增高型代谢性酸中毒。

3. 电解质代谢障碍

(1)钠代谢障碍:慢性肾衰竭时,由于大量肾单位被破坏造成肾脏浓缩与稀释功能障碍,使肾脏维持水平衡的能力大为降低的同时,肾脏维持钠平衡的能力也大为下降,尿钠含量增多。

慢性肾衰竭患者可发生钠缺失,其原因是:①过多地限制钠的摄入;②多尿;③肾小管对醛固酮反应性下降;④尿素、肌酐等溶质增多产生的渗透性利尿作用;⑤体内甲基胍等肾毒物亦可直接抑制肾小管对钠的重吸收。缺钠引起细胞外液和血容量减少,可进一步降低 GFR,加重尿毒症,还可出现软弱无力、血压偏低、嗜睡和昏迷等症状。

慢性肾衰竭患者晚期由于肾小管对钠的排泄受损,在摄入钠量增多时,短时间内难以排出,易形成钠水潴留和血容量增多,最终导致肾性高血压、水肿、心力衰竭等。

(2)钾代谢障碍:慢性肾衰竭患者由于远曲小管代偿性泌钾增多,只要尿量不减少,且没有内源性或外源性钾负荷剧烈变化的情况下,血钾可长期维持正常。在钾摄入不足或呕吐、利尿剂等钾丢失过多以及代谢性碱中毒的情况下可出现低钾血症;在患者 GFR 极度降低、严重酸中毒、并发感染以及钾摄入过多时,则又可引起高钾血症。

低钾血症和高钾血症可引起肌无力和心律失常,严重时可危及生命。

(3)镁代谢障碍:慢性肾衰竭晚期由于尿量减少,镁排出障碍,引起高镁血症,常表现为恶心、呕吐、血管扩张、全身乏力、中枢神经系统抑制等。此时若不进行治疗,当血清镁浓度>3mmol/L 时可出现反射消失、呼吸麻痹、昏迷和心跳停止等严重症状。若同时使用含镁的药物进行治疗,如用硫酸镁降低血压或导泻,更易造成严重的血镁升高。

(4)钙和磷代谢障碍:①高磷血症:正常时磷主要由肾脏排出,在慢性肾衰竭早期,由于 GFR 下降血磷排出减少,血钙浓度降低,刺激甲状旁腺分泌 PTH 增多,PTH 可抑制健存肾单位肾小管对磷的重吸收,使尿磷排出增多,从而使血磷在较长的一段时间内保持在正常水平。当 GFR 极度降低时,继发性增多的 PTH 将不能使蓄积在体内的磷充分排出,血磷浓度则明显增高。②低钙血症:正常时[Ca]×[P]≈40 为常数,高血磷时血钙降低;血磷从肠道排出增加,与食物中钙结合,妨碍钙的吸收;1,25-(OH)$_2$-D$_3$ 生成不足;高血磷刺激甲状腺 C 细胞释放降钙素,抑制肠道吸收,引起血钙降低;体内毒素聚集损害肠黏膜,影响肠道吸收钙。

低血钙可引起手足搐搦。由于酸中毒使骨钙溶解增加,维持血钙浓度有代偿意义,治疗中如果快速纠正酸中毒,可引起低钙性搐搦。

(三)肾性高血压

1. 概念 继发于各种肾脏疾病的高血压称为肾性高血压(renal hypertension)。属于继发性高血压中最常见的一种类型,晚期肾病需要透析维持生命的患者几乎均伴发肾性高血压。

2. 发生机制

(1)钠水潴留:慢性肾衰竭患者因少尿或无尿,肾脏排钠功能降低,常有钠水潴留。患者水、钠摄入过多和低蛋白血症可以进一步加重体内钠水潴留。钠水潴留可增加血容量和心输出量,因此血压升高。主要由钠水潴留所致的高血压称为钠依赖性高血压(sodium dependent hypertension)。对该类高血压患者限制钠盐摄入和应用利尿剂效果较好。

（2）肾素-血管紧张素系统活性增强：在某些慢性肾脏疾病（如慢性肾小球肾炎、肾动脉硬化等），由于常伴随肾血液循环障碍，使肾相对缺血，激活肾素-血管紧张素系统，引起血管收缩和外周阻力增加。这类患者主要由于肾素和血管紧张素Ⅱ增多引起高血压，钠水潴留不明显，故称为肾素依赖性高血压。采用药物对抗肾素-血管紧张素Ⅱ-醛固酮活性可使患者血压降低。

（3）肾分泌的抗高血压物质减少：正常肾脏髓质能生成激肽、PGI_2、PGE_2、PGF_2等，这类物质可扩张肾血管，增加肾皮质血流量，有排钠排水、对抗肾素的作用。当肾单位大量破坏，生成的 PGI_2、PGE_2、PGF_2 减少，也是血压升高的一个原因。

上述三种机制，因为肾脏疾病的种类、部位和程度的不同，在肾性高血压发病过程中所起的作用会有所差异，但是常常同时参与作用。出现高血压以后，可进一步损害肾功能，形成恶性循环。

（四）肾性贫血

1. 概念　继发于各种慢性肾脏疾病的贫血称为肾性贫血（renal anemia）。97%的慢性肾衰竭患者都伴有不同程度的贫血，有时贫血可能是严重肾衰竭的最初表现。

2. 发生机制　肾性贫血的发病机制：①肾脏组织严重受损后，促红细胞生成素生成减少；②血液中潴留的毒性物质对骨髓造血功能具有抑制作用，如甲基胍对红细胞的生成具有抑制作用；③慢性肾衰竭可引起肠道对铁的吸收减少，并可因胃肠道出血而致铁丢失增多；④毒性物质的蓄积可引起溶血及出血倾向，从而造成红细胞的破坏与丢失。

（五）肾性骨营养不良

1. 概念　肾性骨质营养不良（renal osteodystrophy）是慢性肾衰竭尤其是尿毒症的严重并发症。包括儿童的肾性佝偻病、成人的骨软化、骨质疏松和骨囊性纤维化等病变。

2. 发生机制　其发病机制与慢性肾衰竭时出现的高磷血症、低钙血症、PTH分泌增多、$1,25\text{-}(OH)_2\text{-}D_3$生成减少、胶原蛋白代谢障碍以及酸中毒等有关。

（1）钙磷代谢异常：高磷血症、低钙血症和继发性甲状旁腺功能亢进，使骨的破坏、旧骨的吸收及新骨的形成均活跃，可致骨质疏松和骨硬化。

（2）维生素 D_3 代谢障碍：$1,25\text{-}(OH)_2\text{-}D_3$减少，肠对钙磷吸收减少，肾小管对磷的吸收减少，导致血磷降低，影响骨和软骨基质钙化，导致儿童的肾性佝偻病、成人的骨软化。

（3）酸中毒：慢性肾衰竭时，可出现持续的代谢性酸中毒，促进骨盐溶解、抑制肠道对钙磷的吸收、干扰 $1,25\text{-}(OH)_2\text{-}D_3$ 合成（图15-4）。

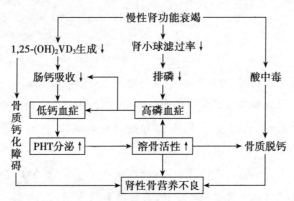

图15-4　肾性骨营养不良的发生机制

（六）出血倾向

慢性肾衰竭的患者常有出血倾向，表现为皮下淤斑和黏膜出血，如皮下淤斑、鼻黏膜出血、牙龈出血和胃肠道黏膜出血等。一般认为血小板数量减少并不是主要原因，血小板的功能障碍才是其主要因素。血小板功能障碍表现为：①血小板第Ⅲ因子（磷脂，是Ⅸ、Ⅹ、凝血酶原活化场所）的释放受到抑制，因而凝血酶原激活物生成减少;②血小板的黏着和聚集功能减弱,因而出血时间延长。上述血小板的功能改变可能是毒性物质在体内蓄积所引起,例如尿素、胍类、酚类化合物等都可能有改变血小板功能的作用。

问题与思考

急性或慢性肾衰竭患者严重少尿或无尿时为什么会出现一系列复杂的中毒症状?

第四节　尿毒症

尿毒症(uremia)是急性肾衰竭和慢性肾衰竭病程中的最严重阶段。

一、概念

急性或慢性肾衰竭发展到最严重的阶段时,除了水、电解质代谢紊乱,酸碱平衡发生紊乱,以及某些内分泌功能失调之外,还有内源性毒性物质蓄积并引起一系列全身性自体中毒症状,故称为尿毒症。

二、发生机制

尿毒症发生机制十分复杂,至今尚未完全阐明。目前认为主要与代谢产物及内源性毒物在体内蓄积有关。尿毒症患者体内有200多种代谢产物或毒性物质的含量比正常人高,其中有一些被认为与尿毒症的特异性症状直接相关的物质称为尿毒症毒素(uremia toxin),主要包括:蛋白质和氨基酸代谢产物(如尿素、肌酐、肌酸、胍类、多胺、肌醇、苯酚、吲哚和 β_2-微球蛋白等)、糖基化终产物、促生长因子和胰岛素作用抑制剂、中分子物质和甲状旁腺素等,降低血中该类物质浓度,有利于减轻尿毒症症状。

(一)甲状旁腺素

甲状旁腺素(parathyroid hormone,PTH)是由甲状旁腺分泌的一种内分泌激素,正常人血液中存在一定量的 PTH。尿毒症时,普遍存在甲状旁腺功能亢进和血 PTH 异常增高,切除甲状旁腺则可使尿毒症的多种症状减轻或消失。

PTH 对机体的影响:①引起肾性骨营养不良;②引起皮肤瘙痒和软组织坏死;③刺激促胃液素分泌,促使溃疡形成;④引起中枢和外周神经损害;⑤引起氮质血症、高脂血症等。

相关链接

慢性肾衰竭患者常伴发甲状旁腺功能亢进,甲状旁腺素(parathyroid hormone,PTH)分泌明显增多。研究显示,高浓度的 PTH 不仅导致钙磷等矿物质代谢障碍,也参与了尿毒症的发生发展。

高浓度的 PTH 能提高红细胞的钙含量,增加红细胞的渗透脆性,使尿毒症患者红细胞存活率下降。PTH 能导致骨髓纤维化而直接抑制红细胞的生成。

高浓度的 PTH 损害左心室功能,造成心肌肥大;抑制线粒体呼吸,减少磷酸化以及解耦联氧化磷酸化,导致 ATP 合成减少,这些反应可能导致 PTH 对心肌的长期毒性作用;PTH 可以诱发心肌纤维化。PTH 还可以导致血管钙化,引起心血管事件增加。

PTH 与尿毒症患者葡萄糖耐受不良有关。在慢性肾衰竭患者中,高浓度的 PTH 可以影响胰岛 β 细胞的功能,增加胰岛素的分泌;PTH 能诱发尿毒症患者其他激素分泌异常,如醛固酮和催乳素增加、睾酮减少。

周围神经病变是慢性尿毒症的常见并发症,PTH 与尿毒症患者周围神经病变的发生也有关系。这可能与 PTH 影响运动神经传导速度和神经细胞钙含量有关,一项对于非糖尿病尿毒症患者的临床研究表明,高浓度的 PTH 患者运动神经传导速度的损害更加严重。

PTH 可直接抑制淋巴细胞和多核白细胞的功能,从而影响机体的免疫功能。PTH 对于 T 淋巴细胞的急性刺激导致细胞增殖和细胞因子的分泌增加,而慢性 PTH 刺激的作用则相反;在透析患者中,B 淋巴细胞产生的免疫球蛋白减少;给予正常志愿者或透析患者 PTH 也可使 B 细胞产生的免疫球蛋白减少;透析患者的吞噬作用减弱,给予维拉帕米治疗可以改善。

总之,PTH 参与了尿毒症患者多种功能代谢变化的发生,如周围神经病变、肾性贫血、心功能障碍和物质代谢紊乱等,因此,有效地控制血浆 PTH 水平可以延缓尿毒症的发展,提高尿毒症治疗效果。

(二)胍类化合物

胍类化合物(guanidine compound)是体内精氨酸的代谢产物,主要包括甲基胍、胍基琥珀酸和肌酐等。正常情况下,精氨酸在肝脏通过鸟氨酸循环不断生成尿素、胍乙酸和肌酐,随尿液排出体外。在肾衰竭晚期,这些物质排泄障碍,同时精氨酸从另外的代谢途径转变为毒性更强的甲基胍和胍基琥珀酸,还包括二甲基胍、肌酸酐和胍基乙酸等。

甲基胍是 NO 合成的抑制剂,被认为是胍类化合物中毒性最强的毒素,它可以:①抑制乙酰胆碱诱导的血管扩张;②引起血管收缩、高血压、缺血性肾小球损伤;③造成免疫缺陷、神经传导速度下降、意识障碍;④引起肌张力亢进、肌痉挛,诱导抽搐;⑤抑制骨髓造血功能,促进红细胞自溶,从而促进贫血。

此外,胍基琥珀酸的毒性比甲基胍弱,能抑制血小板功能,引起出血、溶血,也能抑制脑组织的转酮醇酶的活性,影响脑细胞功能,引起脑病变;肌酐可导致溶血和嗜睡等。

(三)尿素

尿素是体内含量最高的蛋白质终末代谢产物,高尿素血症对胃黏膜有明显的损伤作用,引起尿毒症性胃炎。尿毒症的临床症状与血液中尿素氮浓度并不平行,表明尿素并非是最主要的尿毒症毒素,其毒性作用主要与尿素的分解代谢产物氰酸盐有关。氰酸盐能与氨基酸氨基端结合,形成氨基甲酰衍生物,进而降低酶的活性并破坏细胞。神经细胞突触膜蛋白发生氨基甲酰化后,可使中枢神经系统的整合功能降低,出现疲乏、头痛和嗜睡等症状。另外,氰酸盐还可引起畏食、恶心、呕吐、腹泻、出血倾向、糖耐量降低、体温下降等症状。

(四)中分子物质

中分子物质是指分子量在 500～5000Da 的一类尿毒症毒素,包括多肽类物质、细胞裂解产物等,能够降低细胞免疫功能,引起性功能障碍,抑制红细胞生长,抑制血小板功能,引起周围神经和中枢神经病变。这些物质能透过腹膜,而不能透过血液透析所用的醋酸膜,所以可采用腹膜透析清除。

(五)胺类

慢性肾衰竭患者肠道细菌代谢的脂肪族胺、芳香族胺和多胺等胺类物质由于不能由肾脏充分排出而在体内蓄积。高浓度脂肪族胺可引起感觉迟钝、精神异常、肌阵挛、扑翼样震颤等;芳香族胺(苯丙胺、酪胺)对脑组织氧化过程、琥珀酸氧化过程及多巴羧化酶活性均有抑制作用;脂肪族胺和芳香族胺有神经毒性作用,与尿毒症脑病有关;高浓度多胺(精胺、腐胺和尸胺)可以引起畏食、恶心、呕吐、共济失调、癫痫发作等,还可抑制 EPO 的生成、促进红细胞溶解,引起贫血,并且与脑水肿、肺水肿、腹水形成等有关。

(六)其他

1. 瘦素(Leptin) 瘦素是脂肪细胞分泌的一种肽类激素,主要通过肾脏清除,因此尿毒症患者血中瘦素水平明显升高。此外,高胰岛素血症和 TNF-α、IL-1β 等炎症细胞因子水平的升高可促进瘦素合成,从而加重瘦素水平的升高程度。瘦素可引起肾小球内皮细胞增生,诱导胶原合成,肾小球硬化和蛋白尿。

2. β₂-微球蛋白（β₂-Microglobulin，β₂M）　β₂M 是主要组织相容性复合物轻链组成的 11.8kD 大小的蛋白质，血液中的 β₂M 可通过肾小球滤过，再经肾小管重吸收并进行分解代谢。尿毒症患者血中 β₂M 水平升高，并以淀粉样原纤维的形式沉积在组织中，引起患者渗出性关节炎、肩周炎和破坏性脊椎关节病。这些并发症通常发生于进行透析治疗的尿毒症患者，一旦沉积发生，即使患者通过成功的肾脏移植使肾功能重建后，这种淀粉样蛋白也不能被清除。

综上所述，尿毒症是一个复杂的临床综合征，很难将其症状归因于某一种单一的毒素，往往是多因素综合作用的结果。

三、机体的功能代谢变化

尿毒症时，除泌尿功能障碍和内分泌功能失调所引起的一系列症状进一步加重外，还可出现全身各个系统的功能障碍和物质代谢紊乱。

（一）神经系统

尿毒症患者常出现神经系统症状，主要表现为中枢神经系统功能障碍和周围神经病变两种形式。

中枢神经系统功能障碍称为尿毒症性脑病，早期表现为头昏、头痛、乏力、理解力及记忆力减退等症状，严重时可出现烦躁不安、肌肉颤抖、抽搐，甚至表情淡漠、嗜睡和昏迷。其发生与下列因素有关：①某些毒性物质的蓄积可能引起神经细胞变性；②电解质和酸碱平衡紊乱；③肾性高血压所致的脑血管痉挛，脑缺氧；毒素引起毛细血管通透性增高，可发生脑细胞变性和脑水肿。

周围神经系统功能障碍可表现为足部发麻，腱反射减弱或消失，甚至远侧肌肉麻痹等。感觉神经病变表现为痛觉障碍，以痛觉降低为主，少数病例痛觉过敏或异常。病理形态变化为神经脱髓鞘和轴索变化，主要机制是由于患者血液中胍基琥珀酸或者 PTH 增多，抑制神经中的的转酮醇酶活性。

（二）消化系统

消化系统症状出现最早，而且最为突出，早期表现为畏食、恶心、呕吐、腹泻、口腔黏膜溃疡以及消化道出血等，晚期可发生尿毒症性胃炎、唾液腺炎、结肠炎、胰腺炎等症状。其发生可能与尿毒症患者消化道排出尿素增多，受尿素酶分解生成氨，刺激消化道产生炎症有关。另外，PTH 增多又刺激促胃液素分泌增多，肾实质破坏使促胃液素灭活减少，促胃液素刺激胃酸分泌，导致消化性溃疡的形成。

（三）心血管系统

主要表现为充血性心力衰竭、心律失常、动脉粥样硬化和尿毒症性心包炎。动脉粥样硬化是影响慢性肾衰竭患者存活的主要因素之一，其发生与肾性高血压、高胆固醇血症和高甘油三酯血症有关。充血性心力衰竭是尿毒症患者常见的并发症，其突出特征为左室肥大和心肌舒张功能障碍。高血压和容量负荷增加被认为是充血性心力衰竭的主要原因。贫血、动脉粥样硬化、尿毒症毒素以及高钾血症、酸中毒等可促进心力衰竭的发展。尿毒症性心包炎多为纤维蛋白性心包炎，其形成与尿素、PTH 等尿毒症毒素渗出有关，在心包有少量积液渗出时，可闻及心包摩擦音，透析后心包炎可好转或消失。

（四）呼吸系统

尿毒症患者可出现呼吸困难和咳泡沫样痰，酸中毒时可引起呼吸加深加快，严重时可抑制呼吸中枢，出现大而深的呼吸（Kussmaul 呼吸）甚至潮式呼吸。肺部并发症包括有肺水肿、肺炎、胸膜炎与肺钙化。肺水肿的发生与充血性心力衰竭、尿毒症毒素使肺泡毛细血管通透性增高、钠水潴留、低蛋白血症、贫血等有关；胸膜炎的发生与心力衰竭使胸膜毛细血管内压增高、低蛋白血症引起的血浆胶体渗透压降低以及尿素刺激胸膜等有关。肺钙化则是因为磷酸钙在肺组织内沉积导致。

（五）皮肤变化

尿毒症患者面色苍白或呈黄褐色，皮肤干燥，眼皮肿胀，常称为尿毒症面容，有时可见皮肤表面细小的尿素白色结晶沉着者，称为"尿素霜"。皮肤瘙痒是尿毒患者的常见症状，其机制被认为与 PTH 增多使钙盐沉积在皮肤和神经末梢有关。

（六）免疫功能障碍

尿毒症患者免疫功能低下，突出表现为细胞免疫功能受到明显抑制，体液免疫反应正常或稍减弱，迟发型变态反应降低以及淋巴细胞转化试验反应减弱。血液中中性粒细胞吞噬和杀菌能力减弱。细胞免疫功能异常可能与毒性物质抑制淋巴细胞分化和成熟有关。临床上，尿毒症患者极易发生严重感染，合并感染是尿毒症患者死亡的主要原因之一。

（七）物质代谢紊乱

约70%的尿毒症患者伴有葡萄糖耐量降低，其葡萄糖耐量曲线与轻度糖尿病患者相似，但这种变化对外源性胰岛素不敏感。造成糖耐量降低的机制可能是由于外周组织对胰岛素抵抗的结果。

蛋白质代谢障碍表现为负氮平衡，患者出现消瘦、恶病质和低白蛋白血症。低白蛋白血症是引起肾性水肿的重要原因之一。引起负氮平衡的因素有：①患者摄入蛋白质受限制或因畏食、恶心和呕吐而致蛋白质摄入减少；②某些物质如甲基胍可使组织蛋白分解代谢加强；③合并感染时可导致蛋白分解增强；④因出血而致蛋白丢失；⑤因蛋白尿丢失一定量的蛋白质等。

许多慢性肾衰竭患者会出现高脂血症。尿毒症患者易形成高甘油三酯血症，主要由于肝脏合成甘油三酯所需的脂蛋白（前β-脂蛋白）增多，甘油三酯的生成增加；同时脂蛋白脂肪酶（lipoprotein lipase）活性降低引起甘油三酯的清除率降低。这种改变可能与甲基胍的蓄积有关。

四、慢性肾衰竭和尿毒症防治的病理生理基础

对于早、中期慢性肾衰竭患者的主要治疗原则是针对病因和不利因素进行治疗、合理营养、治疗并发症等。对晚期慢性肾衰竭和尿毒症患者主要采用透析疗法。

（一）防治原发病

及时治疗原发病和去除不利因素可延缓慢性肾衰竭的病程，提高慢性肾衰竭患者的生活质量和生存率。及时处理并发症包括：①有效控制高血压；②减少心力衰竭和脑血管意外的发生率；③采用重组人促红细胞生成素（rHuEPO），补充铁剂和叶酸等措施纠正贫血；④应用维生素D，限制食物中磷的摄入，防治肾性骨营养不良。

（二）减轻肾脏的负荷

大量蛋白质摄入可加快肾小管纤维化。应根据患者的肾功能、代谢水平、肥胖程度和营养状态等，制订个体化营养方案，限制蛋白质和水钠摄入，但要保证足够能量供给。饮食控制与营养疗法是非透析治疗最基本、有效的措施。

（三）纠正水、电解质和酸碱平衡紊乱

纠正水、电解质和酸碱平衡紊乱是预防心力衰竭和心律失常的重要措施。

（四）透析疗法

肾衰竭患者出现尿毒症时，常用的透析疗法包括血液透析（人工肾）和腹膜透析两种，透析疗法可以部分代替肾的排泄功能。

血液透析时，根据膜平衡原理，将尿毒症患者血液与含有一定化学成分的透析液同时引入透析器内，在透析膜两侧流动，两侧的分子可以透过该半透膜进行跨膜移动，最终达到动态平衡，从而使患者体内的毒素排出体外，同时患者从透析液中补充得到人体所需物资；而腹膜透析所利用的半透膜就是腹膜，而非人工的透析膜，因此将透析液注入腹腔内，并定时更换透析液，便可以发挥透析的作用。

（五）肾移植

肾移植是治疗尿毒症的最根本的方法，随着器官移植技术的不断提高，更为有效的免疫抑制剂的应用以及异种器官移植研究的发展，肾移植有良好的应用前景。但是目前，肾移植的广泛开展受到肾源紧张、

免疫排斥反应、肾移植受者感染等问题的制约。

（魏 蕾）

学习小结

肾脏具有排泄代谢废物、调节水、电解质和酸碱平衡及内分泌功能。急性肾衰竭（ARF）是指由于各种原因在短时间内引起泌尿功能急剧降低，导致内环境紊乱的病理过程，表现为少尿或无尿、氮质血症、高钾血症、代谢性酸中毒等。急性肾衰竭可分为少尿型和非少尿型急性肾衰竭，以少尿型急性肾衰竭多见，病程可分为少尿期、多尿期和恢复期。急性肾衰竭的发生机制包括肾血管及血流动力学异常、肾小管损伤、肾小球滤过系数降低、肾实质损伤特征及发生机制等基本环节。

慢性肾衰竭（CRF）是指各种原因造成肾单位进行性破坏，在数月或数年时间后，健存肾单位不足以维持内环境稳态，进而发生泌尿功能障碍和一系列复杂临床症状的病理过程。慢性肾衰竭的发生机制包括健存肾单位学说、肾小球过度滤过学说、矫枉失衡学说和肾小管-肾间质损害学说等，这些学说互相补充和完善。慢性肾衰竭可引起肾性骨营养不良、肾性高血压、肾性贫血等并发症，治疗上控制并发症十分重要。

尿毒症是肾衰竭病程中的最严重阶段。尿毒症毒素蓄积并引起全身性自体中毒症状，称为尿毒症。了解肾衰竭和尿毒症的发生机制，有助于促进有关控制肾衰竭发展的新的医疗策略的研发。

复习参考题

1. 简述急性肾衰竭的常见原因与发生机制。

2. 简述少尿型急性肾衰竭多尿期产生多尿的机制。

3. 简述功能性急性肾衰竭与器质性急性肾衰竭的区别。

4. 简述慢性肾衰竭患者产生多尿的机制。

5. 简述慢性肾衰竭患者发生肾性骨营养不良的发病机制。

6. 肾性高血压与肾性贫血的发生机制如何？

7. 何谓尿毒症？尿毒症的主要毒性物质有哪些？

第十六章　脑功能不全

第一节　概述

人体神经系统是由脑、脊髓和它们所发出的神经组成。其中,脑和脊髓组成了中枢神经系统,大脑是感觉、运动、语言等的多种神经中枢,能够调节人体多种生理活动;小脑能够维持运动协调、准确,维持身体平衡;脊髓能对外界或体内的刺激产生有规律的反应,并将对这些刺激的反应传导到大脑,是脑与躯干、内脏之间的联系通道。

一、脑的结构、代谢与功能特征

大脑位于颅腔内,主要由神经元和神经胶质细胞组成。神经元是神经系统结构和功能的基本单位,具有接受、整合和传递信息的功能,是脑功能的执行者。神经胶质细胞对神经元起到支持、营养、保护、修复以及绝缘的作用,与神经元共同维持神经系统的功能。

脑是体内能量代谢最活跃的器官,正常成人的脑重仅占体重的 2%~3%,但流经脑组织的血液达到 750~1000ml/min,脑的耗氧量占全身总耗氧量的 20%~30%,葡萄糖的有氧代谢是脑组织氧供的最主要来源,但脑内氧及葡萄糖贮存量很少,故需不断地从血液中摄取,当脑血循环停止 3 秒,脑内的能量代谢就会发生变化,循环停止 60 秒时,神经元活动发生停止,脑血循环停止 4~8 分钟,即出现不可逆性的脑梗死。

人类大脑是神经系统的最高级部分和核心部位,包括左、右两个大脑半球,经过长期的生产活动和社会活动,大脑的功能得到了高度发展,产生了发达的感觉和运动中枢,且使大脑两半球在功能上存在不对称,同时还成为学习记忆、认知情感、思维意识以及语言文字等精神活动的物质基础。

二、脑功能不全的概念和病因

脑功能不全(brain insufficiency)是指各种原因如脑疾患或全身疾病引起的脑损伤,使机体的精神、情感、行为、意识发生变化以及对各个脏器产生不同程度影响的病理过程。

脑功能不全可以由脑本身的疾患或损伤所致，也可以由脑外的其他器官组织功能障碍所致。

（一）脑血管疾病

1. 脑缺血性疾病　由各种原因导致脑灌注量减少，脑组织缺血坏死而致的疾病，占全部脑血管疾病的70%左右，包括短暂性脑缺血发作、脑梗死、脑栓塞、卒中、高血压脑病和烟雾病等。

2. 脑出血性疾病　由高血压、血管畸形及颅内血管瘤等使脑血管出血破裂，起病急骤、病情凶险、死亡率高，包括脑出血和蛛网膜下腔出血。

（二）感染性疾病

多种病原微生物如细菌、病毒、真菌、立克次体、螺旋体及寄生虫均可引起感染性脑病。

（三）神经退行性疾病

神经退行性疾病是由一组慢性进行性中枢组织退行性变性使大脑和脊髓神经元丧失所致的疾病，如阿尔茨海默病（Alzheimer's disease，AD）、多发性硬化症和帕金森病（Parkinson's disease，PD）等。

（四）创伤

颅脑创伤是由暴力作用于头部导致脑实质损伤和脑膜损伤，死亡率高，多见于青壮年男性。脑实质损伤包括脑震荡、弥漫性轴索损伤、脑挫裂伤、脑干损伤。脑膜损伤包括硬脑膜外出血、硬脑膜下出血。

（五）肿瘤

发生于颅腔内的神经系统肿瘤称为颅内肿瘤，包括原发肿瘤和转移性肿瘤。

（六）遗传性疾病

神经系统遗传性疾病是以神经系统症状为主要表现的遗传病，包括单基因遗传病、多基因遗传病、线粒体病和染色体病。

（七）代谢性疾病

代谢性脑病是由不同代谢障碍引起全脑功能紊乱的一种临床综合征，是全身性疾病在脑部的表现，常见的有糖尿病、肺性脑病、肝性脑病及尿毒症等。

（八）中毒

接触损害中枢神经系统的毒物，可以引起中枢神经系统的功能和器质性病变，常见的有金属（如铅、汞、铝等）、有机物（如四氯化碳）、细菌毒素及动物毒素中毒均可导致中枢神经系统损伤。

（九）先天性疾病

胎儿早期特别是胚胎发育期前3个月，胎儿受到致畸因素的影响，导致脑性瘫痪、小脑扁桃体下疝畸形和脊柱裂等。

（十）脱髓鞘性疾病

以神经髓鞘脱失为主要病变的神经系统疾病，见于急性播散性脑脊髓炎和多发性硬化等。

三、脑功能不全的表现特点

人脑在解剖结构和功能上存在不对称性，损伤后既可以出现脑对机体各个器官系统的调节紊乱、感觉和运动功能异常，还会表现为语言文字、思维意识等功能异常，同时由于机体调节和代偿的复杂性，脑功能不全可以出现多种临床表现。脑功能不全的特点如下。

（一）病因的多样性

脑功能不全病因多，如前述。

（二）病情的复杂性

相同的疾病，病情的轻重、病程的缓急、病变的部位不同可以导致不同的后果。

（三）症状的多样性

相同的病变发生在不同部位可产生不同的后果。如发生在额叶前皮层联络区的小梗死灶可不产生任何症状,发生在小脑可导致小脑共济性失调,但若发生在延髓则可引起呼吸和心血管运动中枢损伤甚至导致死亡。

（四）体征的繁杂性

部分病变定位和功能障碍及临床表现之间存在一定内在联系,如位于左大脑半球皮层的病变,可能有失语、失用、失读、失书、失算等症状;位于皮层下神经核团及其传导束的病变,可能出现相应的运动、感觉及锥体外系功能异常;位于海马区的病变可损伤学习与记忆;位于小脑的疾病可引起身体的平衡功能障碍或共济失调等。

（五）疾病的难治性

中枢神经系统的结构和功能复杂,而成熟神经元的再生能力微弱,一旦发生损伤,神经细胞的数量会显著减少,从而出现相应的功能障碍。

第二节　认知障碍

认知(cognition)是机体认识和获取知识的智能加工过程,涉及学习、记忆、语言、思维、精神、情感等一系列的心理和社会行为。认知障碍(cognitive disorder)指大脑的高级智能加工过程出现异常,引起学习障碍或记忆障碍,或伴有失语或失用或失认或失行等改变的病理过程。正常的大脑皮层功能是认知的基础,凡是引起大脑皮层功能和结构异常的因素均可导致认知障碍。

一、认知障碍的临床表现

认知障碍的临床表现复杂多样,可单纯存在,也可以多个临床表现同时存在。

（一）学习、记忆障碍和痴呆

学习和记忆是脑的高级功能,是一切认知活动的基础,学习是记忆的前提,而记忆是学习的结果。

1. 学习障碍　学习(learning)是机体不断接受环境变化而获得新的行为习惯或经验的过程,即获得外界信息的神经过程。学习障碍(learning impair)是指个体对特殊环境调节下所产生的适应行为的减弱。

2. 记忆障碍　记忆(memory)指大脑将获取的信息进行编码、储存及提取的过程,包括识记、保持、再现,与神经心理功能密切相关。记忆障碍(memory impairment)是指个体处于一种不能记住、回忆信息或技能的状态。

3. 痴呆　痴呆(dementia)是由大脑器质性病变导致的进行性的智能衰退或损害的综合征,是智能达到正常水平后出现的进行性衰退。特征是多种高级皮层功能紊乱,涉及记忆、思维、定向、概括、学习能力、语言功能、高级执行功能均一定程度受损。常见的有 AD 和血管性痴呆等。

（二）失语

语言功能受一侧大脑半球支配,称为优势半球,除少数人外,绝大多数人的优势半球位于左侧大脑皮质及其连接纤维,优势半球受损常可发生失语症。失语(aphasia)是指后天获得性的、由于脑损害导致语言理解和表达能力丧失,主要由于大脑皮层(优势半球)的语言中枢损伤所致。表现为意识清晰、无精神障碍、无严重智能障碍、无视觉及听觉缺损,也没有口、咽、喉等发音器官肌肉瘫痪及共济运动失调,但听不懂别人及自己的讲话(听),说不出要表达的意思(说),不理解(读)、写不出病前会读、会写的字句(写)等。

（三）失用

失用(apraxia)是指脑部疾病时,患者在无任何运动或感觉障碍,也无意识及智能障碍的情况下,不能在全身动作的配合下,正确地使用一部分肢体功能去完成那些本来已经形成习惯的动作。

（四）失认

失认（agnosia）是指脑损害时，患者在无视觉、听觉、触觉、智能及意识障碍的情况下，不能通过某一种感觉辨认以往熟悉的物体，但能通过其他感觉通道进行认识。失认是一种后天性的认知障碍，多由大脑半球特定的功能部位受损所致。

（五）其他精神、神经活动的改变

患者常表现出话语增多、容易唠叨、情绪多变、焦虑、抑郁、激动、欣快等精神方面的异常改变。

二、认知障碍的原因和机制

认知功能是大脑皮层复杂高级功能的反映，其结构基础是大脑皮质，任何直接或间接导致大脑皮层结构和功能慢性损伤的因素均可通过不同机制引起认知障碍，大多是由精神疾患所致，如神经衰弱、癔症、强迫症、精神分裂症、双向情感障碍等。

（一）慢性脑损伤

慢性脑损伤可以导致学习记忆和智力受到不同程度的影响，轻者失眠和健忘，中度者暂时失去知觉和近事遗忘，重度者可导致学习记忆严重障碍。脑损伤的部位不同具有不同的认知障碍表现，如左侧半球损伤患者在定向和思维障碍上明显重于右侧，双侧大脑半球或弥漫性脑损伤患者认知障碍更为明显。

1. 脑组织调节分子及其受体异常

（1）神经递质及其受体异常：大多数神经元之间的信息传递是通过神经递质及其相应的受体完成的。这些神经递质或受体异常改变均可导致不同类型和不同程度的认知障碍。

1）乙酰胆碱：乙酰胆碱是与学习记忆和认知功能最密切的神经递质之一。乙酰胆碱水平增加能提高机体的认知能力。AD 患者早期便有 Meynert 基底区胆碱能神经元减少，导致皮层胆碱乙酰转移酶活性和乙酰胆碱含量显著降低，出现认知功能障碍，使用胆碱酯酶抑制剂或 M 受体激动剂可改善其记忆缺损。

2）去甲肾上腺素：去甲肾上腺素是最早被发现的单胺类神经递质。在脑内，去甲肾上腺素通过 α1、α2 和 β 受体发挥调节作用。脑中 α2 受体激动与维持正常的认知功能有关，而 α1 受体持续、过度激活可导致认知障碍。

3）多巴胺：多巴胺属于儿茶酚胺类神经递质，参与了突触可塑性、行为相关及与学习相关的早期记忆的表达，多巴胺减少使空间记忆功能减退。

4）谷氨酸与 γ-氨基丁酸：谷氨酸是脑内含量最高的氨基酸类递质，约占游离氨基酸的 40%。纹状体的谷氨酸神经纤维能够抑制丘脑向大脑皮层发出感觉冲动，当谷氨酸能神经低下时，这种冲动发出增多，大脑皮质单胺活性增强，引起相应的认知功能异常。γ-氨基丁酸（γ-aminobutyric acid，GABA）是中枢神经系统最重要的抑制性递质，释放增加可以一定程度损伤学习记忆功能。

（2）神经肽异常：神经肽是生物体内的一类生物活性多肽，具有神经递质的特征，主要分布于神经组织（表 16-1）。

表 16-1　神经肽在脑内的分布与功能

神经肽	分布	功能
P 物质	杏仁，海马区	参与感觉、运动、情绪等的调节
血管加压素	海马，神经垂体，延髓，脊髓	与记忆力相关
催产素	神经垂体，延髓，脊髓	与情绪反应有关
血管活性肠肽	下丘脑，大脑皮质，视网膜	与记忆力有关
β-内啡肽	下丘脑，丘脑，脑干	学习记忆，情绪变化
神经肽 Y	延髓肾上腺素能神经元，导水管周围灰质，下丘脑	巩固记忆，使记忆重现
血管紧张素 II	下丘脑，杏仁核，脑干	影响神经的可塑性和学习记忆
促甲状腺素释放激素	下丘脑合成，垂体后叶释放	行为和情绪改变

血管加压素能够影响记忆的巩固和回忆过程,血管加压素受体密度分布最高的部位为海马,参与了学习记忆过程,通过高效加工信息,增强记忆、减少遗忘。

血管活性肠肽及其受体含量减少与记忆力减退相关。给脑外伤、慢性乙醇中毒及 AD 患者用血管活性肠肽改善记忆力减退。

促甲状腺素释放激素(thyrotropin releasing hormone,TRH)可引起行为改变,如兴奋、精神欣快及情绪暴躁等。促肾上腺皮质激素(adrenocorticotropic hormone,ACTH)水平改变影响动物的学习记忆、动机行为等。

神经肽 Y 是中枢神经系统含量最丰富的神经肽,能够巩固记忆并促使记忆重现。大脑中神经肽 Y 水平较低者容易出现悲观情绪;重度抑郁症患者神经肽 Y 水平较正常人群低;海马区注射神经肽 Y 抗体可以产生遗忘现象。

P 物质是广泛分布于细神经纤维内的一种神经肽,脑内,在杏仁、海马区的 P 物质含量最高。当神经受刺激后,神经末梢释放的 P 物质与受体结合发挥生理作用,参与感觉、运动、情绪等的调节,也与人类学习记忆能力有关。

(3)神经营养因子缺乏:神经营养因子是由神经元和胶质细胞合成或分泌,是一类对中枢神经系统有营养活性的蛋白质,其主要功能是促进神经系统的生长发育、修复损伤的神经元、改善认知和记忆。

2. 脑组织蛋白质异常聚积　脑组织中蛋白质异常聚积可见于 AD、PD、亨廷顿病、海绵状脑病等一大类脑神经细胞退行性变性疾病中。

(1)基因变异后的蛋白质异常聚积:多种基因变异参与神经细胞的退行性变性。例如,AD 患者的受损脑区存在 Aβ-淀粉肽异常聚集。Aβ-淀粉肽是 AD 受损脑区老年斑的主要成分,是由 Aβ-淀粉肽前体蛋白降解而成,淀粉肽前体蛋白具有调节细胞生长、黏附、建立、保持神经元之间连接、维持神经元可塑性的作用。当 Aβ-淀粉肽前体蛋白编码基因异常时,可以促进 Aβ-淀粉肽生成增加或清除减少,继而沉积形成老年斑,通过增加细胞内钙含量、增加氧自由基产生、促进线粒体膜电位下降等过程进一步增强 Aβ-淀粉肽的毒性作用。

(2)蛋白质合成后的异常修饰:蛋白质合成后的加工修饰赋予蛋白质不同的结构和功能,蛋白质的异常修饰导致其结构异常、功能降低或丧失。

细胞骨架蛋白 tau 是正常脑内存在的磷蛋白,也是含量最高的微管相关蛋白,AD 的发生机制之一是 tau 蛋白被异常修饰,包括异常磷酸化、糖基化和泛素化修饰。异常修饰后的 tau 蛋白沉积于神经细胞中形成神经元纤维包涵体,损害细胞骨架,影响突触传递,导致神经元退行性变,最终使细胞发生凋亡。tau 蛋白异常磷酸化修饰是导致神经纤维缠结的主要机制。正常情况下,tau 蛋白呈低磷酸化的可溶性状态,仅含 2~3 个磷酸基,与细胞内的微管蛋白结合,维持和稳定微管的结构。AD 患者的 tau 蛋白含有 5~9 个磷酸基团,呈现过度磷酸化现象,蛋白变为不可溶,从微管解离并相互聚集,破坏细胞骨架,导致突触丧失和神经退行性变。

(3)蛋白质合成受阻:长期记忆的形成需要新蛋白质的合成,当新的蛋白质合成受阻导致长期记忆障碍。

(4)脑组织慢病毒感染:最常见的由慢病毒感染引起的人类中枢性疾病为亚急性海绵状脑病,表现为精神障碍、痴呆、共济失调、肌肉萎缩等慢性进展性疾病,是由一种具传染性的朊蛋白所致。朊蛋白类似于病毒可传播疾病,但不具备核酸序列,可以直接指导宿主细胞的核酸合成变异朊蛋白,其机制可能与基因突变导致神经细胞内合成大量、新的不溶性的朊蛋白,使宿主细胞逐渐失去功能,最终导致神经细胞死亡。

3. 突触与神经回路功能异常

(1)突触功能异常:突触是神经元之间联系的部位,突触可塑性是指突触的形态和功能可以随着生理活动的需要或外界刺激作用而发生结构或功能的适应性变化的现象,在学习记忆中发挥重要作用,其强弱主要是由突触前、后神经元间连接强度大小决定的。长时程增强(long-term potentiation,LTP)是指突触前神经元在短时间内受到快速重复的刺激后,在突触后神经元快速形成的、持续时间较长的突触传递效能增强的现象,表现为兴奋性突触后电位,潜伏期缩短、幅度增高、斜率加大。LTP可见于神经系统的许多部位,尤其多见于与学习记忆有关的脑区,已被公认是脊椎动物学习和记忆的细胞学基础。长时程抑制(long-term depression,LTD)是指突触前神经元在受到持续低频刺激后,在突触后神经元形成的持续较长时间的突触传递效能降低的现象,表现为兴奋性突触后电位潜伏期延长,波幅降低(图16-1)。LTD也广泛存在于中枢神经系统,是遗忘的生理基础。突触功能异常使神经细胞之间的记忆相关信息传递障碍,影响学习与记忆能力。

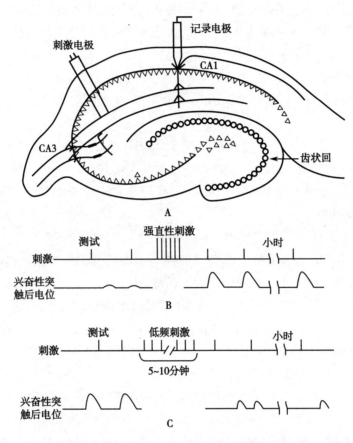

图16-1　长时程增强(LTP)和长时程抑制LTD
A. 海马脑片示意图;B. 海马的长时程增强(LTP);C. 海马的长时程抑制(LTD)

相关链接

突触可塑性在学习记忆中的作用

突触的可塑性是指两个神经元之间突触连接在功效上的长期改变,突触的形态和功能可发生较为持久的改变的特性或现象。被认为是学习和记忆的细胞基础。突触效率的持续性改变涉及至少两个明显的时期。早期(数分钟或数小时)不依赖于新蛋白的合成,而时间持久的晚期(数小时或数天)依赖于新蛋白的合成。记忆形成依赖于神经元突触的可塑性,当两个彼此有联系的神经元同时兴奋的时候,它们之间的突触连接加强,突触传递效率增加,突触的数量和形态都会改变,这就是大脑记忆的神经基础。

(2) 神经回路功能异常:海马是边缘系统的重要组成部分,位于颞叶内侧面的基底部,主要由CA1、CA3和齿状回组成,与学习记忆功能密切相关。海马有两个记忆环路,即Papez环路和三突触回路。Papez环路由海马结构-穹窿-下丘脑乳头体-乳头丘脑束-丘脑前核-内囊膝状体-扣带回-海马环路构成。在这条环路中,海马结构是中心环节。例如,某事件引起皮质神经元兴奋,形成该事件-皮质间短时的信息联系,经

Papez 环路的多次重复,使信息不断加强,最终形成不依赖海马的长时记忆。当双侧海马损伤,则使 Papez 环路的信息传递过程受到影响,不能形成新的长时记忆,但是之前以及形成的记忆依然存在。近年发现,内侧嗅回与海马结构之间存在着三突触回路,即内嗅皮质-齿状回-CA3 区-CA1 区-内嗅皮质,与空间记忆形成有关(图 16-2)。

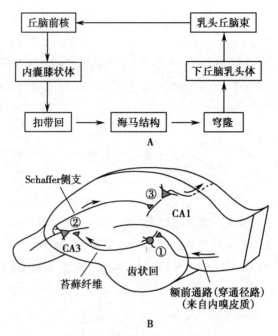

图 16-2 海马 Papez 环路和三突触环路
A. 海马 Papez 环路;B. 海马三突触环路

4. 慢性脑缺血性损伤 大脑对缺血、缺氧非常敏感,神经元能量储备稀缺,完全缺血 5 分钟即可导致神经元损伤甚至死亡。脑缺血造成大脑皮层损伤是引起学习、记忆等认知障碍的常见原因,其引起认知异常的机制可能与下述因素有关。

(1) 能量耗竭和酸中毒:在缺血、缺氧状态下,氧化磷酸化过程障碍,ATP 产生减少,细胞出现能量耗竭,细胞 Na^+-K^+ 泵受损,K^+ 外流增加,Na^+、Cl^- 及 Ca^{2+} 大量内流引起细胞损伤;缺血区大量乳酸堆积还可引起神经胶质和内皮细胞水肿和坏死,加重缺血性损害。

(2) 细胞内 Ca^{2+} 超载:脑缺血时,Ca^{2+} 顺浓度差进入细胞内,导致神经细胞钙超载。神经细胞 Ca^{2+} 超载可通过下述机制使细胞发生死亡:①Ca^{2+} 超载时,大量 Ca^{2+} 沉积于线粒体,影响氧化磷酸化,使 ATP 产生减少;②Ca^{2+} 超载时,激活细胞内 Ca^{2+} 依赖性酶类,使神经细胞骨架破坏;③Ca^{2+} 超载时,激活磷脂酶 A 和磷脂酶 C,使膜磷脂降解;④脑血管平滑肌细胞 Ca^{2+} 超载,导致脑血管收缩、痉挛,延迟再灌流。

(3) 自由基损伤:慢性脑病时,脑组织的自由基产生和清除平衡状态被打破,而脑组织对自由基的损伤缺乏足够的抗氧剂保护作用,导致氧化应激的发生,最终引起细胞损伤。相比其他组织器官,大脑尤其容易被自由基损伤。

(4) 谷氨酸的兴奋性毒性:氨基酸类神经递质是中枢神经系统中最重要的神经递质,包括天冬氨酸、谷氨酸、GABA 和甘氨酸。其中,谷氨酸和天冬氨酸对神经元有极强的兴奋作用,故称为兴奋性氨基酸(excitatory amino acid,EAA),GABA 和甘氨酸能够抑制神经元的作用,被称为抑制性氨基酸(inhibitory amino acid,IAA)。谷氨酸是中枢神经系统内含量最高、作用最广泛的兴奋性氨基酸,主要集中在前脑。兴奋性毒性(excitatory toxicity)是指在脑组织缺血缺氧时,能量代谢障碍,细胞膜上 Na^+-K^+-ATP 酶活性受到抑制,使胞外 K^+ 浓度持续处于高水平,神经元去极化,使谷氨酸释放增加而摄取减少,谷氨酸在突触间隙大量堆积,谷氨酸受体继而发生活化,使突触后神经元过度兴奋并最终导致死亡的病理过程。谷氨酸的兴奋性毒性使大量神经元损伤和死亡,导致学习记忆能力下降。

(5)炎症细胞因子损害:脑缺血或神经退行性损害发生后,产生炎性细胞因子如白细胞介素-1β(inter-leukin-1β,IL-1β)、肿瘤坏死因子-α(tumor necrosis factor-α,TNF-α)等,这些炎症因子能够直接或间接导致神经元的损伤。

5. 环境、代谢毒素对脑的损害　环境因素和一些代谢性毒性物质均可以对脑产生损害。如毒品、酒精、重金属、药物等可以损伤脑组织。铅是一种具有神经毒性的重金属元素,对人体只有毒性作用,是脑细胞的一大"杀手",在血液中的理想浓度为零,血液含铅量过高会损伤大脑引起智力低下。长期慢性接触铝元素的人,学习和记忆功能也显著下降。锌过量时可引起可溶性蛋白质聚积成块。脑内铜过量时可加速细胞的老化,AD患者脑中老年斑内有高含量铜的沉积,且铜与淀粉样蛋白有高亲和力,也可引起的淀粉样蛋白的凝聚和沉淀。

6. 脑外伤　由于外力所致的脑部损伤可以引起多种神经或精神方面的后遗症,出现认知、情感和行为方面不同程度的改变,表现为注意力不集中、情绪容易失控、易怒、记忆力减退、感觉与知觉障碍、智力下降及行为方面的障碍等。

7. 脑老化　由于神经细胞再生能力非常弱,随着年龄的增加,有功能的神经元数量逐渐减少,导致认知功能也会随年龄的增高而下降。脑老化是指随着年龄的增长,大脑的组织结构、功能、甚至形态逐渐出现衰退老化的现象,并表现为一定程度的高级功能障碍。脑老化的机制涉及钙稳态学说、线粒体学说、自由基代谢变化、自噬调节、miRNA表达等。认知功能障碍或衰退是脑老化的重要特征之一,随着年龄的增加,脑部多个与认知功能相关的区域如海马、内嗅皮质等都会逐渐萎缩,且海马和皮质及灰质的增龄性萎缩与情节记忆和执行功能等认知功能的下降有关。AD患者脑萎缩情况较正常人更加明显,记忆力衰退为最主要症状,认知障碍中以情景记忆如联想回忆、自由回忆等损害为显著,约8~12年后发展为全面痴呆。

(二)慢性全身性疾病

各种慢性全身性疾病如高血压、慢性阻塞型肺疾患、糖尿病、心力衰竭、尿毒症、酸碱平衡紊乱、肝功能衰竭等均可通过脑血液供应减少和长期脑缺氧等机制,出现不同程度的认知功能障碍,如尿毒症脑病、肝性脑病、肺性脑病等。处于亚临床阶段的心、脑血管疾病高危人群的认知得分明显低于无任何亚临床特征的同龄老人,整体功能的降低如听力下降使个体与外界环境的接触减少,对外界信息的加工减少,也会降低机体对外界环境的感知和认同;躯体功能,特别是操作性活动减少也可导致认知功能减退。

(三)精神、心理异常

精神状态、心理活动与认知功能密切相关。轻松、愉悦、协调的生活环境可促进实验动物的大脑皮层增长,增加脑重量。不良的心理、社会因素,如恶性生活事件、艰难的处境、惊恐、焦虑、抑郁等均可成为认知障碍的诱因。劣性应激可以导致社会心理功能减退引发有关脑区的皮层萎缩;精神分裂症患者的有关脑区神经细胞数目减少,细胞体积变小;长期慢性应激和抑郁症可以导致海马体积缩小。

(四)人文因素的影响

受教育程度被认为是诸多的人文因素中报告最多、结果最恒定的影响认知的因素,即认知程度与受教育年限有一定关系。经济生活状况较差、社会地位较低下与认知功能减退和痴呆的发生有一定关系。此外,认知损害与性别和年龄也有关系,女性认知功能损害的发生率较男性高。

三、不同脑区损害产生的认知障碍的特点

(一)两侧大脑皮层功能的相关性

人类的两侧大脑皮层在功能上呈现互补,但并不互相隔绝,而是信息互通,相互配合,未经学习的一侧

在一定程度上能获得另一侧皮层经过学习而获得的某种认知功能。例如,右手学会某种技巧动作后,左手虽未经训练,但在一定程度上也能完成该动作。人类大脑两半球之间的胼胝体连合纤维对完成一般感觉、视觉及双侧运动的协调功能起重要作用,通过连合纤维,一侧皮层的学习活动功能可传送到另一侧皮层。

(二)大脑皮层的分区与认知障碍

大脑皮质各功能区由主区和辅助区组成,对事物的观察、分析与判断以及对躯体运动的协调均由主区控制,但主区完成这些功能依赖辅助区对行为和智能进行高级整合。根据大脑皮层的不同形态特征与功能,Brodmann 将大脑皮质分为 52 个功能区,不同的功能区负责不同的认知功能,不同功能区损伤后,可引起相应的认知功能障碍(图 16-3)。

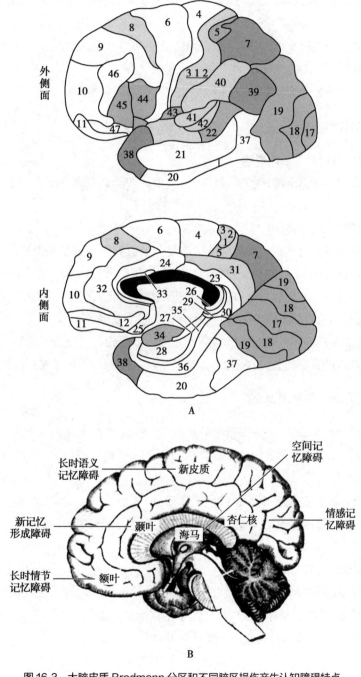

图 16-3　大脑皮质 Brodmann 分区和不同脑区损伤产生认知障碍特点
A. 大脑皮质 Brodmann 分区;B. 不同脑区损伤产生认知障碍特点不同

如额叶皮质区负责自主运动、书写、创造性思维、判断、社会责任感等复杂的智力活动,并且主要参与情节记忆相关信息的采集、编码、检索和回忆。额叶受损通常导致长时程情节记忆受损。因为额叶受损将使信息难以存入和取出,信息可因"不正确的归档"而被曲解,导致背景或顺序不准确,从而出现情节记忆扭曲和形成错误的记忆。此外,额叶皮质6区损伤导致失写症,9区和12区损伤导致额叶性痴呆,44和45区损伤导致运动性失语症,4区损伤导致中枢性偏瘫(图16-3)。

颞叶的主要功能是处理听觉信息,其41区和42区感受声音,而听觉辅助皮质22区帮助对声音的理解。41区和42区损伤后导致听觉障碍,22区损伤将导致感觉性失语症。

杏仁核在情感记忆的形成和贮存方面起重要作用,杏仁核损伤通常导致情感记忆障碍。

枕叶含有初级视皮质,17区感知和接受视觉刺激,该区损伤引起视野缺陷,视觉联合皮质18区和19区包绕视皮质,整合视觉信息和内容。该区损伤导致个体不能识别物体,不理解物体的用途或生命的形式(如不能区别猫和狗)。

顶叶皮质的主要功能是对感觉信息的高级加工和整合。顶叶皮质1区至3区的损伤导致对侧感觉障碍,39区的损伤导致感觉性失读症,40区的损伤引起触觉缺失等。

优势侧顶叶损伤通常导致单侧或双侧身体失认和空间定位障碍。

四、认知障碍对机体的影响

(一)认知障碍对患者日常生活的影响

认知障碍可使患者生活能力下降,生活质量降低,严重认知障碍的患者在生活上需要依赖他人,并需要更多的专业护理。

(二)认知障碍时患者预后的影响

认知障碍可明显影响脑血管病患者神经功能的恢复。脑血管病患者要使缺损的神经功能得到恢复,必须进行有效的康复治疗,神经功能的康复在相当程度上依赖于患者自身锻炼的情况。伴有认知障碍的脑血管病患者在记忆力、注意力、理解力等方面存在不同程度的障碍,不能将注意力长时间保持在所进行的康复训练上,每次接受的信息量不能太多,并需要很长时间反复训练、反复学习才能掌握和巩固正常的运动模式,使得他们比认知功能正常患者的肢体运动功能恢复得慢。伴发痴呆的脑卒中患者因部分或完全丧失了对自身患病状况的认识能力,对自己的病情漠不关心,从而严重影响疾病的预后。

五、认知障碍防治的病理生理基础

对认知障碍的治疗要早期诊断、积极干预和早期治疗。根据病情,可进行对症治疗、神经保护治疗、调节神经递质的药物治疗、手术治疗和认知康复训练等。

(一)对症治疗

维持水电解质平衡,防治感染、心衰及各种代谢障碍,加强营养,尽量消除能损害脑功能的任何原因。对有明显精神、神经症状的患者可根据病情进行抗抑郁、抗焦虑、镇静剂等抗精神病药物治疗,并可进行心理治疗等。

(二)保护神经细胞,调节神经递质

针对认知障碍的病因,可应用不同的神经细胞保护剂,如脑循环改善剂、能量代谢激活剂。神经递质和神经生长因子保护剂、Ca^{2+}拮抗剂等均被广泛应用于不同疾病引起的认知障碍的治疗。循证医学证实,胆碱酯酶抑制剂和多巴胺的前体等对认知功能障碍有一定的治疗作用。

(三)手术治疗

手术治疗主要用于PD的治疗,有苍白球切除术、丘脑切除术、立体定位埋植脑刺激器和立体定位损毁疗法等。

（四）认知康复训练

对认知功能障碍的患者要积极开展认知康复训练，并要有针对性地制订康复计划。认知康复训练有记忆训练、智力训练和语言训练等。

（五）改善生活方式，控制高危因素

提高教育水平，改变生活方式如控烟、控酒，改善饮食结构，增强锻炼。控制血管性疾病的危险因素如高血压、高血脂、高血糖等。

第三节　意识障碍

意识（consciousness）是指机体对自身和周围环境的刺激所做出应答反应的能力，是人脑反映客观现实的最高形式。意识的表现包括"觉醒状态"及"意识内容与行为"。觉醒状态有赖于所谓"开关"系统—脑干网状结构上行激活系统（ascending reticular activating system，ARAS）的完整，意识内容与行为有赖于大脑皮质的高级神经活动的完整。ARAS能够激活大脑皮质，使大脑皮质维持一定的兴奋性，保持觉醒状态，在此基础上形成意识内容。意识内容为高级神经活动，是大脑皮质广泛联系区活动的结果，包括定向力、感知力、注意力、记忆力、思维、情感和行为等，还可以通过视、听、语言和复杂运动等与外界保持紧密联系。当ARAS和大脑皮质的广泛损害可导致不同程度觉醒水平的障碍，而意识内容变化则主要由大脑皮质病变造成。与认知功能主要依赖大脑皮质不同的是，意识的维持与大脑皮质及皮质下结构和功能的完整性有关。因此，意识和认知两个概念不能截然分开，认知功能的维持需要正常的意识状态，意识内容又包括了部分的认知功能。意识障碍（conscious disorder）指由于觉醒系统不同部位受到损伤，产生了觉醒度降低和意识内容的异常变化，是一种机体对外界环境刺激缺乏反应的一种精神状态。意识障碍的发生机制实质上就是网状结构-丘脑-大脑皮层系统发生器质性损伤、代谢紊乱或功能性异常。意识障碍是疾病变化的重要信号，其程度往往反映疾病的轻重，属于急性脑功能不全的重要表现。

一、意识障碍的临床表现

意识包括觉醒和意识内容两方面，意识障碍的表现则包括觉醒度降低和意识内容的异常变化，但觉醒度降低和意识内容的异常变化这两者间不能绝对的分开，因为意识内容变化时时常伴有觉醒度的降低，而觉醒度降低时也常常存在意识内容的异常变化，两者经常伴行。

（一）觉醒度降低

觉醒度降低属于意识障碍"量"的异常，指人的清醒程度或清晰度的下降。按照轻重程度分为以下几种状态：

1. 恍惚（dizziness）　对直接刺激可出现反应，能对答问话，但对周围事物漠不关心，精神游离在外，不能集中，思考能力下降。

2. 嗜睡（somnolence）　意识障碍的早期表现，是程度较浅的一种意识障碍，表现为睡眠时间过度延长，卧床即能入睡，给予较轻微的刺激即可被唤醒，醒后意识活动接近正常，可勉强配合检查及正确回答简单问题，但觉醒的持续时间短暂，停止刺激后患者又继续入睡。

3. 昏睡（sopor）　较嗜睡更深的意识障碍，表现为意识范围明显缩小，精神活动极迟钝，不易唤醒，对较强的觉醒刺激有短暂的反应，醒时睁眼，但缺乏表情，对反复问话仅能作简单回答，回答时含糊不清，常答非所问，无觉醒刺激时再次入睡，各种反射活动存在。

4. 木僵（stupor）　对外界刺激毫无反应或躲避，但强烈刺激或反复刺激能引起反应。患者不语不动，常常口内充满涎液，大小便潴留，甚至瞳孔散大等持续甚久而极似昏迷。

5. 昏迷(coma) 是最严重的意识障碍,表现为意识完全丧失,大小便失禁,角膜反射、腱反射、皮肤反射和瞳孔对光反射均丧失,对外界刺激无反应,但可出现无意识的运动,如呻吟、肢体偶动等。

（二）意识内容的变化

意识内容的变化指人对自身和环境的理解程度的改变,包括记忆、思维、定向力和情感等方面。在轻度或中度意识障碍时,可以出现以下几种意识内容的变化:

1. 精神错乱(amentia) 见于轻度意识障碍,表现为思维混乱,对周围事物难以理解和辨别,不能分辨外界和自己的状态。精神错乱是一种临床状态,其特征是认知、情感、注意、觉醒与自我感知等功能出现波动性紊乱,可以急性发病,事先并无智能障碍,或者可在慢性智能障碍的基础上附加发生。

2. 谵妄(delirium) 见于轻度或中度意识障碍,有幻觉、错觉和妄想,并有精神运动性兴奋,间或能正确地识别周围的事物,是一种特殊类型意识障碍。在意识障碍的同时,伴有明显的精神运动兴奋,如躁动不安、喃喃自语、抗拒喊叫等,夜间较重,多持续数日。

3. 意识模糊(confusion) 也称意识混浊,为意识水平轻度下降,认识外界及自身的能力降低,是一种最常见的轻度意识障碍。表现为情感反应淡漠,伴有意识混浊、记忆力和定向力部分减弱、注意力涣散,活动减少并出现运动协调障碍,语言缺乏连贯性,对外界刺激可有反应但漠不关心,思绪迟钝,对复杂事物难以识别和理解,呈无欲状。

4. 朦胧状态(twilight state) 属于意识内容的缩窄。患者意识活动范围缩小,定向障碍,但对一定范围内的各种刺激能感知和认识,并能作出相应反应,行为协调。

二、意识障碍的原因和机制

意识是脑干-丘脑-大脑皮质之间结构上相互密切联系、功能上相互影响的结果。清醒的意识必须包括完整的特异性和非特异性上行投射系统。因此,凡上行网状激活系统、下丘脑激活系统或大脑皮质发生器质性或可逆性病变时,均可引起脑干-丘脑-大脑皮质回路损害出现意识障碍,损害或抑制脑干网状结构引起觉醒障碍。ARAS是保持意识存在的主要结构,其功能障碍和结构损伤是意识障碍的中心环节和主要机制。

（一）意识障碍的原因

1. 颅内病变

（1）颅内局限性病变:常见于颅脑外伤、脑血管病或脑血液循环障碍和颅内占位性病变。

（2）脑弥漫性病变:常见于颅内感染、颅脑外伤、蛛网膜下腔出血、脑水肿、脑退行性变性及脱髓鞘性病变。

（3）癫痫发作:部分癫痫发作伴有不同程度的意识障碍。

2. 代谢紊乱和中毒

（1）营养物质缺乏:常见于缺血缺氧,如一氧化碳中毒、严重贫血、肺部疾病、心律失常、心力衰竭和休克、低血糖、胰岛素瘤或胰岛素注射过量、严重肝脏疾病等。

（2）毒素积聚:内源性毒素积聚常见于肝性脑病、肾性脑病、肺性脑病和乳酸酸中毒等;外源性毒素积聚常见于工业毒物、药物、农药中毒等。

（3）体液和电解质平衡紊乱:常见于高渗性昏迷、低渗性昏迷、酸中毒、碱中毒、高钠血症、低钠血症、低钾血症等。

（4）体温过高或过低:可见于中枢感染和安眠药中毒等。

（二）意识障碍的发生机制

1. 脑干网状结构功能受损 脑干网状结构是保证大脑清醒状态的结构基础,意识障碍的发生均与其相关。脑干网状结构包括上行激活系统和上行抑制系统,由于ARAS多次更换神经元及牵涉的神经递质非常多,极易受到致病因素的影响而导致意识障碍。ARAS 的投射纤维终止于大脑皮质广泛区域,与下丘脑和大脑皮质的广泛部位发生联系,主要维持大脑皮质兴奋性,维持觉醒状态和产生意识活动。脑桥上端以上部位受损并累及 ARAS 是导致意识障碍的主要机制之一(图 16-4)。

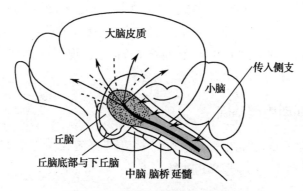

图 16-4　脑干网状结构损害致意识障碍
注:小点分布区域是引起意识障碍最常见的受损区域

2. 大脑皮质的广泛损伤及功能抑制　清晰的意识要求脑干网状结构上行激动系统的支持和大脑皮层本身的代谢状态(尤其是能量代谢状态)。网状结构主要与觉醒状态有关,而大脑皮层与意识内容相关。大脑皮质广泛损伤或功能抑制是产生意识障碍的重要机制之一,如脑内弥漫性损伤、全身代谢紊乱导致脑能量代谢障碍、原发性或继发性脑功能异常等可引起大脑皮质广泛损伤或功能抑制。但大脑皮质的局限性损伤或切除并不一定引起意识障碍。

3. 丘脑功能障碍　非特异性丘脑核接受脑干网状结构上行纤维并向大脑皮质广泛部位投射,终止于大脑皮质,构成非特异性投射系统,参与维持大脑皮质觉醒状态。实验表明,此系统被破坏时,动物可长期处于昏睡状态。

三、意识障碍对机体的影响

意识障碍特别是重度意识障碍时,由于机体对自身和环境的感知以及对外界刺激做出恰当反应的能力丧失,容易出现各种继发性损害。导致意识障碍的病因在损害脑干网状结构和大脑皮质的同时,常常也会影响各种生命活动中枢,威胁患者的生命。

（一）呼吸功能障碍

呼吸功能障碍是重度意识障碍患者最常见的损害。各种颅内病变、弥漫性脑损伤常导致颅内压升高,压迫脑干引起呼吸节律和深度改变,严重时可以导致呼吸停止。意识障碍时出现吞咽困难、咳嗽反射减弱,气道的清除能力下降,易发生误吸和呛咳现象,引起肺部感染,严重的肺部感染不但可导致呼吸功能障碍,其引起的高热、毒素吸收等又将进一步加重意识障碍,形成恶性循环。

（二）循环功能障碍

许多原发病因可导致原发性脑灌流不足,继而引起意识障碍。除此之外,脑水肿、颅内压升高可以造成循环障碍、血管活性因子失常导致脑血管痉挛使脑灌流更加不足,进一步损害脑功能,加重意识障碍。一些引起意识障碍的原发病、继发性的脑水肿和颅内压升高等可使延髓的心血管运动中枢受损而引起循环功能紊乱,患者可出现心律和血压的异常、甚至心跳停止。

（三）水、电解质和酸碱平衡失调

意识障碍和昏迷患者失去了对自身需求的主观感觉和主动调节能力,如与体温调节相关的冷热感、与机体物质和营养代谢相关的饥饿感、与体液容量和渗透压调节相关的渴感及主动饮水行为的调节等,均可以导致体内水电解质和酸碱平衡代谢紊乱。同时,意识障碍的患者在使用脱水、利尿剂等药物后,可能进一步加重内环境紊乱,而水、电解质和酸碱平衡失调又可进一步加重患者的意识障碍。

(四)其他功能代谢障碍

继发于昏迷的功能代谢障碍多种多样。如病损波及体温调节中枢可导致体温调节障碍,患者出现过热或体温过低;下丘脑和脑干受压可引起上消化道溃烂和出血,出现应激性溃疡;昏迷患者不能主动进食,加上原发病引起的分解代谢增强,患者处于负氮平衡状态,如果缺乏适当的营养支持,则常可在短期内出现营养障碍;昏迷患者常由于脑的病变或中毒、代谢异常等因素出现抽搐,持续的抽搐可造成神经细胞和血脑屏障的严重损害,进一步加重意识障碍,导致恶性循环。

四、意识障碍防治的病理生理基础

意识障碍尤其是重度意识障碍时,中枢神经系统对全身各系统、器官功能的调控能力严重受损,是临床上的危重病症,及时诊治对患者的预后极其重要。

(一)紧急抢救措施

应保持患者呼吸道通畅,维持呼吸和循环功能,防止出现呼吸和循环衰竭。对于局灶性脑干功能异常的意识障碍患者,临床上必须争分夺秒地抢救。

(二)尽快明确诊断并对因治疗

及早针对病因治疗是减轻脑损伤、挽救患者生命的根本措施。如颅内出血、脑梗死患者,要及时给予内外科治疗;毒物和药物中毒患者,要及时洗胃、注射相应的拮抗药物等。

(三)实时监测生命指证和意识状态

由于重度意识障碍患者的生命指征和意识状态随时都有可能发生变化,故必须实时监测患者的呼吸、血压、脉搏、瞳孔和体温等生命指征。意识状态的细致观察对于评估中枢神经系统的损伤程度、预后和治疗都有重要意义。

(四)保护脑功能

脑保护在意识障碍特别是重度意识障碍时占重要地位,可减轻原发性和继发性的脑损伤。脑保护的措施有降低颅压、减轻脑水肿、改善脑血流、改善脑代谢和控制抽搐等。

案例 16-1

男性患者,64岁,同事送入院前两小时患者出现无明显诱因的突发语言含糊不清,并出现左侧肢体无力、行走偏斜。同事立即搀扶患者坐立休息,但症状无明显好转,伴有恶心、呕吐,呕吐物为胃内容物,呈非喷射状,急诊入院。头颅 CT 示:右侧基底核区脑出血破入脑室系统。患者病程中神志模糊,精神差,呈昏睡状,多次呼唤可睁眼,能说简单词语,语言含糊不清,无四肢抽搐,伴有小便失禁,无大便失禁。既往史不详。

试分析:

该男子出现神志模糊的原因,并分析该患者发病的机制。

(姜怡邓)

学习小结

脑功能不全是指各种原因如脑疾患或全身疾病引起的脑损伤,使机体的精神、情感、行为、意识以及对各个脏器产生不同程度影响的病理过程。 慢性脑功能不全易导致认知功能障碍,急性脑功能不全易导致意识障碍。

认知障碍时出现学习记忆障碍、痴呆、失语、失用、失认等临床表现。 慢性脑损伤是认知障碍的主要机制,除此之外,慢性全身性疾病,精神、心理异常及人文因素也参与了认知障碍的发生发展。 认知障碍主要的防治措施是去除病因，神经保护及康复训练。

意识障碍时表现为觉醒度降低、意识内容如精神错乱、谵妄、意识模糊、朦胧状态等。 意识障碍的机制与脑干网状结构功能受损、大脑皮质的广泛损伤与功能抑制及丘脑功能障碍有关。 意识障碍主要的防治措施是积极挽救生命，尽快明确病因并对症治疗。

复习参考题

1. 简述认知障碍的临床表现。
2. 简述慢性脑缺血性损伤引起认知障碍的主要机制。
3. 简述慢性损伤引起认知障碍的机制。
4. 简述意识障碍时觉醒度降低的表现形式。
5. 简述意识障碍的发生机制。

第十七章　多器官功能障碍和衰竭

第一节　概述

一、概念

机体在严重创伤、烧伤、休克、感染和大手术等过程中,短时间内同时或相继出现 2 个或 2 个以上的器官或系统功能障碍以致衰竭的临床综合征,称为多器官功能障碍综合征(multiple organ dysfunction syndrome,MODS)。MODS 包含了器官、系统功能损害由轻到重的进行性动态发展的过程,早期功能轻度障碍者如抢救及时可以逆转,重者发展到严重阶段出现器官、系统衰竭,称为多器官衰竭(multiple organ failure,MOF)。

相关链接

MODS 概念产生的历史背景

第一次和第二次世界大战期间失血和创伤性休克是最主要的死亡原因,随着输血、战地及时救护及抗生素逐渐应用,明显降低了休克的发生率和死亡率,但约 1/3 休克伤员死于急性肾功能衰竭。之后,在休克的治疗过程中通过输血、输液维持有效循环血量和肾血液灌流量,并引入透析技术,因此 20 世纪 60 年代越南战争中休克和肾功能衰竭的死亡率大大减少,但很多伤员在病情稳定 1~2 天后,因发生呼吸衰竭而死亡。20 世纪 70 年代中期,随着器官支持治疗技术的发展,单一器官(肾或肺)衰竭的危重患者经抢救后存活率明显增加,因而得以观察到原先健全的器官相继发生衰竭,当时的外科医生在报道中分别称其为"序贯性系统衰竭(sequential organ failure)"、"多器官衰竭(MOF)"、"多系统器官衰竭(multiple system organ failure,MSOF)"。但是因为"多器官衰竭"这一定义过于强调器官衰竭这一终点,不能反映病情由轻到重的发展过程,不利于早期诊断和早期干预防治,1991年,美国胸科医师学会与危重病急救医学学会联合建议将"多器官衰竭"改为"多器官功能障碍综合征(MODS)"。自此MODS及其相关术语在医学领域广泛使用。

需要注意的是,MODS的原发致病因素是急性的,发病前原有器官功能良好,心、肺、肾等单一脏器慢性疾病过程中合并其他器官功能障碍(如肺性脑病)不属于MODS;从致病因素作用于机体到发生MSOF常常为序贯性器官受损,间隔一定时间(常>24小时);MSOF早期时器官或系统的功能损害多是可逆的,去除病因及时救治,功能可完全恢复。

二、病因

引起多器官功能障碍的病因很多,可概括为感染性病因和非感染性病因两类。但在临床上,感染性疾病的患者可能遭受外伤或手术等非感染因素的打击,而非感染性疾病的患者也可能遭受到感染等二次打击,所以MODS的病因常常是复合性的。

(一)感染性病因

70%的MODS的病因是感染,细菌、病毒、真菌、立克次体、衣原体、支原体等微生物感染,尤其是病原微生物和(或)其毒素入血导致的菌血症和脓毒症是引起MODS最主要的病因。青壮年患者常因腹腔内严重感染、胆道严重感染、烧伤或创伤的创面严重感染而最后发生MODS。而老年MODS患者多以肺部严重感染为病因。当肠屏障功能障碍时肠内细菌或其毒素可进入血液循环造成肠源性感染(血中细菌培养阳性,但找不到感染灶)或非菌血症性临床脓毒症(non-bacteremic clinical sepsis)(血中细菌培养为阴性)。

(二)非感染性病因

常见于严重的组织创伤(如多发性骨折、大面积烧伤、大手术等)、休克、急性胰腺炎、严重缺血缺氧、缺血-再灌注损伤、化学性中毒等,无论有无感染,均可引起MODS。机体免疫功能低下(如自身免疫性疾病)、晚期肿瘤患者、治疗措施不当(如过量输液、大量输血、药物使用不当)等也可诱发或促进MODS的发生。

三、分类

MODS根据临床发病形式一般可分为以下两种类型:

(一)速发单相型(rapid single-phase)

此型MODS由损伤因素直接引起。严重创伤、失血和休克后快速发生的MODS常常属于速发单相型。如严重创伤可直接引起两个以上的器官功能障碍,或损失因素导致一个器官功能障碍,随后相继发生其他器官功能障碍甚至衰竭。此型MODS病情发展快,病变进程只有一个时相,即器官功能损伤只有一个高峰,因此称为"一次打击型"。

(二)迟发双相型(delayed two-phase)

此型患者常在创伤、失血、严重感染和休克等原发病因作用(第一次打击)下出现第一个器官衰竭高峰后,经处理病情缓解一定时间,但随后因受到失控的全身性炎症反应的第二次打击(second hit),发生第二次器官衰竭高峰。第一次打击可以较轻,但第二次打击病情往往较重。此型病情发展呈双相,即病程中出现两个器官衰竭高峰,故又称其为"二次打击型"。

第二节　发生机制

在不同的病因作用下,各重要生命器官同时或相继发生损伤和衰竭,提示有共同的发病环节,但发病机制复杂,目前尚未完全阐明。现已知休克、创伤和感染等过程中出现的全身性炎症反应失控以及器官血液灌注障碍与再灌注损伤、肠道功能障碍与细菌移位、细胞代谢障碍等因素在 MODS 的发生中起重要作用。许多学者认为,器官血液灌注障碍、缺血-再灌注损伤和肠源性感染等机制,最终都是通过引发机体的全身性炎症反应而导致器官功能损伤乃至衰竭。因此,目前主流的看法是持续和失控的全身炎症反应在 MODS 的发病机制中占主要地位。

一、全身性炎症反应失控

20 世纪 80 年代中期以前认为 MOF 主要是感染引起的,90 年代时研究发现非感染因素也能造成全身炎症反应而发生 MODS,明确了除感染、内毒素血症外,失血、休克、组织创伤、坏死等也可引起全身炎症反应。即机体遭受感染或非感染性创伤打击时,炎症细胞过度激活、炎症介质过量释放,涌入血液循环产生持续的全身性炎症反应,随后体内又出现代偿性抗炎反应,造成全身性炎症反应失控,发生 MODS/MOF。

根据体内促炎反应和抗炎反应两者的力量对比,全身炎症反应失控可分为全身炎症反应综合征、代偿性抗炎反应综合征和混合拮抗反应综合征三种。

(一)全身炎症反应综合征

1. 概念　炎症是活体组织对损伤的反应,大多局限在损伤的局部部位,但如果炎症失控、炎症介质泛溢,就可发展为全身炎症反应综合征(systemic inflammatory response syndrome,SIRS)。SIRS 是指感染或非感染因素作用于机体而引起的一种失控的全身性瀑布式炎症反应的综合征。表现为播散性炎症细胞活化(disseminated activation of inflammatory cell)和炎症介质泛滥(inflammatory mediator spillover)到血液,引起全身性炎症。

轻度 SIRS 可动员体内的防御力量减轻损伤因素对机体的损伤,而中、重度的 SIRS 逐级放大反复加重则引起组织损伤乃至 MODS。因此,SIRS 发展的最终结果是 MODS。感染性因素引起的 SIRS 又称为脓毒症(sepsis)。图 17-1 列举了感染、SIRS、脓毒症的相互关系。

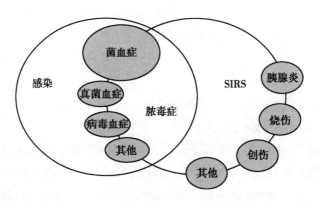

图 17-1　感染、脓毒症与 SIRS 的关系

2. 指征　SIRS 主要的病理生理变化是全身持续高代谢状态、高动力循环状态以及过度的炎症反应。1991 年美国胸科医师学会 ACCP 及危重病急救医学学会 SCCM 建议,达到以下 SIRS 的主要临床体征中 2 项或 2 项以上者即可诊断为 SIRS。SIRS 的主要临床体征包括:①体温>38℃或<36℃;②心率>90 次/min;③呼吸频率>20 次/min 或 $PaCO_2$<32mmHg(4.3kPa);④外周血 WBC 计数>12×10⁹/L 或<4×10⁹/L。

但有学者认为上述诊断标准特异性差,涵盖范围过广,几乎所有 ICU 患者都可满足。因此 2001 年美国胸科医师学会(American College of Chest Physicians,ACCP)、危重病急救医学学会(Society of Critical Care Medicine,SCCM)、欧洲重症监护学会(European Society of Intensive Care Medicine,ESICM)、美国胸科学会(American Thoracic Society,ATS)以及外科感染学会(Surgical Infection Society,SIS)对相关指标进行了重新修订,提出了更为严格的临床诊断标准。

3. 发生机制　无论是感染性因素还是非感染性因素都可通过不同途径活化炎症细胞,释放出促炎介质,参与机体的防御反应。最初阶段局部组织在原始致炎因子的作用下产生局部炎症反应,有利于杀伤微生物、清除异物和坏死成分。而当损伤因素过强或持续,局部炎症未能有效控制病变,病原体和毒素可能少量入血,进入明显的全身炎症反应阶段,可能对机体远隔部位产生损伤,但仍处于自限和可控阶段。当病情仍然得不到有效控制、患者又遭受额外因素打击或机体防御机制过强/不足,使全身炎症反应过强或免疫抑制,自身调节机制完全失控,内环境严重紊乱,当超出机体代偿能力时,机体内出现过度的、难以控制的炎症反应,引起广泛的组织细胞损伤,产生 SIRS。而炎症介质反过来又可促进炎症细胞的进一步激活:

(1) 炎症细胞活化与播散:炎症细胞主要包括各种白细胞、血中的单核细胞和组织的巨噬细胞(简称单核/巨噬细胞)、血小板和内皮细胞等。感染和非感染因素都可活化炎症细胞。感染因素除了外源性感染外,还包括来自肠屏障功能降低后肠道细菌转位(bacterial translocation from intestinal tract)。循环血中的炎症细胞一旦流经病变部位,会发生黏附、变形、趋化、穿过毛细血管壁迁移进入病灶组织、脱颗粒及释放等反应,称为炎症细胞的活化。通常炎症细胞活化只出现在损伤局部,活化后产生炎症介质和氧自由基,分泌溶酶体酶和凝血物质以及表达黏附分子(adhesion molecule,AM),产生的炎症介质又可以进一步活化炎症细胞,在体内形成"瀑布效应"(cascade effects),导致炎症介质的数和量不断增加,炎症反应不断扩大。两者互为因果,形成炎症瀑布。而 SIRS 时炎症细胞的活化也可发生在远隔部位,称为播散性炎症细胞活化。

1) 活化单核/巨噬细胞:SIRS 时,机体单核吞噬细胞系统激活,产生的促炎介质主要有 TNF、IFN、IL-1、IL-6、IL-8、PAF、LTB$_4$、TXA$_2$、溶酶体酶、活性氧和组织因子等。这些炎症介质可吸引中性粒细胞到达炎症区域,后者释放自由基和蛋白酶类、前列腺素类等生物活性物质,增强机体的免疫能力及白细胞对病原微生物的杀灭清除能力,同时具有促进创面愈合、清除受损组织和异物等作用。这对机体是有利的,具有防御意义。但是如果炎症反应过度,就会造成组织器官损伤,保护作用变为损伤作用,自由基、各种水解酶类、血管活性物质的大量释放,一方面直接损伤邻近的组织、细胞,引起器官实质细胞的损害,另一方面炎症介质进入血液循环损伤血管内皮细胞,引起微血栓形成,微血管通透性增加,并造成远隔器官损害。

2) 活化中性粒细胞:中性粒细胞产生促炎介质如活性氧、溶酶体酶、LTC$_4$、LTD$_4$、LTE$_4$、TNF、PAF,表达黏附分子如 β_2 整合素(integrin)即 CD11/CD18 和 L-选择素。

3) 活化内皮细胞:内皮细胞主要产生 TNF、NO、PAF、TF 及 ICAM-1、P-选择素、E-选择素等。

4) 活化血小板:血小板主要释放 PF$_3$、PF$_4$、ADP、TXA$_2$ 和 P-选择素。炎症细胞大量活化后,也可播散到远隔部位如肺和肝等,从而造成远隔部位的损伤。

原始致炎因子包括损伤性因素和感染性因素,均可作用于炎症细胞等所具有的模式识别受体(pattern recognition receptors,PRRs),将致炎因子的信号跨膜传入或直接作用于细胞内信号转导通路,激活促炎细胞因子、趋化因子、黏附因子等基因转录,导致炎症介质的释放。在 SIRS 发生过程中内毒素是一个非常重要的启动因子。近年来,对内毒素诱发 SIRS 的信号转导机制的研究取得了一些进展。

内毒素,即革兰氏阴性菌胞壁的脂多糖(lipopolysaccharide,LPS),在启动多种炎症细胞因子基因转录时,需要通过脂多糖结合蛋白(lipopolysaccharide binding protein,LBP)和细胞表面受体介导。LPS 与血液循环中的 LBP 及细胞表面(特别是单核吞噬细胞)的受体 mCD$_{14}$ 分子结合(LBP/CD$_{14}$),形成 LBP-LPS-CD$_{14}$ 复合物,导致单核吞噬细胞的活化。LBP-LPS-CD$_{14}$ 可通过 Toll 样受体信号转导通路,激活 IκB(转录因子 NFκB 的抑制因子),磷酸化激活的 IκB 被泛素-蛋白酶体系统降解,使与之结合的 NFκB 游离并暴露核定位信号,NFκB 迅速由胞质易位进入胞核,并结合于相关基因启动区域。NFκB 是多种细胞因子的转录因子,能启动 TNF、IL-1、IL-6 等炎症细胞因子基因的转录。另外,LPS 还可通过 STAT,MAPK 等信号通路导致 AP-1、CREB 等转录因子活化,参与 TNF-α、IL-1β、IL-8、iNOS 等炎症介质的释放,产生炎症放大效应(图 17-2)。

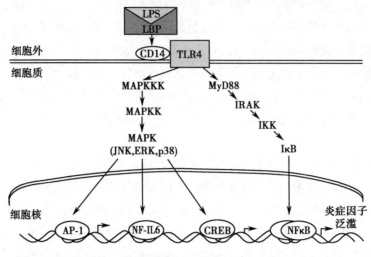

图 17-2　内毒素启动全身炎症反应的信号转导途径

（2）炎症介质泛滥：炎症细胞被活化后，经过细胞内信号转导途径，在早期就可引起 TNF-α、IL-1 等多种促炎细胞因子和炎症介质的释放以应对外来伤害，参与防御反应。而当炎症细胞过度活化，突破了炎症细胞产生炎症介质的自限作用，通过自我持续放大的级联反应，产生大量的炎症介质。此外，组织损伤还可激活补体、激肽系统、凝血系统和纤溶系统等，释放 C3a、C5a、缓激肽、凝血酶、纤维蛋白降解产物等血浆源性炎症介质。细胞源性和血浆源性的炎症介质在体内泛滥，导致炎症反应持续失控性的放大，作用于全身各个组织、器官，引起功能障碍甚至衰竭。SIRS 时炎症介质泛滥是引起休克和多器官功能障碍的主要机制（表 17-1）。

表 17-1　参与 SIRS 主要促炎介质的来源和作用

促炎介质	来源	主要作用
TNF-α	巨噬细胞、淋巴细胞	活化内皮细胞、粒细胞及巨噬细胞；发热
IL-1	巨噬细胞	活化内皮细胞和巨噬细胞；发热
IL-2	淋巴细胞	活化 T 淋巴细胞和巨噬细胞
IL-6	巨噬细胞	活化内皮细胞和巨噬细胞
IL-8	巨噬细胞	粒细胞趋化、释放整合素
IFN	巨噬细胞、淋巴细胞	活化巨噬细胞；抗病原微生物
LTB_4	中性粒细胞	中性粒细胞趋化
$LTC_4D_4E_4$	中性粒细胞	平滑肌收缩
PAF	白细胞、血小板、巨噬细胞、内皮细胞	活化血小板、粒细胞、巨噬细胞和内皮细胞
黏附分子	白细胞、内皮细胞、血小板	促进白细胞、血小板与内皮细胞黏附
活性氧	内皮细胞、粒细胞、巨噬细胞	损伤血管内皮细胞；杀灭病原微生物
溶酶体酶	粒细胞、巨噬细胞	损伤弹性纤维、胶原纤维
组织因子	内皮细胞、单核-巨噬细胞	促进凝血
TXA_2	血小板、巨噬细胞	血小板聚集和活化、血管收缩
血浆源介质	凝血因子Ⅻ活化血浆前体物质	促进凝血、纤溶、激肽、补体活化

炎症介质越多，持续时间越长，MODS 的死亡率越高。

（二）代偿性抗炎反应综合征

1. 概念　在 SIRS 发展过程中，随着促炎介质的增多，作为机体的一种代偿机制，体内内源性抗炎介质的产生也相应增多,使炎症反应不至于失控。当抗炎介质释放过量并占优势时,可引起免疫功能的抑制及对感染的易感性增加,诱发或加重器官功能的损害,病死率反而增加,这种现象被定义为代偿性抗炎反应综合征(compensatory anti-inflammatory response syndrome,CARS)。CARS 是指患者在严重感染和创伤等因素作用下,机体释放炎症介质引起炎症反应的同时所产生的具有抑制免疫功能和增加宿主感染易感性的内源性抗炎反应。适量的抗炎反应有助于控制炎症,对抗促炎介质,恢复内环境稳定。但若释放过多抗炎介质,抗炎反应占主导地位,则可造成免疫功能低下,增加宿主对感染的易感性。

2. 发生机制　机体在发生炎症反应早期,就会伴随产生一定的抗炎反应,随着全身炎症反应的失控,抗炎反应也不断增强。机体的抗炎反应主要由两方面因素引起。

(1) 内源性抗炎介质:炎症细胞既能产生炎症介质,也产生能具有抗炎作用的因子,两者在不同的环节上互相作用、互相拮抗,构成极其复杂的炎症调控网络。炎症细胞产生的内源性抗炎介质有 IL-4、IL-10、IL-11、TGF、NO 等。它们具有拮抗原发的促炎反应,下调炎症介质的合成释放,拮抗炎症介质的促炎效应等作用(表 17-2),使炎症介质不至于产生过多、泛滥,有助于控制炎症,维持机体稳态。但如内源性抗炎介质释放过量,则可出现 CARS。

表 17-2　参与 CARS 的主要的内源性抗炎介质的来源和主要作用

抗炎介质	来源	主要作用
IL-4	T 细胞、肥大细胞与嗜碱性粒细胞	抑制巨噬细胞产生细胞因子
IL-10	Th2 细胞、巨噬细胞	抑制巨噬细胞和中性粒细胞产生细胞因子
IL-13	Th2 细胞	抑制巨噬细胞产生细胞因子
PGI_2、PGE_2	内皮细胞、巨噬细胞	刺激 IL-10、对抗 TXA_2
NO	内皮细胞、巨噬细胞	血管舒张,抑制 IL-1、IL-6 释放
Lipoxin	中性粒细胞、血小板	抑制 LTB_4 的活性
Annexin-1	细胞膜	抑制磷脂酶 A_2 活性; 抑制巨噬细胞活化
sTNFα R	巨噬细胞	TNFα 受体解离入血,降低血游离 TNFα 水平
IL-1ra	巨噬细胞	与 IL-1 同源,无活性,抑制 IL-1 活性

(2) 抗炎性内分泌激素:糖皮质激素和儿茶酚胺是参与 CARS 的主要抗炎内分泌激素。实质上,严重创伤、休克、感染等对机体而言均是强烈的应激原,作用于下丘脑-垂体-肾上腺皮质轴和交感-肾上腺髓质系统,促进应激激素大量释放。糖皮质激素有强烈的抗炎作用,可抑制炎症介质的释放,但对免疫系统抑制作用亦较强,其大量释放可能导致机体免疫功能下降及对感染易感性增加。

1996 年 Bone 提出了 SIRS 与 CARS 平衡失控的理论。他认为感染与非感染因素作用于机体,在局部既可产生促炎介质又可产生抗炎介质,正常时机体的促炎反应和抗炎反应是对立统一的,保持动态平衡,共同维持内环境稳定。当平衡被打破,若促炎反应大于抗炎反应则表现为 SIRS,可导致休克、细胞凋亡和MODS;反之,表现为 CARS,则出现免疫抑制,引发感染并扩散,同样也导致 MODS。无论是 SIRS 还是CARS,都是全身性炎症反应失控的表现。当两者同时并存并相互加强,则会导致炎症反应和免疫功能更为严重的紊乱,造成局部组织及远隔器官组织更强的损伤,称为混合性拮抗反应综合征(mixed antagonist response syndrome,MARS)(图 17-3)。

严重创伤、烧伤、休克、感染等因素可通过不同途径,激活交感-肾上腺髓质系统、肾素-血管紧张素系统,使外周血管广泛收缩,造成各重要生命器官微循环灌流不足而发生持续缺血、缺氧,引发多器官代谢障碍和细胞结构损伤。经复苏治疗后,患者的极度应激状态得到缓解和逆转,组织、器官的供血得到改善,然而部分患者仍然相继出现多个器官功能障碍,进行性加重,最终导致多器官功能衰竭。

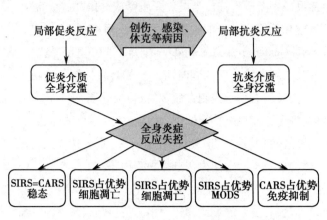

图 17-3　全身促炎/抗炎反应失衡的机制

再灌注后容易发生缺血-再灌注损伤,尤其是休克时间长、延迟复苏的患者更易发生。缺血-再灌注过程中,产生大量氧自由基和炎症介质、细胞内钙超载、黏附在微血管内的中性粒细胞与内皮细胞相互作用,使组织器官损伤加重,并且加重器官组织的微循环障碍。持续的微循环灌流不足不但直接损伤细胞,其所造成的损伤还能激活炎症反应,引发 SIRS。因此,器官微循环灌流减少以及再灌注后的损伤,也是引起MODS 或 MOF 发生的重要机制。

二、肠屏障功能受损及肠道细菌移位

(一)肠道细菌移位的概念

肠道黏膜及淋巴组织是肠道的重要屏障,肠道机械屏障的完整性是机体防御各种有害病原体入侵的第一道防线。生理情况下,可以有效防止肠腔内的细菌和毒素进入血液循环。而当肠黏膜缺血或溃疡等导致肠道屏障功能受损,肠内细菌可通过受损的肠黏膜,进入肠淋巴管和肠系膜淋巴结,继而进入门静脉系统和体循环,引起全身性感染和内毒素血症。这种肠内细菌侵入肠外组织的过程被称为细菌移位(bacterial translocation)。

(二)肠道细菌移位的机制

1985 年,Fisher 发现有 30% 因败血症和 MODS 而死亡的患者找不到感染性病灶,而其外周血却可检测到肠道细菌或内毒素,这种现象被称为肠源性感染(intestinal infection)。严重创伤、休克、感染、大手术的患者,因为全身血液灌流减少,肠黏膜屏障功能下降,肝脏供血不足或肝细胞受损伤,可引发肠源性的全身感染以及 SIRS,甚至 MODS。因此可以说肠道细菌移位、肠源性感染启动了 MODS。肠道细菌移位的机制主要有以下两方面:

1. 肠道屏障功能障碍　胃肠功能障碍在 ICU 各疾病发病率均较高,最高可达 60% ~ 70%。胃肠道是机体在应激反应时最容易受累,重症患者的高应激状态常引起胃肠道缺血或缺血再灌注,导致胃肠损伤或屏障功能障碍。肠道屏障功能损害的原因主要有:

(1)肠持续缺血和再灌注损伤:休克、创伤、感染等引起的应激反应中,儿茶酚胺水平升高,肠系膜血管收缩最为明显,使肠黏膜发生持续缺血缺氧,肠道屏障功能受损。肠黏膜上皮细胞富含黄嘌呤脱氢酶,缺血时转变为黄嘌呤氧化酶,恢复灌流后催化随血液进入的分子氧产生大量氧自由基,造成再灌注损伤,肠上皮细胞出现凋亡。肠缺血再灌注还引起肠黏膜上皮细胞内钙超载,也导致细胞损伤。

(2)肠营养障碍:肠黏膜上皮细胞生长更新快,需要大量能量。目前认为肠腔内有食物刺激是肠黏膜生长最重要的条件,较长时间肠内无食物,就会造成肠黏膜萎缩,屏障功能减弱,肠内细菌和内毒素侵入机体。危重患者和大手术后患者,较长时间采用静脉营养,而不从胃肠道进食,常造成肠黏膜损伤和屏障功能衰减。因此通过胃肠道进食,是保持肠黏膜正常屏障功能的一个重要因素。

2. 肝库普弗细胞受损 正常情况下,肠道细菌和内毒素即使透过肠道屏障进入淋巴,通过门脉系统进入门静脉后也会被肝脏的库普弗细胞清除,但如库普弗细胞功能受损,则不能阻止肠道来的内毒素进入血液循环,同时其自身也分泌多种炎症介质和细胞因子,而加重全身炎症反应。可以说,肠道细菌移位的发生机制中,肝脏细胞的活性状态起着关键作用。因此,出现肝功能障碍的患者,内毒素血症比菌血症发生早,并且可以单独存在(图 17-4)。

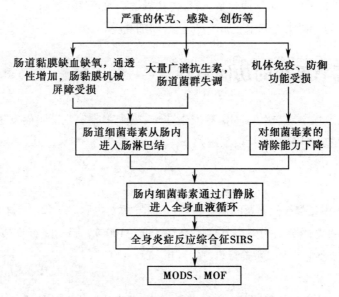

图 17-4 肠屏障功能受损及肠道细菌移位

另外,危重患者因常使用大量广谱抗生素,容易造成肠道菌群失衡、革兰氏阴性杆菌过度生长,加上危重患者常有免疫抑制,也促使肠内细菌毒素极易通过受损的肠黏膜屏障到达肠外器官,不被清除,最后扩展为全身感染。

三、细胞代谢障碍

多个系统器官的组织细胞发生严重缺氧和代谢障碍是引起器官功能不全和衰竭最根本的原因,主要表现为:

(一)组织的氧债增大

氧债是指机体所需氧耗量与实测氧耗量的差值。MODS/MOF 患者组织血液灌流不足,以及恢复血供后表现的“无复流”现象,均可导致多个器官系统的组织严重缺氧,因而氧债增大。氧债程度越大,器官衰竭越严重,存活率越低。

(二)能量代谢障碍

缺血、细菌毒素和缺血再灌注损伤都会损害细胞线粒体的结构和功能,使生物氧化过程障碍,ATP 产生减少加重器官功能障碍。

(三)高代谢

机体在遭受严重创伤、感染时因应激或全身炎症反应,多表现为高代谢状态,3~5 天达到高峰,可持续3 周或更长促进器官衰竭的发生发展。

静息时全身能量消耗增高超过预期的基础能量消耗,同时伴有全身耗氧量增加的情况称高代谢(hypermetabolism)。高代谢状态的标志包括机体耗氧量和静息能量消耗增加;脂肪早期利用增加,后期下降,糖原分解增加但葡萄糖利用受到限制,机体通过大量分解蛋白质来获取能量,发生负氮平衡;心输出量增加而外周血管阻力下降,即高代谢状态常伴高动力循环。

高代谢本质上是一种应激时的防御反应，但持续过盛，能量物质消耗过多，导致器官营养不良，易于造成器官功能障碍。

高代谢发生的原因和机制主要是：①严重创伤、大手术和感染等时，机体产生应激，一系列的神经内分泌系统应激反应导致儿茶酚胺、糖皮质激素、生长素、胰高血糖素、甲状腺激素等分泌增多，这些应激激素使分解代谢增强、细胞耗氧量增加；②全身炎症反应时血中 TNF、IL-1、IL-6 等炎症介质水平增高，作为内生致热原可引起发热，还可强烈促进蛋白质分解，使机体耗氧量加大，加重缺氧；③烧伤和创伤的创面水分蒸发增多，带走大量体热，为维持体温机体增加产热过程，增加氧耗。

第三节　主要器官系统的功能障碍

因不同器官的代谢及代偿能力不同，MODS 发生过程中机体各器官功能障碍发生时间的快慢和严重程度也不尽相同，最常发生功能障碍的器官、系统如下：

一、肺功能障碍

SIRS 发生时肺是最常见和最先累及的器官，一般在原发病发生后 24～72 小时内早期即可出现急性呼吸功能障碍。MODS 患者急性肺功能障碍发生率高达 83%～100%。肺功能损伤较轻时可称为急性肺损伤，病情进一步发展可导致急性呼吸窘迫综合征。

（一）发生机制

1. 肺脏的过滤作用　全身来源的代谢产物、活性物质、血中的异物和活化的炎症细胞都要经过肺血管并滤过，在肺内被吞噬、灭活和转化或被阻留，造成肺损伤。尤其是活化黏附的中性粒细胞和肺泡巨噬细胞，可释放活性氧和溶酶体酶及其他炎症介质，损伤血管内皮细胞，血管内皮细胞水肿、变性、坏死，形成微血栓，使血管通透性增高，出现间质性肺水肿，引起肺损伤。

2. 肺巨噬细胞的作用　肺富含巨噬细胞，创伤或感染时产生的大量坏死组织、内毒素可激活肺巨噬细胞，释放血管活性物质和多种炎症介质，引起炎症级联放大，导致肺损伤。

（二）主要病理变化

上述因素引起肺急性呼吸膜损伤，表现为小血管内中性粒细胞聚集、黏附，内皮细胞受损；活化的中性粒细胞释放氧自由基和蛋白酶，使毛细血管通透性增加，出现间质性肺水肿，刺激毛细血管旁 J 感受器反射性引起呼吸加深加快（呼吸窘迫），可造成呼吸性碱中毒。当损伤进一步累及肺泡上皮时，肺顺应性降低，引起肺泡型水肿，同时肺泡表面活性物质合成减少，出现肺泡微萎陷，血浆蛋白透过毛细血管沉着在肺泡腔，形成透明膜。肺泡微萎陷、透明膜形成、肺泡内毛细血管 DIC 和肺水肿形成等病理变化，可导致肺泡气体弥散障碍，通气/血流比值严重失调，引起进行性低氧血症和发绀。

（三）临床表现

表现为以进行性呼吸困难、顽固性低氧血症、发绀、肺水肿和肺顺应性降低为特征的急性呼吸衰竭。因肺防御功能受损，容易发生呼吸道感染。

二、肝功能障碍

MODS 时肝功能障碍发生率也很高，可高达 95% 左右，以创伤和全身感染引起的多见。

（一）发生机制

1. 内源性内毒素入血直接损害肝脏　由肠道移位吸收入血的细菌和毒素，通过门脉循环后首当其冲地作用于肝脏，可直接损伤肝细胞或通过激活肝库普弗细胞造成肝细胞损伤。

2. 肝库普弗细胞激活　肝脏的巨噬细胞——库普弗细胞，占全身巨噬细胞总量的 85% 左右，细胞活化分泌 IL-8 引起中性粒细胞趋化和黏附,微血栓形成,导致微循环障碍,而且细胞活化分泌的 TNF、IL-1 和释放的氧自由基,可损伤相邻的肝细胞。

3. 氧自由基释放　肝脏富含黄嘌呤氧化酶,在肝发生缺血-再灌注时产生大量氧自由基,损伤肝细胞。

(二)主要病理变化

肝窦内中性粒细胞滞留且活化,肝细胞发生脂肪变性和空泡变性,线粒体氧化磷酸化功能障碍。

(三)临床表现

由于肝脏有强大的代偿功能,因此有时虽有肝的形态改变,生化指标仍可正常,患者往往在 5 天左右出现黄疸,血胆红素增加。肝性脑病的发生率并不高。

三、肾功能障碍

MODS 时肾脏最易发生急性肾功能障碍,发生率为 40% ~ 50%。急性肾衰竭多发生在休克后 1 ~ 5 天内,属于速发单相型。而严重感染和败血症引起的急性肾衰竭常发生在感染 5 天以后,即属迟发双相型。发生肾衰竭的患者多最终死亡,而无肾衰竭者即使有 3 个器官衰竭也可能存活。

(一)发生机制与病理变化

1. 肾血液灌注不足　休克或感染等早期时,交感-肾上腺髓质系统兴奋、肾素-血管紧张素过多释放,可导致肾血液灌流不足,GFR 降低,以及肾小管重吸收功能降低,发生功能性肾衰竭。

2. 肾小管坏死　病情继续发展出现急性肾小管坏死(acute tubular necrosis,ATN),其机制既与肾持续缺血、肾毒素的作用有关,还与中性粒细胞活化后释放氧自由基以及肾微血栓形成有关,属于器质性肾功能衰竭。

(二)临床表现

表现为少尿或无尿,氮质血症,水、电解质和酸碱平衡紊乱,血清肌酐持续高于 $177\mu mol/L$,血尿素氮大于 $18mmol/L$,严重时需通过透析来维持生命。

四、胃肠道功能障碍

MODS 时,胃肠血管收缩使黏膜缺血,常引起胃肠黏膜损伤和应激性溃疡。

(一)发生机制

1. 应激反应　严重创伤、感染等引起应激反应,腹腔内脏血管收缩,胃肠道缺血、淤血和微血栓形成,导致应激性溃疡。

2. 氧自由基的作用　由于胃肠道富含黄嘌呤氧化酶,缺血-再灌注时,可产生大量氧自由基造成胃肠道损伤。

3. 防御功能降低　感染常是导致胃黏膜损伤的重要因素。此外,长期静脉营养,胃肠道黏膜萎缩,屏障功能降低,引起肠道细菌移位或毒素入血,加重休克。

(二)主要病理变化

主要变化为胃黏膜损伤,应激性溃疡和肠道缺血。溃疡形成与缺血、消化液反流引起自身消化以及缺血-再灌注损伤有关。

(三)临床表现

主要表现有腹痛、消化不良、呕血和黑便等。内镜证实有急性糜烂性胃炎、浅溃疡和深溃疡存在。

五、心功能障碍

MODS 时,心功能障碍发生率只有 10% ~ 23%,常发生于休克晚期。

（一）发生机制

1. 心肌血液供需矛盾　MODS 时心肌高代谢率、高耗氧率,在冠脉供血不足时会出现血液供求的矛盾,使心脏负荷加重。

2. 酸中毒和高血钾的作用　MODS 时机体发生酸中毒、高钾血症,导致心肌收缩功能降低。

3. 内毒素等直接损伤心肌　脂多糖、TNF 及 IL-1 等直接损害心肌细胞。

4. 心肌抑制因子(myocardial depressant factor,MDF)导致心肌收缩性减弱　MDF 主要由缺血的胰腺产生,除引起心肌收缩力下降、抑制单核/巨噬细胞系统功能外,还引起肠系膜上动脉等内脏阻力血管收缩,进一步减少胰腺血流量,胰腺灌流减少又促进产生更多的 MDF。

（二）病理变化

心肌可发生局灶性坏死,心内膜下出血和心肌细胞内线粒体减少。

（三）临床表现及心功能变化

MODS 早期的血流动力学变化主要表现为"高排低阻",患者心脏指数(cardiac index,CI)增加,外周阻力降低。后期发生急性心力衰竭,主要表现为心肌收缩力降低、心输出量减少、心脏指数<1.5L/(min·m^2),可突然发生低血压,血清肌酸磷酸激酶和乳酸脱氢酶明显升高。

六、免疫系统功能抑制

MODS 时机体免疫防御功能降低,处于全面抑制状态。

（一）发生机制

1. 由于 IL-4、IL-10 和 IL-13 等抗炎介质的过度表达,使免疫系统处于全面抑制状态。

2. 中性粒细胞单核吞噬、杀菌功能低下。

3. 单核吞噬细胞系统功能抑制、外周血淋巴细胞数量减少、B 细胞产生和分泌抗体的能力降低,CD4$^+$/CD8$^+$比值降低。

（二）临床表现及病理变化

1. 补体水平显著变化　MODS 时患者血浆 C3a、C4a 升高,而 C5a 降低。

2. 补体激活在 MODS 中的作用　创伤、感染等可引起补体系统激活,补体激活过程中产生的 C3a、C5a 以及 C5b-9,在 MODS 形成中具有重要作用:①激活白细胞,使血中白细胞贴壁与内皮细胞黏附并淤滞,生成活性氧、释放溶酶体酶损伤组织器官;②激活巨噬细胞释放大量细胞因子,损伤组织器官。

3. MODS 晚期,患者免疫系统处于全面抑制状态,抵抗力明显降低,出现难以控制的感染,引起菌血症和败血症。

七、凝血系统功能障碍

MODS 患者也会出现凝血与抗凝血平衡的紊乱。表现为血小板计数进行性下降,凝血时间、凝血酶原时间均延长至正常的 2 倍以上,纤维蛋白降解产物增多,凝血酶时间延长,出现 DIC 的临床表现,有出血倾向或出血。

八、脑功能障碍

MODS 时,由于血液重分配和脑循环的自身调节,脑功能障碍发生比较晚,患者神志清醒;随着病情的进展,当动脉血压下降到 6.67kPa(50mmHg)以下时,脑的血液供应不足,出现中枢神经系统功能障碍。

（一）发生机制

1. 脑组织严重缺血、缺氧,能量衰竭,乳酸等有害代谢物积聚,细胞内、外离子转运紊乱,导致一系列神经功能损害。

2. 缺血、缺氧使脑血管壁通透性增高,引起脑水肿和颅内压升高。

(二)病理变化

发生脑缺血和脑细胞水肿。脑血管内可出现 DIC。

(三)临床表现

患者神志淡漠,反应迟钝,意识和定向力障碍,嗜睡甚至出现进行性昏迷,有颅内压升高表现,严重者形成脑疝,压迫延髓生命中枢,可导致死亡。

第四节 防治的病理生理基础

MODS 病死率可高达 60%,救治困难,所以应尽早去除可导致 MODS 的病因,防治危险因素,防止病情进展到 MODS。

一、一般支持疗法

加强营养支持,提高蛋白质或氨基酸的摄入量,减少负氮平衡尽可能通过胃肠道摄入营养物质。对于低氧血症 MODS 患者,及时给予吸氧和应用呼吸机提高氧供。通过输液和给正性肌力药物增加心输出量。采用血滤或血液净化疗法,有效清除循环血液中的炎症介质(部分毒素)和代谢废物。

二、消除病因

防治休克,通过液体复苏及时改善微循环,合理应用血管活性药物。控制感染,正确使用抗生素。保护烧伤创面,尽早切痂植皮。防治肠源性感染和肠屏障功能损害,应用抗生素,减少细菌移位。

三、防治休克及再灌注损伤

早期诊断、早期治疗休克,对心搏骤停、休克等进行及时有效的复苏,缩短缺血时间、纠正胃肠道的持续缺血缺氧,防止缺血-再灌注损伤,可应用抗氧化剂和细胞保护剂如别嘌醇、维生素 E、钙拮抗剂等,保护重要脏器的功能。

四、阻断炎症介质的有害作用

全身炎症反应失控在 MODS 的发生机制中占重要地位,应用药物阻断炎症因子的有害作用,可以有效防治 MODS。糖皮质激素具有抗炎、抗毒、稳定溶酶体膜,减少组织损伤和减轻水肿的作用,针对炎症反应过强的患者,可以采用小剂量糖皮质激素药物抗炎。

环氧化酶抑制剂如布洛芬、吲哚美辛等非类固醇抗炎药,能非特异性阻断炎症反应而又不抑制机体的防御能力,对 ARDS、脓毒血症、休克等有一定作用。

对于严重的全身性感染和 MSOF 患者,使用血液滤过或血浆交换法,去除体内的毒素和过多的炎症介质,有一定效果。

问题与思考

为什么 MODS 患者中肺、肝、肾的功能最容易受损?

案例 17-1

某男,38 岁,因酒驾车撞到路边的大树,造成右股骨骨折和脾破裂伤,事故发生 40 分钟后入院。入院时面色苍白,呼吸急速,口唇发绀,神志不清。脉搏 120 次/min,血压 60/50mmHg,无尿。经输血、输液和手术后,血压恢复到 100/75mmHg,尿量 35ml/h。伤后第三天,患者开始呕吐,黑便,并开始发热,体温 39℃。患者感到呼吸困难,呼吸频率 34 次/min,血压 80/60mmHg,尿量 10ml/h。血气分析:PaO_2 50mmHg,$PaCO_2$ 20mmHg,K^+ 6.3mmol/L。BUN 20mmol/L(正常 3.2~7.0mmol/L)。血小板减少,凝血酶原时间延长,3P 试验阳性,凝血酶时间延长。无其他重大疾病史。

试分析:

1. 患者伤后第三天都发生了哪些病理过程?
2. 患者第三天病情忽然加重的原因可能是什么?

(孟 艳)

学习小结

多器官功能障碍综合征（MODS）是在严重创伤、烧伤、休克和感染等过程中,原无功能障碍的器官系统同时或在短时间内相继出现的 2 个或 2 个以上的器官或系统损害。 MODS 包括器官受损由轻到重的整个过程,重者出现器官衰竭,即多器官衰竭（MOF）。 MODS 分为单相速发型和双相迟发型两型。 感染和非感染性病因可通过不同途径激活炎症细胞,甚至播散到全身,导致炎症介质泛滥,引起失控的全身炎症反应综合征（SIRS）,造成组织器官损伤。 随后体内代偿性内源性抗炎介质产生增多而引起代偿性抗炎反应综合征（CARS）,使机体免疫功能被抑制,易于感染。 病因还可通过器官血液灌注障碍与再灌注损伤、肠道功能障碍致细菌移位,以及细胞代谢障碍等机制,导致组织器官损伤,发生 MODS。 MODS 病情危重、救治困难,因此重在预防。

复习参考题

1. 简述 MODS 的概念和主要病因。
2. 简述 MODS 的发病形式种类和各自特点。
3. 简述 SIRS 的概念和发病机制。
4. 简述 MODS 的主要发生机制。

参考文献

<<<<< ［1］王学江，姜志胜. 病理生理学. 2 版. 北京：人民卫生出版社，2015

<<<<< ［2］王建枝，殷莲华. 病理生理学. 8 版. 北京：人民卫生出版社，2013

<<<<< ［3］姜志胜. 病理生理学. 北京：人民卫生出版社，2009

<<<<< ［4］王万铁. 病理生理学. 北京：高等教育出版社，2012

<<<<< ［5］商战平. 病理生理学. 北京：北京大学医学出版社，2015

<<<<< ［6］王万铁，倪世容. 病理生理学. 2 版. 北京：人民卫生出版社，2014

<<<<< ［7］王建枝，钱睿哲. 病理生理学. 3 版. 北京：人民卫生出版社，2015

<<<<< ［8］吴立玲，武变瑛. 病理生理学. 3 版. 北京：北京大学医学出版社，2008

<<<<< ［9］张立克. 病理生理学. 北京：人民卫生出版社，2007

<<<<< ［10］李桂源. 病理生理学. 2 版. 北京：人民卫生出版社，2010

<<<<< ［11］商战平，卢彦珍. 病理生理学. 北京：中国医药科技出版社，2016

<<<<< ［12］肖献忠. 病理生理学. 2 版. 北京：高等教育出版社，2008

<<<<< ［13］金惠铭，王建枝. 病理生理学. 7 版. 北京：人民卫生出版社，2008

<<<<< ［14］步宏. 病理学与病理生理学. 4 版. 北京：人民卫生出版社，2017

<<<<< ［15］唐朝枢. 病理生理学. 北京：北京大学医学出版社，2013

<<<<< ［16］陈国强，冉丕鑫. 基础病理生理学. 上海：上海科学技术出版社，2004

<<<<< ［17］石增立，张建龙. 病理生理学（案例版）. 2 版. 北京：科学出版社，2011

<<<<< ［18］王迪浔，金惠铭. 人体病理生理学. 5 版. 北京：人民卫生出版社，2002

<<<<< ［19］葛均波. 内科学. 8 版. 北京：人民卫生出版社，2013

<<<<< ［20］陈孝平. 外科学. 8 版. 北京：人民卫生出版社，2013

<<<<< ［21］贾建平. 神经病学. 8 版. 北京：人民卫生出版社，2013

<<<<< ［22］贾艳艳，牛晟，崔红，等. 汶川地震救援人员创伤后应激反应特征的初步研究. 现代生物医学进展，2012（12）：2375-2378

<<<<< ［23］查锡良，药立波. 生物化学和分子生物学. 8 版. 北京：人民卫生出版社，2013

<<<<< ［24］陆再英，钟南山. 内科学. 7 版. 北京：人民卫生出版社，2008

<<<<< ［25］卢建，余应年，吴其夏. 新编病理生理学. 3 版. 北京：中国协和医科大学出版社，2011

<<<<< ［26］杨永宗. 动脉粥样硬化性心血管病基础与临床. 北京：科学出版社，2009

<<<<< ［27］赵水平. 临床血脂学. 北京：人民卫生出版社，2006

<<<<< ［28］中国成人血脂异常防治指南修订联合委员会. 中国成人血脂异常防治指南（2016 年修订版）. 中国循环杂志，2016；31（10）：937-953

<<<<< ［29］KAUFMAN CE，MCKEE PA. Essential of Pathophysiology（病理生理学精要）. 北京：中国协和医科大学出版社，2002

<<<<< ［30］L MCCANCE K，E HUETHER S. Pathophysiology: the biologic basis for disease in adults

and children. 6th ed. St Louis: Mosby. 2010

<<<<< ［31］E. SMITH M，G. MORTON D. The digestive system: basic science and clinical conditions. 2nd ed. Edinburgh；New York: Churchill Livingstone，2010

<<<<< ［32］HAWKEY C J，BOSCH J. Textbook of clinical gastroenterology and hepatology. 2nd ed. Chichester，West Sussex: Wiley-Blackwell，2012

索　引

H

J